Gerhardus et al. (Hrsg.)
Evidence-based Public Health

Verlag Hans Huber
Programmbereich Gesundheit

D1727631

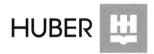

Bücher aus verwandten Sachgebieten

Public Health – Einführungen

Klemperer
Sozialmedizin – Public Health
Lehrbuch für Gesundheitsberufe
2010. ISBN 978-3-456-84824-2

Franke
Modelle von Gesundheit und Krankheit
2. Aufl. 2010. ISBN 978-3-456-84830-3

Lauterbach / Stock / Brunner (Hrsg.)
Gesundheitsökonomie
Lehrbuch für Mediziner und andere Gesundheitsberufe
2. Aufl. 2009. ISBN 978-3-456-84695-8

Simon
Das Gesundheitssystem in Deutschland
Eine Einführung in Struktur und Funktionsweise
3. Aufl. 2010. ISBN 978-3-456-84757-3

Reiners
Mythen der Gesundheitspolitik
2009. ISBN 978-3-456-84679-8

Rosenbrock / Gerlinger
Gesundheitspolitik
2. Aufl. 2006. ISBN 978-3-456-84225-7

Razum / Zeeb / Laaser (Hrsg.)
Globalisierung – Gerechtigkeit – Gesundheit
Einführung in International Public Health
2006. ISBN 978-3-456-84354-4

Hurrelmann / Klotz / Haisch (Hrsg.)
Lehrbuch Prävention und Gesundheitsförderung
2. Aufl. 2007. ISBN 978-3-456-84486-2

Public Health – Methoden

Raffle / Muir Gray
Screening
Durchführung und Nutzen von Vorsorgeuntersuchungen
2009. ISBN 978-3-456-84698-9

Kunz / Khan / Kleijnen / Antes
Systematische Übersichtsarbeiten und Meta-Analysen
Einführung in Instrumente der evidenzbasierten Medizin für
Ärzte, klinische Forscher und Experten im Gesundheitswesen
2. Aufl. 2009. ISBN 978-3-456-84691-0

Bonita / Beaglehole / Kjellström
Einführung in die Epidemiologie
2. Aufl. 2008. ISBN 978-3-456-84535-7

Fletcher / Fletcher
Klinische Epidemiologie
Grundlagen und Anwendung
2. Aufl. 2007. ISBN 978-3-456-84374-2

Reintjes / Klein (Hrsg.)
Gesundheitsberichterstattung und Surveillance
Messen, Entscheiden und Handeln
2007. ISBN 978-3-456-84441-1

Kuhn / Wildner
Gesundheitsdaten verstehen
2006. ISBN 978-3-456-84355-1

Swart / Ihle (Hrsg.)
Routinedaten im Gesundheitswesen
Handbuch Sekundärdatenanalyse: Grundlagen, Methoden
und Perspektiven
2005. ISBN 978-3-456-84237-0

Øvretveit
Evaluation gesundheitsbezogener Interventionen
2002. ISBN 978-3-456-83685-0

Weitere Informationen über unsere Neuerscheinungen finden Sie im Internet unter
www.verlag-hanshuber.com.

Ansgar Gerhardus
Jürgen Breckenkamp
Oliver Razum
Norbert Schmacke
Helmut Wenzel
Herausgeber

Evidence-based Public Health

Verlag Hans Huber

Lektorat: Dr. Klaus Reinhardt
Herstellung: Daniel Berger
Umschlaggestaltung: Claude Borer, Basel
Druck und buchbinderische Verarbeitung: AZ Druck und Datentechnik GmbH, Kempten
Printed in Germany

Bibliografische Information der Deutschen Nationalbibliothek
Die Deutsche Nationalbibliothek verzeichnet diese Publikation in der Deutschen Nationalbibliografie; detaillierte bibliografische
Daten sind im Internet über http://dnb.d-nb.de abrufbar.

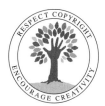

Anregungen und Zuschriften bitte an:
Verlag Hans Huber
Lektorat Medizin/Gesundheit
Länggass-Strasse 76
CH-3000 Bern 9
Tel: 0041 (0)31 300 4500
Fax: 0041 (0)31 300 4593
verlag@hanshuber.com
www.verlag-hanshuber.com

1. Auflage 2010
© 2010 by Verlag Hans Huber, Hogrefe AG, Bern
ISBN 978-3-456-84764-1

Inhalt

Teil 4: Von der Evidenz in die Praxis

Zwischenetappe: Zusammenfassung der Teile 2-4

Teil 5: Umsetzung von Evidence-based Public Health: Fallbeispiele

Fazit und Ausblick

Anhang

Aufbruch zu einer Studienreise

Ansgar Gerhardus, Jürgen Breckenkamp, Oliver Razum, Norbert Schmacke und Helmut Wenzel

Public Health ist in Deutschland in den letzten 20 Jahren wieder zu einem wichtigen Thema geworden, das in der Gesundheitsversorgung, in der Öffentlichkeit und in der Forschung seinen Platz gefunden hat. Dagegen ist Evidence-based Public Health (EbPH) ein neueres Feld. Um es zu erschließen, möchten wir Sie einladen, uns auf eine Studienreise zu begleiten.

Braucht man Evidenz in Public Health? Viele Themen aus Public Health, insbesondere die Prävention, gelten als Bereiche, in denen man nicht viel falsch machen kann: Krankheiten verhüten oder sie frühzeitig zu erkennen, ist schließlich ein unstrittiges Ziel. Hinsichtlich des richtigen Weges mag man über Nuancen streiten, nicht aber über das Prinzip als solches.

Doch während wir dieses Buch schreiben, gibt es in Deutschland eine heftige Auseinandersetzung über den richtigen Umgang mit der so genannten Neuen Influenza, besser bekannt als Schweinegrippe. Vieles ist unklar: Sollen Schulen, auch ohne Verdachtsfall, nach den Ferien geschlossen bleiben? Wie sicher ist die Impfung, oder genauer: Wie sicher ist welcher Impfstoff für welchen Personenkreis? Auch Fragen, die früher im Zusammenhang mit Impfungen undenkbar waren, werden heute gestellt – und das berechtigterweise. Dazu gehört auch die Frage, wessen Aussagen man noch trauen kann in einem unüberschaubaren Interessengeflecht von Impfstoffherstellern, Politik und Verbrauchern. Während in den USA der Notstand ausgerufen wird, um Wirkstoffe gegen die Neue Influenza noch vor Abschluss der vorgeschriebenen Prüfungen zulassen zu können, warnen in Deutschland Ärzteverbände vor dem Impfstoff, weil sie ihn für nicht ausreichend geprüft halten.

Aber auch weniger prominente und weniger invasive Public-Health-Maßnahmen werden zunehmend kritisch betrachtet. Kampagnen, die vor Drogen, Übergewicht oder Osteoporose warnen, haben nicht immer Nutzen gestiftet – zum Teil sogar Schaden angerichtet. Dass auch diese scheinbar einfachen, rein kommunikationsbezogenen Maßnahmen Ressourcen binden, wird inzwischen wahrgenommen. Wenn ihre Wirkung unklar ist, sollte erwogen werden, auf sie zu verzichten. Denn unter der Bedingung knapper Ressourcen stehen sie in Konkurrenz zu anderen, vielleicht wirksameren Maßnahmen, die ihretwegen unterbleiben müssen. Andere Interventionen dagegen haben unter den kontrollierten Bedingungen einer wissenschaftlichen Studie überzeugt. Bevor sie flächendeckend eingeführt werden, muss geprüft werden, ob sie auch im Alltag greifen.

Ethische Fragestellungen in Public Health wurden lange Zeit wahlweise als Bauchentscheidungen oder als Wissenschaft für entrückte Spezialisten betrachtet. Gerade von diesen Spezialisten gehen heute wichtige Impulse aus, um ethische Konflikte wissenschaftlich aufzubereiten, systematisch zu diskutieren und die Ergebnisse dann allgemein verständlich darzustellen. EbPH beschäftigt sich mit diesen, zum Teil sehr praktischen Themen und ist doch nicht leicht zu fassen.

Dieses Buch ist aus der Motivation entstanden, EbPH greifbar zu machen, indem die folgenden Fragen untersucht werden: Was ist Evidenz und was ist Evidenz in Public Health? Welche Funktion und welche Rolle kann/soll/muss Evidenz in Public Health einnehmen? Und: Wie wird Evidenz in Public Health zu Evidence-based Public Health?

Der Aufbau des Buches ist ungewöhnlich, da er sich an dem klassischen Format der Studienreise orientiert. Studienreisen haben viele Vorteile: An erster Stelle ermöglichen sie es, gewohnte Perspektiven durch neue zu ersetzen. Neue Eindrücke werden über unterschiedliche Sinne aufgenommen und durch Emotionen getriggert. Wenn man sich unterwegs genug geführt fühlt, kann man sich entscheiden, auf eigene Faust loszuziehen und selbstständig weitere Erkundungen vorzunehmen. Eine Studienreise hat aber auch Nachteile: Ein kalter Wind fegt einem plötzlich um die Ohren, und gelegentlich wird man nass.

Unsere Studienreise führt Sie durch die Welt von EbPH. Vor Beginn der Reise machen wir Sie im ersten Teil anhand eines Modells mit den wichtigsten Merkmalen und Eigenschaften von EbPH vertraut und bereiten Sie auf einige Besonderheiten vor. Zugleich weisen wir Sie ausdrücklich auf die Risiken der Reise hin: Die EbPH-Welt ist keine heile Welt mehr – wenn sie denn je eine war.

Im zweiten Teil startet die Rundreise. Als didaktisches Vehikel dient uns das Thema „Übergewicht". Ausgangspunkt ist die Frage, wie ein Phänomen zu einem handlungsauslösenden Gesundheitsproblem wird. An der nächsten Station werden die wissenschaftlichen Fragen formuliert. Ob es stimmt, dass es keine dummen Fragen gibt, sei dahingestellt. Sicher aber gibt es kaum eine anspruchsvollere Aufgabe, als Fragen zu stellen, die kluge und Nutzen bringende Antworten zur Folge haben.

Weiter geht es im dritten Teil mit dem Herzstück von EbPH: der Auswahl der Methoden und der Erstellung der Evidenz. Dieser Teil ist besonders anregend, geht es doch nicht nur um medizinische oder im engeren Sinne gesundheitliche Evidenz, sondern ebenso um ökonomische, ethische, rechtliche und sozio-

kulturelle. Auf einem Sonderausflug werden alle diese Elemente zu einem Ganzen, eben zu EbPH, zusammengefügt.

Mit diesen reichen Erfahrungen ausgestattet, treten Sie im vierten Teil die Heimreise an. Wer von einer Reise zurückkehrt, möchte von ihr erzählen. Wie Sie Ihre Erfahrungen besonders wirkungsvoll kommunizieren, erfahren Sie in diesem Teil. Bereiten Sie sich auf Enttäuschungen vor: Die von Ihnen liebevoll ausgewählten Evidenzperlen werden bei Ihren durch den Alltag geforderten Kollegen oft nur auf eingeschränkte Freude treffen.

Nach dem Abschluss des geführten Teils der Reise werden Sie ausdrücklich ermuntert, im fünften Teil auf eigene Faust loszuziehen. Mit Übergewicht sind Sie vertraut – jetzt haben Sie die Möglichkeit, EbPH an weiteren praktischen Beispielen zu erkunden: Grippe-Pandemieplanung, Prävention von Rückenschmerzen, dem möglichen Nutzen (oder dem Schaden?) von Screeningverfahren sowie den Risiken von Feinstaub und dem Nutzen einer gesenkten Feinstaubbelastung.

Wer sollte sich diese Studienreise in die Welt der EbPH nicht entgehen lassen? Wissenschaftler und Praktiker von Public Health und Gesundheitswissenschaften sollten daran Freude finden, Studierende ganz sicher davon profitieren.

Ganz herzlich bedanken wir uns bei unseren Kolleginnen, Kollegen und insbesondere unseren Studierenden, deren großes Interesse an dem Thema unsere Motivation war, diese Studienreise zu organisieren. Gleichzeitig möchten wir alle Mitreisenden um Verständnis bitten, dass wir im Buchtext aus Gründen der besseren Lesbarkeit nur die männliche Form verwenden. Gemeint sind selbstverständlich immer auch Frauen. Ein besonderer Dank gilt schließlich dem „Bordingenieur" Herrn Horst Haus, der dafür gesorgt hat, dass die Reise technisch so reibungslos verlief.

Bielefeld, Bremen, Konstanz im November 2009

Teil 1:
Einführung:
Was ist Evidence-based Public Health?

1.1 Was ist Public Health?

Jürgen Breckenkamp

Public Health – was genau ist das? Eine einheitliche Begriffsbestimmung steht bis heute aus. Allen vorliegenden Begriffsbestimmungen gemeinsam ist jedoch, dass die Gesundheit auf Bevölkerungsebene betrachtet wird, in Abgrenzung zur Individualmedizin und zur klinischen Forschung (Kälble 2007).

Der Begriff Public Health wurde im frühen 19. Jahrhundert in den USA geprägt (Krieger/Birn 1998). Er charakterisierte Maßnahmen, die von Regierungen und Gesellschaften ergriffen wurden, um die Gesundheit der Menschen zu erhalten und zu schützen (Heller et al. 2003): Beispiele für klassische Public-Health-Interventionen sind die Impfprogramme gegen Pocken oder die Verbesserung der Trinkwasserversorgung. Als Erfolge von Public Health im 20. Jahrhundert in den Industrienationen gelten unter anderem die Kontrolle von Infektionskrankheiten wie Cholera und Masern sowie der Rückgang von Karies (Centers for Disease Control and Prevention1999a, b, c).

Im Lauf der Zeit änderte sich die Bedeutung von Public Health mehrmals. Heute steht das Wort „Public" nicht mehr für „öffentlich" im Sinne einer bestimmten Sparte der Gesundheitsdienste oder für ein Gesundheitsproblem, das viele Menschen betrifft, sondern für bevölkerungsbezogene (also nicht individuenbezogene) Konzepte (Frenk 1993). Daher ist die Epidemiologie, die die Verteilung von Krankheiten innerhalb der Bevölkerung untersucht, eine der zentralen methodischen Wissenschaften von Public Health.

Die Definition von Public Health, die heute am meisten verwendet wird, stammt von Sir Donald Acheson. Sie dient seit 1988 auch als offizielle Definition von Public Health in Großbritannien: „The science and art of preventing disease, prolonging life, and promoting health through the organised efforts of society" (Department of Health 2009). Auch die Weltgesundheitsorganisation (WHO) bezieht Public Health auf alle organisierten Maßnahmen, die der Prävention von Krankheiten, der Gesundheitsförderung und der Verlängerung des Lebens in der Bevölkerung dienen. Die drei daraus abgeleiteten wesentlichen Zielrichtungen von Public Health sind demnach (1) die Untersuchung und Beobachtung von Gesundheit in Gesellschaften und Gruppen mit besonderem Erkrankungsrisiko, (2) die Identifikation und Lösung von prioritären Gesundheitsproblemen in der Bevölkerung sowie (3) die Sicherstellung des Zugangs der Bevölkerung zu Gesundheitsdienstleistungen, einschließlich Gesundheitsförderung und Prävention (World Health Organization 2009).

Ein gebräuchliches deutsches Wort für Public Health gibt es nicht. Aus den weiter oben gegebenen Definitionen wird aber deutlich, dass die nahe liegende Assoziation von Public Health mit „öffentlichem Dienst" und „Gesundheit" (Gostomzyk 2000) beziehungsweise „öffentlichem Gesundheitsdienst" zu kurz greift. Hurrelmann et al. verstehen Public Health vielmehr „als Wissenschaft und Praxis der Gesundheitsförderung und der Systemgestaltung des Gesundheitswesens" (Hurrelmann et al. 2006). Sie benutzen als deutsches Äquivalent den Begriff „Gesundheitswissenschaften".

Allen aktuellen Definitionen ist gemeinsam, dass „Public" nicht im Sinne einer Beteiligung der Öffentlichkeit an Public-Health-Entscheidungen verstanden wird. Heller et al. (2003) konstatieren kritisch, dass Public Health heute eher auf Managementprogramme fokussiert als auf das breitere Ziel des Allgemeinwohls und fragen daher, ob „Public" im Begriff Public Health überhaupt noch eine Bedeutung hat.

Wie steht es mit „Health", der Gesundheit? Durch die Bedeutung des Kampfes gegen die Infektionskrankheiten zum Ende des 19. Jahrhunderts und das aufkommende Konzept der Risikofaktoren wurde Gesundheit in erster Linie als Abwesenheit von Krankheit betrachtet. Ein Verständnis von Gesundheit, das nicht nur der engen medizinischen Sichtweise entspricht, sondern in einem umfassenderen Sinn auch soziale und kulturelle Aspekte einschließt, wurde auf der Konferenz der Weltgesundheitsorganisation zur primären Gesundheitsversorgung *(Primary Health Care)* in Alma Ata im Jahr 1978 postuliert (Encyclopedia of Public Health 2009). Mit Rückgriff auf eine WHO-Definition von 1963 heißt es: „Gesundheit ist ein Zustand des umfassenden körperlichen, geistigen und sozialen Wohlbefindens und nicht lediglich die Abwesenheit von Krankheit und Schwäche".

Auf der ersten internationalen Konferenz zur Gesundheitsförderung in Ottawa 1986 wurde die Orientierung auf die primäre Gesundheitsversorgung um einen das Gesundheitssystem umfassenden Ansatz erweitert (Laaser 2002). Die Konferenz verabschiedete eine Charta zur Gesundheitsförderung, in der die Überzeugung ausgedrückt wurde, dass das Ziel „Gesundheit für alle" bis zum Jahr 2000 erreichbar sei (Weltgesundheitsorganisation 2009).

Mit den Begriffen *Old Public Health* und *New Public Health* soll eine Verschiebung des Selbstverständnisses und der Prioritäten von Public Health im 20. Jahrhundert ausgedrückt werden. *Old Public Health* entsprach in seiner traditionellen Ausrichtung der öffentlichen Hygienepolitik der USA in den 1920er- bis 1940er-Jahren und bezog sich im Wesentlichen

auf die Fächer Hygiene, Mikrobiologie, Epidemiologie und Prävention. In Deutschland war bis zur Machtübernahme durch den Nationalsozialismus die Entsprechung die *öffentliche Gesundheitspflege* mit den Zielen von mehr Hygiene und besseren Lebensbedingungen sowie insbesondere der Verhütung von Infektionserkrankungen (World Health Organization 2009).

Mit *New Public Health* war eine Erweiterung der vormals ausschließlich sozialen und hygienischen Orientierung der traditionellen Public Health um die Fächer Gesundheitssystemforschung und Versorgungsforschung verbunden. Damit gelangte die öffentliche Gesundheitspolitik, im Sinne der Steuerung und Weiterentwicklung des Gesundheitswesens, in den Mittelpunkt des Interesses der Akteure. In *New Public Health* wird auch die gleichmäßige, ungezielte Orientierung auf die gesamte Bevölkerung kritisch gesehen. Viele ungerichtete präventive Ansätze erreichen gerade nicht die ärmeren und kränkeren Bevölkerungsschichten mit dem schlechtesten Gesundheitsstatus und dem höchsten Bedarf. Angebote der Gesundheitsförderung und Prävention werden vor allem von Menschen mit höherem Bildungsniveau bzw. besserem sozioökonomischem Status in Anspruch genommen – Gruppen also, die ohnehin gesünder sind. So kann der paradoxe Effekt eintreten, dass präventive Maßnahmen sogar zu einer Vergrößerung gesundheitlicher Ungleichheit führen. Als eine wichtige Ursache gilt der überwiegend wissensbasierte Ansatz vieler Programme, durch den bildungsferne Gruppen nicht erreicht werden.

Anders als in der Individualmedizin liegt das Hauptaugenmerk von Public Health nicht auf der medizinischen Kuration von Krankheit, sondern im Bereich von Prävention und Gesundheitsförderung. Neben den biologisch-medizinischen Entstehungsmechanismen von Krankheit untersucht Public Health auch die sozioökonomischen und soziokulturellen Faktoren, die die Entstehung von Krankheit begünstigen und mit gesundheitlich vulnerablen Gruppen assoziiert sind. Public Health geht bei der Krankheitsentstehung also von einem Zusammenspiel vieler Faktoren aus (multikausale Sicht). Dies erfordert einerseits einen fachlich breiten Ansatz und die konsequente Einbindung unterschiedlicher Professionen. Darüber hinaus bedingt diese Perspektive aber auch so genannte Settingansätze: Maßnahmen zu Gesundheitsförderung und Prävention werden unmittelbar in den alltäglichen Lebensraum der Menschen (z.B. in Schulen, Betrieben oder Stadtteilen) integriert. Neben personenbezogenem Gesundheitshandeln, also Verhaltensprävention, schließt dieser Ansatz auch strukturelle Änderungen, also Verhältnisprävention, ausdrücklich ein (Bundeszentrale für gesundheitliche Aufklärung 2007). Settingansätze werden insbesondere auf das Verständnis von Gesundheit zurückgeführt, wie es in der Ottawa-Charta formuliert ist.

Die Durchführung von Gesundheitsprogrammen, einschließlich ihrer Erfolgsmessungen, wird oft in Form eines Handlungskreises, des *Public Health Action Cycle,* dargestellt (Abbildung 1).

Im ersten Schritt des Handlungskreises wird das Ausmaß eines Gesundheitsproblems und damit seine Priorität bestimmt. Wird das Gesundheitsproblem als ausreichend relevant erachtet, wird zunächst das Ziel definiert, um dann die geeignete(n) Intervention(en) auszuwählen. Hierzu kann die Formulierung eines Hauptziels ausreichen, gegebenenfalls wird man aber zusätzlich Zwischenziele formulieren, um frühzeitig die Wirksamkeit der Maßnahme abzuschätzen. Auf Grundlage der Ziele werden Indikatoren abgeleitet, mit deren Hilfe sich der Erfolg der Intervention bestimmen lässt.

Insbesondere die Einordnung des Gesundheitsproblems und die Auswahl der geeigneten Intervention(en) stehen im Zentrum von Evidence-based Public Health und werden in diesem Buch ausführlich besprochen.

Die breite, sektorenübergreifende Ausrichtung von Public Health führt dazu, dass eine Vielzahl unterschiedlicher Akteure auf verschiedenen Ebenen über Public-Health-Maßnahmen entscheiden, Einfluss ausüben oder

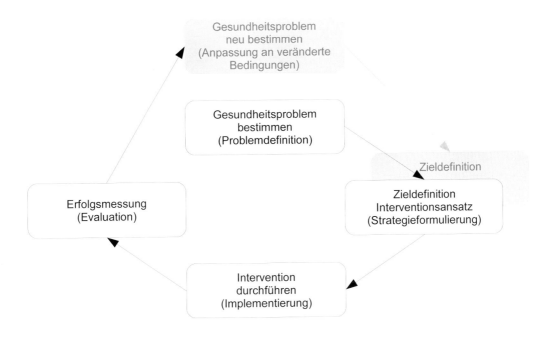

Abbildung 1: Handlungskreis bei einer Public-Health-Maßnahme (in Anlehnung an SVR 2005, Ziffer 374 und Institute of Medicine: The Future of Public Health. Washington, D.C. 1988)

Maßnahmen durchführen. Zu diesen Akteuren gehören staatliche Institutionen, Krankenkassen, ärztliche und Pflegeberufe, die Industrie, Schulen, Betriebe, Verbände, Vereine zur Gesundheitsförderung, Selbsthilfegruppen und Patienten. Im weiteren Sinne gehören auch Einrichtungen wie Sportvereine, Gaststätten, Umwelt- und Verkehrsplaner etc. dazu. Es ist offensichtlich, dass durch die Akteure ganz unterschiedliche – nicht selten konfliktive – Überzeugungen, Werte und Interessen in den Prozess der Entscheidungsfindung eingehen. Auf welche Weise „Evidenz" hergestellt wird, also Erkenntnisse aus systematischen und transparenten, „wissenschaftlichen" Untersuchungen gebündelt werden, und wie sie in Entscheidungsprozesse einfließen kann, wird im folgenden Kapitel 1.2 dargestellt.

Literatur

Bundeszentrale für gesundheitliche Aufklärung (2007) Kriterien guter Praxis in der Gesundheitsförderung bei sozial Benachteiligten. Ansatz – Beispiele – Weiterführende Informationen. 3. erweiterte und überarbeitete Auflage. Köln: BZgA.

Centers for Disease Control and Prevention (1999a) Achievements in Public Health, 1900-1999. Impact of Vaccines Universally Recommended for Children – United States, 1990-1998. MMWR Weekly, 48: 243-248.

Centers for Disease Control and Prevention (1999b) Achievements in Public Health, 1900-1999. Control of Infectious Diseases. MMWR Weekly, 48: 621-629.

Centers for Disease Control and Prevention (1999c) Achievements in Public Health, 1900-1999. Fluoridation of Drinking Water to Prevent Dental Caries. MMWR Weekly, 48: 933-940.

Department of Health (2009) What is public health? Online: http://www.dh.gov.uk/en/Aboutus/Ministers andDepartmentLeaders/ChiefMedicalOfficer/Archive/F eaturesArchive/Browsable/DH_5017805.

Encyclopedia of Public Health (2009) Alma-Ata Declaration. http://www.enotes.com/public-health-encyclo pedia/alma-ata-dedclaration.

Frenk J (1993) The New Public Health. Ann Rev Public Health 14: 469-490.

Gostomzyk JG (2000): Die Zeitschrift „Das Gesundheitswesen" und der Wandel öffentlicher Gesundheit. Das Gesundheitswesen 62: 1-3.

Heller RF, Heller TD, Pattison S (2003) Putting the public back into public health. Part I. A re-definition of public health. Public Health 117: 62-65.

Hurrelmann K, Laaser U, Razum O (2006) Entwicklung und Perspektiven der Gesundheitswissenschaften in Deutschland. In: Hurrelmann K, Laaser U, Razum O (Hg.) Handbuch Gesundheitswissenschaften. 4. Aufl. Weinheim und München: Juventa.

Institute of Medicine (1988) The Future of Public Health. Washington, D.C.

Kälble K (2007) Public Health in Deutschland. In: Brand A et al. (Hg.) Genetik in Public Health. Teil 1: Grundlagen von Genetik und Public Health. Bielefeld: lögd.

Krieger N, Birn, AE. (1998) A Vision of Social Justice as the Foundation of Public Health: Commemorating 150 Years of the Spirit of 1848. Am J Public Health, 88: 1603-1606.

Laaser U. (2002) Gesundheitswissenschaften. In: Homfeldt HG, Laaser U, Prümel-Philippsen U, Robertz-Grossmann B (Hg.) Studienbuch Gesundheit. Soziale Differenz – Strategien – Wissenschaftliche Disziplinen. Neuwied: Luchterhand.

Sachverständigenrat zur Begutachtung der Entwicklung im Gesundheitswesen. Gutachten 2005.

Weltgesundheitsorganisation (2009) Ottawa-Charta zur Gesundheitsförderung. http://www.euro.who.int/About WHO/Policy/20010827_2.

World Health Organization (2009) Glossary of globalization, trade and health terms. Public Health. http://www.who.int/trade/glossary/story076/en/index.html.

1.2 Evidence-based Public Health: Ein Gebiet in Entwicklung

Ansgar Gerhardus

In diesem Kapitel soll das Thema des Buches, Evidence-based Public Health (EbPH) und die Einordnung von Evidenzbasierung in Public Health greifbar gemacht werden. Dafür knüpfen wir an die in Kapitel 1.1 gegebene Definition von Donald Acheson an, die Public Health als „The science and art of preventing disease, prolonging life, and promoting health through the organised efforts of society" bezeichnet. In erster Näherung steht „evidence-based" für die wissenschaftliche Komponente, also „science", von Public Health. Das englische Wort *evidence* bedeutet Nachweis, Beleg. Evidenzbasierte Maßnahmen wären demnach solche, deren Effekte wissenschaftlich untersucht und für nutzbringend befunden wurden. In der deutschen Sprache führt der Versuch, evidenzbasiert von „evident" abzuleiten, in die Irre: „Etwas ist evident" sagt man, wenn etwas so offensichtlich auf der Hand liegt, dass es keiner weiteren Überprüfung bedarf. In extremen Fällen stimmen das deutsche und das angelsächsische Verständnis überein (dass Sprünge aus Flugzeugen ohne Fallschirm tödlich enden, ist so offensichtlich, dass keine eigenen Studien notwendig sind – gleichzeitig wird es durch verlässliche Daten belegt), für die meisten Public-Health-Situationen trifft das aber nicht zu.

Um sich EbPH zu nähern, hilft es, sich mit zwei grundsätzlichen Vorbehalten zu beschäftigen, die von entgegengesetzten Positionen gegen EbPH vorgebracht werden: Der eine Vorwurf lautet, EbPH sei nur ein neuer Name für etwas, das schon immer praktiziert würde.

Die Nutzung von wissenschaftlichen Erkenntnissen gehöre – wie bereits aus den Definitionen hervorgeht – zum originären Selbstverständnis von Public Health. Der andere Vorwurf argumentiert genau andersherum. EbPH wird zugestanden, etwas Neues einzubringen, aber gerade dieses Neue sei das Problem: EbPH reduziere Public Health auf ein eindimensionales, technokratisches Unterfangen, das die konkreten Bedingungen vor Ort ignoriere und divergierende Präferenzen und Wertvorstellungen verschiedener Gruppen außer Acht lasse. In einer Welt, in der Entscheidungen maßgeblich durch Einfluss, Interessen und finanzielle Rahmenbedingungen geprägt seien, stelle der evidenzbasierte Ansatz einer rationalen Steuerung von Public Health bestenfalls eine weltfremde Utopie dar.

Box 1: Beispiele für Public-Health-Programme

Public-Health-Programme zur sexuellen Enthaltsamkeit wurden propagiert, um die Übertragungsrate von HIV zu senken. Obwohl sie, wie in einem systematischen Review gezeigt, praktisch wirkungslos sind, werden sie weiterhin unterstützt (Underhill et al. 2007). Durch das in den USA mit 750 Millionen US-Dollar jährlich geförderte Programm D.A.R.E. (Drug Abuse Resistance Education) wurde laut einer Metaanalyse kaum ein Jugendlicher von dem Konsum legaler oder illegaler Drogen abgehalten (West/O'Neal 2004). Weitere Beispiele plausibler, aber erfolgloser Public-Health-Maßnahmen finden sich in den Teilen 4 und 5 in diesem Buch.

Diese gegensätzlichen Positionen dienen im Folgenden als Leitschienen für eine Einführung in EbPH.

1.2.1 Evidence-based Public Health: Mehr als nur ein neuer Name?

Die Berücksichtigung von wissenschaftlichen Erkenntnissen in Public Health ist nicht neu; Maßnahmen zu bevorzugen, die in Studien überzeugt haben, gehört seit langem zur guten Praxis. Das ist so weit richtig, aber auch nur die halbe Wahrheit: Tatsächlich werden in der langen Kette vom Gesundheitsproblem bis zur Entscheidung und Umsetzung einer Maßnahme nur wenige Aspekte einer strukturierten, transparenten und wissenschaftlich adäquaten Analyse unterzogen. Das lässt sich anhand des Leitthemas dieses Buches, Übergewicht, leicht zeigen. Auf die Analyse „Übergewicht ist eines der größten Gesundheitsprobleme unserer Zeit" folgen oft reflexartig Programme der Art „Übergewichtige sollen mehr Sport treiben, weniger/anders essen oder bestimmte Medikamente nehmen". Dabei werden selbst offensichtliche Fragen übersprungen, wie z.B.: Was ist das Problem an Übergewicht – sterben Menschen mit Übergewicht früher? Tatsächlich bestätigte ein kürzlich erschienener systematischer Review, dass Menschen mit moderatem Übergewicht (Body-Mass-Index 25-30kg/m^2) eine höhere Lebenserwartung im Vergleich zu „Normalgewichtigen" haben (Lenz et al. 2009). Ist der international genutzte Body-Mass-Index überhaupt das geeignete Maß, um die Diagnose „Übergewicht" zu stellen? Welche Ziele sollen mit einer Reduzierung des Körpergewichts eigentlich erreicht werden – längeres Leben, weniger Krankheit, bessere Lebensqualität? Und, wenn es diese Ziele gibt – wird überhaupt geprüft, ob sie erreicht werden? Welche Maßnahmen sind geeignet, um diese Ziele zu erreichen? Werden die Menschen, die von einer Maßnahme profitieren könnten,

überhaupt erreicht? Kann es sein, dass der offensive medizinisch-mediale Umgang mit Übergewicht lediglich zu Beunruhigung und Stigmatisierung von übergewichtigen Menschen beiträgt – ohne dass sie an anderer Stelle davon profitieren würden?

Bis heute sind die meisten dieser Fragen nicht beantwortet. Als aber im April 2007 vermeldet wurde, dass die „Deutschen die dicksten Europäer" seien, wurde binnen kürzester Zeit mit einem „Nationalen Aktionsplan IN FORM – Deutschlands Initiative für gesunde Ernährung und mehr Bewegung" reagiert (Bundesministerium für Ernährung, Landwirtschaft und Verbraucherschutz o.J.). Den verantwortlichen Politikern kann dieser Schnellschuss nur bedingt zum Vorwurf gemacht werden. Immerhin basierte die Analyse auf einer „wissenschaftlichen Studie". Und es waren „wissenschaftliche Experten", die sie mit Aussagen wie „Eine Diabetes-Welle, die durch Fettleibigkeit verursacht wird, rollt auf uns zu und wird das Gesundheitssystem weiter unter Druck bringen" und „Entschlossenheit auf höchster politischer Ebene ist gefragt. Nur dann ist die Adipositas-Epidemie umkehrbar" zum Handeln aufforderten (Kotynek 2007). In den Kapiteln 2.1, 4.2 und 4.3 werden diese Konstellationen genauer betrachtet.

Für EbPH müssen Fragen nach den unmittelbaren und mittelbaren Zielen gestellt und beantwortet werden, noch bevor Maßnahmen geplant und implementiert werden. EbPH beschäftigt sich weiterhin intensiv damit, Methoden zu finden, mit denen diese Fragen am besten beantwortet werden können. Kennzeichnend ist die Forderung nach Konsequenz, Systematik und Transparenz bei der Auswahl, Einstufung und Gewichtung von wissenschaftlichen Erkenntnissen im Rahmen eines mehrschrittigen Verfahrens. In dem EbPH-Modell (Abbildung 2) sind die sechs Schritte dargestellt, die von der Bestimmung des Gesundheitsproblems bis zur Entscheidung und Umsetzung gehen.

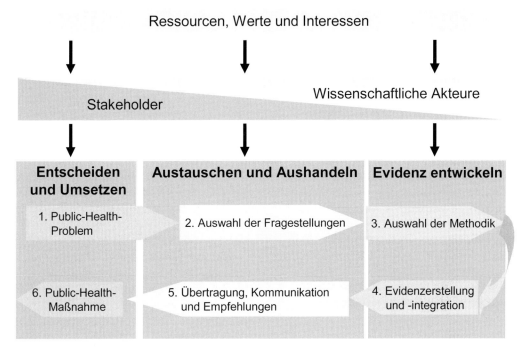

Abbildung 2: Das Modell von Evidence-based Public Health
Nach Gerhardus et al. (2008).

1. Schritt: Festlegen des Public-Health-Problems

Um die gesundheitliche Dimension eines Pub-lic-Health-Problems zu bestimmen, können bei-spielsweise Daten zur Mortalität herangezogen werden, die über die Todesursachenstatistik verfügbar sind. Naturgemäß bildet sie aber nur einen Teil der Krankheitslast ab. Daten zu aku-ten und chronischen Erkrankungen sind über die Krankenhausdiagnosestatistik (eine Fallstatistik) verfügbar, solche zu krankheitsbedingten Ein-schränkungen über die Pflegestatistik. Auch diese Daten decken nur einen Teil des gesamten Krankheitsgeschehens und der Folgen ab. Zu Krebserkrankungen und -sterblichkeit existieren in Deutschland regionale Krebsregister, zu vielen anderen Krankheiten fehlen dagegen systematische Datensammlungen.

Die Gesundheitsberichterstattung (GBE) versteht sich als wichtiger Lieferant von Daten, die als Grundlage für eine evidenzbasierte Ge-sundheitsversorgung dienen können. Die Akteure in diesem Bereich weisen ausdrücklich darauf

hin, dass Auswahl, Aufbereitung und Präsenta-tion der Zahlen zur Krankheitslast nicht losgelöst von Annahmen und Vorgaben stattfinden (Kuhn/ Böcken 2009). Je nach Wahl von Bezugsgrößen – z.B. der Wahl von Vergleichszeiträumen oder Altersgruppen – können Krankheiten als mehr oder weniger bedrohlich (und damit mehr oder weniger handlungsfordernd) dargestellt werden. Krankheiten, für die wenige oder keine Daten vorliegen, werden weniger wahrgenommen; für die daran Erkrankten kann das eine margina-lisierte Versorgung nach sich ziehen. Näheres zu diesem Thema findet sich in Kapitel 2.1.

Eine gute Datengrundlage vorausgesetzt, liegt die Entscheidung über die Bedeutung von Gesundheitsproblemen primär bei denjenigen, die von dem Problem bzw. dessen Bearbeitung gesundheitlich, politisch, ökonomisch etc. be-troffen sind und/oder für die Umsetzung von Maßnahmen zur Verringerung des Problems verantwortlich sind. In einer Definition von Freeman (1984) sind das die so genannten „Stakeholder". Stakeholder können politische Entscheidungsträger, in der Gesundheitsversorgung Beschäftigte, Versicherer, Patienten, aber auch Bürger sein. Der Begriff Stakeholder hat gegenüber dem des „Akteurs" den Vorteil, dass letzterer die Betroffenen als (scheinbar) passive Teilhaber ausschließt. Es gehört zum Selbstverständnis des EbPH-Modells, dass die Wissenschaftler in ihm eine doppelte Rolle einnehmen: Primär sind sie für die Evidenz-Seite (im Modell rechts) zuständig, wo sie gesundheitliche Maßnahmen erforschen und bewerten. Selbstverständlich gehören sie aber auch zu den Stakeholdern, da sie gesundheitliche Entscheidungen mitgestalten, von ihnen betroffen sein können und insofern ihre Werte und Interessen mit im Spiel sind (im Modell links).

2. Schritt: Vom Gesundheits-problem zur Fragestellung

Public Health verfolgt einen multi-faktoriellen Ansatz (vgl. Kapitel 1.1). Einem Gesundheitsproblem können medizinische, psychische, oder soziale Ursachen zugrunde liegen – oder auch mehrere gleichzeitig. Auch ein Konzept wie EbPH, das sich primär über Empirie definiert, kommt dabei nicht ohne Bezugnahme auf Theorien aus. Ein gutes Beispiel dafür findet sich in Kapitel 2.2: Ist Übergewicht Folge individuellen Verhaltens oder sind soziale und Umweltfaktoren entscheidend? Abhängig davon, ob man sich für das erste, individualisierende oder für das zweite, gesellschaftliche Modell entscheidet, werden die Schwerpunkte, Forschungsfragen und möglichen Maßnahmen ganz unterschiedlich ausfallen. Aus der Perspektive von EbPH ist gefordert, dass diese – oft nur impliziten Theorien – in den Diskussionen offengelegt werden und damit einer empirischen Hinterfragung zugänglich sind.

Neben kausalen Überlegungen gehen auch andere Aspekte in die Auswahl und die Definition der Forschungsfragen ein. Dazu gehören die Relevanz des Gesundheitsproblems, der erwartete Nutzen der Maßnahmen sowie Einschätzungen zur finanziellen, zeitlichen und methodischen Umsetzbarkeit. Fast immer ergeben sich mehr Fragestellungen, als bearbeitet

werden können. Dann sollte eine Priorisierung nach systematischen und transparenten Kriterien erfolgen, die detaillierter in Kapitel 2.2 beschrieben werden.

Mit der Formulierung der Fragestellungen werden die Weichen für den weiteren Prozess gestellt. Dieser Schritt muss im engen Austausch zwischen Stakeholdern und Wissenschaftlern vorgenommen werden. Die Aufgabe der Stakeholder ist es, in die Priorisierung ihre Expertise zur Relevanz und zur Umsetzbarkeit der Forschungsfragen einzubringen. Sie müssen bereit sein, sich mit den Limitationen wissenschaftlichen Arbeitens vertraut zu machen und ggf. an kreativen Kompromissen mitzuarbeiten. Die Wissenschaftler wiederum müssen sich mit den Rahmenbedingungen der Stakeholder auseinandersetzen. Dazu gehören zeitliche und finanzielle Limitationen sowie divergierende inhaltliche Schwerpunkte und Ziele. Der Beitrag der Wissenschaftler besteht in dieser Phase darin, Forschungsfragen und Methodik mit den gesundheitlichen Zielen in Einklang zu bringen.

In der Praxis ist es leider oft so, dass den Wissenschaftlern die Ausgestaltung der Forschungsfragen allein überlassen wird. Auch auf diesem Gebiet erfahrene Wissenschaftler werden in dieser Situation Fragestellungen bevorzugen, deren Bearbeitung in ihren engeren Interessen- und Kompetenzbereich fällt – das sind nicht notwendigerweise die Fragestellungen mit der höchsten Relevanz für die Öffentlichkeit.

Schritte 3 und 4: Auswahl der Methodik und Erstellung der Evidenz

Die folgenden Schritte bilden den Kern von EbPH. Die einfache Grundidee ist, dass Public-Health-Maßnahmen auf Grundlage der besten verfügbaren Evidenz ausgewählt werden sollten. Das soll zunächst am Beispiel von gesundheitlichen/medizinischen Fragestellungen betrachtet werden: Bevor man über eine eigene Studie nachdenkt (die bei den begrenzten Ressourcen und der knappen Zeit meist nicht realistisch ist), sollte man prüfen, ob sich nicht bereits vorhandene Untersuchungen heranziehen lassen.

Bei der Auswahl von Public-Health-Maßnahmen werden bisher oft nur einzelne Studien herangezogen, die wahlweise nach Aktualität, Größe, oder Sprache, in der die Studie veröffentlicht wurde, dem Renommee der Autoren bzw. der Zeitschrift oder schlicht nach zufälliger Verfügbarkeit ausgewählt wurden. Kennzeichnend für evidenzbasierte Medizin (EbM) und EbPH ist es dagegen, die Auswahl und Bewertung der Studien als sog. „systematische Übersichtsarbeit" (engl. systematic review) anzulegen. In einen systematischen Review müssen alle Studien einbezogen werden, die vorher definierten Einschlusskriterien genügen. Zu diesen Kriterien gehören u.a. das Design der Studien, die Studienpopulation, die Art der Intervention und die verwendeten Ergebnisparameter. Durch die vollständige Erfassung der Studien sollen Verzerrungen (engl. bias) vermieden werden. Hintergrund ist, dass Untersuchungen mit spektakulären Ergebnissen leichter aufzufinden sind als solche, die keine oder nur geringe Vorteile für eine neue Intervention finden (für eine ausführliche Darstellung der verschiedenen Bias-Arten s. Egger et al. 2004). Eine unvollständige Erfassung führt daher in der Tendenz zu einer Überschätzung des tatsächlichen Effekts. Weiterhin zeichnen sich systematische Reviews dadurch aus, dass die Validität der Studienphasen (z.B. Planung, Durchführung, Auswertung und Interpretation der Daten) nach festgelegten Kriterien geprüft wird. Dadurch soll die spätere Einordnung der Studienergebnisse ermöglicht werden. Eine detailliertere Beschreibung mit einem Fallbeispiel findet sich im Kapitel 3.1.

Mit der evidenzbasierten Medizin sind die sog. „Evidenzlevel" sehr populär geworden. Dahinter steht die Einsicht, dass das Design einer Studie maßgeblichen Einfluss auf ihre Validität hat. Der Begriff valide meint, dass tatsächlich das gemessen wird, was gemessen werden soll oder anders ausgedrückt, dass die gestellten Fragen gültig beantwortet werden. Mit Bezug auf das Studiendesign wird es für

wahrscheinlicher erachtet, dass eine randomisierte, kontrollierte Studie (RCT) (ausführlich in Kapitel 3.1) eher valide Aussagen liefert als eine Serie von Einzelfallbeschreibungen. Einem RCT würde man daher ex ante einen höheren Evidenzlevel zuordnen als der Fallserie. In der Klassifikation des *Oxford Centre for Evidence Based Medicine* erreicht der RCT das hohe Evidenzlevel 1, während die Fallserie nur auf dem Evidenzlevel 4 liegt. Noch darunter, am Ende der fünfstufigen Skala, befinden sich bezeichnenderweise die sog. „Expertenmeinungen". Damit sind Aussagen von Personen gemeint, die mit der Materie verbunden sind, sich aber in ihrem Urteil nicht auf systematisch erhobene empirische Daten stützen (Oxford Centre for Evidence Based Medicine 2009).

Die Evidenzlevel leisten unbestreitbar einen hilfreichen Beitrag zur ersten, orientierenden Einordnung von Studien. Die Einteilung deckt aber nur einen Aspekt der Validität ab, da der Evidenzlevel klassischerweise nichts über die Durchführung einer Studie aussagt. Auch aus einem RCT lassen sich keine verlässlichen Empfehlungen ableiten, wenn bei der Durchführung schwerwiegende Fehler gemacht wurden. Auch wenn einige Klassifikationen, darunter die des *Oxford Centre for Evidence Based Medicine,* die Durchführung der Studien orientierend berücksichtigen, bleibt diese Einschränkung im Wesentlichen bestehen.

Ein anderer Aspekt ist, dass für eine bestimmte Fragestellung in Public Health oft nur ein oder zwei Studiendesigns geeignet sind – ganz unabhängig von deren Evidenzlevel (vgl. Kap. 3.1).

Neben der Validität einer Studie sind auf jeden Fall auch die Relevanz der Ergebnisse sowie deren Übertragbarkeit auf die konkrete Situation wichtig. In den letzten Jahren wurde im Rahmen des GRADE-Vorhabens (Grading Evidence and Recommendations) angestrebt, diese Aspekte einzubeziehen. Zusätzlich zu der Validität einer Studie werden auch die Relevanz des Outcomes, die Größe des Effekts und die Präzision der Effektschätzung für den „Empfehlungsgrad" berücksichtigt (Guyatt et al. 2006; Kunz et al. 2007).

Systematische Reviews sind sicherlich das wichtigste Instrument der evidenzbasierten Medizin und bei der Bewertung gesundheitlicher Aspekte in Public Health. Umgekehrt schließt das die Beauftragung oder die Durchführung von Studien mit primärer Datenerhebung nicht aus. Neue Studien werden sogar erforderlich, wenn der systematische Review keine Ergebnisse liefern kann, die eine Entscheidung ermöglichen. In der Praxis sind Studien mit primärer Datenerhebung aber ungleich aufwendiger, sodass es meist bei der Feststellung von relevanten Erkenntnislücken bleiben wird. Aber allein schon die zielgerichtete Benennung von offenen, relevanten Forschungsfragen ist eine wichtige Funktion von systematischen Reviews.

Die Entscheidung für oder gegen bestimmte Public-Health-Maßnahmen hängt nicht nur von (im engeren Sinne) gesundheitlichen Kriterien ab. Ökonomische, ethische, rechtliche oder soziokulturelle Aspekte können je nach Situation sogar relevanter sein. Die Überzeugung von EbPH ist, dass auch die Bewertung dieser Aspekte „evidenzbasiert" erfolgen soll.

Wie kann das konkret aussehen? Für die Bewertung z.B. von ethischen Aspekten kommen Verfahren aus anderen Wissenschaftstraditionen zum Einsatz als in der durch festgelegte Studiendesigns kategorisierten Epidemiologie. Nicht zuletzt dadurch würde jeder Versuch einer hierarchischen Einteilung im Sinne der Evidenzlevel ins Leere laufen. Stattdessen muss es darum gehen, die Prinzipien der begründeten, systematischen und transparenten Bewertung auch auf ökonomische oder ethische Sachverhalte anzuwenden.

In den Kapiteln 3.2 bis 3.5 werden die methodischen Herangehensweisen für die Bewertung ökonomischer, ethischer, rechtlicher und soziokultureller Aspekte dargestellt. Systematische Reviews haben in diesen Bereichen eine deutlich geringere Bedeutung als bei der Bewertung gesundheitlicher Aspekte. Am ehesten wird man noch für gesundheitsökonomische Fragestellungen eine kritische Masse einschlägiger Studien finden. Für spezifische ethische oder soziokulturelle Themen ist die Studienlage meist sehr dünn – wenn es Studien gibt, sind sie (naturgemäß) stark kontextgeladen, sodass ihre Erkenntnisse nur bedingt auf den konkreten Wissensbedarf übertragen werden können. Empirische rechtswissenschaftliche Studien gibt es meist nicht – allerdings würde man Studien aus anderen Bereichen heranziehen, um sie im ursprünglichen Sinne des Begriffs „evidence", Beleg, zu nutzen.

Die Aufgabe der Integration von unterschiedlichen Bewertungsparametern und Werten zu einer konsistenten Empfehlung wird durch das Einbeziehen der zusätzlichen Aspekte nicht leichter: Für die gesundheitliche Bewertung allein müssen bereits mehrere Parameter integriert werden – alle erwünschten und unerwünschten medizinischen Wirkungen einer Maßnahme. Eine quantitative Integration gesundheitlicher Effekte wird in dem Index der qualitätskorrigierten Lebensjahre (Quality adjusted life years; QALYs) vorgenommen. Zusammen mit den Kosten wird der Quotient Kosten pro QALY gebildet, auf den im Kapitel 3.2 eingegangen wird. Mit der Zahl der Parameter und durch die mit ihnen verbundenen Unschärfen nimmt die Komplexität jedoch so weit zu, dass ein zusammenfassender Index nicht berechnet werden kann. In Kapitel 3.6 dieses Buches wird daher ein Instrument vorgeschlagen, das auf einen transparenten und partizipativen Bewertungsprozess und weniger auf ein aus den Einzelaspekten summiertes Ergebnis abhebt.

Schritte 5 und 6: Von der Evidenz zur Umsetzung

In Box 1 (S. 17) wurden Beispiele für erfolglose Public-Health-Programme aufgeführt, bei denen offensichtlich wenig Evidenz Eingang gefunden hatte. Verwundern sollte das nicht, gehört doch der Weg von der Evidenz zur Praxis zu den am wenigsten verstandenen Prozessen in Public Health. Einig sind sich die meisten Beobachter nur darin, dass einfache lineare Modelle nicht greifen: Die Erwartung, dass Studienergebnisse lediglich in einer Fachzeitschrift veröffentlicht werden müssen, um dann selbstständig den Weg in die Anwendung zu finden, wurde zu selten erfüllt. Am ehesten gelingt die Umsetzung, wenn Wissenschaftler ihre Studien nicht als eigenständige, vom gesundheitlichen Entscheidungsumfeld abgekoppelte Prozesse begreifen und stattdessen in allen Phasen den Austausch mit den relevanten Stakeholdern anstreben.

Im EbPH-Modell wurde versucht, diesem Umstand Rechnung zu tragen: In den Schritten 2 und 5 spielt der Austausch zwischen Stakeholdern und Wissenschaftlern eine überragende Rolle. Eine zentrale Annahme ist, dass dazu beide Seiten gleichmäßig beitragen müssen. Spätestens für Schritt 5 müssen Stakeholder sich mit den Grundkonzepten wissenschaftlichen Denkens und Argumentierens vertraut machen und sich zumindest ein qualitatives Verständnis für die Interpretation der Ergebnisse aneignen. Wissenschaftler müssen ihre Erkenntnisse – neben der Publikation in Fachzeitschriften – auch in Formaten kommunizieren, die den unterschiedlichen Zielgruppen gerecht werden. Das bedeutet, dass komplexe Sachverhalte verständlich dargestellt werden müssen, ohne sie sinnentstellend zu vereinfachen – keine leichte Aufgabe.

In einigen Bereichen des Gesundheitssystems wurde begonnen, diese wichtigen Schnittstellen zu institutionalisieren. Es wurden Einheiten oder auch Institute geschaffen, die zwischen den Welten der Stakeholder und der Wissenschaftler „übersetzen". Weltweit wird mit unterschiedlichen Konstellationen experimentiert, zum Teil mit beachtlichem Erfolg. In Deutschland wurde z.B. im Bereich der Kranken- und Pflegeversicherung ein arbeitsteiliges Modell eingeführt: Im Gemeinsamen Bundesausschuss (G-BA) entscheiden Vertreter von Krankenkassen und Leistungsanbietern über den Ein- und Ausschluss von Arzneimitteln, medizinischen Produkten und Verfahren in den Leistungskatalog der gesetzlichen Krankenkassen. Das Institut für Qualität und Wirtschaftlichkeit im Gesundheitswesen (IQWiG) liefert in Kooperation mit externen akademischen Einrichtungen die notwendigen wissenschaftlichen Grundlagen. Eine enge Zusammenarbeit zwischen den beiden Institutionen wird personell (in der Geschäftsstelle des G-BA arbeiten hoch qualifizierte Wissenschaftler) und durch Teilnahme an wichtigen Besprechungen sichergestellt. In Ghana prüft eine mit Wissenschaftlern besetzte Abteilung des Gesundheitsministeriums, inwieweit nationale und internationale Forschungsvorhaben einen Beitrag zur Gesundheit im Land leisten können, und moderiert ggf. den Abstimmungsprozess. Thailand und viele andere Länder haben nationale Gesundheitsforschungsinstitute gegründet, die schnell und gezielt auf aktuell relevante Gesundheitsprobleme mit Gutachten oder Forschungsprojekten reagieren können (Sauerborn et al. 1999). Weitere konzeptionelle Überlegungen und Vorschläge zum Umgang mit diesen Schnittstellen finden sich in Kapitel 4.3.

Wenn die Ergebnisse innerhalb der Studien nach allen Prüfungen für gut befunden worden sind, muss noch geklärt werden, welche Bedeutung sie für die konkrete Public-Health-Situation haben. Überraschenderweise wird gerade dieser essenzielle Schritt in der wissenschaftlichen Literatur nur sehr kursorisch und unsystematisch behandelt. An dieser Stelle besteht noch großer konzeptioneller und empirischer Forschungsbedarf. Entsprechend können die folgenden operationalen Vorschläge nur eine erste Orientierung bieten: Zunächst sollten die wichtigen Bedingungen für den Erfolg oder Misserfolg einer Maßnahme identifiziert werden. Dann sollte geprüft werden, ob diese Bedingungen in der Anwendungs- und in der Studiensituation identisch sind. Wenn dieser Idealfall nicht vorliegt (was meistens der Fall sein wird), muss abgeschätzt werden, welche Bedeutung die Abweichungen für die erwarteten Ergebnisse haben. Da es sich meist um Abweichungen bei mehreren Bedingungen handelt und die Bedingungen nicht unabhängig voneinander sind, wird man sich mit Näherungen begnügen müssen (Beispiele finden sich in Kapitel 3.6). Im Rahmen von EbPH wird gefordert, diese Unsicherheiten zumindest in ihrer Größenordnung einzuordnen und sie strukturiert und transparent zu kommunizieren.

Die sachgerechte Kommunikation der Ergebnisse und ihrer Bedeutung enthält eine Reihe von Fallstricken. Besonders im Umgang mit Wahrscheinlichkeiten, grundlegend für die Arbeit in EbPH, ist eine primär intuitive Herangehensweise anfällig für Missverständnisse und Manipulationen. Mit oder ohne Absicht können durch die selektive Wahl von Bezugsgrößen und Darstellungsformen die Risiken von Krankheiten und die Erfolge von Maßnahmen größer oder niedriger erscheinen, als sie es tatsächlich sind (Gaissmaier/Gigerenzer 2008). Da aber Evidenz nur als kommunizierte Evidenz wirksam werden kann, ist eine angemessene Kommunikation essenziell. In Kapitel 4.1 wird detailliert auf geeignete Formate zur Darstellung von Wahrscheinlichkeiten und Public-Health-Themen eingegangen.

Am Ende des EbPH-Prozesses sollten Empfehlungen stehen, die in Form von Public-Health-Maßnahmen umgesetzt werden. Deutlich geworden ist, dass diese nur so gut sein können, wie das schwächste Glied in der Kette *Problemformulierung → Fragestellungen → Auswahl der Methodik → Erstellen der Evidenz (interne Validität) und Integration → Übertragen auf die konkrete Situation (externe Validität) und Kommunikation.*

Empfehlungen und Entscheidungen werden aber nicht allein von der zugrunde gelegten Evidenz bestimmt, sondern auch von Werten, Interessen und Ressourcen. Deren Wirkung betrifft sowohl die linke (Stakeholder-)Hälfte des EbPH-Modells als auch die rechte, in der die Evidenz erstellt und interpretiert wird. Der folgende Abschnitt setzt sich mit diesen Wirkungen auseinander.

1.2.2 Evidence-based Public Health im Kontext von Ressourcen, Werten und Interessen

Der vorhergehende Abschnitt wurde durch die Frage nach dem „Neuen" an EbPH strukturiert.

Dieser Abschnitt beschäftigt sich mit dem Vorbehalt, EbPH impliziere eine technokratische Vorgehensweise, bei der die konkreten Bedingungen vor Ort außer Acht gelassen würden und die unterschiedlichen Anliegen der Stakeholder unberücksichtigt blieben. Letztendlich geht es dabei auch um die Frage, wie EbPH in ein bestehendes gesellschaftliches und politisches System eingewoben ist bzw. eingewoben sein kann.

Die Vorbehalte gehen auf eine Vorstellung vom wissenschaftlichen Arbeiten zurück, die nicht zuletzt von Wissenschaftlern selber gerne gepflegt wird: Nach dieser Vorstellung gibt es eine klare Trennung zwischen der Welt der Wissenschaft und der Welt der Praxis und Politik. Praxis und Politik werden danach vorwiegend von Pragmatismus, Kompromissen, Eigeninteressen und kurzsichtigem Denken bestimmt. Die Welt der Wissenschaft dagegen funktioniere, überspitzt gesagt, nach rationalen, von Gefühlen, Werten oder finanziellen Motiven unbeeinflussten Gesetzmäßigkeiten. Immerhin wird der Politik zugestanden – zumindest mittelbar – demokratisch legitimiert zu sein sowie relativ kurzfristig Entscheidungen treffen zu können.

Zur Rolle von EbPH in der gesundheitlichen Entscheidungsfindung liegen bisher kaum konzeptionelle Modelle vor. Anders sieht es für die Rolle des Health Technology Assessment (HTA) aus, eines Instruments, mit dem gesundheitliche Technologien und Verfahren evidenzbasiert bewertet werden (zu HTA vgl. Perleth et al. 2008). Die meisten Modelle unterscheiden strikt zwischen neutralem „assessment" (dem HTA) und dem darauf basierenden „appraisal". Das Assessment gilt als der rein wissenschaftliche Teil, aus dem – so das Ideal – alle subjektiven Aspekte herausgehalten werden. Im Rahmen des Appraisal dagegen sprechen Stakeholder gesundheitspolitische Empfehlungen oder Entscheidungen aus: „The output of assessment is knowledge; the output from appraisal is a decision" (Stevens/Milne 2004). In das Appraisal gehen neben dem Assessment auch die Werte und Interessen der Stakeholder ein sowie Überlegungen zu den verfügbaren Ressourcen.

In diesem Buch wird ein anderes Modell zum Verhältnis zwischen wissenschaftlicher Evidenz und gesundheitlicher Entscheidungsfindung vorgeschlagen. Ressourcen, Werte und Interessen gehen auf zwei unterschiedlichen Wegen in den Prozess ein: Zum einen sollten sie, wie in Abschnitt 1.2.1 und Teil 3 beschrieben, ihrerseits zum Gegenstand der Bewertung werden. Ethische oder soziokulturelle Werte werden mit wissenschaftlichen Methoden untersucht, ebenso der zu erwartende Verbrauch von Ressourcen, vor dem Hintergrund des verfügbaren Gesamtbudgets. Die an den einzelnen Schritten beteiligten Personen und ihre Interessen sollen transparent und damit einer Bewertung zugänglich gemacht werden. Zum anderen lautet eine Grundannahme des Modells, dass Ressourcen, Werte und Interessen alle Prozesse, auch die wissenschaftlichen, beeinflussen, da die beteiligten Stakeholder und Wissenschaftler durch diese geprägt sind. Da diese Prägung für die Stakeholder regelmäßig vorausgesetzt, für die Wissenschaftler dagegen meist negiert wird, soll im Folgenden der Akzent auf die Analyse der wissenschaftlichen Seite gelegt werden.

Ressourcen

Neben den finanziellen Möglichkeiten zählen auch die personellen und infrastrukturellen Voraussetzungen zu den Ressourcen. Nicht nur Public-Health-Maßnahmen benötigen diese Ressourcen, sondern auch die damit verbundenen Forschungs-, Abstimmungs- und Entscheidungsprozesse. Rychetnik et al. (2002) weisen darauf hin, dass bei begrenzten Ressourcen die Entscheidung für oder gegen die Durchführung bestimmter Studien eng mit der Art der Intervention zusammenhängt. Die Wahrscheinlichkeit, eine Studie auf hohem Evidenzlevel und mit großer Fallzahl zu finden, ist höher für

– medizinische (vs. soziale) Interventionen,
– individuen- (vs. gemeinde-)bezogene Maßnahmen,

– Maßnahmen, die auf leicht zugängliche (vs. auf benachteiligte) Bevölkerungsgruppen abzielen oder
– Maßnahmen, durch die sich Geld verdienen lässt (da es einfacher ist, einen Studiensponsor zu finden) (Rychetnik et al. 2002).

Insbesondere der letzte Punkt hängt unmittelbar mit den verfügbaren Ressourcen zusammen. Da ein Großteil der gesundheitlichen Forschung inzwischen vom privaten, gewinnorientierten Sektor finanziert wird, ergibt sich eine Verschiebung bei hochwertigen Studien in Richtung gewinnversprechender und damit meist kostenintensiverer Interventionen. Mittelbar hängen auch die anderen von Rychetnik et al. genannten Parameter mit der Verfügbarkeit von Ressourcen zusammen. So werden soziale oder gemeindebezogene Maßnahmen meist von Institutionen durchgeführt, die über keine oder nur geringe Mittel zur Finanzierung von Forschungsarbeiten verfügen.

Für EbPH ist diese unausgewogene Verteilung von hochwertigen Studien ein nahezu existenzielles Problem: Voraussetzung, um die Empfehlung für eine Maßnahme auszusprechen, sind positive Ergebnisse auf der Basis einer guten Evidenzlage. Eine gute Evidenzlage benötigt aber hochwertige – und damit meist kostenintensive – Studien. Anders ausgedrückt: Es kann passieren, dass eine vielversprechende Intervention nicht empfohlen werden kann, weil sie (aufgrund fehlender Ressourcen) nicht ausreichend untersucht wurde.

Für dieses Problem gibt es keine unmittelbare Lösung. Zunächst ist es wichtig, sich dieses Phänomen bewusst zu machen und bei fehlenden evidenzbasierten positiven Ergebnissen zwischen „gut untersucht, aber für schlecht befunden" und „nicht ausreichend untersucht" zu unterscheiden. Diese Erkenntnisse sollten in Forschungsförderungsstrategien eingehen, die gezielt Verzerrungen entgegenwirken. Eine wichtige Forderung ist auch, bei der Auswahl von Forschungsfragen definierte Priorisierungskriterien einzusetzen, die vertiefend in Kapitel 2.2 vorgestellt werden.

Ebenfalls eng an Ressourcen gekoppelt ist die Entscheidungshoheit über das Design, die Durchführung und die Auswertungsstrategien der Studien sowie der Besitz der Daten, da diese mit der Finanzierung der Studien von den Sponsoren erworben werden. Damit verbunden ist die – nicht legitime, aber weitgehend geduldete – Möglichkeit der Sponsoren, gezielt gewünschte Daten zu veröffentlichen und weniger passende zurückzuhalten. Garattini und Chalmers (2009) sprechen im Arzneimittelbereich von einem de facto bestehenden „Monopol" der Industrie, ihre eigenen Produkte zu untersuchen – und damit zu bewerten. Sie fordern daher, dass für jede Zulassung zumindest eine industrie-unabhängige Phase-3-Studie (Arzneimittel-Zulassungsstudie) durchgeführt werden sollte. Ebenfalls vor diesem Hintergrund ist die Initiative zur Einrichtung von Studienregistern zu sehen. Bevor eine Studie begonnen wird, muss dort z.B. angegeben werden, welche Daten wie ausgewertet werden sollen (Dreier et al. 2009). Spätere Modifikationen sind in begründeten Fällen möglich, müssen aber ebenfalls in dem Register dokumentiert werden. In der Praxis führen diese Forderungen und Regelungen zu einer Art Katz-und-Maus-Spiel: Studiensponsoren mit finanziellen Interessen suchen nach immer neuen Wegen, um enger werdende Regelungen zu umgehen. An dem Grundproblem der durch Finanzierung erworbenen Eigentümerschaft an Studien(-ergebnissen), mit denen letztlich der Wert einer Maßnahme bestimmt wird, ändert das nichts.

Werte

Werte sind auf Bevölkerungs- wie auch auf individueller Ebene eine wichtige Determinante von Entscheidungen. Der Begriff Werte wird oft ausschließlich mit ethischen Werten assoziiert. Hier sollen dagegen neben ethischen Werten auch erkenntnistheoretische und soziale Werte einbezogen werden (Carrier 2008).

Bei Entscheidungen auf der Ebene der einzelnen Menschen können die Werte und Wünsche der Betroffenen unmittelbar eingeholt und

berücksichtigt werden – das geht bei Public-Health-Maßnahmen auf der Bevölkerungsebene nicht. Die Mitglieder der betroffenen Gruppen können sich in ihren Werten stark voneinander unterscheiden. Ein Beitrag von EbPH besteht darin, diese Werte einzuholen und transparent zu machen, wie es in den Kapiteln 3.3 und 3.4 beschrieben wird. Dies ist eine unabdingbare Voraussetzung, um bei Entscheidungen die Werte derjenigen berücksichtigen zu können, die nicht am Entscheidungsprozess beteiligt sind.

Umgekehrt müssen sich die Akteure im Bereich EbPH bewusst machen, dass auch der Prozess der Evidenzerstellung selbst von Werten geprägt ist: Wird beispielsweise festgestellt, dass die durchschnittliche Lebenserwartung der Bewohner von Berlin-Zehlendorf um vier Jahre über der von Bewohnern aus Berlin-Friedrichshain und Kreuzberg liegt, ist es nicht primär eine wissenschaftliche Entscheidung, ob die anschließenden Forschungsfragen auf die soziale Ungleichheit zwischen den Bezirken oder auf individuelle medizinische Risikofaktoren ausgerichtet sind. Rudolf Virchow diagnostizierte 1848 als Ursache der Typhusepidemie in Oberschlesien die schlechten sozialen Verhältnisse und den Mangel an Demokratie. Man kann sich gut vorstellen, dass ein anderer Forscher andere Forschungsfragen entwickelt und andere Antworten gefunden hätte.

Für den Bereich der evidenzbasierten Medizin nennen Strech und Tilburt (2008) die Wahl der Endpunkte, die Gewichtung von Nutzen und Schaden und die Akzeptanz von Unsicherheit als wichtige Entscheidungsknotenpunkte, an denen unterschiedliche Wissenschaftler unterschiedliche Maßstäbe anlegen – meist, ohne es sich bewusst zu machen. So können in systematischen Reviews durch unterschiedliche formale Validitätsansprüche bestimmte Studien ein- oder ausgeschlossen werden. Daraus resultieren, wie z.B. im Fall des Mammografiescreenings, ganz unterschiedliche Ergebnisse und Empfehlungen.

Werte sollten nicht als Störfaktoren betrachtet, wohl aber – soweit möglich – explizit gemacht werden. Dadurch können bei differierenden Bewertungsergebnissen wertebezogene Ursachen als solche identifiziert und einer strukturierten Diskussion zugänglich gemacht werden.

Interessen

Mit dem Begriff „Interesse" wird im deutschen Sprachraum meist intellektuelle Neugier oder ein bestimmter inhaltlicher Schwerpunkt verbunden. Hier soll es aber um Interesse im Sinne von Gewinn bzw. Vorlieben von Personen oder Institutionen gehen. Angelehnt an eine Definition von Thompson wird im Gesundheitsbereich das Interesse, die Gesundheit zu verbessern, als primäres Interesse bezeichnet (Thompson 1993, 2009). Diesem primären Interesse kann unmittelbar – in der gesundheitlichen Versorgung – oder mittelbar in Forschung, Entwicklung, Herstellung oder Regulierung von gesundheitlichen Verfahren und Maßnahmen nachgegangen werden. Als sekundäre Interessen werden dagegen solche bezeichnet, die nicht darauf abzielen, Gesundheit zu verbessern. Das können finanzielle Interessen, Karriereerwartungen, Anerkennung durch Kollegen/die Öffentlichkeit oder Vergünstigungen wie Sachwerte oder Reisen sein. Primäre und sekundäre Interessen müssen nicht im Widerspruch zueinander stehen: Die meisten im Gesundheitswesen Tätigen lassen sich für ihre Arbeit finanziell entlohnen; Forschungsergebnisse können zur Verbesserung der Gesundheit und gleichzeitig zum Prestige des Forschers beitragen. Problematisch wird es aber, wenn sekundäre Interessen die primären überlagern. Das ist beispielsweise der Fall, wenn Forschungsergebnisse gefälscht werden, um mit spektakulären Resultaten die Fachwelt zu beeindrucken oder um ein bestimmtes Verfahren besser aussehen zu lassen, als es tatsächlich ist. In der Praxis kommen diese Fälle nachgewiesener Fälschung zwar vor, quantitativ fallen sie aber kaum ins Gewicht. Viel häufiger ist der Fall, in dem z.B. ein Hersteller einem Wissenschaftler Geld oder Zugang zu anderen Vorteilen verschafft und dieser Wissenschaftler ein Präparat des Herstellers positiv

hervorhebt. Der Wissenschaftler argumentiert in der Regel, dass er von dem Präparat überzeugt ist und die Zuwendungen keinerlei Einfluss auf sein Urteil haben. Das Sponsoring von Fachgesellschaften durch Zuschüsse zu Fachtagungen und Anzeigen in ihren Zeitschriften durch Hersteller, die in dem Bereich der Fachgesellschaften tätig sind, ist inzwischen üblich. Laut Aussagen vieler Fachgesellschaften könnten ihre wissenschaftlichen Kongresse ohne dieses Sponsoring gar nicht mehr stattfinden. Die Möglichkeit, dass dies Einfluss auf die Formulierung von Leitlinien und Empfehlungen hat, wird von den betroffenen Fachgesellschaften nahezu immer pauschal ausgeschlossen.

Im Einzelfall wird es nicht möglich sein, den Einfluss von sekundären Interessen aus Empfehlungen, Leitlinien oder Gutachten herauszudestillieren. Systematische Reviews, die Studien mit und ohne Sponsoring vergleichen, zeigen allerdings regelmäßig vorteilhaftere Bewertungen in den gesponsorten Studien (Baethge 2008). Eine Rarität sind Fälle, in denen sich Wissenschaftler negativ über ein Produkt ihres Sponsors äußern.

Zunehmend wird daher diskutiert, diese Art des Sponsorings einzuschränken oder gar einzustellen. Einzelne Fachgesellschaften, wie das Deutsche Netzwerk Evidenzbasierte Medizin (DNEbM) und die Deutsche Gesellschaft für Epidemiologie (DGEpi), haben bei der Ausrichtung ihrer Jahrestagungen auf die Annahme von Industriesponsoring verzichtet und diskutieren, dies zur Regel zu machen. Unter Ärzten hat sich in Deutschland die Initiative „Mein Essen zahl ich selbst" (MEZIS) gebildet, deren Mitglieder sich gegen die Annahme von persönlichen Zuwendungen durch die Industrie aussprechen (http://www.mezis.de). Das sind jedoch bisher noch seltene Ausnahmen.

Deutlich weiter verbreitet ist die Verpflichtung, so genannte Interessenkonflikte anzugeben. Interessenkonflikte sind definiert als „… a set of circumstances that are reasonably believed to create a substantial risk that professional judgment of a primary interest tends to be unduly influenced by a secondary interest" (Thompson 1993, 2009). Damit wird ausgedrückt, dass Interessenkonflikte nicht per se eine Beeinträchtigung des Urteils bedeuten müssen – das Risiko dafür ist allerdings erhöht. Viele Fachzeitschriften fordern von ihren Autoren daher, finanzielle oder geldwerte Verbindungen mit Herstellern oder anderen potenziell profitierenden Institutionen anzugeben. In einzelnen Bundesstaaten der USA werden umgekehrt auch die Hersteller verpflichtet, ihre Zahlungen an Wissenschaftler und Ärzte offenzulegen (Steinbrock 2009). Überraschenderweise gibt es ausgerechnet für die Autoren der – per definitionem – einflussreichen Leitlinien der Arbeitsgemeinschaft der Wissenschaftlichen Medizinischen Fachgesellschaften (AWMF) dagegen bisher keine Verpflichtung, ihre Interessenkonflikte zu veröffentlichen (http:// www.uni-duesseldorf.de/AWMF).

Über die Effekte von Erklärungen zu Interessenkonflikten existiert bisher fast keine Forschung. Auch gibt es nur wenige konzeptionelle Vorschläge, wie ein systematischer Umgang mit erklärten Interessenkonflikten aussehen könnte. Immerhin wird den Lesern die Möglichkeit gegeben, das Wissen um die Interessenkonflikte des Autors in ihre Interpretationen der Empfehlungen einfließen zu lassen. Eine andere mögliche Konsequenz besteht darin, Personen mit Interessenkonflikten von bestimmten Entscheidungen oder Funktionen auszuschließen bzw. zumindest darauf zu achten, dass Personen mit ähnlich gelagerten Interessenkonflikten Gremien oder Entscheidungssituationen nicht dominieren.

1.2.3 Fazit

Es ist deutlich geworden, dass die Stärke von EbPH darin liegt, die systematische und transparente Bewertung von Public-Health-Problemen und -Maßnahmen zu unterstützen. Bezogen auf den „Handlungskreis einer Public-Health-Maßnahme" (Abbildung 1, S. 15) zielen daher die stärksten Impulse von EbPH auf die ersten beiden Phasen „Gesundheitsproblem bestimmen" und „Zieldefinition und Interventionsansatz" ab, weniger auf die Phasen „Umsetzung" und „Evaluation". EbPH basiert auf der Kombination einer konsequenten Anwendung von wissenschaftlichen Erkenntnissen und Regeln und einer Kultur, die strukturierte, transparente und argumentative Prozesse wertschätzt und aktiv einfordert. EbPH steht nicht außerhalb von gesellschaftlichen und politischen Gesetzmäßigkeiten und es wäre wenig hilfreich, diese Illusion zu erzeugen.

In der Definition von EbPH (siehe Box 2) kommen diese Eigenschaften zum Ausdruck. Im folgenden Kapitel wird das EbPH-Modell anhand eines Fallbeispiels illustriert.

Literatur

Baethge C (2008) Transparente Texte. Dtsch Arztebl 105: 675-679.

Bundesministerium für Ernährung, Landwirtschaft und Verbraucherschutz (o.J.) IN FORM – Deutschlands Initiative für gesunde Ernährung und mehr Bewegung (http://www.in-form.de/cln_099/DE/Home/homepage __node.html?__nnn=true?).

Carrier M (2008) Introduction: Science and the Social. In: Carrier M, Howard D, Kourany J. (Eds.): The Challenge of the Social and the Pressure of Practice. Science and Values Revisited. Pittsburgh: University of Pittsburgh Press.

Dreier F, Hasselblatt H, Antes G, Schumacher M (2009) Das Deutsche Register Klinischer Studien: Begründung, technische und inhaltliche Aspekte, internationale Einbindung. Bundesgesundheitsbl 52: 463-468. DOI 10.1007/s00103-009-0833-5.

Box 2: Definition von Evidence-based Public Health

Evidence-based Public Health soll die Gesundheit auf Bevölkerungsebene durch wissenschaftlich abgesicherte Entscheidungen verbessern. Dafür wird das verfügbare Wissen der medizinischen, ökonomischen, ethischen, soziokulturellen und rechtlichen Aspekte von Krankheiten und Maßnahmen systematisch, transparent und zielgerichtet bewertet und in die Entscheidungsprozesse eingebracht. Alle Schritte – von der Problemstellung bis zur Umsetzung von Maßnahmen und Programmen – sollen explizit, transparent und begründet sein.

Egger M, Davey Smith G, Altman DG (Eds.) (2004) Systematic reviews in health care: meta-analysis in context. London: BMJ Books.

Freeman RF (1984) Strategic Management. A Stakeholder Approach. Boston: Pitman.

Gaissmaier W, Gigerenzer G (2008) Statistical illiteracy undermines informed shared decision making. Zeitschrift für Evidenz, Fortbildung und Qualität im Gesundheitswesen 102: 411-413.

Garattini S, Chalmers I (2009) Patients and the public deserve big changes in evaluation of drugs. BMJ 338: 804-806. doi: 10.1136/bmj.b1025.

Gerhardus A, Breckenkamp J, Razum O (2008) Evidence-Based Public Health. Prävention und Gesundheitsförderung im Kontext von Wissenschaft, Werten und Interessen. Med Klin. 103: 406-412.

Guyatt G, Vist G, Falck-Ytter Y et al. for the the GRADE working group (2006) An emerging consensus on grading recommendations? (Editorial). ACP J Club 144: A08. http:// www.gradeworkinggroup.org/publications/Guyatt_GRADE_ACPJC2006.pdf, abgerufen am 22.9.2007.

Kotynek M (2007) Deutsche sind die dicksten Europäer. Süddeutsche Zeitung vom 19.4.2007. http://www.sueddeutsche.de/gesundheit/8/379812/text, abgerufen am 24.10.2009.

Kuhn J, Böcken J (Hg.) (2009) Verwaltete Gesundheit. Konzepte der Gesundheitsberichterstattung in der Diskussion. Frankfurt a.M.: Mabuse.

Kunz R, Lelgemann M, Guyatt G et al. (2007) Von der Evidenz zur Empfehlung. In: Kunz R, Ollenschläger G, Raspe H, Jonitz G, Donner-Banzhoff N (Hg.) Lehrbuch Evidenzbasierte Medizin in Klinik und Praxis, 2. Aufl. Köln: Deutscher Ärzteverlag, 231-249.

Lenz M, Richter T, Mühlhauser I (2009) Morbidität und Mortalität bei Übergewicht und Adipositas im Erwachsenenalter: Eine systematische Übersicht. Dtsch Arztebl 106: 641-8. DOI: 10.3238/arztebl.2009.0641.

Oxford Centre for Evidence Based Medicine (2009) Oxford Centre for Evidence-based Medicine Levels of Evidence. http://www.cebm.net/index.aspx?o=1025, abgerufen am 23.10.2009.

Perleth M, Busse R, Gerhardus A, Gibis B, Lühmann D (Hg.) (2008) Health Technology Assessment. Konzepte, Methoden, Praxis für Wissenschaft und Entscheidungsfindung. Berlin: Medizinisch Wissenschaftlicher Verlag.

Rychetnik L, Frommer M, Hawe P, Shiell A (2002) Criteria for evaluating evidence on public health interventions. J Epidemiol Community Health 56: 119-127.

Sauerborn R, Nitayarumphong S, Gerhardus A (1999) Strategies to enhance the use of health systems research for health sector reform. Trop Med & Int Health 6: 827-835.

Steinbrook R (2009) A Higher Bar – Vermont's New Law on Marketing Prescribed Products. N Engl J Med 361: 8-9.

Stevens A, Milne R (2004) Health technology assessment in England and Wales. Int J Technol Assess Health Care 20: 11-24.

Strech D, Tilburt J (2008) Value judgments in the analysis and synthesis of evidence. J Clin Epidemiol 61: 521-524.

Thompson DF (1993) Understanding Financial Conflicts of Interest. N Engl J Med 329: 573-576.

Thompson DF (2009) The Challenge of Conflict of Interest in Medicine. Z Evid Fortbild Qual Gesundhwes 103: 136-40.

Underhill K, Montgomery P, Operario D (2007) Sexual abstinence only programmes to prevent HIV infection in high income countries: systematic review. BMJ 335: Epub,doi:10.1136/bmj.39245.446586.BE.

West SL, O'Neal KK. (2004) Project D.A.R.E. Outcome Effectiveness Revisited. Am J Public Health 94: 1027-1029.

1.3 Anwendung des EbPH-Modells: Die Impfung gegen Humane Papillomviren (HPV)

Ansgar Gerhardus

„Wir hätten Tausende Tote auf dem Gewissen gehabt", sagte der Vorsitzende der Ständigen Impfkommission am Robert Koch-Institut (STIKO), Prof. Friedrich Hofmann, in einem Interview auf die Frage, ob die Empfehlung der STIKO für die Impfung gegen Humane Papillomviren (HPV-Impfung) nicht verfrüht ausgesprochen wurde (Spiegel online 2008). Was war passiert?

Vor 25 Jahren konnte Prof. Harald zur Hausen Humane Papillomviren in Tumorzellen des Gebärmutterhalskrebses nachweisen. In den folgenden Jahren wurde gezeigt, dass ungefähr 15 der etwa 100 unterschiedlichen HPV-Typen mit Gebärmutterhalskrebs in Verbindung stehen. Die Viren werden hauptsächlich beim Geschlechtsverkehr übertragen. Infektionen mit HPV sind sehr häufig, heilen aber in den allermeisten Fällen wieder folgenlos ab.

In den Jahren 2006 und 2007 wurden auf europäischer Ebene, und damit auch in Deutschland, zwei Impfstoffe zugelassen: Gardasil® (Hersteller/Vertrieb: Merck in den USA und Sanofi Pasteur MSD für Europa) sowie Cervarix® (Hersteller: GlaxoSmithKline). Sie richten sich gegen zwei der krebsauslösenden Virentypen, die Typen 16 und 18. Gardasil® wirkt zusätzlich gegen die Virentypen 6 und 11, die unangenehme Feigwarzen verursachen können, aber nicht mit Krebs in Verbindung gebracht wurden.

Primäres Ziel der HPV-Impfung ist es, die Neuerkrankungsrate an Gebärmutterhalskrebs zu senken. Im März 2007 veröffentlichte die STIKO die Empfehlung, alle Mädchen und Frauen im Alter von 12 bis 17 Jahren zu impfen. Der Gemeinsame Bundesausschuss (G-BA) folgte dieser Empfehlung und nahm die Impfung in den Leistungskatalog der gesetzlichen Krankenversicherung auf. Damit sind alle gesetzlichen Krankenkassen in Deutschland verpflichtet, die Impfung in der empfohlenen Gruppe zu erstatten. Einige Kassen übernehmen die Kosten freiwillig für Frauen bis zum Alter von 26 Jahren.

Impfungen gehören zu den wichtigsten Public-Health-Maßnahmen. Die Einführung der HPV-Impfung bietet sich als aktuelles Thema an, um die Anwendung des EbPH-Modells zu demonstrieren. Im Folgenden werden die einzelnen Schritte des Modells (siehe Abbildung 2, S. 19) nachvollzogen und die Rolle von Ressourcen, Werten und Interessen wird analysiert.

1.3.1 Schritt 1: Feststellen des Gesundheitsproblems Gebärmutterhalskrebs

Die Krankheit Gebärmutterhalskrebs bedeutet für die betroffenen Frauen, dass sie belastende Behandlungen wie Operationen, Bestrahlungen und/oder Chemotherapie über sich ergehen lassen müssen. Werden darüber hinaus Metastasen diagnostiziert, beträgt die 5-Jahres-Überlebensrate etwa 60% (Robert Koch-Institut und Gesellschaft der epidemiologischen Krebsregister in Deutschland e.V. 2008). Auch die ggf. entdeckten Krebsvorstufen erfordern unangenehme Nachuntersuchungen und Eingriffe, die mit teilweise gravierenden unerwünschten Wirkungen verknüpft sind. Eine genauere Beschreibung findet sich in Kapitel 5.2.

Insgesamt erkranken in Deutschland jährlich etwa 6.200 Frauen an Gebärmutterhalskrebs, ca. 1.500 Frauen sterben daran. Unter den häufigsten Krebserkrankungen der Frau steht Gebärmutterhalskrebs an elfter Stelle; Brustkrebs tritt etwa zehnmal so oft auf. Aber auch weniger im Bewusstsein präsente Karzinome wie Krebs der Harnblase, der Nieren oder der Bauchspeicheldrüse kommen bei Frauen öfter vor als Gebärmutterhalskrebs (Robert Koch-Institut und Gesellschaft der epidemiologischen Krebsregister in Deutschland e.V. 2008).

„Gebärmutterhalskrebs, das Zervixkarzinom, ist die zweithäufigste Krebserkrankung der Frau", heißt es dagegen auf der Internetseite der Krankenkasse BKK ESSANELLE (o.J.) und „Gebärmutterhalskrebs ist nach Brustkrebs die häufigste Tumorerkrankung bei Frauen", steht in der „Bürgerinformation" zur HPV-Impfung der Ärztekammer (ÄKWL) und der Kassenärztlichen Vereinigung (KVWL) Westfalen-Lippe, die mit ihrem gemeinsamen Internet-Angebot den „Bedarf an zuverlässigen Informationen" abdecken wollen (2009). Das klingt alarmierend. Einige Zeilen darunter kann man allerdings lesen, dass es eine Möglichkeit gibt, dem vorzubeugen: „Erstmalig besteht die Chance, sich schon vor dem Ausbrechen der Tumorerkrankung zu schützen. In Deutschland stehen zwei Impfstoffe zum Schutz vor einer HPV-Infektion zur Verfügung: Gardasil® und Cervarix®".

Die stark voneinander abweichenden Angaben verwirren. Wenn man davon ausgeht, dass die krebsregisterbasierten Zahlen des RKI korrekt sind, stellt sich die Frage, wie die „zuverlässige" Angabe der ÄKWL/KVWL zustande kommt. Eine ähnliche Angabe findet sich auf der Internetseite „Ich sag's weiter – Du auch?" (http://www.tellsomeone.de), nach eigener Darstellung „eine Informationsseite

über Gebärmutterhalskrebs und das humane Papillomvirus". Dort wird in einem Quiz die Aussage „Gebärmutterhalskrebs steht in Europa auf Platz zwei der tödlichen Krebserkrankungen von Frauen" als richtig gewertet. Es folgt ein Satz, der an die Formulierung der o.g. Bürgerinformation erinnert: „Nach Brustkrebs ist Gebärmutterhalskrebs die häufigste tödliche Krebserkrankung bei Frauen zwischen 15 und 44 Jahren". Erst ein genauer Blick verrät, dass die Internetseite vom Hersteller von Gardasil®, Sanofi Pasteur MSD, betrieben wird. Anders als in der o.g. Bürgerinformation ist hier allerdings (nachträglich) die Altersgruppe eingeschränkt. Gebärmutterhalskrebs kommt in jüngeren Jahren relativ häufiger vor.

Die Wahl der Altersspanne und der Bezugsregion Europa wird nicht begründet. Tatsächlich ist Gebärmutterhalskrebs in Europa relativ häufiger als in Deutschland und im jüngeren Alter relativ häufiger als andere Krebsarten. Ein Appell, etwas gegen den „zweithäufigsten Krebs" zu tun, vermittelt aber eine ganz andere Dringlichkeit, als wenn berichtet wird, dass es zehn Krebsarten gibt, die in Deutschland häufiger bei Frauen auftreten.

Man wird der ÄKWL, der KVWL und anderen Akteuren in Deutschland nicht unterstellen dürfen, dass es in ihrer Absicht liegt, Mädchen und Frauen durch das Dramatisieren des Gebärmutterhalskrebses als „zweithäufigste Krebserkrankung" unnötig zu ängstigen. Wie kommt es dann zu der falschen Angabe? Eine mögliche Erklärung ist, dass Angaben von als vertrauensvoll gelten Institutionen übernommen werden, ohne dass diese bzw. die ihr zugrunde liegenden Bezugsgrößen hinterfragt werden. Da die Nennung der Bezugsgrößen die Botschaft schwerer kommunizierbar macht, werden diese weggelassen, mit einem ähnlichen Effekt wie bei dem Spiel „Stille Post". In diesem Fall ist der Effekt, dass eine Erkrankung vom 11. auf den 2. Platz vorrückt.

Es gibt eine Reihe weiterer Möglichkeiten, das Gesundheitsproblem Gebärmutterhalskrebs quantitativ abzubilden: Die altersstandardisierten Raten für die Erkrankung bzw. für Todesfälle sanken zwischen 1970 und 2004 um mehr als die

Hälfte auf 12,4 bzw. 2,8 pro 100.000 Frauen (Robert Koch-Institut und Gesellschaft der epidemiologischen Krebsregister in Deutschland e.V. 2008). Ein Zusammenhang mit der Aufnahme des Krebsfrüherkennungsprogramms für Gebärmutterhalskrebs in den Leistungskatalog der gesetzlichen Krankenversicherung im Jahr 1970 ist wahrscheinlich (für eine ausführliche Darstellung vgl. Kap. 5.2). Diese Form der Darstellung wäre aber auch verkürzt, da sie suggeriert, es handele sich um einen anhaltenden Trend, der irgendwann einmal die Nulllinie erreicht. Dies trifft jedoch nicht zu. Tatsächlich ist die Zahl der Neuerkrankungen in den letzten Jahren konstant geblieben, allerdings nimmt die Sterberate weiterhin leicht ab. Insbesondere jüngere Frauen haben kaum von dem Rückgang profitiert. Das mittlere Erkrankungsalter für Gebärmutterhalskrebs liegt mit 50,4 Jahren um etwa 19 Jahre unter dem mittleren Erkrankungsalter für alle Krebserkrankungen (Robert Koch-Institut 2007). Aktuell geht man davon aus, dass das Risiko für eine Frau, im Lauf ihres Lebens an Gebärmutterhalskrebs zu erkranken, etwa 1% beträgt, das Risiko, daran zu sterben, etwa 0,3%. Dieser durchschnittliche Wert kann je nach individuellen Lebensumständen variieren: Soziale Benachteiligung, Verzicht auf regelmäßige Nutzung von Kondomen bei wechselnden Partnern, Rauchen sowie keine oder seltene Teilnahme an Früherkennungsuntersuchungen bedeuten ein erhöhtes Risiko (American Cancer Society o.J.).

Aus der Menge verschiedener Kennzahlen wird deutlich, dass es keine einzelne „richtige" oder „neutrale" Darstellung der Krankheitslast an Gebärmutterhalskrebs gibt. Umgekehrt existieren aber durchaus Darstellungen, die durch gezielte Selektion der Bezugsgrößen (Nenner) vermuten lassen, dass es in ihnen primär darum geht, ein Gesundheitsproblem dringlicher bzw. weniger dringlich erscheinen zu lassen, als es – im Verhältnis zu anderen Problemen – angemessen wäre. Dies ist jedoch im Einzelfall nicht immer leicht zu erkennen.

Grundsätzlich ist es wichtig zu reflektieren, welche möglichen Aktivitäten durch die Darstellung ausgelöst werden können. Ein paar einfache Regeln können aber die Auswahl und Identifikation von angemessenen Darstellungen erleichtern:

– Es sollten immer absolute, nicht nur relative Zahlen genannt bzw. verlangt werden.
– Es sollten nicht nur Gesamt- und Durchschnittswerte betrachtet werden, sondern auch relevante Verteilungen eines Gesundheitsproblems, z.B. nach Alter, Geschlecht oder sozialer Schicht.
– Bei Bezugsgrößen (Nenner) sollte immer hinterfragt werden, warum sie ausgewählt wurden und ob die Auswahl angemessen ist.
– Wenn Vergleiche gezogen werden, sollte das Gesamtbild und nicht nur einzelne Punkte (z.B. nur zwei Zeitpunkte; eine Vergleichskrankheit; ein anderes Land) betrachtet werden.

Zusammengefasst ist Gebärmutterhalskrebs für die Betroffenen ein sehr ernstes Gesundheitsproblem. Gebärmutterhalskrebs ist allerdings eine vergleichsweise seltene Krebserkrankung, anders als es im Kontext der Einführung der HPV-Impfstoffe von den Impfstoffherstellern und teilweise auch von Ärzten, Wissenschaftlern und Medien vermittelt wird.

1.3.2 Schritt 2: Fragestellungen zur Prävention von Gebärmutterhalskrebs

Die zentrale präventive Frage aus Sicht von individuellen Mädchen und Frauen und aus Sicht von Public Health ist, wie Gebärmutterhalskrebs am besten verhindert werden kann. Diese übergreifende Frage muss im nächsten Schritt in relevante Ziele und bearbeitbare Forschungsfragestellungen zu gesundheitlichen, ökonomischen, ethischen, soziokulturellen und/oder rechtlichen Aspekten operationalisiert werden.

Als mögliche Interventionen kommen in Deutschland z.B. die Einführung der HPV-

Impfung und/oder eine Verbesserung des gegenwärtigen Früherkennungsprogramms (Screeningprogramm) infrage (vgl. dazu Kap. 5.2.). Fast zeitgleich mit der Zulassung der HPV-Impfung wurde die 2. Auflage der „European guidelines for quality assurance in cervical cancer screening" veröffentlicht. In diesen Leitlinien werden nachdrücklich Screeningprogramme gefordert, die, anders als das Programm in Deutschland, durchgängig qualitätsgesichert sein sollen. Unter der Überschrift „Fundamental points and principles" werden fast alle Aspekte des in Deutschland praktizierten Screeningprogramms sehr deutlich kritisiert. Das Programm solle, anders als in Deutschland, einladungsbasiert sein um zu verhindern, dass nur diejenigen erreicht werden, die ohnehin ein niedriges Risiko haben. Die Untersuchungsabstände sollten zwischen drei und fünf Jahren liegen; der in Deutschland übliche einjährige Rhythmus wurde nicht einmal in Erwägung gezogen. Alle Elemente des Programms sollen nach den Prinzipien der Qualitätssicherung vorgenommen werden (Arbyn et al. 2007).

Wie oben dargestellt, wurden mit der Einführung der HPV-Impfung die Risiken und Gefahren von Gebärmutterhalskrebs sehr eindringlich und breit kommuniziert. Es ist auffällig, dass die immer wieder angeführte Sorge um die Gesundheit der Frauen fast ausschließlich in Forderungen nach der flächendeckenden Einführung der HPV-Impfung mündete, wogegen die von außen geforderte kritische Auseinandersetzung mit dem gegenwärtigen Screeningprogramm fast vollständig ausfiel (zu den wenigen Ausnahmen s. Rosenbrock 2007; Mühlhauser/Filz 2008).

Im Folgenden sollen einige relevante Forschungsfragen exemplarisch aufgeführt werden. Ein offensichtliches Ziel beider Maßnahmen ist es, die Zahl der Neuerkrankungen an Gebärmutterhalskrebs zu senken und dabei möglichst wenige unerwünschte Wirkungen auszulösen. Demnach wären relevante gesundheitsbezogene Fragestellungen:

– Welchen Nutzen (Wirksamkeit im Hinblick auf die Reduktion von Krebs und seiner Vorstufen vs. unerwünschte Wirkungen) hat die HPV-Impfung?
– Welchen Nutzen hat ein verbessertes, qualitätsgesichertes Screeningprogramm zu Gebärmutterhalskrebs?

Aus gesundheitsökonomischer Perspektive ist wichtig, in welchem Verhältnis das Erreichen von gesundheitlichen Zielen zu den Kosten steht (vgl. Kap. 3.2). Da nicht nur Krebsfälle verhindert werden können, sondern auch behandlungsbedürftige Vorstufen und damit verbundene Folgemaßnahmen, sollten auch diese in die Berechnung einfließen:

– Welche Ressourcen müssen bei der HPV-Impfung bzw. bei einem qualitätsgesicherten Früherkennungsprogramm eingesetzt werden, um wie viele Fälle von Gebärmutterhalskrebs und seiner behandlungsbedürftige Vorstufen zu verhindern?

Auch ethische Aspekte wie der gerechte Zugang zu gesundheitlichen Verfahren, Solidarität zwischen den Geschlechtern und das ethische Prinzip der Autonomie werden berührt:

– Wie kann der Zugang von sozial benachteiligten Gruppen zu präventiven Maßnahmen bezüglich des Gebärmutterhalskrebses und der Vorstufen verbessert werden?
– Sollen Jungen und Männer gegen HPV geimpft werden, damit das Infektionsrisiko für Frauen sinkt?
– Werden Mädchen und Frauen so informiert, dass sie eine gut informierte, freie Entscheidung treffen können – wird das ethische Prinzip der Autonomie eingehalten?

In den letzten Jahren sind Studien zu vielen Aspekten der HPV-Impfung veröffentlicht worden, während das Thema eines qualitätsgesicherten Screeningprogramms bis heute eine nachgeordnete Rolle spielt. In diesem Buch wird das Screeningprogramm zum Gebärmutterhalskrebs ausführlich in Kapitel 5.2 behandelt. Im Folgenden liegt der Fokus daher auf der Analyse der Einführung der HPV-Impfung.

1.3.3 Schritte 3 und 4: Methoden und Erstellung von Evidenz

Gesundheitsbezogene Fragestellungen

„In groß angelegten klinischen Studien der Phase III mit mehr als 17.000 Frauen bot der HPV-Vierfachimpfstoff auch nach einem weiteren Jahr der Nachbeobachtung einen bis zu 100%igen Schutz vor Gebärmutterhalskrebs und weiteren HPV-bedingten Erkrankungen". So lautet die Überschrift der Pressemitteilung des Herstellers von Gardasil®, Sanofi Pasteur MSD, die zeitgleich mit der Veröffentlichung der Studien FUTURE I und II erschien. Im Text wird auch an die Ergebnisse einer früheren Studie erinnert: „Bisher vorgelegte Daten aus einer Phase II-Studie hatten gezeigt, dass der HPV-Vierfachimpfstoff auch fünf Jahre nach Studieneinschluss einen nahezu 100%igen Schutz vor Läsionen der Zervix und vor Genitalwarzen bietet" (Sanofi Pasteur MSD 2007a).

Diese und ähnliche Aussagen haben großen Einfluss auf Public-Health-Entscheidungen in Deutschland und vielen anderen Ländern ausgeübt. Das Problem ist: Beide Aussagen sind falsch. Um solche Aussagen zu prüfen, wird in EbPH vorzugsweise auf vorhandene evidenzbasierte Quellen zurückgegriffen, z.B. auf systematische Reviews, die die Primärstudien bereits recherchiert, kritisch bewertet und die Ergebnisse zusammengefasst haben. Im Fall der HPV-Impfung reicht das allerdings nicht aus: Die Autorengruppe eines systematischen Reviews zur Wirksamkeit von Gardasil®, der in der Fachzeitschrift Lancet veröffentlicht wurde, ist mit der Autorengruppe der ursprünglichen Studie identisch; auch Mitarbeiter der Herstellerfirma waren daran beteiligt (The FUTURE II Study Group 2007a). Insbesondere wenn nur wenige Studien vorliegen, ist dies unüblich, denn eine wichtige Funktion des systematischen Reviews ist die unabhängige, kritische Bewertung der Studienqualität und der Aussagekraft der eingeschlossenen Studien. Die Lektüre der Artikel bestätigt, dass dies kaum möglich ist, wenn das Objekt der Bewertung die eigene Studie ist. Auch andere Quellen wie Leitlinien (Paul-Ehrlich-Gesellschaft für Chemotherapie 2008; Deutsche Gesellschaft für Gynäkologie und Geburtshilfe 2008) oder Health Technology Assessments (Damm et al. 2009) können grundsätzlich hinzugezogen werden. Die in Deutschland vorliegenden Quellen fokussierten allerdings ihre Bewertung auf die Prävention des mit HPV 16 und 18 assoziierten Gebärmutterhalskrebses. Aus Public-Health-Sicht ist das zu eng, da hier die Vermeidung von Gebärmutterhalskrebs, unabhängig von den auslösenden Virentypen im Mittelpunkt steht (Sawaya/Smith-McCune 2007; Gerhardus/Razum im i.E.). Daher ist es für den Fall der HPV-Impfung notwendig, die Primärstudien direkt zu betrachten. Da nur wenige Studien vorliegen, ist für diese Fragestellung der Aufwand überschaubar.

Das ideale Studiendesign zur Untersuchung der Wirksamkeit von Maßnahmen sind randomisierte, kontrollierte Studien (RCTs; vgl. Kapitel 3.1). Dies trifft für alle hier betrachteten Studien zu. Der Impfstoff Gardasil® wurde in mehreren Studien untersucht. Hervorzuheben sind die beiden großen Studien FUTURE I und II (Garland et al. 2007; The FUTURE II Study Group 2007b). Für das Konkurrenzpräparat Cervarix® bietet die PATRICIA-Studie die beste Datenbasis (Paavonen et al. 2009). Alle Studien wurden von den Herstellerfirmen finanziert und in wesentlichen Teilen durchgeführt.

Die Evidenz zur Wirksamkeit des Impfstoffes Gardasil® lässt sich auf Grundlage der Studien so zusammenfassen (für eine detaillierte Darstellung vgl. Gerhardus et al. 2009): In die Studien wurden Frauen und Mädchen im Alter von 15-26 Jahren eingeschlossen. Die Wirksamkeit gegen Gebärmutterhalskrebs konnte aus ethischen (erkannte Vorstufen müssen behandelt werden) und forschungspraktischen Gründen (lange Laufzeit, hohe Zahl der Studienteilnehmer) in den Studien nicht untersucht werden. Als Zielparameter waren daher vorab höhergradige Zellveränderungen als festgelegt worden. Da aus höhergradigen Zellveränderungen Gebärmutterhalskrebs entstehen kann, wurden diese als Surrogatparameter akzeptiert. In der untersuchten Gruppe der 15- bis 26-Jährigen senkte der Impfstoff Gardasil® das Risiko der Entstehung von höhergradigen Zellveränderungen um 7,8 in der Studie FUTURE I (EMEA 2008) und um 17% in der Studie FUTURE II (The FUTURE II Study Group 2007b). In absoluten Zahlen bedeutet beispielsweise die relative Senkung um 17%, dass in der geimpften Gruppe 219 von 6.087 Frauen eine höhergradige Zellveränderung erfahren haben, gegenüber 266 von 6.080, in der Kontrollgruppe. Anders ausgedrückt sind es in der geimpften Gruppe 1,3 Frauen mit einem Ereignis, in der Kontrollgruppe 1,5, jeweils bezogen auf 100 Personenjahre unter Risiko. Bei Mädchen und Frauen, bei denen während des Impfintervalls keine Infektion mit den Virentypen 16 oder 18 nachgewiesen werden konnte, lag die Wirksamkeit gegen die höhergradigen Vorstufen in der Studie FUTURE II bei 27% (95/4.693 in der geimpften Gruppe, 130/4.703 in der Kontrollgruppe; weitere Angaben nicht publiziert). Diese Gruppe der Mädchen und Frauen ohne Infektion gegen die Virentypen 16 oder 18 könnte die Gruppe der Mädchen vor dem ersten Geschlechtsverkehr repräsentieren. Speziell gegen nur die höhergradigen Vorstufen, die mit den Virentypen 16 oder 18 assoziiert waren, lag die Wirksamkeit bei 98% (The FUTURE II Study Group 2007b). Bei Mädchen unter 15 Jahren ist die Wirksamkeit bisher nicht untersucht worden.

Für den Impfstoff Cervarix® liegen die Werte zur Wirksamkeit in der Tendenz etwas höher, allerdings fehlen darin Ergebnisse für die Mädchen und Frauen, die zu Beginn nicht mit den Virentypen 16 oder 18 infiziert waren (Paavonen et al. 2009). Die Daten aus der Studie deuten an, dass die Wirksamkeit von Cervarix® aufgrund einer Kreuzimmunität gegen andere Virentypen höher sein könnte als die Wirksamkeit von Gardasil®. Die mutmaßlich höhere Wirksamkeit könnte allerdings erst durch einen direkten Vergleich bestätigt werden.

Neben dem positiven Effekt der möglichen Risikominderung für Gebärmutterhalskrebs und seine Vorstufen müssen auch die unerwünschten Wirkungen bei der Bewertung berücksichtigt werden. Die häufigen, kurzfristig auftretenden unerwünschten Wirkungen können in RCTs recht gut erfasst werden. In den Studien zu beiden Impfstoffen zeigten sich keine bedeutenden Unterschiede zwischen den Gruppen, die mit dem HPV-Impfstoff behandelt wurden und den Kontrollgruppen. Allerdings wurden auch die Kontrollgruppen behandelt, die Kontrollgruppe in der PATRICIA-Studie erhielt beispielsweise eine Impfung gegen Hepatitis A. „Keine bedeutenden Unterschiede zwischen den Gruppen" heißt also nicht, dass keine unerwünschten Wirkungen auftraten.

Um seltene unerwünschte Wirkungen zu entdecken, und solche, die erst nach längerer Zeit auftreten, sind RCTs aufgrund ihrer begrenzten Fallzahl und limitierten Dauer strukturell nicht geeignet. Ideal wären Register, in die jede geimpfte Person aufgenommen und damit nachverfolgt werden könnte. Speziell im Fall der HPV-Impfung wäre ein Register auch wichtig, um die Frage des tatsächlichen Public-Health-Effektes besser beantworten zu können. Die Einrichtung eines solchen Registers wurde in Deutschland in einer gemeinsamen Stellungnahme von mehreren Fachgesellschaften gefordert – bisher ohne Erfolg (Klug et al. 2009b).

Zur Erfassung der unerwünschten Wirkungen wird in Deutschland stattdessen auf ein „passives Meldesystem" vertraut: Besteht der Verdacht auf eine unerwünschte Wirkung, kann dieser beim Hersteller, der Arzneimittelkommission der Deutschen Ärzteschaft oder dem Paul-Ehrlich-Institut (PEI) gemeldet werden. Letztlich werden alle Informationen beim PEI zusammengeführt. In den USA zeigte eine Auswertung von Meldungen dieser Art für Gardasil® ein mit etablierten Impfstoffen vergleichbares Profil an unerwünschten Wirkungen, Ohnmachtsanfälle und Thromboembolien traten allerdings etwas häufiger auf. Einschränkend muss gesagt werden, dass ein großer Teil der gemeldeten Fälle in der Auswertung nicht berücksichtigt wurde, da die Meldeunterlagen unvollständig waren (Slade et al. 2009). Für Cervarix®, in den USA erst seit Ende 2009 zugelassen, liegen noch keine vergleichbaren Untersuchungen vor.

Evidenz zu gesundheitsökonomischen Aspekten

Aus gesundheitsökonomischer Sicht muss der Nutzen der Impfung den eingesetzten Ressourcen gegenübergestellt werden (vgl. Kap. 3.2). Der Nutzen kann z.B. in der Zahl der verhinderten Fälle an Gebärmutterhalskrebs und seiner behandlungsbedürftigen Vorstufen ausgedrückt werden (Kosten-Wirksamkeits-Analyse). Alternativ wird verhinderten Fällen und Vorstufen ein empirisch ermittelter Nutzwert zugeordnet, der z.B. in qualitätskorrigierten Lebensjahren (QALYs) ausgedrückt wird (Kosten-Nutzwert-Analyse). Der Vorteil von Nutzwerten besteht darin, dass Vergleiche zwischen unterschiedlichen Krankheiten möglich sind.

Wenn der erwartete Nutzen einer Maßnahme – wie bei der HPV-Impfung der Fall – in der ferneren Zukunft liegt, werden üblicherweise Modellierungen durchgeführt. Präzision und Validität der Ergebnisse hängen direkt von Präzision und Validität der Daten ab, die in das Modell eingehen. Unsicherheiten in den Daten wird in Modellierungen dadurch Rechnung getragen, dass die unsicheren Werte über mehrere Berechnungen variiert werden. Zu den unsicheren Parametern beim HPV-Impfstoff gehört die Dauer des Impfschutzes und, wie oben dargestellt, die Wirksamkeit gegen Gebärmutterhalskrebs. In einem HTA aus Belgien wurde daher beispielsweise für die erste Berechnung angenommen, dass nach der Grundimmunisierung noch eine einmalige Auffrischimpfung notwendig sein wird. In so genannten Sensitivitätsanalysen wurden alternative Szenarien durchgerechnet, bei denen keine Auffrischimpfung bzw. mehr als eine Auffrisch-

impfung als notwendig angenommen wurde (Thiry et al. 2007). Erstaunlicherweise wurde die Unsicherheit hinsichtlich der Wirksamkeit oft nicht in dieser Art abgebildet: Basierend auf einer Literaturübersicht stellte die nationale schwedische HTA-Agentur Anfang 2008 fest, dass die meisten internationalen Kosten-Nutzen-Studien regelmäßig eine optimistische Wirksamkeit der HPV-Impfung von 70% angenommen hatten, ohne diesen Wert in Sensitivitätsanalysen zu variieren (SBU 2008). Die Aussagekraft dieser Studien sieht sie daher skeptisch.

Auch mit der Fixierung der Wirksamkeit weisen die Ergebnisse der bisherigen Kosten-Nutzen-Bewertungen allerdings eine weite Spannbreite auf. Die Werte liegen zwischen 10.530 Euro pro QALY in einer Berechnung für Deutschland (Hillemanns et al. 2009) und 53.500 Euro pro QALY (de Kok et al. 2009) in einer Untersuchung für die Niederlande. Beide Modelle gingen zunächst davon aus, dass keine Auffrischimpfung notwendig ist und die Wirksamkeit bei 70% oder höher liegt. Die niederländische Studie gehört zu den wenigen, in der die Wirksamkeit variiert wurde. Eine geringere Wirksamkeit von 50% hätte Kosten von 76.000 Euro pro QALY zur Folge. Die deutsche Studie wurde von Sanofi Pasteur MSD finanziell unterstützt, zwei der Koautoren sind Angestellte der Firma. Die Studie von de Kok et al. wurde von GlaxoSmithKline finanziert.

Ein HTA aus Deutschland kam zu dem Ergebnis, dass die HPV-Impfung kosteneffektiv sein kann, wenn eine Wirksamkeit von 70% und keine Auffrischimpfungen angenommen werden (Damm et al. 2009). Die Wirksamkeit wurde in dem HTA nicht variiert. Die Notwendigkeit von Auffrischimpfungen würde lt. den Autoren das Ergebnis jedoch so weit verändern, dass sie auf eine endgültige Empfehlung verzichteten. Das HTA wurde vom Deutschen Institut für Medizinische Dokumentation und Information in Auftrag gegeben und finanziert.

Einige Studien und HTAs untersuchten Kosten und Nutzen bei der Impfung von Jungen und von Frauen, die 16 Jahre oder älter sind (Thiry et al. 2007; Kim/Goldie 2009; Kim et al. 2009; Zechmeister et al. 2007). Hier sind die Ergebnisse auch für unterschiedliche Szenarien vergleichsweise robust: Diese Gruppen gegen HPV zu impfen ist nicht kosteneffektiv.

Evidenz zu ethischen Aspekten

Die Bewertung ethischer Aspekte greift durchaus auf empirische Daten zurück; so können die ethischen Prinzipien der Benefizenz (Gutes tun) und Non-Malefizenz (nicht schaden) sinnvoll nur im Kontext epidemiologischer Erkenntnisse zu Wirksamkeit und unerwünschten Wirkungen behandelt werden. Gestützt auf solche Daten, kann eine ethische Bewertung anhand der in Kapitel 3.3 vorgestellten Checkliste (Tabelle 2, S. 98f.) vorgenommen werden. Idealerweise werden dafür die Stakeholder einbezogen.

Eine Befragung in Deutschland zeigt, dass die Impfung bisher vorwiegend von Mädchen in Anspruch genommen wurde, deren Mütter über ein höheres Bildungsniveau verfügen (Klug et al. 2009a). Immer unter der Voraussetzung, dass der Nutzen der Impfung überwiegt, würde das dem ethischen Prinzip der Gerechtigkeit widersprechen: Offensichtlich führt die gegenwärtige Disseminationsstrategie zu einer Vergrößerung der Ungleichheit bei der Prävention von Gebärmutterhalskrebs; sozial benachteiligte Mädchen und Frauen werden nicht ausreichend angesprochen.

Ebenfalls aus einer ethischen Perspektive wurde die Forderung aufgestellt, dass auch Jungen und Männer geimpft werden sollten. Da die betroffenen Mädchen und Frauen sich primär beim Kontakt mit Jungen und Männern ansteckten, sollten letztere sich aus Solidarität (eine Spezifizierung des Gerechtigkeitsprinzips) impfen lassen, um die Ausrottung der Virentypen 16 und 18 zu erreichen (Michels/zur Hausen 2009). Inwieweit durch die HPV-Impfung bei Jungen und Männern selbst Krebs verhindert werden kann, ist gegenwärtig völlig unklar. Zwar wurden auch bei Krebsarten, von denen Männer betroffen sein können, HP-Viren gefunden, Studien zur Wirksamkeit der Impfung liegen aber nicht vor. Auch sind diese Krebsarten – selbst wenn man alle zusammennimmt –, relativ selten. Jungen könnten zwar (nur beim tetravalenten Impfstoff Gardasil®) von der Wirksamkeit gegen Feigwarzen profitieren – dieser Effekt wäre aber so unverhältnismäßig gering, dass sich die Forderung nach einer allgemeinen Impfung damit sicher nicht rechtfertigen ließe.

Diese Forderung ist insofern interessant, als mit ihr neben mehreren ethischen Prinzipien auch epidemiologische, rechtliche und gesundheitsökonomische Aspekte angesprochen werden. Die postulierte Verbindung mit dem ethischen Prinzip der Gerechtigkeit wurde bereits genannt. Andere ethische Prinzipien sprechen allerdings gegen den Vorschlag: Um das mit der Forderung verknüpfte Ziel einer Ausrottung der Virentypen 16 und 18 zu erreichen, müsste sich ein sehr hoher Anteil der Jungen und Männer in sehr vielen Ländern impfen lassen. Nach gegenwärtigem Wissensstand ist aber durchaus unklar, ob für die Jungen und Männer selbst der mögliche Nutzen den möglichen Schaden überwiegen würde. Um das ethische Prinzip der Autonomie nicht zu verletzen, darf die Impfung nicht zwangsweise verabreicht werden – was zumindest in Deutschland auch aus rechtlichen Gründen undenkbar wäre. Zuletzt würden nach den vorliegenden Kosten-Nutzen-Bewertungen (s.o.) die Kosten durch die erhofften Effekte nicht aufgewogen.

Das ethische Prinzip der Autonomie wird auch durch die Kommunikation zu Erkrankungsrisiko und Wirksamkeit berührt. Eine autonome Entscheidung ist nur auf der Grundlage von ausreichenden und ausgewogenen Informationen möglich. Die o.g. irreführenden Angaben zu Erkrankungsrisiko und Wirksamkeit verletzen das Autonomieprinzip nachhaltig. Das gilt auch für Werbebotschaften, die Angst und Schuldgefühle auslösen sollen, wie z.B. das weiter unten zitierte Beispiel mit der Schauspielerin Nina Petri (S. 40). Gelegentlich wird dem entgegengehalten, dass ja letztlich der Nutzen einer solchen Maßnahme überwiege und daher auch übertriebene Angaben gerechtfertigt seien, um die Menschen dazu zu bringen, sich impfen zu lassen. Gegen diese Auffassung haben sich in Deutschland aber bezeichnenderweise gerade die Vertreterinnen von Frauengesundheitsorganisationen verwahrt (z.B. Arbeitskreis Frauengesundheit 2008). Auch setzt diese Argumentation voraus, dass der Nutzen zweifelsfrei feststehen würde – was bisher nicht der Fall ist.

1.3.4 Schritte 5 und 6: Kommunikation, Empfehlung und Umsetzung

Kommunikation

Bereits lange vor der Publikation der FUTURE-Studien wurde die HPV-Impfung als „erste Impfung gegen Krebs" intensiv beworben. An der Kommunikation haben sich neben den Herstellern auch Wissenschaftler, Ärzte, Fachgesellschaften, ärztliche Berufsverbände, Krankenkassen sowie Interessenverbände und Medienagenturen beteiligt. Die schützende Wirksamkeit wurde mal mit „bis zu 100%igen Schutz" (Sanofi Pasteur MSD 2007) oder auch als „beinahe 100-prozentiger Schutz vor den gefährlichsten Typen des Humanen Papilloma-Virus (HPV)" (Deutscher Bundestag 2009) beziffert.

Auffällig sind die engen, oft finanziell unterlegten Verbindungen zwischen Herstellern und vielen anderen Stakeholdern (einschließlich Wissenschaftlern), die z.T. eng in die Kampagne eingebunden wurden (Berndt 2008). Exemplarisch sei der Berufsverband der Frauenärzte genannt, der seinen HPV-Vortrag von den Herstellerfirmen „zertifizieren" ließ und den „1. Nationalen Impftag unter Beteiligung beider Impfstoffhersteller" organisierte (Wojcinski 2006). Seine Broschüre „Impfungen für Mädchen und Frauen" erstellte der Berufsverband der Frauenärzte mit Unterstützung des Herstellers Sanofi Pasteur MSD (Berufsverband der Frauenärzte o.J.). In der Broschüre findet sich ein Hinweis auf den „kostenlosen

Verbraucherdienst Service Impfen Aktuell", der „bei allen Fragen rund um Infektionskrankheiten und Impfungen … informiert und berät". Erst wenn man dem Link folgt, wird deutlich, dass es sich dabei um eine Seite des Impfstoffherstellers handelt.

Auf der Seite www.hpvinfo.de der Agentur MedCon offerieren Wissenschaftler als Experten den Internetusern ihren Rat zu Fragen rund um die HPV-Impfung. Beispielsweise auf die Frage, ob sich auch Männer impfen lassen können, antwortet eine „Expertin": „Auch Männer können sich impfen lassen, der Impfstoff ist zugelassen für Jungs, für Männer noch nicht, aber die Daten zur Wirksamkeit sind da und gut" (MedCon 2009). Welche Daten gemeint sind, bleibt unklar – aussagekräftige Studienergebnisse zur Krebsprävention mit der HPV-Impfung bei Männern gibt es bisher auch nicht.

In Fernsehspots wirbt das „Deutsche Grüne Kreuz" (DGK) u.a. mit der Designerin Jette Joop intensiv für die Impfung. Der Name des Herstellers taucht dabei nicht auf. Erst auf hartnäckige Nachfrage bestätigte das DGK die Finanzierung der Kampagne durch Impfstoffhersteller (Berndt 2008).

Recht freimütig beschrieben Manager der Firma Merck das Konzept der mehrphasigen Marketingkampagne in den USA, nachdem ihnen von der Zeitschrift „Pharmaceutical Executive" für Gardasil® der Preis „Brand of the year 2006" (Marke des Jahres 2006) verliehen worden war (in Auszügen in Box 3, S. 40 wiedergegeben).

Die Strategie ist eng an das Konzept des „Social Marketing" angelehnt und hat viele Elemente der HIV/AIDS-Kampagne übernommen (vgl. Kap. 4.1). Die Kampagne „Tell someone" wird als Blaupause in vielen Länder eingesetzt und jeweils lokal adaptiert. In jedem der Länder wird mit dort bekannten Schauspielerinnen oder Sängerinnen geworben, die Mädchen und ihre Mütter direkt ansprechen. Mädchen werden auch in Schulen aufgesucht, um ihnen die Vorteile der Impfung z.B. im Rahmen des Biologieunterrichts nahe zu bringen (Kolip/Schach, i.E.). In Deutschland

Box 3: : Mehrphasige Marketingkampagne für Gardasil®, beschrieben für die USA

For Merck's marketing team, the campaign had to be divided into two parts: the unbranded, disease awareness part, and the post-approval, branded part, which finally urged women to „get vaccinated."

…

Bev Lybrand, vice president and general manager for Gardasil: „Make the Connection" was the first phase of the disease awareness effort. The conduit for that connection was beaded bracelet kits that girls could order over the Internet – stringing together the beads, stringing together the facts about HPV and cervical cancer that were included in the accompanying educational packet. Celebrities sported their own beaded bracelets at various events. Merck also pledged to donate $1 (up to $100,000) to the Cancer Research and Prevention Foundation for each kit ordered. The response was so great that http://maketheconnection.org/ran out of kits."

…

The next evolution of the campaign, „Tell Someone", tapped into „women's natural inclination" as talkers and sharers, Lybrand notes. In no uncertain terms, women were told: don't ignore this, don't be shy, talk about it. Actresses in the TV ads spoke directly to the camera, as if speaking directly to a friend, family member, or simply another girl who needed to know. Sitting down in front of their own computers, girls could send out personalized „Tell Someone" e-cards – imprinted with girls lining up to use the phone or gossiping together at a beauty salon – stamped with the question: „Did you know that cervical cancer is caused by certain types of a common virus?"

…

The disease awareness effort did more than just play on cancer fears, but drew on themes of safeguarding your children (for moms) and empowerment (for girls). „Of course everyone understands cancer and is scared of cancer," Lybrand says. But, „We learned early on that moms really wanted to protect their daughters – that protective insight is important. For young women, they want to empower themselves to take control of their own destiny."

(B. Herskovits in „Pharmaceutical Executive" vom, 1.2.2007)

wurde die bekannte Schauspielerin Nina Petri zusammen mit ihren Töchtern für die Kampagne des Herstellers von Gardasil® gewonnen:

„Frau Petri, warum engagieren Sie sich für die Kampagne?" „Als Frau und Mutter zweier Töchter betrifft mich das Thema Gebärmutterhalskrebs unmittelbar. Meine Kinder sind das wichtigste, was ich habe. Ich würde alles tun, um sie vor Krebs zu schützen" (Sanofi Pasteur MSD 2007b).Müttern (interessanterweise nie Vätern) wird auf diese und andere Weise unmissverständlich vermittelt, dass ihnen ihre Töchter nicht viel wert seien, wenn sie diese nicht impfen lassen.

Über die tatsächliche Wirksamkeit der Impfung wurde lange Zeit gar nicht diskutiert. Das mag daran liegen, dass im Diskurs meist unreflektiert die Lesart der Hersteller und

anderer Stakeholder übernommen wurde, die Impfung biete einen „nahezu 100%igen Schutz gegen die im Impfstoff enthaltenen Virustypen". Wie weiter oben dargestellt, wurde diese Botschaft gelegentlich auch auf „bis zu 100%igen Schutz vor Gebärmutterhalskrebs" verkürzt. Ähnlich wie bei der Kommunikationskette zur Erkrankungshäufigkeit scheint auch hier der „Stille Post-Effekt" gegriffen zu haben.

Wenn in der Öffentlichkeit zu Beginn der Kampagnen kritisch über die HPV-Impfung diskutiert wurde, ging es meist um den (hohen) Preis oder um mögliche unerwünschte Wirkungen. Tatsächlich liegt der Preis der Impfung in Deutschland deutlich über den Preisen, die in anderen Ländern – einschließlich der Schweiz und den USA – bezahlt werden. Unerwünschte Wirkungen wurden lange Zeit eher abstrakt thematisiert. Erst als es zu Beginn des Jahres 2008 zu zwei Todesfällen im zeitlichen Zusammenhang mit der HPV-Impfung kam, wurde auch über das Nutzen-Schaden-Verhältnis intensiv öffentlich nachgedacht. Es sei deutlich darauf hingewiesen, dass ein kausaler Zusammenhang nicht hergestellt werden konnte; ausschließen lässt er sich allerdings auch nicht (arznei-telegramm 2008).

Empfehlung und Umsetzung

Zum Zeitpunkt der Zulassung im Jahr 2006 standen aber noch die hohen Erwartungen an „die Impfung gegen den Krebs" im Mittelpunkt. Unmittelbar nach der Zulassung und bevor die Studien publiziert waren oder gar eine Nutzenbewertung vorlag, boten die ersten Krankenkassen die Erstattung der HPV-Impfung als freiwillige Satzungsleistung an. Die für die offiziellen Impfempfehlungen zuständige STIKO veröffentlichte im März 2007 ihre Empfehlung zugunsten der HPV-Impfung. Diese hatte nicht den Charakter einer evidenzbasierten Bewertung und war in den entscheidenden Passagen nicht nachzuvollziehen. Insbesondere wurde für die Empfehlung, Mädchen im Alter von 12 bis 17 Jahren zu impfen, – ohne jeglichen Bezug zu studienbasierten Daten – eine „lebenslange Impfeffektivität von 92,5%" angenommen. Aus dem Dokument ist nicht zu erkennen, wie die STIKO zu dieser Zahl gekommen ist und warum sie davon ausging, dass keine Auffrischimpfungen notwendig seien. Dennoch bildete diese Empfehlung die Grundlage für die Entscheidung des G-BA im Juli 2007 die Impfung zur Kassenleistung zu erklären (STIKO 2007).

Im November 2008 veröffentlichten 13 Wissenschaftler(innen) eine Stellungnahme, in der sie u.a. das Bewertungsverfahren, die fehlende wissenschaftliche Begründung und die angenommene Höhe und Dauer der Schutzwirkung der STIKO-Empfehlung kritisch hinterfragten (Dören et al. 2008). Unabhängig von der STIKO-Empfehlung wurde kritisiert, dass in der Öffentlichkeit mit falschen Informa-

tionen Angst und Schuldgefühle erzeugt wurden, und gefordert, die Unsicherheiten in der Datenlage offen darzulegen. Der G-BA hielt die Einwände gegen die Bewertung für stichhaltig und forderte die STIKO zu einer Neubewertung auf. Anders als in der ursprünglichen Empfehlung stufte der Vorsitzende der STIKO in einem Interview im Juni 2009 die Notwendigkeit von Auffrischimpfungen plötzlich als selbstverständlich ein – es ginge nur um die Frage, in welchen Abständen diese zu erfolgen hätten (SWR Fernsehen 2009). Im August 2009 kam die STIKO der Aufforderung des G-BA nach. In einer revidierten Bewertung nahm sie ihre ursprünglichen Aussagen zu Höhe und Dauer des Impfschutzes zurück und bezeichnete diese stattdessen als offene Fragen. Ihre Empfehlung, alle 12- bis 17-jährigen Mädchen zu impfen, behielt sie allerdings bei (STIKO 2009).

In praktisch allen anderen europäischen Ländern werden dagegen nur Mädchen bis zu einem Alter von maximal 14 Jahren geimpft (Deleré i.E.), da sowohl direkte empirische Ergebnisse aus den Studien als auch Modellrechnungen nahe legen, dass die Schutzwirkung mit zunehmendem Alter deutlich abfällt (z.B. The FUTURE II Study Group 2007b; Thiry et al. 2007). Wenn man tatsächlich ein Interesse daran hätte, die exakte Wirksamkeit in der Gruppe der 15- bis 17-Jährigen zu erfahren, wäre das relativ einfach möglich: Die altersstratifizierten Daten für diese Altersgruppen liegen bei den Herstellern vor, da sie – im Gegensatz zu den unter 15-Jährigen – in den Studien eingeschlossen waren. Allerdings müssten die Daten angefordert werden – was bisher offensichtlich nicht passiert ist. Inzwischen zeigen Auswertungen von Versicherungen, dass sich in Deutschland tatsächlich in erster Linie die 17- und 18-jährigen Frauen impfen lassen. Dazu kommt, dass, wohl auch wegen des Fehlens einer gezielten Disseminationsstrategie, primär die sozioökonomisch besser gestellten Gruppen geimpft werden, also die Gruppen mit dem geringsten Risiko, an einem Gebärmutterhalskrebs zu erkranken (Klug et al. 2009a). Zusammengenommen dürften diese

Effekte dazu führen, dass die bevölkerungsbezogene Wirksamkeit in der Realität noch einmal deutlich niedriger liegt als die unter den Bedingungen der klinischen Studien gewonnenen Ergebnisse. Durch die ausbleibende Evaluation (s.o.) der bevölkerungsbezogenen Wirksamkeit des Programms fehlt aber die informative Rückkoppelung, sodass die vielbeschworene 70-prozentige Wirksamkeit auf Bevölkerungsebene mittelfristig unwiderlegbar bleiben wird.

1.3.5 Ressourcen und Interessen

Der Umsatz mit den HPV-Impfstoffen beträgt allein in Deutschland pro Jahr mehrere Hundert Millionen Euro. Es handelt sich um das umsatzstärkste Arzneimittel des Jahres 2008. Finanzielle Aspekte spielen also eine große Rolle bei der Frage, ob der Impfstoff eingeführt und empfohlen wird. Über die Finanzierung der Studien zur Wirksamkeit können die Hersteller nachhaltigen Einfluss auf Fragestellungen und Durchführung von Studien sowie die (Nicht-)Offenlegung von Ergebnissen nehmen. Plastisch wurde das, als die Firma Sanofi-Pasteur MSD die Bitte einer Wissenschaftlerin um zusätzliche aussagekräftige Zahlen so beantwortete: „Zahlen und Tabellen, die nicht in den Publikationen veröffentlicht sind, stehen nur den Kollegen zur Verfügung, die unmittelbar an der Auswertung der Ergebnisse beteiligt waren, d.h. der Zentrale in den USA. Diese Zahlen haben wir nicht und die werden wir auch sicher nicht bekommen" (Korrespondenz 2007). Einrichtungen, die im offiziellen Auftrag Arzneimittel und Impfstoffe bewerten, haben dagegen eine deutlich bessere Position, die Herausgabe von relevanten Daten einzufordern, da die Hersteller ein essenzielles Interesse an einer positiven Bewertung haben. So hat z.B. das IQWiG kürzlich entschieden, dass ein Medikament keine positive Bewertung erhalten könne, da die Herstellerfirma die angeforderten Daten nicht vollständig heraus-

geben wollte (IQWiG 2009). Im Zusammenhang mit einer für die Wirksamkeit eher ungünstigen, aber unvollständig berichteten Zahl 27% (s.S. 36) in der Publikation FUTURE II stellte die STIKO, anstatt nachzuhaken, diese Unvollständigkeit lediglich fest – „Detaillierte Informationen werden zu dieser Gruppe von Studienteilnehmerinnen in der Publikation nicht angegeben" – und berücksichtigte, wohl aus diesem Grund, die Zahl bei ihrer Bewertung nicht (STIKO 2009). Unter dem Aspekt von Anreizen und Fehlanreizen für eine transparente Berichterstattung aller relevanten Informationen in Studien erscheint dieses Vorgehen sehr bedenklich.

Ressourcen können auch für die finanzielle Unterstützung von Stakeholdern, einschließlich Wissenschaftlern eingesetzt werden. In Deutschland ist die finanzielle Zusammenarbeit zwischen Firmen und Meinungsbildnern, Verbänden, Patientenorganisationen, Wissenschaftlern oder Ärzten sehr intransparent. Immerhin müssen die Mitglieder der STIKO seit kurzer Zeit Honorare von Impfstoffherstellern offenlegen – bei der Mehrzahl der Mitglieder sind in den Selbstauskünften entsprechende Interessenkonflikte (zur Definition s. 1.2.2, S. 27f.) dokumentiert (STIKO o.J.). Auch die meisten Fachzeitschriften verlangen inzwischen von ihren Autoren, Interessenkonflikte anzugeben. Anders verhält es sich in Deutschland bei Leitlinien, wo diese Verpflichtung bisher noch nicht besteht. In einer der beiden in Deutschland existierenden Leitlinien zu HPV (Paul-Ehrlich-Gesellschaft für Chemotherapie 2008) sind die Interessenkonflikte explizit nicht öffentlich gemacht worden (mit der Ausnahme eines Autors). In der anderen Leitlinie (Deutsche Gesellschaft für Gynäkologie und Geburtshilfe 2008) wird gesagt, dass keine Hinweise auf mögliche Interessenkonflikte vorgelegen hätten – obwohl einige der Autoren an anderer Stelle bereits Interessenkonflikte angegeben hatten (Berndt 2008).

In den USA ist der Umgang mit Interessenkonflikten transparenter. Dort wurden in jüngster Zeit Vereinbarungen getroffen, nach denen Pharmafirmen ihre Zahlungen an Ärzte und Fachgesellschaften offenlegen sollten. Laut Selbstangaben hat die Firma Merck allein im dritten Quartal 2009 an 167 Ärzte Honorare für Vorträge zum Thema HPV-Impfung gezahlt. Jeder der Vorträge wurde im Durchschnitt mit etwas mehr als 2.000 US-Dollar honoriert. Die rekrutierten Ärzte hielten zwischen einem und neun Vorträge, sodass die fleißigsten unter ihnen innerhalb der drei Monate auf ein Gesamthonorar von 19.000 US-Dollar kamen (Merck & Co 2009). Aus Vereinbarungen zu anderen Medikamenten wurde bekannt, dass die Hersteller den Ärzten die Folien für den Vortrag genau vorgaben und diese ohne Rücksprache keine Änderungen daran vornehmen durften (Carlat 2009; s. auch in diesem Buch S. 131ff.).

Auch Zahlungen an Fachgesellschaften wurden in den USA öffentlich gemacht: Drei renommierte Fachgesellschaften erhielten Beträge zwischen 200.000 und 300.000 US-Dollar, um Schulungsmaterial zum HPV-Impfstoff zu entwickeln, in denen die positiven Aspekte hervorgehoben und andere Aspekte zurückgehalten wurden (Rothman/Rothman 2009; Stein 2009).

Hinweise darauf, dass die Situation in Deutschland strukturell anders gelagert wäre als in den USA, gibt es nicht. Es besteht die Gefahr, dass diese Art von finanziellen Verflechtungen, gepaart mit der gegenwärtigen Intransparenz, zu einem nachhaltigen Vertrauensverlust in die staatlichen und verbandlichen Institutionen und ihre Empfehlungen führt. Im Zusammenhang mit der Neuen Influenza wird dieser Vertrauensverlust in der Öffentlichkeit bereits zunehmend deutlich artikuliert.

Während sich viele Institutionen, Verbände und Personen im Zusammenhang mit der HPV-Impfung sehr aktiv für die Frauengesundheit stark machten, fiel auf, dass ausgerechnet die Vertreterinnen der Frauengesundheit eher zurückhaltend reagierten. Mitglieder von Frauengesundheitszentren und -gruppen waren unter den ersten, die sehr dezidiert auf offene Fragen und unsachliche Informationen hingewiesen haben (Frauengesundheitszentrum Graz o.J.; Arbeitskreis Frauengesundheit 2008). Das Nationale Netzwerk Frauengesundheit hat eine Broschüre herausgegeben, die das Thema Gebärmutterhalskrebs evidenzbasiert und unter Einbeziehung aller präventiven Maßnahmen differenziert diskutiert (Nationales Netzwerk Frauen und Gesundheit 2008). Die Herstellung der Broschüre wurde von zwei Krankenkassen finanziert.

1.3.6 Fazit: Was konnte und was kann EbPH bewirken?

Die evidenzbasierte Analyse zeigt, dass der Nutzen der HPV-Impfung deutlich ungewisser ist, als er in der Öffentlichkeit von Herstellern und anderen Institutionen dargestellt wird. Die Ungewissheit könnte durch einen ungehinderten Zugang zu den Studiendaten verringert werden. Bedauerlich ist, dass dies von den zuständigen Akteuren nicht aktiv eingefordert wird.

Vielleicht ist der wichtigste Beitrag von EbPH die Entwicklung einer Kultur, die ein Handeln anhand von expliziten und geprüften Informationen höher schätzt als ein Handeln, das lediglich durch manipulationsanfällige Plausibilitäten gestützt wird. Dazu gehört auch das Insistieren auf evidenzgestützte Begründungen für die sämtliche Aspekte der Maßnahmen sowie die Durchführung von Evaluationen. Für die HPV-Impfung spiegelt sich die unvollständige Auseinandersetzung mit der Wirksamkeitsfrage und der Verzicht auf eine Evaluation nicht zuletzt in der defizitären Umsetzung in Deutschland wider.

Ein Anspruch von EbPH ist es, jedes Argument unvoreingenommen zu prüfen, dabei aber gleichzeitig auf einem systematischen und konsequenten „Abarbeiten" des Arguments zu bestehen. Ein Beispiel ist der oben skizzierte sachliche und systematische Umgang mit der ethisch auf den ersten Blick plausiblen Forderung, dass auch Jungen gegen HPV geimpft werden sollten.

Auch für die Beratung auf der individuellen Ebene ist EbPH wichtig: Letzte Gewissheit über die Höhe des Nutzens der HPV-Impfung wird es in absehbarer Zeit nicht geben. In einem Editorial zu zwei Artikeln, der Analyse von Meldungen zu unerwünschten Wirkungen von Gardasil® (Slade et al. 2009) und der Finanzierung von Fachgesellschaften (Rothman/Rothman 2009) formuliert die Herausgeberin des *Journal of the Norwegian Medical Association* Charlotte Haug das Dilemma so: „If in doubt, should physicians err on the side of caution or on the side of hope?" (Haug 2009).

Was kann EbPH in dieser Situation beitragen? Am konkreten Beispiel erläutert: Die Ratsuchenden dürfte die Information entlasten, dass weder die Wahrscheinlichkeit an Gebärmutterhalskrebs zu erkranken, noch die Wahrscheinlichkeit, eine schwere unerwünschte Wirkung durch die HPV-Impfung zu erleiden, besonders hoch ist. Leider wird gerade diese Information – vielleicht die wichtigste – oft nicht mitgeteilt.

Daran anschließend sollte informiert werden, dass es aktuell keine sichere Empfehlung geben kann – und somit auch kein Richtig oder Falsch. Mit diesen evidenzbasierten Hinweisen können zwei gesundheitsrelevante Zustände – Angst und Schuldgefühle – deutlich reduziert werden.

Die Entscheidungen werden in einer Situation der Unsicherheit unterschiedlich ausfallen – je nach individuell verschiedenen Erfahrungen sowie Einstellungen und Werten gegenüber Krankheit und (präventiven) Technologien. Einige Mädchen und Frauen werden die mit einer Impfung verbundenen, vermutlich geringen Risiken in Kauf nehmen, um das Erkrankungsrisiko an Gebärmutterhalskrebs in einem – nicht bekannten Maße – zu senken. Andere werden sich für eine regelmäßige Teilnahme am existierenden Screeningprogramm (s. Kap. 5.2, S. 213ff.) entscheiden, da sie die (möglichen) unerwünschten Wirkungen der Impfungen höher gewichten als die erwartete Senkung des Erkrankungsrisikos. Diese unterschiedlichen Entscheidungen sind Teil der zu respektierenden Autonomie der Ratsuchenden. Bei alledem sollte aber nicht vergessen werden, dass ratsuchende Frauen in Deutschland

eine Entscheidung für ein *qualitätsgesichertes* Screeningprogramm gar nicht treffen können – diese Option gibt es in Deutschland nicht.

Naturgemäß sind Entscheidungen dieser Art anfällig für Manipulationen. Daher kommt der Art der Kommunikation und dem Vertrauensverhältnis zwischen Ratgebenden und Ratsuchenden eine entscheidende Rolle zu – auf individueller wie auf Public-Health-Ebene. EbPH sollte dafür sorgen, dass diese Situationen, in denen komplexe Entscheidungen evidenzgestützt und transparent abgewogen werden, überhaupt entstehen können. In den Worten von Charlotte Haug (2009): „When weighing evidence about risks and benefits, it is also appropriate to ask who takes the risk, and who gets the benefit. Patients and the public logically expect that only medical and scientific evidence is put on the balance. If other matters weigh in, such as profit for a company or financial or professional gains for physicians or groups of physicians, the balance is easily skewed".

EbPH strebt an, die Datenlage von gesundheitlichen Problemen und Maßnahmen systematisch und transparent darzustellen und – wo nötig – einen rationalen gesellschaftlichen Umgang mit Unsicherheiten in der Datenlage zu unterstützen. Neben der Bewertung von geplanten und vorhandenen Maßnahmen ist es auch Aufgabe von EbPH, darauf hinzuweisen, wenn nicht alle Maßnahmen zur Senkung von Morbidität und Mortalität ausgeschöpft werden – wie es bei Gebärmutterhalskrebs durch die fehlende Qualitätssicherung des derzeitigen Screeningprogramms in Deutschland der Fall sein kann.

Literatur

American Cancer Society (o.J.) Cervical Cancer. What Are the Risk Factors for Cervical Cancer? American Cancer Society. http://www.cancer.org/docroot/cri/content/cri_2_4_2x_what_are_the_risk_factors_for_cervical_cancer_8.asp (zuletzt aufgerufen am 5.11.2009).

Arbeitskreis Frauengesundheit in Medizin, Psychotherapie und Gesellschaft (2008) Presseerklärung. http://www.akf-info.de/uploads/media/StellungnahmeII_

HPV_IMPFUNG.12.08_1_.pdf (zuletzt aufgerufen am 5.11.2009).

Arbyn M, Anttila A, Jordan J et al. (eds.) (2007) European Guidelines for Quality Assurance in Cervical Cancer Screening. Second edition. Luxembourg: Office for Official Publications of the European Communities.

arznei-telegramm (2008) Todesfälle in Verbindung mit HPV-Impfstoff Gardasil – Kritik „entkräftet"? blitz-a-t vom 6. Februar 2008 http://www.arznei-telegramm.de/abo/b080206.html (zuletzt aufgerufen am 5.11.2009).

Ärztekammer und Kassenärztliche Vereinigung Westfalen-Lippe (2009) Bürgerinformation: Humane Papillomaviren. http://www.patienten-beraten.de/index.php?id=2335 (zuletzt aufgerufen am 5.11.2009).

Berndt C (2008) Marketing um jeden Preis. Süddeutsche Zeitung vom 26.11. 2008. http://www.sueddeutsche.de/wissen/437/449167/text/

Berufsverband der Frauenärzte (o.J.) Impfungen für Mädchen und Frauen.

BKK ESSANELLE (o.J.) Impfung zur Vorbeugung von Gebärmutterhalskrebs. http://www.bkk-ssanelle.de/inhalte/gesundheit/leistungen-von-a-z/kinder/impfung-hpv.html?no_cache=1&sword_list[]=hpv (zuletzt aufgerufen am 16.11.2009)

Carlat DJ (2009): Schering-Plough to SAPHRIS Hired Guns: Come 'n Get It! http://carlatpsychiatry.blogspot.com/2009/09/schering-plough-to-saphris-drug-whores.html (zuletzt aufgerufen am 5.11.2009).

Damm O, Nocon M, Roll S et al. (2009) Impfung gegen humane Papillomaviren (HPV) zur Prävention HPV 16/18 induzierter Zervixkarzinome und deren Vorstufen. Köln: DIMDI.

de Kok IM, van Ballegooijen M, Habbema JD (2009) Cost-effectiveness analysis of human papillomavirus vaccination in the Netherlands. J Natl Cancer Inst. 101: 1083-92.

Deleré Y (i.E.) Die Impfung gegen HPV. Empfehlungen im europäischen Vergleich. Bundesgesundheitsbl.

Deutsche Gesellschaft für Gynäkologie und Geburtshilfe u.a. (2008) Prävention, Diagnostik und Therapie der HPV-Infektion und präinvasiver Läsionen des weiblichen Genitale. S2-Leitlinie. AWMF-Leitlinie Nr. 015/027. http://www.uni-duesseldorf.de/AWMF/ll/015-027.htm.

Deutscher Bundestag (Hg.) (2009) Regierung bestätigt Wirksamkeit der HPV-Impfung. Pressemitteilung der Bundesregierung vom 10.8. 2009.

Dören M, Gerhardus A, Gerlach FM et al. (2008) Wissenschaftler/innen fordern Neubewertungder HPV-Impfung und ein Ende der irreführenden Informationen. Stellungnahme vom 25.11.2008. www.uni-bielefeld.de/gesundhw/ag3/downloads/Stellungnahme_Wirksamkeit_HPV-Impfung_mit_Referenzen.pdf (zuletzt aufgerufen am 5.11.2009).

EMEA (2008): Gardasil: European Public Assessment Report. Scientific Discussion (Mai 2008) http://www.emea.europa.eu/humandocs/PDFs/EPAR/gardasil/Gard asil-H-703-II-13-AR.pdf (zuletzt aufgerufen am 5.11.2009).

Frauengesundheitszentrum Graz (o.J.) HPV-Impfung. Informationsmaterialien des Frauengesundheitszentrums. http://www.fgz.co.at/Links.193.0.html (zuletzt aufgerufen am 5.11.2009).

Garland SM, Hernandez-Avila M, Wheeler CM et al. (2007) Quadrivalent vaccine against human papillomavirus to prevent anogenital diseases. N Engl J Med 356: 1928-1943.

Gerhardus A, Dören M, Gerlach FM et al. (2009) Wie wirksam ist die HPV-Impfung? Deutsches Ärzteblatt 106: A330-A334.

Gerhardus A, Razum O (i.E.) A long story made too short: surrogate variables and the communication of HPV vaccine trial results. J Epidemiol Community Health.

Haug C (2009) The Risks and Benefits of HPV Vaccination. JAMA 302: 795-796.

Herskovits B (2007) Brand of the year. Pharmaceutical Executive vom 1.2. 2007 http://pharmexec.findpharma.com/pharmexec/article/articleDetail.jsp?id=401664&pageID=1&sk=&date= (zuletzt aufgerufen am 5.11.2009).

Hillemanns P, Petry KU, Largeron N et al. (2009) Cost-effectiveness of a tetravalent human papillomavirus vaccine in Germany. J Public Health 17: 77-86.

Institut für Qualität und Wirtschaftlichkeit im Gesundheitswesen (IQWiG) (2009) Pfizer hält Studien unter Verschluss. Pressemitteilung vom 10.06.2009. http://www.iqwig.de/pfizer-haelt-studien-unter-verschluss.868.de.html?random=f88503 (zuletzt aufgerufen am 5.11.2009).

Kim JJ, Goldie SJ (2009) Cost effectiveness analysis of including boys in a human papillomavirus vaccination programme in the United States. BMJ 339: b3884.

Kim JJ, Ortendahl J, Goldie SJ (2009) Cost-effectiveness of human papillomavirus vaccination and cervical cancer screening in women older than 30 years in the United States. Ann Intern Med. 151: 538-545.

Klug SJ, Claus M, König J et al. (2009a) Teilnahme an der Impfung gegen Humane Papillomaviren (HPV) in Deutschland. Poster. 1. Nationalen Impfkonferenz, 5.-7. März 2009, Mainz. zitiert nach: http://www.uni-protokolle.de/nachrichten/id/173340/

Klug SJ, Hense H-W, Giersiepen K et al. (2009b) Stellungnahme: HPV-Impfung: Notwendigkeit der Begleitforschung und Evaluation Z. Evid. Fortbild. Qual. Gesundh. wesen 103: 239-241.

Kolip P, Schach C (i.E.) Impfung gegen Krebs? HPV-Impfung und die Gesundheit von Mädchen und jungen Frauen. In: Kolip P, Lademann J (Hg.) Frauenblicke auf das Gesundheitswesen. Weinheim: Juventa.

Korrespondenz per E-Mail zwischen I. Mühlhauser (Universität Hamburg) und Sanofi Pasteur MSD (15.6. bis 27.6. 2007).

MedCon Health Contents AG (o.J.) HPVinfo.de (Internetseite). http://forum.hpvinfo.de/Message-Board.62.0.html?&tx_mmforum_pi1[action]=list_post&tx_m

mforum_pi1[tid]=45 (zuletzt aufgerufen am 13.11. 2009).

Merck & Co (2009) Disclosure of Payments to U.S. Speakers for Promotional (non-CME) Medical Education Activities conducted in 3Q 2009. http://www. merck.com/corporate-responsibility/docs/business-ethics-transparency/3Q09-Transparency-Report.pdf (zuletzt aufgerufen am 13.11.2009).

Michels KB, zur Hausen H (2009) HPV vaccine for all. Lancet 374: 268-270.

Mühlhauser I, Filz M (2008) Screening auf Zervixkarzinom. Information zur Beratung von Frauen. Sonderbeilage arznei-telegramm 39: 29-38.

Nationales Netzwerk Frauen und Gesundheit (Hg.) (2008) Früherkennung von Gebärmutterhalskrebs HPV-Impfung. http://www.nationales-netzwerk-frauengesund heit.de/downloads/tk.broschure.hpvfrueherkennung1.p df (zuletzt aufgerufen am 5.11.2009).

Paavonen J, Naud P, Salmerón J et al. (2009) Efficacy of human papillomavirus (HPV)-16/18 AS04-adjuvanted vaccine against cervical infection and precancer caused by oncogenic HPV types (PATRICIA): final analysis of a double-blind, randomised study in young women. Lancet. 374: 301-14.

Paul-Ehrlich-Gesellschaft für Chemotherapie (AG HPV-Management-Forum) u.a. (2008) Impfprävention HPV-assoziierter Neoplasien. S3-Leitlinie. AWMF-Leitlinie Nr. 082/002. http://www.uni-duesseldorf.de/AWMF/ ll/082-002.htm

Robert Koch-Institut (Hg.) (2007) Gebärmuttererkrankungen. Gesundheitsberichterstattung des Bundes Heft 37. Berlin: Robert Koch-Institut. http://www.rki.de/ cln_162/nn_199850/DE/Content/GBE/Gesundheitsberi chterstattung/GBEDownloadsT/gebaermuttererkr,templ ateId=raw,property=publicationFile.pdf/gebaermutterer kr.pdf.

Robert Koch-Institut und Gesellschaft der epidemiologischen Krebsregister in Deutschland e.V. (Hg.) (2008) Krebs in Deutschland 2003 – 2004. Häufigkeiten und Trends. http://www.rki.de/cln_162/nn_203956/DE/Con tent/GBE/Gesundheitsberichterstattung/GBEDownload sB/KID2008,templateId=raw,property=publicationFile. pdf/KID2008.pdf. Berlin: Robert Koch-Institut.

Rosenbrock R (2007) Die HPV-Impfung – ein Durchbruch in der Krebsprävention? Dr. med. Mabuse 167: 20-21.

Rothman SM, Rothman DJ (2009) Marketing HPV vaccine: implications for adolescent health and medical professionalism. JAMA 302: 781-786.

Sanofi Pasteur MSD (2007a) Pressemitteilung vom 10.5.2007. www.ots.at/anhang/OTS_20070510_OTS 0106_id25772057.pdf (zuletzt aufgerufen am 5.11.2009).

Sanofi Pasteur MSD (2007b) Interview mit Nina Petri zur„tell someone"-Kampagne. http://www.ichsags weiter.de/nina-petri/interview-mit-nina-petri.html (zuletzt aufgerufen am 5.11.2009).

Sawaya GF, Smith-McCune K (2007) HPV vaccination: more answers, more questions. N Engl J Med. 356:1991-1993.

SBU – The Swedish Council on Technology Assessment in Health Care (2008) General Childhood Vaccination Against HPV 16 and 18 Aimed at Preventing Cervical Cancer. SBU Alert Report No 2008-01. Stockholm. www.sbu.se/upload/Publikationer/Content0/3/General_ Childhood_Vaccination_HPV_16_18_Preventing_Cer vical_Cancer_200801.pdf (zuletzt aufgerufen am 5.11.2009).

Slade BA, Leidel L, Vellozzi C et al. (2009) Postlicensure safety surveillance for quadrivalent human papillomavirus recombinant vaccine. JAMA. 302: 750-757.

Spiegel online (2008) „Wir hätten Tausende Tote auf dem Gewissen gehabt". Interview mit F. Hofmann vom 27.11. 2008. http://www.spiegel.de/wissenschaft/ mensch/0,1518,592987,00.html (zuletzt aufgerufen am 5.11.2009).

Ständige Impfkommission (STIKO) am Robert Koch-Institut (2007) Impfung gegen humane Papillomaviren (HPV) für Mädchen von 12 bis 17 Jahren – Empfehlung und Begründung. Epidemiologisches Bulletin 12/2007: 97-103. http://www.rki.de/cln_091/nn_195 848/DE/Content/Infekt/EpidBull/Archiv/2007/Ausschn itte/HPV__STIKO__12__07,templateId=raw,property= publicationFile.pdf/HPV_STIKO_12_07.pdf (zuletzt aufgerufen am 5.11.2009).

Ständige Impfkommission (STIKO) am Robert Koch-Institut (2009) Impfung gegen HPV – Aktuelle Bewertung der STIKO. Epidemiologisches Bulletin 32/2009: 319-328. www.rki.de/cln_153/nn_1378492/ DE/Content/Infekt/EpidBull/Archiv/2009/32__09,temp lateId=raw,property=publicationFile.pdf/32_09.pdf (zuletzt aufgerufen am 5.11.2009).

Ständige Impfkommission (STIKO) am Robert Koch-Institut (o.J.) Mitglieder der Ständigen Impfkommission (STIKO): Selbstauskünfte. http://www.rki.de/ cln_151/nn_195852/DE/Content/Infekt/Impfen/STIKO /Selbstauskuenfte/selbstauskuenfte__node.html?__nnn =true.

Stein R (2009) Medical Groups Promoted HPV Vaccine Using Drug Company Money. Washington Post vom 18.8.2009. http://www.washingtonpost.com/wp-dyn/ content/article/2009/08/18/AR2009081802499.html.

SWR Fernsehen Odysso (2009) Interview mit F. Hofmann. Aussagen nachzulesen unter: http://www.swr.de/ odysso/-/id=1046894/nid=1046894/did=4772770/9cf 56a/index.html (zuletzt aufgerufen am 5.11.2009).

The FUTURE II Study Group (2007a) Effect of prophylactic human papillomavirus L1 virus-like-particle vaccine on risk of cervical intraepithelial neoplasia grade 2, grade 3, and adenocarcinoma in situ: a combined analysis of four randomised clinical trials. Lancet 369: 1861-1868.

The FUTURE II Study Group (2007b) Quadrivalent vaccine against human papillomavirus to prevent high-grade cervical lesions. N Engl J Med 356: 1915-1927.

Thiry N, Lambert M-L, Cleemput I (2007) HPV Vaccina-
    tion for the Prevention of Cervical Cancer in Belgium:
    Health Technology Assessment. Brüssel: The Belgian
    Health Care Knowledge Centre. http://www.kce.
    fgov.be/index_en.aspx?SGREF=9470&CREF=9996
    (zuletzt aufgerufen am 5.11.2009).
Wojcinski M (2006) Die HPV-Impfung. Strategie der
    Frauenärzte. Vortrag auf dem Norddeutschen HPV-
    Symposium, Hannover, 25.11.2006.
Zechmeister I, Freiesleben de Blasio B, Radlberger P et al.
    (2007) Ökonomische Evaluation der Impfung gegen
    humane Papillomaviren (HPV-Impfung) in Österreich.
    HTA-Projektbericht 09. Wien: Ludwig Boltzmann
    Institut.

Teil 2:
Vom Public-Health-Problem
zu wissenschaftlichen Fragestellungen

2.1 Bestimmung des Public-Health-Problems

Helmut Wenzel

Übergewicht und Adipositas gelten als eine der größten gesundheitspolitischen Herausforderungen der Zukunft. In den USA wurde Übergewicht als Todesursache Nummer eins noch vor dem Risikofaktor Rauchen geführt – zu Unrecht, wie sich inzwischen herausstellte (Flegal et al. 2005). Dennoch verfehlen solche Aussagen nicht ihre Wirkung. Die dominanteste Wahrnehmung ist die von Adipositas als einer Epidemie. Der Begriff ist stark durch die Weltgesundheitsorganisation (WHO) geprägt und wird damit begründet, dass sich der Anteil der adipösen Erwachsenen seit den 1980er-Jahren in der europäischen Region der WHO mehr als verdreifacht habe und das Ende eines weiteren Anstiegs nicht abzusehen ist (WHO Regionalbüro 2007).

Übergewicht und Adipositas werden nicht nur als ein individuelles – medizinisches oder ästhetisches – Problem gesehen, sondern zunehmend auch als ein gesellschaftliches. Trotz der teilweise drastischen Beschreibungen der Zunahme und Folgen von Übergewicht, z.B. durch die WHO, ist die Datenlage nicht eindeutig und die Interventionsansätze sind umstritten. Einige Autoren sprechen daher von einer Skandalisierung des Problems, einer Stigmatisierung von Betroffenen und von Aktionismus in den unterschiedlichen gesundheitspolitischen Bereichen, die aufgrund der Datenlage nicht zu rechtfertigen sind (vgl. Kap. 4.2). Warum aber ist das Thema jetzt so präsent? Wie entwickelt sich das Thema zu einem Gegenstand (gesundheits-) politischer Entscheidungsfindung, wie kann die Sachlage objektiviert und auf welcher Basis können die

erforderlichen Entscheidungen getroffen werden?

Die bisherige öffentliche Wahrnehmung ist geprägt durch wissenschaftliche Publikationen und Berichte, die teilweise große methodische Mängel aufweisen. So werden Daten aus unterschiedlichen Zeiträumen miteinander verglichen und gemessene Daten mit Befragungsdaten (Helmert/Schorb 2007). Aus epidemiologischen Studien ist aber bekannt, dass die Selbstangaben zur Körpergröße höher und zum Gewicht niedriger ausfallen als die entsprechenden Messdaten. Die Schlussfolgerungen aus solchen Vergleichen sind daher wenig valide. Medienberichte haben dann aber schon eine Eigendynamik entwickelt und die Gültigkeit ihrer Inhalte wird nicht mehr hinterfragt.

Übergewicht und Adipositas werden aus unterschiedlichen Perspektiven unterschiedlich thematisiert. Mediziner und Epidemiologen verweisen auf die Gesundheitsrisiken, Ökonomen, Krankenkassen und Gesundheitspolitiker sehen durch die zunehmende Zahl von Übergewichtigen steigende Ausgaben auf das Gesundheitssystem zukommen. Und in der Bevölkerung sind Gewicht, Übergewicht und vermeintliches Übergewicht thematisch eng mit einem „neuen Körpergefühl" verbunden, das sich an Vorbildern aus den Medien orientiert.

Die aktuelle Übergewichtsdebatte ist auch vor dem Hintergrund einer Landwirtschaftspolitik zu sehen, deren Zielsetzung jahrzehntelang darin bestand, Fette, Zucker und Tierprodukte zu immer niedrigeren Preisen herzustellen. Den daraus resultierenden Ernährungsgewohnheiten entgegenzuwirken, stellt sich nun als eine wesentliche Herausforderung für die Politik dar.

Dass Übergewicht und Adipositas zu einem herausragenden Gesundheitsthema geworden sind, hat also mehrere Ursachen. Einen starken Impuls dürfte die Einordnung als Kostentreiber gesetzt haben: Erwartete Kostensteigerungen verursachen bei Politikern und den Krankenkassen Handlungsdruck. In solchen Szenarien besteht ein erhöhtes Risiko, dass einmal kommunizierte Daten ungeprüft zu Fakten gemacht werden und durch wechselseitige Bestätigung im Austausch zwischen den verschiedenen Akteuren zum „Selbstläufer" werden.

2.1.1 Was ist das Problem?

Für die Analyse eines Problems muss zunächst begriffliche Klarheit geschaffen werden. Nur was definiert ist, lässt sich intersubjektiv nachvollziehen und erlaubt eine Vergleichbarkeit von Resultaten aus empirischen Arbeiten. Eine in der Praxis anwendbare, „operationale" Definition ist ein notwendiger Übersetzungsvorgang für Forschungsoperationen (Mayntz et al. 1972). Für die Maßzahl zur Bestimmung von Übergewicht werden folgende Operationalisierungen und Messmethoden eingesetzt:

– Abweichungen vom Sollgewicht auf der Grundlage berechneter Indizes nach Broca oder Quetelet (Body-Mass-Index, BMI). Das Normalgewicht nach Broca ist definiert als Größe in cm minus 100, zur Bestimmung eines Idealgewichts werden bei Männern vom Normalgewicht 10% und bei Frauen 15% subtrahiert. Für die Berechnung des BMI wird das Körpergewicht in Kilogramm dividiert durch die Körpergröße in Metern zum Quadrat ($BMI = kg/m^2$).

– Messung der Fettverteilung durch Messung des Bauchumfangs (WC) oder des Bauch-Hüftumfang-Verhältnisses (WHR). Die bauchbetonte (viszerale) Fettverteilung gilt als Risikoindikator für Herz-Kreislauf-Erkrankungen und Diabetes mellitus Typ 2.

– Messung des Fettanteils anhand der Kompartimentmethode, Hautfaltenmessung oder der bioelektrischen Impedanzmessung. Bei der Kompartimentmethode wird der Umstand genutzt, dass sich fetthaltiges und fettfreies Gewebe nach ihrem spezifischen Gewicht unterscheiden. Das Wiegen findet unter Wasser statt. Bei der Hautfaltenmethode wird an verschiedenen, so genannten typischen Stellen mit einem Caliper die Dicke der Hautfalte gemessen. Die Zahl der berücksichtigten Stellen schwankt, je nach Autor, zwischen drei und sieben. Formeln ermöglichen das Umrechnen der Hautfaltensumme in einen relativen Fettgehalt in Abhängigkeit von Alter und Geschlecht (Deutsche Gesellschaft für Arbeitsmedizin und Umweltmedizin 2005). Die bioelektrische Impedanzmethode basiert auf der unterschiedlichen elektrischen Leitfähigkeit von Gewebearten. Fettgewebe leitet Strom schlechter als Muskelgewebe. Das Gerät misst diese Gewebewiderstände und ermittelt so Muskelmasse und Fettgewebe.

Aus Sicht von EbPH sind bei der Analyse eines Public-Health-Problems drei Aspekte zu prüfen: (1) Eignung und Aussagekraft der verwendeten Maßzahl, (2) die Festlegung von Schwellenwerten und Kategorien sowie (3) die Verknüpfung der Kategorien mit Ereignissen.

Eignung und Aussagekraft der verwendeten Maßzahl

Die Kompartimentmethode ist für Public-Health-Fragestellungen wenig praktikabel. Darüber hinaus bestehen auch methodische Probleme, z.B. bei der Berücksichtigung von Luftanteilen im Körper (Deutsche Gesellschaft für Arbeitsmedizin und Umweltmedizin e.V. 2005). Auch die bioelektrische Impedanzmessung gilt als störanfällig, z.B. wegen der Abhängigkeit vom Hydrationszustand der Untersuchten, und ist weniger sensitiv für Änderungen bei stark Adipösen (Benecke/Vogel 2005). Broca-Index und BMI lassen sich einfacher bestimmen, was die Verfügbarkeit dieser Daten verbessert. Dies macht sie für bevölkerungsweite Untersuchungen interessant. Broca-Index und BMI liefern bei größeren Körpergrößen nahezu gleiche Ergebnisse, bei kleinen Körpergrößen führt die Berechnung des Normal- oder Idealgewichts mit dem Broca-Index zu niedrigeren Werten (Hauner et al. 2004). Für den BMI spricht eine bessere Übereinstimmung mit der Gesamtfettmenge bei sehr großen oder sehr kleinen Menschen, als dies beim Broca-Index der Fall ist. Der BMI korreliert mit der Fettmasse zu 95% (Benecke/Vogel 2005).

Allerdings ist mit dem BMI nur eine grobe Einschätzung der Vorkommenshäufigkeit von Übergewicht möglich, da sich anhand des BMI keine Aussage darüber machen lässt, ob ein zu hohes Körpergewicht durch den übermäßigen Anteil von Körperfett oder durch eine große Muskelmasse zustande kommt. Nevill et al. (2006) sehen deshalb die Validität des BMI kritisch. Aufgrund ihrer hohen Muskelmasse erreichen beispielsweise Sportler oft BMI-Werte, die ein Übergewicht implizieren. Maßgeblich sind jedoch der Anteil und die Verteilung des Fettgewebes, über die sich anhand des BMI keine Aussage treffen lässt.

Verschiedene Studien zeigen, dass sowohl der Bauchumfang als auch der WHR als alleinige Risikomaße (de Koning et al. 2007; Yusuf et al. 2005) oder in Kombination mit dem BMI aussagekräftig sind (Balkau et al. 2007; Liebermeister 1995).

Für die Anwendung im Rahmen von Public-Health-Projekten ist abzuwägen zwischen Aussagekraft der Messmethoden einerseits sowie der Datenverfügbarkeit bzw. dem erforderlichen Aufwand bei der Datenerhebung andererseits. In Sekundärstatistiken steht in aller Regel der BMI zur Verfügung, auf den WHR wird man nur in seltenen Fällen zurückgreifen können. Bei Projekten mit der Möglichkeit individueller Messungen ist die Variationsmöglichkeit dagegen lediglich durch Budget und Zeit begrenzt.

Festlegung von Schwellenwerten und Kategorien

Nach der Einteilung der WHO (1998) gilt eine Person mit einem BMI von weniger als $18,5\ kg/m^2$ als untergewichtig. Ein BMI von $18,5$ bis $24,9\ kg/m^2$ beschreibt den Bereich des normalen Gewichts. Bei einem BMI von $25,0$ bis unter $30,0\ kg/m^2$ wird eine Person als übergewichtig bezeichnet und bei einem BMI von $30,0\ kg/m^2$ und mehr als adipös. Die Adipositas wird nach dem BMI in drei Gruppen eingeteilt: Eine Adipositas Grad I ist bei Werten zwischen $30,0$ und $34,9\ kg/m^2$ gegeben, eine Adipositas Grad II bei $35,0$ bis $39,9\ kg/m^2$ und Grad III bei Werten von $40,0\ kg/m^2$ und mehr (WHO 1998).

Für die Messung der Fettverteilung und die Beurteilung, ob ein stammbetonter (androider, „Apfelform") oder hüftbetonter (genoider, „Birnenform") Typ vorliegt, wird der Bauchumfang (WC) oder der WHR bestimmt. Bei Frauen sollte der Wert für den Bauchumfang unter 80cm und bei Männern unter 94cm liegen. Werte von über 88cm bei Frauen und über 102cm bei Männern sprechen für eine androide Fettverteilung und gehen mit einem erhöhten Risiko für kardiovaskuläre Krankheiten und Diabetes einher. Ein WHR über 1 bei Männern und Werte über 0,85 bei Frauen gelten in dieser Hinsicht ebenfalls als bedenklich. Dies gilt jedoch nur für Erwachsene.

Generell ist der BMI auch bei Kindern und Jugendlichen anwendbar (Arbeitsgemeinschaft Adipositas im Kindes- und Jugendalter 2009). Wegen der alters- und geschlechtsabhängigen physiologischen Veränderungen der Körpermaße werden aber altersbezogen auf Grundlage des BMI andere Kategorisierungen vorgenommen (Benecke/Vogel 2005). Mittels bevölkerungsbezogener Untersuchungen wurden Referenzwerte für das Kindes- und Jugendalter ermittelt, die durch alters- und geschlechtsspezifische Perzentile eine Einordnung der individuellen BMI-Werte erlauben. Die Feststellung von Übergewicht und Adipositas erfolgt nicht auf Grundlage von absoluten Werten, sondern anhand geschlechtsspezifischer Altersperzentile. Übergewicht ist danach definiert als BMI über dem 90. und Adipositas über dem 97. alters- und geschlechtsspezifischen Perzentil (Arbeitsgemeinschaft Adipositas im Kindes- und Jugendalter 2009; Benecke/Vogel 2005).

Verknüpfung der Kategorien mit Ereignissen

Die Bedeutung von Übergewicht und Adipositas wird in der Regel anhand indirekter Effekte (s.u.) als Risikobeitrag für Krankheiten diskutiert. Ihnen kann jedoch auch ein eigenständiger Krankheitswert, ausgedrückt in einer verkürzten Lebenserwartung, zugeschrieben werden (Thorpe et al. 2004).

So zeigt eine zusammenfassende Auswertung von 57 Längsschnittstudien, dass die Lebenserwartung von Übergewichtigen, abhängig von der Höhe des BMI, um 2 bis 10 Jahre geringer ist als bei Normalgewichtigen (Prospective Studies Collaboration 2009). Die Annahme, dass mit der Zunahme des Gewichts auch das Risiko zu sterben ansteigt, ist aber wahrscheinlich eine zu starke Vereinfachung der Wirklichkeit. Werden die Übergewichtigen nach übergewichtigen und adipösen Menschen differenziert und normal- sowie untergewichtige Menschen ebenfalls betrachtet, dann ergibt sich ein etwas anderes Bild: Möglicherweise haben Übergewichtige mit einem BMI zwischen 25 und 30 kg/m² ein geringeres Sterberisiko als die anderen Gruppen, Normalgewichtige eingeschlossen. In einer Übersichtsarbeit, in die 27 Metaanalysen und 15 Kohortenanalysen einbezogen wurden, kommen Lenz et al. zum Schluss, dass die Gesamtmortalität bei Übergewicht (Body-Mass-Index 25 bis 29,9 kg/m²) im Vergleich zu Normalgewicht (BMI 18,5 bis 24,9 kg/m²) nicht erhöht ist. Bei hochgradiger Adipositas sind die Risiken meist deutlich erhöht (Lenz et al. 2009). Auch mit Daten des National Health and Nutrition Examination Survey (NHANES) wurde ein solcher Zusammenhang gefunden (Flegal et al. 2005). Ein erhöhtes Sterberisiko fand sich demnach sowohl für adipöse als auch für untergewichtige Personen und in geringerem

Ausmaß für normalgewichtige Menschen. Das geringste Sterberisiko hatten Übergewichtige mit einem BMI zwischen 25 und 30kg/m².

Übergewicht und Adipositas gelten als Risikofaktoren für verschiedene Erkrankungen. In einer Meta-Analyse kommen z.B. Guh et al. zu dem Schluss, dass Übergewicht und Adipositas mit Typ-2-Diabetes, Krebs und kardiovaskulären Erkrankungen korrelieren (Guh et al. 2009). In anderen Studien werden Gelenkschäden mit Übergewicht in Verbindung gebracht (Cicuttini et al. 1996; Powell et al. 2005). Allerdings ist die Bedeutung von Übergewicht und Adipositas als Risikofaktor von Erkrankungen wie Herz-Kreislauf-Krankheiten, Diabetes mellitus und Gelenkschädigungen, nicht unumstritten. Rothenbacher (2005) sieht als Hauptursache bei Diabetes, Bluthochdruck oder Herzinfarkten einen generell in Schieflage geratenen Stoffwechsel. Dies könne aber grundsätzlich bei Über- und Normalgewichtigen auftreten. Zunehmend wird diskutiert, ob Übergewichtige, die körperlich aktiv sind, nicht sogar ein geringeres Risiko für Herz-Kreislauf-Erkrankungen haben als inaktive normalgewichtige Personen.

2.1.2 Wie bedeutend ist das Problem?

Die Bedeutung eines Problems wird u.a. an der Häufigkeit festgemacht. So kann beispielsweise die Anzahl aller zu einem Zeitpunkt Erkrankten (Prävalenz) oder die Anzahl der Neuerkrankungen innerhalb eines definierten Zeitraums, z.B. ein Jahr, (Inzidenz) herangezogen werden. Ein weiteres Kriterium ist die zeitliche Dynamik eines Problems. So zeigen Befragungsdaten des Gesundheitsmonitors der Bertelsmann-Stiftung einen Anstieg der Prävalenz von Übergewicht im Beobachtungszeitraum von 2002/2003 bis 2005/2006. Damit setzt sich der seit 1984 gefundene Trend in Deutschland weiter fort (Helmert/Schorb 2007). Ein wichtiges Kriterium ist auch die Schwere einer Erkrankung. Diese kann beispielsweise durch das Sterberisiko einer Erkrankung (Letalität) bestimmt sein. Natürlich können auch andere Aspekte, z.B. ökonomische Auswirkungen, zur Bedeutung eines Problems beitragen.

Häufigkeit des Vorkommens

Zu vielen Erkrankungen bereitet die Gesundheitsberichterstattung des Bundes und der Länder Routinedaten für Berichtszwecke auf. Als Routinedaten werden beispielsweise die Daten von Krankenhäusern (Krankenhausdiagnosestatistik) oder des Medizinischen Dienstes der Krankenversicherung (Statistik der Pflege-Begutachtungen, Pflegestatistik) bezeichnet. Dabei stehen der Gesundheitsberichterstattung in der Regel nur aggregierte (nicht personenbezogene) Daten zur Verfügung.

Bei Übergewicht und Adipositas greift die Gesundheitsberichterstattung auf Daten aus den telefonischen Bundesgesundheitssurveys des Robert Koch-Instituts zurück. Die Daten liegen in unterschiedlicher Gliederungstiefe vor.

Nach den Daten des Gesundheitssurveys sind Frauen mit einem Anteil von 19,0% häufiger adipös (BMI $\geq$30 kg/m²) als Männer (17,1%). In beiden Gruppen steigt der Anteil der Adipösen mit zunehmendem Alter. Die Verbreitung von Übergewicht und Adipositas unterscheidet sich nicht nur nach Geschlecht und Alter, sondern auch nach räumlichen und sozialen Mustern. Während in den alten Bundesländern knapp 17% der Erwachsenen adipös sind, liegt der Anteil in den neuen Bundesländern bei über 23%. Personen mit einem niedrigen sozioökonomischen Status (23,5%) sind häufiger von Adipositas betroffen als Angehörige der mittleren (20,1%) und oberen Sozialschicht (13,5%). Menschen ohne Migrationshintergrund (16,6%) sind etwas weniger häufig adipös als Menschen mit Migrationshintergrund (18,2%) (Kohler/Ziese 2004).

Kosten

Experten schätzen die Kosten für durch Adipositas bedingte Erkrankungen auf etwa sechs Prozent der Ausgaben der Gesundheitssysteme in der europäischen Region der WHO (WHO 2007). Die ökonomische Bedeutung von Adipositas lässt sich durch epidemiologische Studien und die Routinestatistiken des Gesundheitswesens jedoch nur grob erschließen. Inwieweit ein Anstieg der Vorkommenshäufigkeit von Adipositas zu einer Ausweitung der Ausgaben führen wird, ist daher strittig.

Die folgenden Aussagen aus Kassensicht und anhand von Teilaspekten der Rentenversicherung stellen ein momentanes Schlaglicht ohne immanente Bewertung dar. Es existiert kein Schwellenwert, dessen Überschreitung signalisieren könnte, dass es sich aus ökonomischer Sicht um ein bedrohliches Problem handelt.

Bundesweit war im Jahr 1998 die Adipositas (ICD-10, E66) mit 5,9% (5,5% der Patienten, 6,4% der Patientinnen) über alle Altersgruppen der siebthäufigste Behandlungsgrund in der allgemeinärztlichen Praxis (aktuellere bundesweite Daten sind nicht verfügbar) (Kerek-Bodden et al. 2000).

1999 wurden insgesamt 8.461 Fälle (Fallstatistik), davon 6.413 weiblich und 2.048 männlich, mit der Diagnose Adipositas (ICD-10, E66) stationär im Krankenhaus behandelt. Die Behandlungen umfassten 81.487 Pflegetage. Die Statistik der Gesetzlichen Rentenversicherung zu abgeschlossenen Rehabilitationsleistungen wies für 1999 5.185 Maßnahmen, 2.329 für Frauen, 2.856 für Männer, aus. Die Zahlen sind relativ niedrig, was vor allem daran liegt, dass viele Rehabilitationsmaßnahmen unter den Diagnosen von Folgekrankheiten (z.B. Gelenkschäden) ausgewiesen werden (Benecke/Vogel 2005).

Die Daten zu den Kosten von Übergewicht zeigen, dass die Diskussion über Krankheitskosten in Deutschland immer wieder durch das Fehlen einer Art von Vollkostenrechnung erschwert wird. Empirische Daten zu den Behandlungsausgaben stellen deshalb immer nur Teilaspekte dar, z.B. aus der Sicht der Kassen und der Rentenversicherung. Vergleiche zwischen verschiedenen Krankheitsarten sowie deren ausgabenbezogenes Ranking sind wenig aussagekräftig, da methodisch und zeitlich oft nicht kompatibel. Eine gewisse Unschärfe ergibt sich auch durch die Zurechenbarkeit der Ausgaben zu Krankheiten. Übergewicht kann assoziiert sein mit Hypertonie und Diabetes. Eine Hypertoniebehandlung wird aber in der Ausgabenerfassung nicht unbedingt den Kosten von Übergewicht zugeordnet. Diese empirische Lücke versuchen Modellrechnungen zu schließen. Unterschiede in den Modellierungsansätzen und den ihnen inhärenten Annahmen machen Vergleiche zwischen verschiedenen Krankheitsarten ebenfalls problematisch.

Die Ergebnisse der Auswertungen zu Größe, Dringlichkeit und ökonomischen Folgen bilden die Grundlage für eine vergleichende Beurteilung mit anderen Problemen (für die die genannten Parameter ebenfalls vorliegen müssen) und dienen einer Prioritätensetzung. Die methodische und zeitliche Vergleichbarkeit ist hierfür eine wichtige Voraussetzung.

Äußeres Erscheinungsbild und Stigmatisierung

Übergewichtige gelten, so ein häufiges Vorurteil, als wenig durchsetzungsfähig und bequem. Eine repräsentative Befragung der deutschen Bevölkerung ergab, dass Vorurteile über übergewichtige und adipöse Menschen weit verbreitet sind. Fast jeder vierte Befragte äußerte abwertende Einstellungen wie „Dicke sind faul". Jeder zweite ist unsicher, ob solche Stereotype nicht vielleicht doch zutreffen und nur jeder Fünfte lehnt es ab, Übergewichtige pauschal negativ zu beurteilen. Etwa 85% der Befragten glauben, dass stark Übergewichtige im Wesentlichen selbst schuld an ihrem Los sind (Nachwuchsgruppe Adipositas, Universität Marburg 2007). Untersuchungen aus den USA zeigen, dass der soziale Aufstieg für Übergewichtige schwieriger ist als für Normalgewichtige. Sie verdienen weniger und ihre Heiratschancen sind deutlich schlechter (Benecke/Vogel 2005). Übergewichtige weiße Frauen verdienen bis zu 17% weniger als die vergleichbare Gruppe Normalgewichtiger (Cawley

2004; Finkelstein et al. 2003). Für Europa ergibt sich ein heterogenes Bild. Es lassen sich sowohl negative als auch positive Effekte von erhöhten BMI-Werten – Letzteres allerdings nur bei Männern – auf die Löhne nachweisen. Man nimmt an, dass sich hier möglicherweise verschiedene Effekte überlagern, z.B. Unterschiede und Eigenheiten der nationalen Arbeitsmärkte sowie kulturelle Bewertungen von Übergewicht. Für Deutschland lassen sich dagegen für beide Geschlechter nur inverse Zusammenhänge von Übergewicht und Löhnen zeigen (Garcia/Quintana-Domeque 2006).

Übergewicht und Adipositas sind über die sozialen Schichten unterschiedlich häufig verteilt. Die Gründe für die unterschiedliche Vorkommenshäufigkeit von Übergewicht/Adipositas in den sozialen Schichten liegen vermutlich sowohl im verfügbaren Einkommen als auch an dem negativen Image von Übergewicht/Adipositas in den höheren sozialen Schichten. Übergewicht und Adipositas werden in den oberen sozialen Schichten stärker abgelehnt und vor allem bei Frauen schneller sanktioniert. Dies mag dazu führen, dass mehr Aufwand für das Schlanksein betrieben wird. Menschen mit niedrigem sozioökonomischem Status geben, wegen des relativen Geldmangels, weniger Geld für Nahrungsmittel aus. Das bedeutet, dass mehr Nahrungsmittel (Konserven und Fertiggerichte) mit relativ hohem (verstecktem) Fett- und Kaloriengehalt gekauft werden (Benecke/Vogel 2005). Die in diesem Kapitel nur angerissenen gesundheitlichen, ökonomischen, soziokulturellen und ethischen Perspektiven werden in den folgenden Kapiteln, teils aus anderen Blickwinkeln, vertiefend dargestellt.

Literatur

Arbeitsgemeinschaft Adipositas im Kindes- und Jugendalter (AGA) (2009) „Therapie der Adipositas im Kindes- und Jugendalter". Evidenzbasierte Leitlinie der Arbeitsgemeinschaft Adipositas im Kindes- und Jugendalter (AGA) und der beteiligten medizinisch-wissenschaftlichen Fachgesellschaften, Berufsverbände und weiterer Organisationen. Version 2009.

Balkau B, Deanfield JE, Després JP et al. (2007) International Day for the Evaluation of Abdominal Obesity (IDEA): A Study of Waist Circumference, Cardiovascular Disease, and Diabetes Mellitus in 168.000 Primary Care Patients in 63 Countries. Circulation, 116: 1942-1951.

Benecke A, Vogel H (2005) Übergewicht und Adipositas. Gesundheitsberichterstattung des Bundes. Robert Koch-Institut in Zusammenarbeit mit dem Statistischen Bundesamt [Heft 16]. Berlin: Robert Koch-Institut.

Cawley J (2004) The impact of obesity on wages: Journal of Human Resources, 39: 451-474.

Cicuttini FM, Baker JR, Spector TD (1996) The association of obesity with osteoarthritis of the hand and knee in women: A twin study. The Journal of Rheumatology, 23: 1221-1224.

de Koning L, Merchant AT, Pogue J, Anand SS (2007) Waist circumference and waist-to-hip ratio as predictors of cardiovascular events: meta-regression analysis of prospective studies. Eur Heart J 28: 850-856.

Deutsche Gesellschaft für Arbeitsmedizin und Umweltmedizin (2005) Leitlinien - Messung des Fettgehaltes des menschlichen Körpers. http://www-dgaum.med. uni-rostock.de/leitlinien/fettgehalt.htm.

Finkelstein EA, Fiebelkorn IC, Wang GJ (2003) National medical spending attributable to overweight and obesity: How much, and who is paying? Health Affairs 22: W219-W226.

Flegal KM, Graubard BI, Williamson DF, Gail MH (2005) Excess deaths associated with underweight, overweight, and obesity: JAMA 293: 1861-1867.

Garcia J, Quintana-Domeque C (2006) Obesity, Employment and Wages in Europe. http://129.3.20.41/eps/lab/papers/0508/0508002.pdf.

Guh DP, Zhang W, Bansbackl N et al. (2009) The incidence of co-morbidities related to obesity and overweight: A systematic review and meta-analysis. BMC Public Health 9(88).

Hauner (2004) Übergewicht im Erwachsenenalter. In: Biesalski KH, Fürst P, Kasper H et al. (Hg.) Ernährungsmedizin. Nach dem Curriculum Ernährungsmedizin der Bundesärztekammer. Stuttgart: Thieme.

Helmert U, Schorb F (2007) Übergewicht und Adipositas: Fakten zur neuen deutschen Präventions-Debatte. Gesundheitsmonitor – Ein Newsletter der Bertelsmann Stiftung, Sonderausgabe: 1-16.

Kerek-Bodden H, Koch H, Brenner G, Flatten G (2000) Diagnosespektrum und Behandlungsaufwand des allgemeinärztlichen Patientenklientels – Ergebnisse des ADT-Panels des Zentralinstituts für die kassenärztliche Versorgung. Z ärztl Fortbild Qual sich 94: 21-30.

Kohler M, Ziese T (2004) Telefonischer Gesundheitssurvey des Robert Koch-Instituts zu chronischen Krankheiten und ihren Bedingungen, Deskriptiver Ergebnisbericht. Berlin: Robert Koch-Institut.

Lenz M, Richter T, Mühlhauser I (2009) Morbidität und Mortalität bei Übergewicht und Adipositas im Erwachsenenalter. Dtsch Arztebl Int 106: 641-649.

Liebermeister H (1995) Prognose der Adipositas, was hat sich geändert? Versicherungsmedizin 47: 17-23.

Mayntz R, Holm,K Hübner P (1972) Einführung in die Methoden der empirischen Soziologie. Opladen: Westdeutscher Verlag.

Nachwuchsforschergruppe Adipositas der Universität Marburg (2007) Stigmatisierung von Übergewicht ist ein unterschätztes Problem. Pressemitteilung http://www.uni-marburg.de/nfgadipositas/material/Stigmatisierung.

Nevill AM, Stewart AD, Olds T, Holder R (2006) Relationship between adiposity and body size reveals limitations of BMI. Am J Phys Anthropol 129: 151-156.

Powell A, Teichtahl AJ, Wluka AE, Cicuttini FM (2005) Obesity: a preventable risk factor for large joint osteoarthritis which may act through biomechanical factors. British Journal of Sports Medicine 39: 4-5.

Prospective Studies Collaboration (2009) Body-mass index and cause-specific mortality in 900.000 adults: collaborative analyses of 57 prospective studies. The Lancet 373: 1083-1096.

Robinson TN (1999) Reducing children's television viewing to prevent obesity: a randomized controlled trial: JAMA 282: 1561-1567.

Rothenbacher (2005) zitiert nach Donner S (2005) Rund und trotzdem gesund: Body-Mass-Index wird zu streng gehandhabt. Bild der Wissenschaft. http://www.wissenschaft.de/wissenschaft/hintergrund/255746.html?page=2.

Thorpe KE, Florence CS, Howard DH, Joski P (2004) The impact of obesity on rising medical spending. Health Aff (Millwood), Suppl. Web Exclusives: W4-W6.

WHO (1998) WHO report obesity. Preventing and managing the global epidemic. Report of a WHO consultation on obesity. Genf: WHO.

WHO Regionalbüro (2007) Die Herausforderung Adipositas und Strategien zu ihrer Bekämpfung in der Europäischen Region der WHO – Zusammenfassung. Kopenhagen.

Yusuf S, Hawken S, Ôunpuu S et al. (2005) Obesity and the risk of myocardial infarction in 27,000 participants from 52 countries: a case-control study. The Lancet 366: 1640-1649.

2.2 Wissenschaftliche Fragestellungen für Evidence-based Public Health

Helmut Wenzel

Bei jedem Public-Health-Problem sind beinahe unendlich viele Fragestellungen vorstellbar. Die Kunst besteht darin, diejenigen Aspekte zu identifizieren, die für die Lösung des Problems entscheidend sind, und daraus Fragen zu entwickeln, die wissenschaftlich bearbeitbar sind. Daraus ergibt sich, dass Stakeholder (zum Begriff s. Kap. 1.2) und Wissenschaftler zusammen kommen müssen, um gemeinsam Fragestellungen zu entwickeln, die diesen Anforderungen gerecht werden.

2.2.1 Notwendigkeit der Beschränkung: Priorisierung

Informationsbeschaffung, insbesondere wissenschaftliche, ist mit Kosten verbunden. Der Informationswert sollte daher höher als die Kosten sein. Limitierte Ressourcen machen es notwendig, sich auf das Wichtige und Machbare zu beschränken. Dies bedeutet, dass in der Auswahl der Fragestellungen Prioritäten definiert werden müssen. Dabei kann die Ausgangslage unterschiedlich sein. So können beispielsweise bereits Zielformulierungen durch die Stakeholder vorliegen, oder diese sollen erst erarbeitet werden. In die Priorisierung können beispielsweise eingehen:

– Die Größe des (spezifischen) Problems, das mit der Fragestellung untersucht werden soll (z.B. Krankheitslast, Stigmatisierung, Kosten).
– Die Dringlichkeit des jeweiligen Problems. Dieses Kriterium steht in Konkurrenz zu seiner Größe. Ein Einschreiten kann auch dann angezeigt sein, wenn die Dynamik einer Entwicklung zu nicht mehr umkehrbaren Effekten, mit erheblicher gesundheitlicher Auswirkung und Gefährdung einer Bevölkerung, führen kann.
– Das Ausmaß der Unwissenheit und der erwartete Beitrag, diese zu reduzieren.
– Der erwartete Nutzen, wenn die Frage beantwortet ist, d.h. der Beitrag zur Entscheidungsfindung und Beeinflussung einer Entwicklung.
– Der (finanzielle und zeitliche) Aufwand, der mit der Bearbeitung der Fragestellung verbunden ist.

Aus diesen orientierenden Kriterien können differenziertere Instrumente entwickelt werden. Das sollte nicht mit der Erwartung geschehen, einen Index entwerfen zu können, mit dem sich eine formale Priorisierung vornehmen lässt. Die Kriterien können aber die Diskussion systematisieren und transparent machen. Sie erlauben auch, dass ggf. gezielt nachjustiert wird: So kann beispielweise bei der Kombination „relevante Fragestellung – hoher Aufwand" versucht werden, den Aufwand zu reduzieren, anstatt die Fragestellung ganz zu verwerfen. Ein systematischer Review oder eine Sekundärdatenanalyse wird anstelle einer ursprünglich geplanten primären Daten-erhebung durchgeführt. Erkauft werden diese Änderungen möglicherweise mit einem geringeren Grad an Genauigkeit und/oder Verlässlichkeit. Diese dürfen nicht so weit abnehmen, dass am Ende das Ergebnis wertlos wird.

Gemeinsame Überlegungen zum erwarteten Nutzen können zu einer zielgenaueren Formulierung von Fragestellungen führen und dadurch die Effizienz erhöhen. Das gilt z.B. dann, wenn klar wird, dass bestimmte Maßnahmen nicht umgesetzt werden können.

2.2.2 Gesundheitsziele zur Formulierung von Fragestellungen

Auf die Priorisierung der Fragestellungen folgt die Formulierung von Zielen und deren Operationalisierung. Je nach der „Reife" des Prozesses wird man mit mehr oder weniger konkreten Zielformulierungen starten. Am Beispiel Übergewicht wird das besonders deutlich: Politisch motivierte Formeln wie „Deutschland muss abnehmen" sind abstrakt und in dieser Form zu unbestimmt und nicht handlungs-relevant. Bei dieser Formulierung bleibt offen, wer abnehmen soll. Sind es Personen mit einem BMI von 25-30 kg/m², die trotz Übergewichts möglicherweise eine erhöhte Lebenserwartung haben? Wie viel soll abgenommen werden, welche gesundheitlichen Effekte werden erwartet und wie sollen die gesundheitlichen Effekte gemessen werden? Auf dieser Formulierungsebene ist nicht klar, wie ein Erfolg gemessen werden soll. Geht es um die Verminderung des BMI im Durchschnitt der Bevölkerung in Deutschland oder um die Reduzierung der Prävalenz Übergewichtiger?

Operationale Gesundheitsziele sind dagegen präziser gefasst, besser zu konkretisieren und umzusetzen. Die Ziele können dabei aus unterschiedlichen Aspekten abgeleitet werden. Zum Beispiel kann ein Ziel lauten:

– Die Prävalenz von Diabetes bei Menschen mit Adipositas auf x% senken.
– Übergewichtige sollen nicht stigmatisiert werden.
– Die besonders hohen Werte von Adipositas sollen um x% vermindert werden, unter besonderer Berücksichtigung von Personen mit niedrigem sozioökonomischem Status, bei denen die Adipositasprävalenz besonders hoch ist.

Auf verschiedenen administrativen Ebenen existieren konkretere Gesundheitsziele, entsprechend der Vielzahl unterschiedlicher Akteure, die über Public-Health-Maßnahmen entscheiden oder solche Maßnahmen durchführen. In Deutschland wurde durch das Bundesministerium für Gesundheit und die Gesundheitsministerkonferenz der Kooperationsverbund zur Weiterentwicklung nationaler Gesundheitsziele initiiert. Darin sind rund 70 Akteure aus dem Gesundheitswesen organisiert (Gesellschaft für Versicherungswissenschaft und -gestaltung 2009). Gesundheitsziele werden nicht nur auf Bundes-, sondern auch auf Landebene formuliert. An einem Beispiel aus Nordrhein-Westfalen für den Zeitraum von 1995 bis 2005 soll die Zielformulierung verdeutlicht werden:

– Gesundheitsziel 1: „Bis zum Jahr 2005 sollen in Nordrhein-Westfalen die Neuerkrankungsrate und die Sterblichkeit aufgrund von Herz-Kreislaufkrankheiten bei Menschen unter 65 Jahren deutlich gefallen sein. Bei der Verbesserung der Lebensqualität aller Menschen, die an Herz-Kreislaufkrankheiten leiden, sollten Fortschritte erkennbar sein" (Ministerium für Arbeit, Gesundheit und Soziales NRW 1995).

– Konkretisierung durch Unterziele:
  – „Reduzierung von Rauchen, Bluthochdruck, Hypercholesterinämie, Übergewicht und sitzender Lebensweise,
  – Verbesserung der Früherkennung, Diagnostik und Behandlung von Herz-Kreislaufkrankheiten und

– Weiterentwicklung der psychischen und sozialen Rehabilitationsmöglichkeiten für Herz-Kreislauf-Patienten" (Ministerium für Arbeit, Gesundheit und Soziales NRW 1995).

– Evaluation und Erfolgsmessung:
Je nach Fragestellung kann für die Evaluation eine Kombination aus verschiedenen intermediären (Struktur- und Prozessgrößen) und finalen Ergebnisgrößen (outcomes) gewählt werden. Die Aussagekraft bezüglich einer erfolgreichen Intervention – im Sinne einer Auswirkung auf die Gesundheit – wird in der Änderung von Ergebnisgrößen (outcomes) gesehen. Intermediäre Variablen sind notwendige, aber nicht hinreichende Erfolgsmaße. Dennoch können Änderungen von Strukturen und Prozessen Ziele von Maßnahmen sein. Im Folgenden werden beispielhaft einige Kriterien genannt.

– Finale Messgrößen:
  – Die Sterblichkeit, z.B. vermeidbare Sterblichkeit, Sterblichkeit an Krankheiten des Kreislaufsystems, darunter ischämische Herzkrankheiten und Krankheiten des zerebrovaskulären Systems,
  – Neuerkrankungsraten, z.B. Inzidenz von Krankheiten des zerebrovaskulären Systems, stationäre Versorgung des Schlaganfalls, des Herzinfarktes, Hypertonie,

– Prozessgrößen:
  – Steigerung der Inanspruchnahme von Früherkennungsuntersuchungen von Herz-Kreislaufkrankheiten, Gesundheits-Check-Ups, Medizinische Rehabilitationsmaßnahmen,
  – Änderungen von Risiken, gemessen mittels Cholesterinspiegel und Blutdruck, Angaben über Raucher, Angaben über Bewegungsmangel (können unter Umständen auch als finale Größen betrachtet werden)
  (nach Ministerium für Arbeit, Gesundheit und Soziales NRW 1995).

2.2.3 Inhaltliche Auswahl der Fragestellungen

Durch den Abgleich zwischen Status und Zielen wird deutlich, in welchem Bereich besonderer Interventions-/Handlungsbedarf besteht. Dabei können gesundheitliche, aber auch ökonomische Aspekte im Vordergrund stehen.

Fragestellungen zu Übergewicht/Adipositas ergeben sich aus unterschiedlichen Perspektiven:

– *Gesundheitlich:* Was sind die Risikofaktoren; wie hoch ist das Risiko für Übergewichtige, Diabetes zu entwickeln; wie effektiv sind Maßnahmen zu gesunder Ernährung oder Bewegungsförderung und in diesem Zusammenhang, was ist eigentlich gesunde Ernährung (vgl. Kap. 3.1)?
– *Ökonomisch:* Welche Maßnahmen sind kosteneffektiv (vgl. Kap. 3.2)?
– *Ethisch:* Wie kann im Rahmen von Interventionen eine Stigmatisierung vermieden werden (vgl. Kap. 3.3)?
– *Soziokulturell:* Welche Gruppen sind besonders betroffen, mit welchen Maßnahmen werden welche Gruppen erreicht (vgl. Kap. 3.4)?
– *Rechtlich:* Ist eine nährwertbezogene Kennzeichnung (Ampel) von Lebensmitteln rechtlich umsetzbar (vgl. Kap. 3.5)?

2.2.4 Theoriebezug bei der Auswahl von Handlungsalternativen und Fragestellungen

Evidence-based Public Health wird von vielen Dimensionen bestimmt, auch von Werten, Interessen oder Ressourcen. Ein Aspekt, der bisher weniger hervorgehoben wurde, ist das Verhältnis von Evidence-based Public Health zu gesundheitlichen Theorien: Auch Evidence-based Public Health baut auf vorhandenen

Kausal- und Wirkmodellen auf. Auch hier gilt die Forderung, diese Theorien und Modelle an jeder Stelle des Prozesses transparent zu machen.

Im Folgenden soll am Beispiel von zwei unterschiedlichen Modellen zu Übergewicht, dem medizinischen und dem gesellschaftlichen Wirkmodell, gezeigt werden, welche Konsequenzen der Bezug auf das eine oder andere mit sich bringt.

Das medizinisch-physiologische Wirkmodell

Das klassische medizinisch-physiologische Wirkmodell des Übergewichts beruht auf dem Grundkonzept der Energiebilanz. Ist die zugeführte Energie größer bzw. kleiner als der Energieverbrauch, so nimmt das Individuum zu oder ab. Dieses Konzept wird seit den 1990er-Jahren zunehmend kritisiert. Einige Studien deuten darauf hin, dass Übergewichtige zum Teil weniger essen als Normalgewichtige. Allerdings konnte in diesen Studien nicht ausgeschlossen werden, dass die Angaben zu den Essgewohnheiten – im Sinne einer sozialen Erwünschtheit – zu einer Unterschätzung der Ergebnisse führten (George et al. 1989; Westenhöfer 1992).

Neben den Ernährungsgewohnheiten wird der Mangel an körperlicher Aktivität thematisiert. Janssen et al. (2005) untersuchten in einer Querschnittstudie die Daten von knapp 138.000 Jugendlichen im Alter von 10 bis 16 Jahren aus 34 Ländern. Verglichen mit normalgewichtigen Jugendlichen zeigten sich in den meisten Ländern bei den Übergewichtigen ein niedrigeres Aktivitätsniveau und ein höherer Fernsehkonsum. In 91% der untersuchten Länder nahmen übergewichtige Kinder weniger Süßigkeiten zu sich als normalgewichtige. Das Gewicht war nicht assoziiert mit dem Verzehr von Obst, Gemüse und zuckerhaltigen Getränken. Es fand sich auch kein Zusammenhang zwischen der Dauer der PC-Nutzung und dem Gewicht (Janssen et al. 2005). In einer randomisierten, kontrollierten Studie wurden in zwei öffentlichen Grundschulen der Einfluss des Fernsehkonsums auf das Gewicht, die Fettverteilung und die Fitness untersucht. Verglichen mit der Kontrollgruppe (erste Schule) hatte die Interventionsgruppe (zweite Schule) einen signifikanten Rückgang des BMI, der Hautdicke, des WHR und gleichzeitig einen signifikanten Rückgang an Fernsehkonsum zu verzeichnen. Es gab außerdem einen signifikanten Unterschied bei der Anzahl der vor dem Fernseher eingenommenen Mahlzeiten, aber keine signifikanten bei der kardiorespirativen Fitness (Robinson 1999). Drei mögliche Wirkmechanismen werden zur Entstehung des Übergewichts bei Jugendlichen angeführt, die im Wesentlichen auf dem klassischen medizinisch-physiologischen Modell beruhen: (1) Reduzierung körperlicher Aktivität, (2) erhöhte Kalorienzufuhr während des Fernsehens und (3) ein verminderter Ruheumsatz des Körpers (Robinson 2001).

Bei der Frage nach einer erblichen Komponente kommen Zwillings-, Adoptions- und Familienstudien zu unterschiedlichen Einschätzungen. So wird in Zwillingsstudien die Erblichkeit (Heritabilität) mit Werten zwischen 60 und 90% angesetzt. Adoptions- und Familienstudien kommen zu deutlich niedrigeren Schätzungen, die zwischen 20 und 70% liegen (Hebebrand 2008).

Das dem medizinisch-physiologischen Wirkmodell zugrundeliegende Paradigma greift jedoch offenbar zu kurz, denn inzwischen ist eine Vielzahl von Einflussgrößen auf die Energiebilanz bekannt (Abbildung 3), die ihrerseits miteinander vernetzt sein können. In ihrem Strategiepapier (WHO Regionalbüro 2007) verdeutlicht die WHO diese Vernetzung und erweitert das medizinisch-physiologische Wirkmodell durch das Hinzufügen von dem Bewegungs- und Ernährungsverhalten vorgelagerten Einflüssen. Diese kommen aus dem familiären Umfeld, dem Arbeits- und schulischen Bereich, der Verkehrs- und Städtepolitik, der Werbung und der Landwirtschaftspolitik. Auch die Bedingungen der Lebensmittelproduktion spielen eine wichtige Rolle (Abbildung 4).

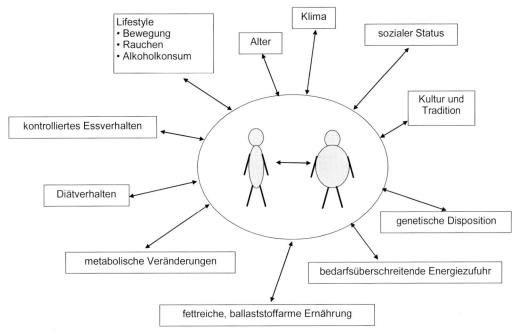

Abbildung 3: Multifaktorielle Einflüsse auf das Körpergewicht (Aletter 2002)
Mit freundlicher Genehmigung durch die Autorin.

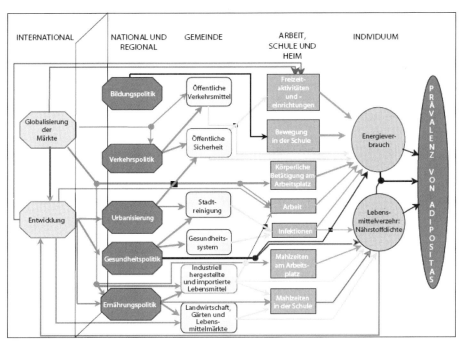

Abbildung 4: Gesellschaftliche Politik und Prozesse mit direktem und indirektem Einfluss auf die Prävalenz (WHO Regionalbüro 2007)
Mit freundlicher Genehmigung durch die WHO.

Das gesellschaftliche Wirkmodell

Im gesellschaftlichen Wirkmodell sind Übergewicht und Adipositas das Resultat eines vernetzten, komplexen Einflussmodells. Bei der Entstehung greifen individuelle Orientierungen, teilweise auch stark habitualisierte und schichtenspezifische Verhaltensmuster, sozioökonomische und -kulturelle Rahmenbedingungen ineinander. Das Ganze spielt sich vor dem Hintergrund eines strukturellen und kulturellen Wandels ab, der die gesamte Gesellschaft umfasst. Entstehung, künftige Entwicklungen und eventuelle Eingriffsmöglichkeiten lassen sich nur sinnvoll analysieren, wenn dieser Komplexität angemessen Rechnung getragen wird. Das WHO-Wirkmodell (Abbildung 4) bietet hierzu einen ersten Ansatz.

Mit dem Modell zeigt die WHO Einflussfaktoren und Prozesse auf, die dem individuellen Ernährungs- und Bewegungsverhalten vorgelagert sind. Das Modell unterscheidet fünf Segmente mit unterschiedlicher Distanz zum und erkennbarem Einfluss auf das Gewicht: das Individuum mit seiner spezifischen Energiebilanz, die Segmente „Arbeit, Schule und Heim", „Gemeinde", „nationale und regionale" und „internationale Faktoren". Das Segment „Arbeit, Schule und Heim" beschreibt die näheren Lebensumstände. Hier ist ein Einfluss auf die Gewichtsproblematik leicht nachzuvollziehen. Kommunale Charakteristika wie z.B. Verkehrs- und Städteplanungspolitik werden im dritten Segment angesprochen und in verschiedenen Prozessen mit dem zweiten Segment vernetzt. Das vierte Segment berücksichtigt nationale und regionale politische Konzepte wie z.B. Lebensmittel- und Landwirtschaftspolitik, welche Einfluss auf das dritte Segment ausüben. Schwerer zu fassen, aber nicht weniger wichtig, sind generelle gesellschaftliche Änderungen, welche sich aus der Globalisierung und wirtschaftlichen Weiterentwicklungen ergeben können.

Kumanyika et al. (2002) vertreten daher die Ansicht, dass wegen der Vielzahl von Faktoren und vernetzten Einflüssen der „freie Wille" bei der Ernährung und der Auswahl von Lebensmitteln infrage gestellt werden müsse. Weiter sei offensichtlich, dass in dieses Netz nicht eingegriffen werden könne, ohne dass auch andere als die intendierten Bereiche tangiert werden könnten (Kumanyika et al. 2002).

In Großbritannien ließ die Regierung in einer aufwendigen Systemanalyse die Möglichkeiten politischer und gesellschaftlicher Handlungsoptionen analysieren und Szenarien für Interventionen aufzeigen. Das dort verwendete gesellschaftliche Wirkmodell besteht aus 108 Variablen, welche als relevante Einflussfaktoren identifiziert wurden (ohne Abbildung). Diese Faktoren werden in acht thematische Untergruppen gegliedert: Individualpsychologie, Sozialpsychologie, individuelle Aktivitäten, Umgebungsvariablen für Aktivitäten, Ernährung, Nahrungsmittelherstellung, allgemeine Physiologie, Physiologie des Individuums (Butland et al. 2007). Die systemische Darstellung zeigt Verknüpfungen – positive, d.h. verstärkende und negative, d.h. abschwächende Rückkoppelungen – sowohl innerhalb als auch zwischen den Gruppen. Allerdings fehlen Hinweise auf die Zeitaspekte, d.h. wie schnell oder langsam diese Rückkoppelungsprozesse sind.

Fazit

Am Beispiel des Gesundheitsthemas Übergewicht wurde gezeigt, wie im Rahmen von EbPH die Entwicklung vom Gesundheitsproblem bis hin zur Formulierung der Fragestellung verlaufen kann. Punkte, welche besondere Beachtung verdienen, sind (1) Klarheit in der Fragestellung, (2) begriffliche Klarheit und klare, operationale Definition des Gesundheitsproblems und (3) effiziente Konzeption des Projektes. Bei der Analyse von Interventionsmöglichkeiten sind Einflüsse auf das Gewicht nicht primär nur im individuellen Ernährungs- und Bewegungsverhalten zu suchen. Die Liste der zu berücksichtigenden Einflussfaktoren muss auch um gesellschaftliche und globale Veränderungen ergänzt werden. Gesellschaftliche und politische Entscheidungen sowie Entscheidungsprozesse innerhalb von Organisationen und Institutionen und über verschiedene Einrichtungen hinweg beeinflussen das individuelle Ernährungs- und Bewegungsverhalten. Wegen dieser Komplexität kann sich eine Vielzahl von wichtigen Fragen ergeben, die nach wissenschaftlicher und finanzieller Machbarkeit priorisiert werden müssen. Es gilt dann, die Frage bzw. die Fragen auszuwählen, welche zur Problemlösung geeignet und finanziell machbar sind. Informationsbeschaffung, insbesondere wissenschaftliche, ist mit Kosten verbunden. Der Informationswert sollte daher höher als die Kosten sein.

Die methodische Vorgehensweise wird ausführlich im folgenden Teil 3 behandelt.

Literatur

Aletter J (2002) Evaluation eines Gruppenprogramms zur Gesundheitsberatung mit den Schwerpunkten Ernährung und Sport in kommerziellen Fitness-Studios. Dissertation, url:nbn:de:hebis:26-opus-10117.

Butland B, Jebb S, Kopelman P et al. (2007) Foresight Tackling Obesities: Future Choices – Project Report. Government Office for Science.

George V, Tremblay A, Despres JP et al. (1989) Evidence for the existence of small eaters and large eaters of similar fat-free mass and activity level. International Journal of Obesity 13: 43-53.

Gesellschaft für Versicherungswissenschaft und -gestaltung (2009) Nationale Gesundheitsziele.

Hebebrand J (2008) Adipositas: Eine komplexe, multifaktorielle Störung. In Hilbert A et al. (Hg.) Gewichtige Gene. Adipositas zwischen Prädisposition und Eigenverantwortung. Bern: Hans Huber.

Janssen I, Katzmarzyk PT, Boyce WF et al. (2005) Comparison of overweight and obesity prevalence in school-aged youth from 34 countries and their relationships with physical activity and dietary patterns. Obes Rev 6: 123-132.

Kumanyika S, Jeffery RW, Morabia A, Ritenbaugh C, Antipatis VJ (2002) Obesity prevention: the case for action. Int J Obes Relat Metab Disord 26: 425-436.

Ministerium für Arbeit, Gesundheit und Soziales NRW 1995 (1995) Zehn vorrangige Gesundheitsziele für NRW – Grundlagen für die nordrheinwestfälische Gesundheitspolitik.

Robinson TN (1999) Reducing children's television viewing to prevent obesity: a randomized controlled trial. JAMA 282: 1561-1567.

Robinson TN (2001) Television viewing and childhood obesity. Pediatr Clin North Am 48(4): 1017-1025.

Westenhöfer J (1992) Gezügeltes Essen und Störbarkeit des Essverhaltens. Göttingen: Hogrefe.

WHO Regionalbüro (2007) Die Herausforderung Adipositas und Strategien zu ihrer Bekämpfung in der Europäischen Region der WHO – Zusammenfassung. Kopenhagen.

Teil 3:
Methoden der Evidence-based Public Health

3.1 Epidemiologische Methoden in Evidence-based Public Health

Hajo Zeeb und Susanne Donath

3.1.1 Einleitung

Laien und Fachleute werden täglich mit neuen Meldungen der Medien zu den Themen Gesundheit, neue Erkrankungen und Risiken konfrontiert. Besonders präsent ist seit einigen Jahren die Darstellung von Übergewicht und Adipositas mit einhergehenden Folgeerkrankungen als gesellschaftliches Problem. In den Mittelpunkt des medialen und öffentlichen Interesses geriet dieser Zusammenhang einmal mehr im April 2007, als die „International Association for the Study of Obesity (IASO)" in einer Pressemeldung bekannt gab, dass die Deutschen die „dicksten Europäer" seien.

Während die Veröffentlichung bei einigen Akteuren erhebliche Aufregung auslöste, wurden auch Stimmen laut, die auf die limitierte Aussagekraft der Daten hinwiesen, welche die Grundlage der Pressemeldung bildeten. So wurde darauf hingewiesen, dass die Stichproben der verglichenen Länder hinsichtlich der Altersgruppen voneinander abwichen, die Daten aus unterschiedlichen Erhebungsjahren stammten und Ergebnisse einiger Länder auf direkten Messungen, aus anderen Ländern dagegen auf Befragungen beruhten. Schon hier wird deutlich, dass eine kritische Auseinandersetzung mit Medienmeldungen und die Hinterfragung der wissenschaftlichen Evidenz, auf der diese Meldungen beruhen, für eine sachgerechte Beurteilung von Public-Health-Zusammenhängen unerlässlich ist.

Fallbeispiel: Als Leistungserbringer sind Krankenkassen Akteure im Gesundheitssystem, die direkt von den Folgen eines sich verschlechternden Gesundheitsstatus ihrer Versicherten betroffen sind. Ausgehend von der beschriebenen Pressemeldung beauftragt eine Krankenkasse eine ihrer Mitarbeiterinnen, sich ein objektives Bild zur Thematik Übergewicht, Adipositas und Folgeerkrankungen zu machen und darauf aufbauend konkrete, für die Krankenkasse relevante Handlungsstrategien zu erarbeiten.

Trotz des medial vorherrschenden Konsenses der zunehmenden gesellschaftlichen Gesundheitsbelastung durch Übergewicht und Adipositas ist die Mitarbeiterin zunächst an einer orientierenden Antwort auf die grundsätzliche Frage interessiert: Gibt es überhaupt ein Problem? Und wenn ja, wie ist dieses zu definieren und einzuordnen? Die Einschätzung, welche Handlungsstrategien sinnvoll und kosteneffizient eingesetzt werden können, ist für die Mitarbeiterin gleichermaßen schwierig, wie sie für den gewünschten Erfolg einer späteren Intervention essenziell ist. Von Interesse ist für sie somit, wie die praxisrelevante Ermittlung von Evidenz als Grundlage für Public-Health-Maßnahmen gelingt.

3.1.2 Problemdefinition und -einordnung

Für die Verständigung über wissenschaftliche Erklärungen und Beschreibungen ist zunächst eine möglichst eindeutige und transparente Begriffsklärung notwendig. Im hier genutzten Beispiel ist z.B. die Definition von „Übergewicht" zentral.

Zu Beginn ihrer Recherche könnte die Krankenkassenmitarbeiterin auf eine Publikation mit dem Titel „Epidemiologie der Adipositas" (Munsch 2002) stoßen, in der Übergewicht als eine über das Normalmaß hinausgehende Erhöhung des Körpergewichts durch eine erhöhte Körperfettmasse beschrieben wird. Die Definition wirft die Frage auf, was hinsichtlich des Körpergewichts als „Normalmaß" bezeichnet wird. Die weitergehende Recherche ergibt, dass zur Erfassung des Körpergewichtsstatus aktuell zumeist der Body-Mass-Index (BMI) genutzt wird. Der BMI berechnet sich aus dem Körpergewicht [kg] dividiert durch das Quadrat der Körpergröße [m^2]. Da neben dem Körpergewichtsstatus auch der Fettverteilung im Hinblick auf verschiedene Risiken eine besondere Bedeutung zukommt (Hirani et al. 2008), werden zudem weitere Maße wie der Taillenumfang und der Quotient des Umfanges von Taille und Hüfte (Waist-to-Hip-Ratio, WHR) eingesetzt. Eine hüft- und extremitätenbetonte (periphere) Fettverteilung wird eher bei Frauen, eine bauchbetonte (viszerale) Erhöhung der Fettmasse dagegen bei Männern beobachtet. Dieses „männliche" Fettverteilungsmuster birgt z.B. ein höheres Risiko für die Entstehung von Störungen des Insulin- und Fettstoffwechsels (Weiss 2007).

Fallbeispiel: Weder Angaben zum BMI noch zu anderen Indikatoren finden sich in den Routinedaten der Versicherten. Die Mitarbeiterin berechnet daher zunächst ihren eigenen BMI: Bei einem Körpergewicht von 71 kg und einer Körpergröße von 1,65 m erhält sie einen Wert von 26,1 kg/m². Den Wert kann sie jedoch zunächst nicht einordnen, denn erst durch die Festlegung bestimmter Grenzen zwischen Normalgewicht oder Verteilungsmustern und entsprechenden Abweichungen können Zuschreibungen wie Übergewicht und Adipositas getroffen werden. Solche Festlegungen beruhen zumeist auf Experteneinschätzungen und konsensuellen Vereinbarungen von nationalen oder internationalen Fachgesellschaften. Das bedeutet nicht zwangsläufig, dass diese Festlegungen „evidenzbasiert" sein müssen. Für den BMI gelten laut Weltgesundheitsorganisation (WHO) bei Erwachsenen für beide Geschlechter Werte zwischen 18,5 und 24,9 kg/m^2 als Normalgewicht, von 25 bis 29,9 kg/m^2 als Übergewicht und Werte von 30 kg/m^2 und mehr als Fettleibigkeit (Adipositas). Bezüglich der WHR liegt für Frauen die Grenze einer abdominalen Adipositas bei >0,85 und für Männer bei >1,0 (vgl. auch Kapitel 2.1).

Mit einem BMI von 26,1 kg/m^2 ist die Krankenkassenmitarbeiterin nach den Kriterien der WHO übergewichtig. Wichtig für die Einschätzung der Bedeutung dieser Kategorisierung ist nun, wie BMI-Werte und Gesundheitsrisiken zusammenhängen. Es gilt also zu prüfen, welche Hinweise es für den Zusammenhang zwischen Übergewicht und Adipositas sowie Erkrankungen bzw. erhöhter Sterblichkeit gibt. Hierzu bietet sich an, zunächst orientierend die frei im Internet verfügbare Literaturdatenbank PubMed zu konsultieren, die wissenschaftliche Artikel vorwiegend aus medizinischen und naturwissenschaftlichen Fachgebieten dokumentiert und vom US-amerikanischen „National Center for Biotechnology Information" entwickelt wurde. Schon bei der ersten Sucheingabe (z.B. mit Suchbegriffen wie „obesity", „risk", „morbidity" und „mortality") wird klar, dass es zahlreiche und unterschiedlich angelegte Studien gibt, die sich mit dem Einfluss des Körpergewichts auf den Gesundheitsstatus des Menschen beschäftigen. Eine Reihe von Untersuchungen weist darauf hin, dass

Übergewicht und insbesondere Adipositas die Entstehung von Diabetes mellitus Typ 2, Bluthochdruck, Atherosklerose und Lipidstoffwechselstörungen begünstigen können (Mensink et al. 2005; Burke et al. 2008). Wie stark der Gesundheitsstatus aber wirklich vom BMI abhängt und wie die Sterblichkeit von einem über das Normalmaß hinausgehenden Körpergewicht beeinflusst wird, dazu ist die Datenlage jedoch nicht eindeutig. Einige groß angelegte Untersuchungen wie die „Nurses Health Study" (mit einer Untersuchungspopulation von mehr als 100.000 Frauen über 16 Jahren) oder die „Cancer Prevention Study I" der Amerikanischen Krebsgesellschaft (mit über 260.000 Teilnehmern im Alter ab 10 Jahren) zeigten ein Ansteigen der Mortalität bei Erwachsenen mit steigendem BMI über das normale Referenzgewicht (auch Menschen mit sehr niedrigen BMI-Werten hatten eine höhere Mortalität) (Manson et al. 1995; Stevens et al. 1998). Dieser Zusammenhang war andererseits im MONICA-Projekt, einer weltweiten Untersuchung zu Trends bei kardiovaskulären Erkrankungen, statistisch nicht auffällig (Schneider 2002). Die Daten des „National Health and Nutrition Examination Survey" (NHANES), der seit 1971 in den USA durchgeführt wird, weisen hinsichtlich der Mortalität sogar auf einen schützenden Effekt von moderatem Übergewicht (BMI 25-29,9 kg/m²) hin (Flegal et al. 2005). Lenz et al. (2009) kommen in ihrer Übersichtsarbeit, in die 27 Metaanalysen und 15 Kohortenanalysen einbezogen wurden, zu dem Schluss, dass die Gesamtmortalität bei Übergewicht (Body-Mass-Index 25 bis 29,9 kg/m²) im Vergleich zu Normalgewicht nicht erhöht ist. Bei hochgradiger Adipositas sind die Risiken jedoch meist deutlich erhöht.

Schon zur Beantwortung der Frage, ob Übergewicht ein Problem für die Gesundheit ist, also für die Problemdefinition und entsprechend auch für die Planung, Durchführung und abschließende Beurteilung von Interventionen, sind grundlegende Kenntnisse über epidemiologische Daten und der zugrunde liegenden epidemiologischen Studien notwendig. Für die Einschätzung der Aussagekraft von Ergebnissen der unterschiedlichen epidemiologischen Studientypen ist es insbesondere wichtig, über die jeweiligen Stärken und Limitationen der Studientypen informiert zu sein (mehr dazu im nächsten Abschnitt).

Epidemiologische Studien nutzen den BMI und andere Maßzahlen, um die Häufigkeit und die Verteilung von Übergewicht in der Bevölkerung zu beschreiben und um Erkenntnisse über die zeitliche Entwicklung der Zunahme des Körpergewichts in der Bevölkerung und deren Ursachen zu gewinnen. Mit derartigen Studien lassen sich auch die Zusammenhänge zwischen Körpergewicht und daraus folgenden Gesundheitsstörungen untersuchen oder der Erfolg von Gewichtsreduktionsprogrammen messen.

Je nach konkreter Fragestellung können epidemiologische Untersuchungen, die sich mit diesen Zusammenhängen beschäftigen, unterschiedliche Methoden und Maße zur Bestimmung des Übergewichts heranziehen sowie mit verschiedenen Studienansätzen arbeiten.

3.1.3 Epidemiologische Studientypen mit Fokus Problembeschreibung

Unterschiedliche Fragestellungen erfordern unterschiedliche Studientypen. Für die Zustandsbeschreibung im Sinne einer Momentaufnahme werden Querschnittstudien (Surveys), für eine erste Annäherung an Public-Health-Forschungsfragen in einigen Fällen sogenannte ökologische Studien genutzt.

Querschnittstudien/Surveys

Will eine Krankenkasse gezielte Programme zur Gewichtsreduktion bei ihren Mitgliedern einführen, so werden grundlegende Informationen zum Thema Übergewicht bei den Versicherten benötigt. Konkret werden Daten zur Häufigkeit von Übergewicht und Adipositas in verschiedenen Altersgruppen und aufgeschlüsselt nach Geschlecht gebraucht, um das Problem zu beschreiben und ggf. Basiswerte für die Bewertung durchgeführter Maßnahmen zu haben. Da aktuelle Daten zum BMI oder anderen Maßen aus den eigenen Krankenkassendaten zumeist nicht verfügbar sind, ist die Durchführung einer Querschnittsuntersuchung eine Option.

Bei Querschnittstudien werden alle einbezogenen Personen zu einem festen Messzeitpunkt oder während eines vorab bestimmten Messzeitraums in Hinsicht auf vorliegende Erkrankungen und auf Risikofaktoren (=Faktoren mit möglichem Einfluss auf die zu untersuchende Gesundheitsproblematik) untersucht. Da die Erfassung von möglichen Risikofaktoren (z.B. Übergewicht) und Erkrankungen (z.B. Diabetes) zeitlich parallel verläuft, sind Schlüsse der Art „Faktor A verursacht Erkrankung B" zumeist nicht möglich. Anders ausgedrückt: Mit Surveys erhobene Daten eignen sich in aller Regel nicht für die Untersuchung ursächlicher Zusammenhänge. Benötigt werden sie aber für die Ermittlung von Prävalenzen, die die Häufigkeit von Erkrankungen und den untersuchten Risikofaktoren beschreiben (z.B. Anteil der zum Untersuchungszeitpunkt übergewichtigen Personen einer Studienpopulation).

Wird von der eigenständigen Durchführung einer Querschnittstudie abgesehen, kann auf bevölkerungsbezogene Daten aus anderen Surveys zurückgegriffen werden, um zumindest die allgemeine Dimension des Problems zu erfassen. Als repräsentative Untersuchung (also den tatsächlichen Bevölkerungsaufbau nach Alter, Geschlecht und Wohnregion wiedergebend) werden diese in regelmäßigen Abständen vom Robert Koch-Institut (z.B. im Bundesgesundheitssurvey) durchgeführt.

Fallbeispiel: Der Mitarbeiterin stehen keine Mittel für die Durchführung einer Querschnittstudie unter Versicherten zur Verfügung. Für die Beschreibung des Problems Übergewicht und Adipositas nutzt sie daher repräsentative Daten für Deutschland. Laut

telefonischem Gesundheitssurvey des Robert Koch-Instituts (RKI) (Mensink et al. 2005) ist von einem Anteil von 67% Übergewichtigen bei Männern und 54% bei Frauen auszugehen. 17% der Männer und 20% der Frauen sind der Untersuchung zufolge adipös (BMI ≥30 kg/m²). Aufgrund der Angaben zum mittleren Alter von Männern und Frauen in diesem Survey und im Vergleich zum Alter der Versicherten kann sie zumindest in dieser Hinsicht von einer Übertragbarkeit der RKI-Angaben auf die Mitglieder der Krankenkasse ausgehen.

Ökologische Studien

Ökologische Studien sind zumeist einfach durchzuführen, da sie oft ohne eine eigene Datenerhebung auskommen. Bei diesen Untersuchungen werden keine individuellen personenbezogenen Daten ausgewertet; vielmehr werden zusammengefasste Informationen, z.B. Erkrankungsraten in einer Region, mit ebenso gruppierten Daten zu Risikofaktoren oder Interventionen in Beziehung gesetzt. Derartige Informationen sind oft als statistische Routinedaten vorhanden. Zum Beispiel könnte die Häufigkeit von Übergewicht in bestimmten Regionen mit der Anzahl von Sportvereinen pro Region in Beziehung gesetzt werden. Die sich aus derartigen Studien ergebenden Zusammenhänge müssen aber sehr vorsichtig interpretiert werden, weil auch viele andere Faktoren eine Rolle spielen können. Ökologische Studien sind daher allenfalls geeignet, um neue Hypothesen zu entwickeln. Verlässliche Aussagen über kausale Zusammenhänge lassen sich auf dieser Basis nicht treffen.

3.1.4 Studientypen mit Fokus Problemanalyse und Intervention

Im Anschluss an die Problemdefinition und Beschreibung des Ist-Zustandes stehen für die

Mitarbeiterin der Krankenkasse nun Fragen zur Effektivität von Interventionsmaßnahmen im Mittelpunkt. Eng verbunden damit ist die Frage nach bedeutsamen Risikofaktoren, an denen Programme möglicherweise ansetzen können. Für derartige Untersuchungen sind epidemiologische Fall-Kontroll-Studien und Kohortenstudien geeignet. Fall-Kontroll-Studien blicken von der Gegenwart in die Vergangenheit, von der Erkrankung auf zurückliegende Risikofaktoren. Kohortenstudien blicken in die Zukunft (prospektiv), also von den Risikofaktoren zur möglichen Erkrankung (oder einem anderem definierten gesundheitlichen Ereignis/Endpunkt). Als Variante ist es möglich, den Beginn einer Kohortenstudie in die Vergangenheit zu verlegen (retrospektive Kohortenstudie), sofern die erforderlichen Daten dokumentiert sind. Sowohl Fall-Kontroll-Studien als auch Kohortenstudien werden dazu genutzt, um Fragen der Art: „Welche Faktoren erhöhen oder vermindern das Risiko für bestimmte Erkrankungen?" zu beantworten. Für die Evaluation von Interventionen sind andererseits insbesondere randomisierte, kontrollierte Studien, aber auch beobachtende Kohortenstudien geeignet.

durchgeführt, wenn die zu untersuchende Erkrankung vergleichsweise selten ist. Erinnerungsfehler bei den Befragten (sog. Informationsfehler) und der Einfluss möglicher Störfaktoren (Confounder) gehören zu den wichtigsten methodischen Einschränkungen dieser Studien, da sie den tatsächlichen Zusammenhang zwischen Risikofaktor und Erkrankung größer oder kleiner erscheinen lassen können, als er tatsächlich ist.

Für die Programmplanung der Krankenkasse können z.B. Ergebnisse aus Fall-Kontroll-Studien von Interesse sein, die auf die Bedeutung von Übergewicht und anderen mit Übergewicht verbundenen Risikofaktoren für das Risiko eines Herzinfarktes hinweisen (Yusuf et al. 2004). Die in epidemiologischen Studien identifizierten Faktoren können dann auf ihre Eignung als Ziel für die primäre Prävention geprüft werden und so für die Ausgestaltung und spätere Bewertung des Interventionsprogramms von großer Bedeutung sein. Konkret könnte aus vorliegenden Studien die Reduzierung von Risikofaktoren als Ziel einer Interventionsmaßnahme abgeleitet werden. Als Konsequenz sollte die Häufigkeit neuer Herzinfarkte durch die Intervention sinken.

Fall-Kontroll-Studien

Bei einer Fall-Kontroll-Studie sind erkrankte Personen (Fälle) der Ausgangspunkt für die Untersuchung. Individuell erhobene Befragungsangaben zu Risikofaktoren oder medizinische Untersuchungsbefunde werden mit denjenigen von nicht erkrankten Personen (Kontrollen) verglichen. Dabei wird untersucht, ob und wie sich die Fälle hinsichtlich dieser Faktoren von den Kontrollen unterscheiden. Die Unterschiede zwischen Fällen und Kontrollen werden mit dem Chancenverhältnis Odds Ratio (OR: Quotient aus der Chance, dass ein Fall exponiert war zu der Chance, dass eine Kontrolle exponiert war) quantifiziert. In Fall-Kontroll-Studien können keine Neuerkrankungsraten (sog. Inzidenzraten) ermittelt werden. Diese Studien werden besonders dann

Kohortenstudien

Während Querschnittstudien wenig zur Aufdeckung von Krankheitsursachen beitragen und Fall-Kontroll-Studien keine Risikoverläufe über die Zeit nachzeichnen können, erlauben Kohortenstudien weitergehende Schlüsse. Zu Beginn einer Kohortenstudie werden Basisinformationen über die aus der Allgemeinbevölkerung oder bestimmten Gruppen rekrutierten Personen und ihre Risikofaktoren erhoben. Die Kohortenmitglieder werden dann über eine oft lange Zeit nachbeobachtet, wobei insbesondere von Interesse ist, ob und wann vorab definierte Endpunkte wie eine bestimmte Erkrankung oder Tod auftreten. Oft werden Angaben zu Risikofaktoren zunächst zu Studienbeginn und anschließend kontinuierlich oder in regelmäßigen Abständen erneut erhoben, sodass zeitliche Trends bei den Risikofaktoren ebenfalls erfasst werden können. In prospektiven (vom Jetzt in die Zukunft gerichteten) Kohortenstudien, durch die Effekte bestimmter Interventionen untersucht werden sollen, entspricht die Interventionsmaßnahme der „Exposition". Die Erfassung von Endpunkten wie neu auftretenden Krebs- oder Herz-Kreislauferkrankungen oder der Sterblichkeit an bestimmten Ursachen erfolgt über einen Abgleich mit (Krankheits-)Registern oder auf Basis der in Nachuntersuchungen erhobenen Informationen. Typische epidemiologische Maße aus Kohortenstudien sind Inzidenzraten (z.B. Anzahl der Neuerkrankungen in Bezug gesetzt zur Größe der Untersuchungspopulation im Untersuchungszeitraum) und relative Risiken (RR, Risikoquotient: Vergleich des Risikos der exponierten Gruppe mit der nicht exponierten Gruppe hinsichtlich des Auftretens einer Erkrankung). Kohortenstudien eignen sich besonders, wenn der zu untersuchende Endpunkt vergleichsweise häufig ist (im Gegensatz sind Fall-Kontroll-Studien bei seltenen Expositionen optimal). In der Praxis werden aber Kohortenstudien mittlerweile auch oft zur Untersuchung relativ seltener chronischer Erkrankungen eingesetzt. Hier müssen die Studien recht groß angelegt werden, um in annehmbarer Zeit aussagekräftige Ergebnisse erreichen zu können. Einschränkungen ergeben sich demgemäß aufgrund des notwendigen Studienumfangs und der langen Studiendauer. Zudem können Störfaktoren (Confounder) oft nicht umfassend ermittelt werden.

Fallbeispiel: Die Krankenkassenmitarbeiterin ist besonders an der Frage interessiert, ob ein Interventionsprogramm auch zur Verminderung der hohen Zahlen von Krebs- und Herz-Kreislauferkrankungen unter den Versicherten beitragen könnte. Ergebnisse großer Kohortenstudien mit langen Nachbeobachtungszeiträumen zeigen auf, dass es Zusammenhänge zwischen Übergewicht und einer Reihe von Krebsarten, insbesondere Darmtumoren (Moghaddam et al. 2007), gibt. Noch deutlicher sind die Zusammenhänge zwischen Übergewicht und dem Auftreten von Herz-Kreislauferkrankungen (van Dam et al. 2008).

Auch zur Klärung der Frage, welche Maßnahmen zur Gewichtsminderung bei Übergewichtigen beitragen können, liegen prospektive Kohortenstudien vor. Beispielsweise war in einer Gruppe von übergewichtigen Erwachsenen, die an einem Interventionsprogramm teilnahmen, regelmäßiges selbstständiges Wiegen mit Gewichtsabnahme assoziiert (Vanwormer et al. 2009). Die Mitarbeiterin nimmt sich vor, systematisch nach weiteren und qualitativ guten Informationen zu suchen, die die Wirksamkeit einzelner Maßnahmen genau beschreiben.

Randomisierte, kontrollierte Studien (RCTs)

Für die evidenzbasierte Bewertung der Wirksamkeit von Therapien und Interventionen werden randomisierte, kontrollierte Studien als besonders geeignet angesehen. Nach diesem Ansatz werden die infrage kommenden, oft einer sehr strengen Vorauswahl unterliegenden Studienpersonen nach dem Zufallsprinzip (randomisiert) entweder der Therapie- bzw. Interventionsgruppe oder einer Kontrollgruppe zugeordnet, ohne dass Untersucher und Untersuchte auf diese Zuteilung Einfluss nehmen können. Genau definierte Einschlusskriterien (z.B. bestimmte Altersgruppen, keine Begleiterkrankungen, keine Kontraindikationen gegen die Intervention oder die alternative Therapie) tragen dazu bei, dass die Studienpopulation möglichst einheitlich ist. Ein weiterer besonderer Designaspekt dieser Studien ist Möglichkeit der Verblindung (Studienteilnehmer und ggf. auch Untersuchungspersonal wissen nicht, wer welcher Intervention zugeteilt ist). Auch bei der Anwendung eines randomisierten Interventionsdesigns im Public-Health-Kontext kann eine Verblindung teilweise umsetzbar sein, wenn für die Studienteilnehmer der Unterschied zwischen „echter" und Kontrollintervention nicht offensichtlich ist. Randomisierung und Verblindung sollen sicherstellen, dass Unterschiede in den gemessenen Effekten allein auf die Unterschiede in Intervention oder Therapie zurückgehen, und nicht durch andere Faktoren hervorgerufen werden.

Bei der Wahl der Endpunkte spielen Kenntnisse über den üblichen Verlauf von Erkrankungen wie auch Hypothesen über die Beziehung zwischen Risikofaktor oder Intervention und Gesundheitsfolge eine Rolle. Diese Zielgrößen sollten für Patienten bzw. Studienteilnehmer hohe Relevanz besitzen (Fletcher/Fletcher 2007), denn diese Studien sind oft mit einem besonders hohen Aufwand verbunden. So können in einer sehr umfangreichen Studie eventuell minimale Gewichtsreduktionen infolge einer Intervention (z.B. Diätprogramm) statistisch nachweisbar sein, andererseits sind diese Gewichtsverluste weder für den Einzelnen mit erhöhtem Wohlbefinden noch für die Gruppe aller Betroffenen mit einer Verbesserung bei „harten" Endpunkten (niedrigere Sterblichkeit, selteneres Auftreten von Folgeerkrankungen) verbunden.

RCTs werden im Rahmen der Evidenzbasierten Medizin als Untersuchungen mit sehr hohem Evidenzlevel angesehen. Die Studien gelten – sofern qualitativ hochwertig durchgeführt – als sehr valide hinsichtlich der untersuchten Gruppe und Situation (interne Validität). Die externe Validität, also die Übertragbarkeit auf normale Umstände außerhalb von Studien, ist für RCTs ebenso wie für andere Arten von epidemiologischen Studien jeweils zu prüfen, da sich Studien- und Alltagsbedingungen deutlich unterscheiden können.

Für Public-Health-Fragestellungen, etwa zu Interventionen auf Bevölkerungsebene, bietet sich anstatt der Randomisierung von Einzelpersonen der methodische Ansatz der Randomisierung von Gruppen an. Hierbei werden ganze Hospitäler, Arztpraxen, Kindergärten oder Gemeinden als Einheit verstanden und zufällig der Intervention oder der entsprechenden Vergleichsmaßnahme zugeteilt. Dieses Vorgehen wird auch als Clusterrandomisierung bezeichnet und kann Vorteile wie Praktikabilität

und verbesserte Akzeptanz der jeweiligen Maßnahme in der Gruppe (Compliance) mit sich bringen (Donner/Klar 2004). Ein Nachteil ist, dass aus statistischen Gründen im Vergleich zu Studien mit Einzelpersonen mehr Personen eingeschlossen werden müssen, da weniger Untersuchungseinheiten zur Verfügung stehen. Es stellen sich hier auch besondere Fragen bezüglich der informierten Einwilligung zur Studienteilnahme. Besonders für Public-Health-Interventionen, die auf die Gemeindeebene abzielen, wie der Einsatz von Massenmedien zur verbesserten Gesundheitsinformation sind clusterrandomisierte Designs aber oft gut geeignet.

Fallbeispiel: Die Krankenkassenmitarbeiterin sucht in der Literaturdatenbank nach RCTs, die sich mit der Wirkung regelmäßiger körperlicher Aktivität auf die Gewichtsreduktion und das Auftreten von Herz-Kreislauferkrankungen bei Übergewichtigen beschäftigen. Sie findet eine Reihe von Kurzbeschreibungen zu randomisierten, kontrollierten Studien, die sehr gezielt einzelne Interventionen und Endpunkte untersuchen. Ihr gelingt es allerdings in der begrenzt zur Verfügung stehenden Zeit nicht, einen sinnvollen Überblick über die Ergebnisse zu bekommen. Sie geht daher einem Hinweis auf systematische Übersichtsarbeiten nach, in denen alle Studien zu dem sie interessierenden Thema ermittelt und ausgewertet werden (siehe 3.1.6).

Beobachtungsstudien und randomisierte, kontrollierte Studien im Vergleich

Wenn nun randomisierte, kontrollierte Studien die beste Gewähr für die Güte und Richtigkeit der Ergebnisse bieten, welche Bedeutung haben dann Beobachtungsstudien wie die erwähnten Kohorten- und Fall-Kontroll-Studien? Die Randomisierung und andere Eigenschaften der RCTs erlauben bei sachgemäßer Durch-

Tabelle 1: Verschiedene Studientypen mit Bedeutung für EbPH

Untersuchungsfokus	Studientyp	Konzeptionelle Ausrichtung	Typische Maßzahlen
Art und Ausmaß des Problems Orientierung zu möglichen Ursachen	Querschnittstudie	Beschreibend	Prävalenzen (Häufigkeiten)
	Ökologische Studie	Beschreibend, hypothesengenerierend	Korrelationen auf Gruppenniveau
Genaue Problemanalyse, Ursachen, Intervention	Fall-Kontroll-Studie	Kausale Zusammenhänge	Chancenverhältnis (Odds Ratio, OR)
	Kohortenstudie	Kausale Zusammenhänge zeitliche Verläufe, Wirksamkeit von Interventionen	Inzidenzen, Relative Risiken (RR)
	Randomisierte, kontrollierte Studie	Wirksamkeit von Interventionen	Hazard Ratio (HR), Relative Risiken (RR)

führung und Auswertung, Ergebnisunterschiede zwischen den Studiengruppen direkt mit der durchgeführten Intervention oder Therapie zu erklären. Dies ist u.a deshalb möglich, da mit der zufälligen Zuteilung zur Interventions- oder Kontrollgruppe bekannte, aber auch unbekannte Störgrößen gleichmäßig in den Gruppen verteilt sind und damit keinen Einfluss auf das Ergebnis haben. Erstmalig wurde dieses Studiendesign 1947 zum Wirksamkeitsnachweis eines Tuberkulosemedikamentes angewandt, und bis heute werden RCTs vor allem zum Wirksamkeitsnachweis neuer Medikamente bzw. nichtmedikamentöser Interventionen in der Medizin eingesetzt (Concato et al. 2000). Für die Untersuchung des Einflusses von Lebensstilfaktoren wie Übergewicht, Rauchen oder körperlicher Aktivität auf das Risiko von Erkrankungen stellen RCTs zumeist aber kein geeignetes Studiendesign da. Dies gilt auch für weitere typische Problemstellungen von Public Health. Nur in manchen Fällen ist es möglich, Einzelpersonen, individuelle Risikofaktoren oder Public-Health-Interventionen zufällig zuzuordnen und dann unter den strengen methodischen Anforderungen eines RCT zu untersuchen. Im Forschungs- und Praxisfeld der Public Health werden Informationen darüber benötigt, wie Menschen in ihrem Alltag leben, ob und welche Gesundheitsrisiken mit Expositionen unter üblichen Lebensbedingungen verbunden sind und wie unter diesen Bedingungen Interventionen durchführbar sind

und wirken. Zur Untersuchung dieser Art von Fragen eignen sich in der Regel eher Beobachtungsstudien, deren Untersuchungsgegenstand Menschen unter normalen Lebensbedingungen sind. Eine große Bedeutung kommt diesen Studien insbesondere im Hinblick auf die Neuentdeckung bislang unbekannter Zusammenhänge zu. Während in RCTs die zu untersuchenden Zusammenhänge a priori klar definiert sind, bieten Beobachtungsstudien die Möglichkeit, eine Vielzahl von Informationen außerhalb der klinischen Untersuchungsumgebung von den teilnehmenden Personen zu erfassen und auszuwerten. Viele in RCTs untersuchte Fragestellungen gehen somit auf Hinweise für Zusammenhänge zurück, die erstmalig in Beobachtungsstudien beschrieben wurden (Vandenbroucke 2008).

Den Vorteilen bei der Praxisorientierung stehen jedoch auch Nachteile dieser epidemiologischen Studientypen entgegen. Da die Forscher bei Beobachtungsstudien kaum Einfluss auf die Verteilung bestimmter, zunächst nicht absehbarer Expositionen oder gesundheitsrelevanter Faktoren in den untersuchten Gruppen haben, können Störfaktoren (Confounder) im Gegensatz zu RCTs und systematische Fehler (Bias), die alle Studientypen betreffen – etwa die regelmäßig zu niedrige Angabe des Körpergewichts bei Befragungen von übergewichtigen Personen – die Ergebnisse beeinflussen. Diese Fehlerquellen erschweren die Planung, Durchführung und Interpretation von Beobachtungsstudien. Sofern Problemstellung und Rahmenbedingungen es erlauben, sind randomisierte Interventionsstudien daher auch in der Public-Health-Forschung einsetzbar; inwieweit sie den Beobachtungsstudien tatsächlich überlegen sind, ist nicht endgültig geklärt und von der zu untersuchenden Sachfrage abhängig (Concato et al. 2000).

3.1.5 Bewertung der Qualität von Studien

Für die Bewertung der Qualität von Studien ist ein strukturiertes Vorgehen empfehlenswert. Allerdings ergeben sich schon allein bei der Frage, was der Begriff „Qualität" in Bezug auf wissenschaftliche Studien bedeutet, nicht unerhebliche Meinungsverschiedenheiten. Viele Wissenschaftler haben hierzu und zur konkreten Vorgehensweise bei der Qualitätsbeurteilung Vorschläge gemacht, die von einfachen Checklisten bis zu komplizierten Skalen reichen. Auch für die Thematik Qualitätsbewertung spielt das jeweilige Studiendesign sowie die zu bearbeitende inhaltliche Fragestellung eine herausragende Rolle, denn zur Beurteilung randomisierter, kontrollierter Studien und nicht-randomisierter Beobachtungsstudien können nicht ohne weiteres identische Kriterien angewendet werden. Ähnliches gilt für die Qualitätsbewertung von systematischen Übersichtsarbeiten.

Die Cochrane Collaboration (Näheres s. S. 79f.) empfiehlt, sich bei der Qualitätsbewertung von folgenden Fragen leiten zu lassen:

- War die Studie randomisiert? Wurde die verdeckte Zuweisung der Intervention adäquat durchgeführt? (Selektionsverzerrung)
- Waren Teilnehmer und Untersucher in Hinsicht auf die zugewiesene Intervention verblindet? Gab es weitere Interventionen? (Verzerrung aufgrund der Durchführung)
- Wurden alle randomisierten Patienten auch in der Analyse berücksichtigt? Wurden ausscheidende Studienteilnehmer beschrieben? (Verzerrung durch Ausfälle)

- Wurde die Untersuchung auf Endpunkte ohne Kenntnis der Interventionszuteilung (verblindet) durchgeführt? (Verzerrung bei der Endpunktfeststellung)
- War die statistische Analyse angemessen?

Neben diesen Punkten, die sich auf die Gültigkeit der Studienergebnisse (Validität) beziehen, werden zudem noch Aspekte wie die Größe (Relevanz) und Genauigkeit (Präzision) des festgestellten Effektes sowie die Übertragbarkeit und Anwendbarkeit der Studienergebnisse berücksichtigt (s. auch www.cochrane.de).

Offensichtlich ist nur ein Teil der genannten Leitfragen und Kriterien für Beobachtungsstudien zweckmäßig, in denen eine Randomisierung oder Verblindung nicht vorgenommen werden kann. Gerade für Public-Health-Fragestellungen steht aber oftmals nur Evidenz aus nicht-randomisierten Interventions- oder sonstigen Beobachtungsstudien zur Verfügung. Deeks et al. (2003) beschreiben insgesamt 193 verschiedene Checklisten und Skalen für die Qualitätsbewertung nicht-randomisierter Studien, von denen viele auch für Beobachtungsstudien ohne Intervention anwendbar sein dürften. Diese Vielzahl von Bewertungswerkzeugen weist darauf hin, dass es noch keinen einheitlichen Maßstab für die Qualitätsbewertung von Beobachtungsstudien gibt. Allerdings lassen sich – in Anlehnung an die o.g. Punkte – einige Kernaspekte der Studienqualität definieren, die in entsprechende Bewertungen eingehen sollten. Sanderson et al. (2007) finden als zentrale und von vielen veröffentlichten Bewertungswerkzeugen behandelte Qualitätsaspekte vor allem die Auswahl der Studienteilnehmer, studien- und designspezifische Verzerrungsquellen, eine angemessene statistische Analyse sowie die Kontrolle von Confounding. Nur sehr wenige vorhandene Werkzeuge beinhalteten hingegen als Qualitätsmerkmal eine Aussage zu möglichen Interessenkonflikten der Autoren der Einzelstudien. Klar favorisiert werden einfache beschreibende Checklisten gegenüber Skalen, die auf eine numerische Bewertung von Studien z.B. mittels eines Summenscores hinauslaufen. Derartige

Skalen enthalten oft Gewichtungen, die nicht gut begründbar oder schlichtweg unangemessen sind.

Fallbeispiel: Die WHO verweist in ihrem Handbuch für die Leitlinienentwicklung auf eine als Newcastle-Ottawa Skala bekannt gewordene Checkliste. Diese liegt in Versionen für Kohortenstudien und für Fall-Kontroll-Studien vor. Das Manual für diese Checkliste erläutert im Detail und je nach Studientyp, welche Aspekte in Bezug auf die Auswahl und Definition von Studienpersonen, auf die Vergleichbarkeit und auf die Expositionserfassung bzw. bei Kohortenstudien in Bezug auf die Endpunktuntersuchung zu beachten sind. Für die zufriedenstellende Erfüllung des jeweiligen Kriteriums wird ein Stern vergeben. Vergleichbare Checklisten für einzelne Studientypen, allerdings mit einem deutlich höheren Detailgrad, werden auch von dem Scottish Intercollegiate Guidelines Network (SIGN) angeboten. Die Anwendung wird durch eine gute Dokumentation im Internet unterstützt. Für die Krankenkassenmitarbeiterin, die bei der Durchsicht der Cochrane-Reviews auf den Aspekt der Qualitätsbewertung von Studien zu den verschiedenen Interventionen bei Übergewicht aufmerksam wurde, erhöht ein Besuch der o.g. Webseiten die Transparenz darüber, wie die Studienbewertung konkret durchgeführt werden kann.

Eine große Rolle spielt die Qualitätsbewertung von Studien und die Einschätzung der Evidenzgüte schließlich für die Entwicklung von Leitlinien in der Medizin und in Public Health. Die internationale „Grading of Recommendations Assessment, Development and Evaluation" (GRADE) Arbeitsgruppe hat hierzu seit einigen Jahren umfangreiche Materialien entwickelt (www. gradeworkinggroup.org). Im GRADE-System wird die Qualität der vorhandenen Evidenz als hoch, moderat, niedrig oder sehr niedrig klassifiziert. Hohe Qualität bedeutet hier, dass zukünftige Forschung das Vertrauen in die vorhandenen Ergebnisse mit hoher Wahrscheinlichkeit nicht ändern wird. Für die Einordnung spielt – anders als in sonstigen Bewertungssystemen – das Studiendesign eine etwas weniger bedeutsame Rolle. Im GRADE-System werden zwar RCTs zunächst höher eingestuft als z.B. Kohortenstudien, allerdings können methodische Einschränkungen und inkonsistente oder ungenaue Ergebnisse zu einer Abstufung des Evidenzlevels führen. Entsprechend erfolgt bei gut bewerteten Beobachtungsstudien eine Aufwertung des Evidenzniveaus (Guyatt et al. 2008).

3.1.6 Systematische Übersichtsarbeiten

Allein in den Bereichen Medizin und Public Health werden jedes Jahr über zwei Millionen neue Zeitschriftenartikel veröffentlicht. Über medizinische Online-Datenbanken kann auf einen großen Teil dieser Publikationen zugegriffen werden. So ergibt eine Datenbankanfrage etwa zum Suchbegriff „Obesity" schon heute weit über 100.000 Treffer. Ein Überblick über spezifische Problemstellungen kann daher in der Regel nicht mit Durchsicht von Einzelartikeln erreicht werden.

Die Uneinheitlichkeit (Heterogenität) bei Studienansatz, Durchführung und Auswertung von Studien zu ähnlichen Forschungsfragestellungen sowie geringe Fallzahlen erschweren zudem die Beurteilung von Evidenz auf der Grundlage von Einzeluntersuchungen (Blettner/Schlattmann 2005). Zur Entscheidungsfindung für oder gegen eine mögliche Therapie oder andere Interventionen werden daher Übersichtsarbeiten herangezogen, die Ergebnisse einzelner Primärstudien zu einer spezifischen Fragestellung zusammenfassen.

Dabei sind herkömmliche Übersichtsarbeiten von systematischen Übersichtsarbeiten deutlich zu unterscheiden. Herkömmliche (auch narrativ oder traditionell genannte) Übersichtsarbeiten fassen zwar auch mehrere Studien zusammen, verzichten aber weitgehend auf eine systematische Auswahl und Qualitätsbewertung der Studien. Auswahl und Qualität der einbezogenen Primärstudien haben aber großen Einfluss auf das Ergebnis solcher Übersichtsarbeiten (Antes et al. 1999). Systematische Reviews zeichnen sich daher durch ein umfassendes Studienprotokoll aus, in dem Ergebnisparameter, Ein- und Ausschlusskriterien, Recherchestrategien, Kriterien zur Qualitätsbewertung sowie die Analysestrategien der Ergebnisse genau beschrieben sind.

Das Ergebnis der meisten systematischen Übersichtsarbeiten in Public Health ist eine eher beschreibende Zusammenfassung der Primärdaten. Wenn die Heterogenität zwischen den Studien nicht zu groß ist, kann auch mit statistischen Methoden eine zusammenfassende quantitative Auswertung der einbezogenen Studien durchgeführt werden. Systematische Reviews mit Berechnungen eines gemeinsamen Risiko- oder Effektmaßes werden Metaanalysen genannt. Dabei werden Analysen auf der Basis von Ergebnisdaten aus den Veröffentlichungen von solchen Auswertungen unterschieden, bei denen aus jeder in die gemeinsame Analyse einbezogenen Studie die Original-Studiendaten zur Verfügung stehen, die dafür von den Autoren der Einzelstudien angefordert werden müssen (Leonhart/Maurischat 2004). Das Ziel der statistischen Analysen ist die Berechnung eines möglichst unverzerrten und präzisen Effektschätzers, beispielsweise des gemeinsamen („gepoolten") relativen Risikos (RR). Nicht immer ist es jedoch zulässig und sinnvoll, einen gemeinsamen Schätzer zu berechnen. Dies gilt insbesondere, wenn die Uneinheitlichkeit der Einzelstudien dem entgegensteht (Ziegler et al. 2007). Eine sehr hilfreiche Quelle zu Durchführung und methodischen Aspekten systematischer Reviews im Gesundheitswesen ist das Lehrbuch von Egger et al. (2004).

Weltweit stellt eine Reihe von Organisationen und Initiativen relevante Informationen für die Entscheidungsfindung im Gesundheitswesen auf der Basis systematischer Übersichten zusammen. Eine der bekanntesten Einrich-

tungen in diesem Bereich ist die Cochrane Collaboration. Dieses Netzwerk von Wissenschaftlern erstellt und aktualisiert systematische Reviews, und macht diese in der Cochrane Library zugänglich. Ein Fokus der Arbeit der Cochrane Collaboration liegt auf der systematischen Beurteilung von medizinischen Therapien. In der jüngeren Vergangenheit wurden aber auch zunehmend weiter gefasste Fragestellungen bearbeitet. Die Cochrane Public Health Review Group (www.ph.cochrane.org) erstellt und publiziert beispielsweise Reviews zum Themenbereich „Effektivität populationsbasierter Public-Health-Interventionen". Cochrane Reviews werden in der aktualisierten Cochrane Library vierteljährlich veröffentlicht und sind mittels Online-Zugang oder als CD-ROM verfügbar (Antes et al. 1999).

Systematische Evidenzbeurteilungen sollten heutzutage auch das grundlegende Instrument für die Erstellung von Leitlinien im Gesundheitswesen sein. Die Arbeitsgemeinschaft der Wissenschaftlichen Medizinischen Fachgesellschaften (AWMF) koordiniert in Deutschland die Entwicklung solcher Leitlinien. „Die ‚Leitlinien' der wissenschaftlichen medizinischen Fachgesellschaften sind systematisch entwickelte Hilfen für Ärzte zur Entscheidungsfindung in spezifischen Situationen" (AWMF 2008). Ebenso ist die systematische Literaturrecherche und Evidenzbeurteilung ein zentraler Ansatzpunkt von Arbeiten zum Health Technology Assessment (HTA).

Fallbeispiel: Nach ihren verschiedenen Recherchen zur Einordnung des Problems, wichtigen Einflussfaktoren und Ansätzen der Problemlösung konzentriert sich die Krankenkassenmitarbeiterin nun auf die Frage, ob Interventionsprogramme zur Gewichtsreduktion tatsächlich nachweisbaren Nutzen haben können. Dies ist insbesondere mit Blick auf die personellen, organisatorischen und strukturellen Kosten eines derartigen Programms für die Krankenkasse eine entscheidende Frage. Die Vorrecherchen haben die Mitarbeiterin zur Cochrane Library als Informationsbasis ge-

Box 4: Internationale Anbieter von Datenbanken systematischer Reviews für Entscheidungsträger im Gesundheitssystem (Auswahl)

Cochrane Collaboration: www.cochrane.org
Health-evidence.ca   http://www.health-evidence.ca
Evidence for Policy and Practice Information and Co-   http://eppi.ioe.ac.uk/cms
ordinating Centre (EPPI-Centre)
The Guide to Community Preventive Services   http://www.thecommunityguide.org
National Institute for Health and Clinical Excellence   http://www.nice.org.uk
Effective Public Health Practice Project (EPHPP)   http://www.myhamilton.ca/myhamilton/CityandGovernment/
                                                           HealthandSocialServices/Research/EPHPP
Centre for Reviews and Dissemination   http://www.york.ac.uk/inst/crd
The Campbell Collaboration   http://www.campbellcollaboration.org

führt. Eine Datenbankabfrage mit den Begriffen „Exercise" und „Obesity" ergibt zunächst 14 Treffer (Stand: September 2009). Ein Review mit dem Titel „Exercise for overweight or obesity" fasst dabei die Ergebnisse aus Studien zur interessierenden Fragestellung zusammen. In das Review wurden 43 randomisierte, kontrollierte Studien mit insgesamt 3.476 Teilnehmern einbezogen, die die Gewichtsreduktion aufgrund der Erhöhung der körperlichen Aktivität durch die Ausübung mindestens einer Sportart untersuchten (Shaw et al. 2006). Die Ergebnisse zeigen zunächst nur einen geringen Zusammenhang zwischen sportlicher Aktivität und einer Gewichtsreduktion der Teilnehmer. Die zusätzliche Durchführung diätetischer Maßnahmen sowie eine Steigerung der sportlichen Betätigung führen zu einer Stärkung dieses Zusammenhangs. Neben der Gewichtsreduktion konnte eine statistisch signifikante Senkung von Blutfetten, Blutdruck und Nüchtern-Blutglucosespiegel durch körperliche Aktivität bei Teilnehmern nachgewiesen werden.

Dreizehn weitere Arbeiten untersuchen die Thematik im Zusammenhang mit anderen Therapien (z.B. Psychotherapie) oder für verschiedene Zielgruppen (z.B. Kinder). Zur Beurteilung der Effektivität anderer Interventionsmaßnahmen kann darüber hinaus anhand der Cochrane-Datenbank eine weitere Abfrage ohne Vorgabe der Intervention durchgeführt werden. Der Suchbegriff „Obesity" führt zu 42 Reviews, die neben körperlicher Aktivität die Wirksamkeit verschiedener Restriktionsdiäten, phar-

makologischer Substanzen und chirurgischer Eingriffe aus zahlreichen Studien zusammenfassend darstellen. Im Fazit kommen viele der Reviews zu dem Ergebnis, dass sich keine bzw. keine statistisch signifikanten Effekte der jeweils untersuchten Interventionen aufzeigen lassen. Einschränkungen der Studienqualität der einbezogenen Studien werden deutlich (Braun 2007). Die Verantwortlichen der Krankenkasse haben nunmehr eine gute Evidenzbasis, um die verschiedenen Interventionsmöglichkeiten zu beurteilen und je nach Zielsetzung und Ressourcen zu etablieren, in den Leistungskatalog aufzunehmen oder auch wegen fehlender Evidenz zu streichen.

3.1.7 Fazit

Für Entscheidungen im Gesundheitswesen – diskutiert am Beispiel der Planung eines Interventionsprogramms zu Übergewicht und Adipositas – spielt eine Vielzahl von Erkenntnissen und Interessenlagen eine Rolle. Das Modell von Evidence-based Public Health (Kap. 1.2) fasst diese im Überblick zusammen. Die von Fachleuten sorgfältig erarbeitete und überprüfbare Evidenz hinsichtlich der gesundheitlichen Aspekte sollte jedoch die grundlegende Diskussionsbasis aller Akteure für die Entscheidungsfindung sein. Diese Evidenzgrundlage umfasst Daten zur Beschreibung der Situation wie auch wissenschaftlich möglichst hochwertige, dabei aber dem Problem angemessene Untersuchungen zu Problemlösungsansätzen. Das wichtigste Instrument für Evidence-based Public Health sind dabei systematische Übersichtsarbeiten zu medizinischen und Public-Health-Fragestellungen.

Literatur

Druckwerke

Antes G, Bassler D, Galandi D (1999) Systematische Übersichtsarbeiten: Ihre Rolle in einer Evidenz-basierten Gesundheitsversorgung. Deutsches Ärzteblatt 96: A-616-622.

AWMF (Arbeitsgemeinschaft der Wissenschaftlichen Medizinischen Fachgesellschaften e.V) (2008) Wissenschaftlich begründete Leitlinien für Diagnostik und Therapie. http://www.leitlinien.net.

Blettner M, Schlattmann P (2005) Meta-Analysis in Epidemiology. In Ahrens W/ Pigeot I. (Ed.) Handbook of Epidemiology. Berlin: Springer: 829-858.

Braun B (2007) Eine Bilanz der Interventionsstudien zum Übergewicht: Mehr Bescheidenheit in der Zielsetzung wäre angeraten. Gesundheitsmonitor: 8-12.

Concato J, Shah N, Horwitz RI (2000) Randomized, controlled trials, observational studies, and the hierarchy of research designs. N Engl J Med 342: 1887-1892.

Deeks JJ, Dinnes J, D'Amico R et al. (2003) Evaluating non-randomised intervention studies. Health Technol Assess 7: iii-173.

Donner A, Klar N (2004) Pitfalls of and controversies in cluster randomization trials. Am J Public Health 94: 416-422.

Egger M, Davey Smith G, Altman DG (Eds.) (2004) Systematic reviews in health care: meta-analysis in context. London: BMJ Books.

Flegal KM, Graubard BI, Williamson DF, Gail MH (2005) Excess deaths associated with underweight, overweight, and obesity. JAMA 293: 1861-1867.

Fletcher R, Fletcher SW (2007) Klinische Epidemiologie (Dt. Ausgabe). Bern: Hans Huber.

Guyatt GH, Oxman AD, Vist GE et al. (2008) GRADE: an emerging consensus on rating quality of evidence and strength of recommendations. BMJ 336: 924-926.

Hirani V, Zaninotto P, Primatesta P (2008) Generalised and abdominal obesity and risk of diabetes, hypertension and hypertension-diabetes co-morbidity in England. Public Health Nutr 11: 521-527.

Leonhart R Maurischat C (2004) Meta-Analysen auf Primärdatenbasis – Probleme und Lösungsansätze. Zeitschrift für Evaluation 1: 21-34.

Lenz M, Richter T, Mühlhauser I (2009) Morbidität und Mortalität bei Übergewicht und Adipositas im Erwachsenenalter. Dtsch Arztebl Int 106: 641-649.

Manson JE, Willett WC, Stampfer MJ et al. (1995) Body weight and mortality among women. N Engl J Med 333: 677-685.

Mensink GBM, Lampert T, Bergmann E (2005) Übergewicht und Adipositas in Deutschland 1984-2003. Bundesgesundheitsblatt Gesundheitsforschung Gesundheitsschutz 48: 1348-1356.

Moghaddam AA, Woodward M, Huxley R (2007) Obesity and risk of colorectal cancer: a meta-analysis of 31 studies with 70,000 events. Cancer Epidemiol Biomarkers Prev 16: 2533-2547.

Munsch S (2002) Epidemiologie der Adipositas. Verhaltenstherapie 12: 278-287.

Prospective Studies Collaboration (2009) Body-mass index and cause-specific mortality in 900.000 adults: collaborative analyses of 57 prospective studies. The Lancet 373: 1083-1096.

Sanderson S, Tatt ID, Higgins JP (2007) Tools for assessing quality and susceptibility to bias in observational studies in epidemiology: a systematic review and annotated bibliography. Int J Epidemiol 36: 666-676.

Schneider S (2002) Lebensstil und Mortalität. Welche Faktoren bedingen ein langes Leben? Wiesbaden: Westdeutscher Verlag.

Shaw K, Gennat H, O'Rourke P, Del MC (2006) Exercise for overweight or obesity. Cochrane Database Syst Rev CD003817.

Stevens J, Cai J, Pamuk ER et al. (1998) The effect of age on the association between body-mass index and mortality. N Engl J Med 338: 1-7.

van Dam RM, Li T, Spiegelman D, Franco OH, Hu FB (2008) Combined impact of lifestyle factors on mortality: prospective cohort study in US women. BMJ 337: a1440.

Vandenbroucke JP (2008) Observational research, randomised trials, and two views of medical science. PLoS Med 5: e67.

Vanwormer JJ, Martinez AM, Martinson BC et al. (2009) Self-weighing promotes weight loss for obese adults. Am J Prev Med 36: 70-73.

Weiss R (2007) Fat distribution and storage: how much, where, and how? Eur J Endocrinol 157, Suppl. 1: S39-S45.

Yusuf S, Hawken S, Ounpuu S et al. (2004) Effect of potentially modifiable risk factors associated with myocardial infarction in 52 countries (the INTERHEART study): case-control study. The Lancet 364: 937-952.

Ziegler A, Lange S, Bender R (2007) Systematische Übersichten und Meta-Analysen. Dtsch Med Wochenschr 132, Suppl. 1: e48-e52.

Internetquellen

Arbeitsgemeinschaft Wissenschaftlicher Medizinischer Fachgesellschaften:
awmf.org/ (10.10.2008).

Cochrane Public Health Review Group:
www.ph.cochrane.org (10.10.2008).
Deutsches Cochrane Zentrum:
www.cochrane.de/de/clibintro.htm#rev (22.08.2008).
Deutsches Medizin Forum AG:
www.medline.de (22.08.2008).
Gesundheitsberichterstattung des Bundes:
www.gbe-bund.de (10.10.2008).
Grade-Arbeitsgruppe:
www.gradeworkinggroup.org.
Scottish Intercollegiate Guidelines Network
www.sign.ac.uk/guidelines/fulltext/50/annexc.html.
Statistisches Bundesamt:
www.destatis.de (10.10.2008).
U.S. National Library of Medicine, National Institute of
Health:
www.ncbi.nlm.nih.gov (22.08.2008).
World Health Organization:
www.who.int (10.10.2008) und
www.euro.who.int/nutrition/20030507_1 (update
August 2007).
Ottawa Research Institute
www.ohri.ca/programs/clinical_epidemiology/oxford.
htm.

3.2 Evidence-based Public Health aus gesundheitsökonomischer Perspektive

Wolfgang Greiner

3.2.1 Gesundheits- ökonomische Evaluation

Anders als in anderen Wirtschaftsbereichen ist im Gesundheitswesen in der Regel ein je nach Land unterschiedlich umfassender Versicherungsschutz der Bevölkerung anzutreffen. Dieser macht den Preis als Nachfrageparameter für die Begünstigten uninteressant, da die Kosten der medizinischen Leistungen nicht unmittelbar vom Patienten, sondern von einer anonymen Solidar- bzw. Versichertengemeinschaft getragen werden. Aus individueller Sicht führt dies dazu, dass eine wichtige Voraussetzung für funktionierende Märkte, die Knappheit der Ressourcen, nicht mehr gegeben scheint. Tatsächlich ist es natürlich so, dass auch bei vollständigem Versicherungsschutz die von der Gesellschaft aufzubringenden Ressourcen für das Gesundheitswesen limitiert sind.

Eine rein marktmäßige Allokation der Ressourcen ist aus diesem Grund im Gesundheitswesen nur in sehr wenigen Teilbereichen anzutreffen. Stattdessen haben politische bzw. staatliche oder halbstaatliche Institutionen (wie in Deutschland der Gemeinsame Bundesausschuss; G-BA) immer mehr die Aufgabe übernommen, Leistungsausschlüsse für das jeweilige Gesundheitssystem vorzunehmen und Therapieleitlinien unter medizinischen und wirtschaftlichen Gesichtspunkten zu entwickeln. Die Betrachtung ethischer Aspekte macht deutlich, welch hohe Anforderungen an einen rationalen Entscheidungsprozess einer solchen Rationierung zu stellen sind. Gesundheitsökonomische Evaluationen können in dieser Situation ihren Beitrag zu einer Versachlichung der Diskussion leisten, indem sie nachvollziehbare Informationen zur Effizienz der zur Verfügung stehenden Entscheidungsalternativen im Sinne evidenzbasierter Public Health liefern.

Effizienz ist gemäß der ökonomischen Wohlfahrtstheorie dann gegeben, wenn ein Optimum an gesellschaftlicher Wohlfahrt bei gegebenen Ressourcen erreicht ist. Man unterscheidet dabei technische und allokative Effizienz: Technische, d.h. auf die Produktion bezogene Effizienz ist dann gegeben, wenn eine bestimmte nach Qualität und Umfang definierte Leistung mit möglichst geringem Ressourceneinsatz erstellt worden ist. Wenn diese Leistungen zudem auch den Wünschen (Präferenzen) der Konsumenten entsprechen, spricht man von allokativer Effizienz. In Deutschland gibt es zahlreiche budgetierte Leistungsbereiche, z.B. das Arzneimittelbudget der einzelnen Arztpraxen und die Deckelung der Gesamtausgaben durch den Grundsatz der Beitragssatzstabilität. Güter, Leistungen und Gesundheitsprogramme werden demnach als technisch effizient bezeichnet, wenn sie bei gegebenem Budget ein Höchstmaß an gesundheitlichem Nutzen erzeugen. Genau dieser Frage gehen gesundheitsökonomische Evaluationen nach.

Einzelne Krankenkassen haben in Deutschland nur begrenzt die Möglichkeit, selbst über den von ihnen angebotenen Leistungsumfang zu entscheiden. Der Großteil der Rationierungsentscheidungen findet beim G-BA statt, der im Rahmen seiner Aufgaben in der Selbstverwaltung zusammen mit dem Spitzenverband Bund der Krankenkassen (SpiBu) und mit wissenschaftlicher Begleitung durch das Institut für Qualität und Wirtschaftlichkeit im Gesundheitswesen (IQWiG) über die Aufnahme von Leistungen in die ambulante Versorgung (§135 SGB V, Erlaubnisvorbehalt) bzw. den Ausschluss von der Erstattung im stationären Bereich (§137c SGB V, Verbotsvorbehalt) entscheidet. Sowohl der G-BA und der SpiBu als auch das IQWiG bedienen sich bei der Entscheidungsvorbereitung einer ganzen Reihe von Evaluations-Instrumenten, wozu seit 2007 (GKV-Wettbewerbsstärkungsgesetz) auch die Kosten-Nutzen-Analyse gehört (§35b SGB V). Wenn auch über die Methodik solcher gesundheitsökonomischer Studien im wissenschaftlichen und im gesundheitspolitischen Bereich heftig gestritten wurde, so war doch die Einführung als solche in das deutsche Sozialrecht weitgehend unumstritten. Insofern bedeutet diese Änderung des Sozialgesetzbuches V (SGB V) einen Paradigmenwechsel und eine konsequente Fortführung der Orientierung an Evidence-based Medicine (EbM), die zunehmend durch die Frage nach der Effizienz einzelner Maßnahmen ergänzt wird.

Aber auch die einzelnen Krankenkassen haben weiterhin die Möglichkeit, im Rahmen von Satzungsleistungen, der integrierten Versorgung (und ihren unterschiedlichen Ausgestaltungsformen) sowie in der Ausgestaltung von Präventions- und Bonusprogrammen über einen schmalen Korridor individuell von der Krankenkasse angebotene Leistungen zu bestimmen. Da Krankenkassen im verschärften Wettbewerb um Mitglieder stehen, treten in der Beurteilung möglicher Gesundheitsprogramme neben die Frage der medizinischen Effektivität und der ökonomischen Effizienz auch Marketingaspekte, die nicht selten am Ende sogar den Ausschlag für einzelne Entscheidungen geben (Scherenberg/Greiner 2008). In diesem Beitrag soll aber am Beispiel eines Präventionsprogramms gegen Adipositas bei Erwachsenen (zur Definition von Adipositas vgl. Kap. 2.1 und 3.1) der Fokus auf die gesundheitsökonomische Beurteilung im Sinne einer größtmöglichen ökonomischen Effizienz des Ressourceneinsatzes gehen. Da die Krankenkasse in der beschriebenen Entscheidungssituation weniger ein akademisches als vielmehr ein sehr praktisches Interesse daran hat, welches Gesundheitsprogramm ausgewählt werden soll, wird sie eine Ermittlung und Bewertung von Kosten und Nutzen unter Alltagsbedingungen anstreben. Dafür benötigt sie nicht nur Daten, die unter Studienbedingungen erhoben wurden, sondern auch solche, die möglichst direkt reale Ressourceneinsätze und Nutzen widerspiegeln. Gleichzeitig wird aber in zahlreichen Publikationen ein Mangel an Versorgungsforschung in Deutschland konstatiert (Pfaff 2003), sodass einem zunehmenden Bedarf an derartigen Informationen ein nur begrenztes Angebot gegenübersteht. Es ist aber auch eine wichtige Funktion gesundheitsökonomischer Forschung, auf diese Lücken hinzuweisen und ggf. weiteren Forschungsbedarf aufzuzeigen.

3.2.2 Bewertungsprozess

Die gesundheitsökonomische Bewertung unterteilt sich in verschiedene Phasen, in denen – wie bei anderen Aspekten im Bereich von EbPH – die Formulierung der Forschungsfragen den Ausgangspunkt bildet. Nachfolgend sind einige typische gesundheitsökonomische Forschungsfragen, bezogen auf das Beispiel Adipositasprävention, wiedergegeben:

- Wie ist die ökonomische Effektivität von verhaltensbezogenen Präventionsprogrammen im Bereich der Adipositasprophylaxe im Vergleich zu anderen möglichen Behandlungsoptionen zu beurteilen?
- Welchen Einfluss haben diese Präventionsprogramme auf die Lebensqualität der Betroffenen?

- Gibt es gesundheitsökonomische Kriterien für die Auswahl eines geeigneten Präventionsprogramms für bestimmte Subgruppen (z.B. schwerst Übergewichtige versus mittelschwer Betroffene)?
- Welche gesundheitsökonomischen Effekte hat eine Reduzierung der Komorbiditäten durch das bewertete Präventionsprogramm?
- Können die bisher vorliegenden Informationen zur Kosteneffektivität Grundlage für eine Entscheidung der Krankenkasse sein oder sind sie mit zu hohen Unsicherheiten belastet? Welche budgetären Effekte ergeben sich gegebenenfalls für die Kasse daraus?
- Wo besteht weiterer gesundheitsökonomischer Forschungsbedarf?

Für die Beantwortung dieser Fragen hält die Gesundheitsökonomie inzwischen eine differenzierte Methodik vor, die international in den letzten Jahren immer mehr standardisiert wurde. Allerdings sind bei jeder Studie bezüglich der konkreten Vorgehensweise Wertentscheidungen zu treffen, die beispielsweise die einbezogenen Kosten- und Nutzenkomponenten betreffen. Einige dieser Aspekte sollen im Folgenden im Überblick vorgestellt werden.

Grundformen der Wirtschaftlichkeitsanalyse

Bei Wirtschaftlichkeitsuntersuchungen im Gesundheitswesen werden verschiedene Grundformen unterschieden, die entweder ausschließlich Kosten einbeziehen oder neben Kosten auch den Nutzen einer Maßnahme bei der Bewertung berücksichtigen (Abbildung 5). Eine ausführliche Darstellung der unterschiedlichen Studienformen kann z.B. Greiner 2006 entnommen werden.

Da Kosten allein aber für die Wirtschaftlichkeit einer Maßnahme nicht aussagekräftig sind, sind reine Kostenanalysen heute selten und fast nur noch bei Krankheitskostenstudien, zur Bestimmung des durchschnittlichen Ressourcenbedarfs bei Pauschalhonorierungssystemen (wie z.B. Fallpauschalen) sowie im betriebswirtschaftlichen Controlling von Gesundheitseinrichtungen anzutreffen.

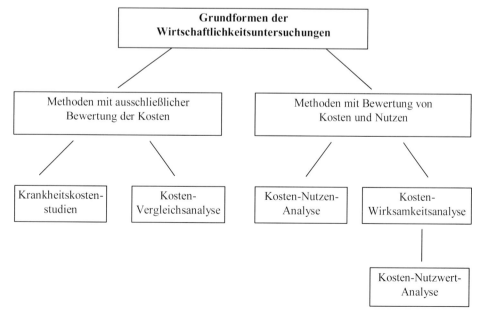

Abbildung 5: Grundformen der Wirtschaftlichkeitsuntersuchungen
Quelle: Greiner 2006.

Werden sowohl Kosten als auch Nutzen ausschließlich in monetären Größen angegeben, spricht man von einer *Kosten-Nutzen-Analyse*. Dazu ist die Zahlungsbereitschaft für die relevanten Nutzeffekte (wie z.B. Schmerzfreiheit) zu ermitteln, was methodisch sehr anspruchsvoll ist. Ziel ist es dabei, mit bestimmten Befragungstechniken (z.B. der so genannten Contingent Valuation) denjenigen maximalen Geldbetrag herauszufinden, den ein Individuum gerade noch zu zahlen bereit ist, um einen konkreten Vorteil (z.B. eine bestimmte Gesundheitsleistung) zu erlangen. Allerdings stößt die vollständige Bewertung aller Effekte (nicht nur der Kosten) in Geldeinheiten nicht selten auf Verständnisprobleme, da beispielsweise der Vermeidung eines krankheitsbedingten Todesfalls intuitiv kein angemessener Geldbetrag zugeordnet werden kann.

Bei *Kosten-Wirksamkeits-Analysen* werden hingegen die Nutzen nicht monetär ausgedrückt, sondern in Form von nicht-monetären Einheiten wie z.B. zusätzlichen Lebensjahren oder geringerer Inzidenz von Herzinfarkten. Dabei wird der Quotient zusätzlicher Kosten und Nutzen gebildet, um festzustellen, wie viel beispielsweise ein zusätzlich gewonnenes Lebensjahr kostet.

Bei der *Kosten-Nutzwert-Analyse* wird als Outcomegröße die Zahl der so genannten qualitätskorrigierten Lebensjahre (Quality adjusted life years = QALYs) verwendet, wobei die Lebensjahre mit der jeweiligen Lebensqualität gewichtet werden. Ein Jahr, das gemessen an vollständiger Gesundheit nur mit der Hälfte der möglichen Lebensqualität verbracht wurde, geht in diese Rechnung somit auch nur zur Hälfte ein. Die grundsätzliche Vorgehensweise ist ähnlich wie im Fall der Kosten-Wirksamkeits-Analyse, allerdings ist die Ermittlung der Lebensqualität über den zeitlichen Verlauf sehr anspruchsvoll.

Kostenermittlung

Die Ermittlung der Kosten eines Gesundheitsprogramms stellt – insbesondere aus Krankenkassensicht – eine besondere Herausforderung dar, da sich die Preise zunehmend in einem ständigen und immer mehr individualisierten Veränderungsprozess befinden, gleichzeitig aber die Kasse aus ihren eigenen Datenbeständen hochqualitative Daten zur Verfügung hat, die für die aktuelle Entscheidungssituation allerdings adaptiert werden müssten. Für die Kosten im Arzneimittelbereich sind beispielsweise die abgeschlossenen Rabattverträge nach §130a Abs. 8 SGB V sowie der Anteil derjenigen Versicherten von großer Bedeutung, die von Zuzahlungen freigestellt sind. Beide Größen unterscheiden sich von Kasse zu Kasse erheblich und sollten daher für die eigene Situation spezifisch in die Analyse eingebracht werden. Auch durch einen zukünftig stärkeren Vertragswettbewerb im stationären und ambulanten Sektor (z.B. direkte Verträge zwischen Kassen und Krankenhäusern) ergeben sich kassenindividuell höchst unterschiedliche Entscheidungssituationen, die sich in publizierten Daten nur sehr eingeschränkt widerspiegeln. Ob entsprechend spezifische Preisrelationen zu beachten sind, muss daher von einer Krankenkasse, die über die Aufnahme eines Adipositaspräventionsprogramms in ihr Leistungsangebot entscheiden will, vorab bewertet werden, damit Verzerrungen der tatsächlichen Kostensituation vermieden werden.

Wenn die Bewertung einer Gesundheitsleistung nicht ausschließlich aus Sicht einer Krankenkasse, sondern z.B. auch aus Sicht der Versicherten durchgeführt werden soll, erweitert sich das Spektrum der einzubeziehenden Kostenarten, z.B. um Ausgaben, die direkt von Patienten getragen werden (Zuzahlungen, rezeptfreie Medikamente, krankheitsbedingte Umbauten im häuslichen Umfeld etc.). Die entsprechenden Daten werden dann in der Regel durch standarisierte Kostenerfassungsbögen direkt bei den Patienten bzw. deren Angehörigen erfasst. Im Rahmen von prospektiven Studien, die in der Regel primär zur Abschätzung der Wirksamkeit einzelner Maßnahmen durchgeführt werden, sind ebenfalls direkte Erfassungen der verbrauchten Ressourcen bei den Leistungserbringern und Patienten im

Rahmen des Studienmonitorings üblich. In allen Fällen ist von großer Bedeutung, dass die Verbräuche (z.B. an Medikamenten oder Arztstunden) nicht sofort als Kosten (= Menge mal Preis) erfasst werden, sondern erst in einem zweiten Schritt mit aktuellen Preisen bewertet werden. Auf diese Weise ist später bei Strukturänderungen (z.B. der Verbräuche oder Preise) eine Anpassung relativ einfach möglich.

Volkswirtschaftlich gesehen, haben auch die indirekten Kosten, d.h. der Produktivitätsverlust durch Krankheit und durch vorzeitige Verrentung (was gerade bei Adipositas von Bedeutung sein kann), großes Gewicht. Auch aus Krankenkassensicht können indirekte Wirkungen volkswirtschaftlicher Produktivitätsminderung einbezogen werden, z.B. in Form von erhöhten Transferzahlungen (Krankengeld), geringeren Beitragszahlungen und geringerer Selbstbeteiligungen wegen Einkommensverlusten nach Frühverrentung. Obwohl also die so genannten indirekten Kosten nicht direkt zur Krankenkassenperspektive gehören, können die eben genannten Opportunitätskosten (bzw. Ausgabenpositionen) gleichwohl in die Analyse mit einfließen.

Alternativenwahl

Für die Bewertung einer Gesundheitsleistung wie z.B. eines Präventionsprogramms gegen Adipositas kommt es für die errechnete Kosteneffektivität entscheidend auf die verwendete Vergleichsalternative an (Schulenburg 2007). Da bei Verhaltenspräventionen eine Placeboalternative ausscheidet, kommt insbesondere die bislang am häufigsten angewendete Alternative oder auch die Alternative, nichts zu tun, in Frage. Im Beispiel wäre letztere Alternative dann angemessen, wenn es nach bisheriger Erfahrung wahrscheinlich ist, dass ohne das Angebot eines Präventionsprogramms im Rahmen der Krankenkassenleistungen keine präventiven Maßnahmen seitens der betroffenen Patienten ergriffen werden würden. In jedem Fall sollte die Wahl der Alternative wohl bedacht und begründet werden und gegebe-

nenfalls auch mehr als eine Alternative (z.B. zusätzlich eine medikamentöse Therapie gegen Adipositas) einbezogen werden. Denkbar sind dabei auch Alternativen, die nicht von der Kasse erstattet werden, da sie beispielsweise ein problematisches Nutzen-Risiko-Potenzial aufweisen. Es entstehen der Kasse keine unmittelbaren Kosten für die Behandlung, möglich wären aber Folgekosten, wenn beispielsweise durch unangemessene Präventionsbemühungen Folgeerkrankungen ausgelöst werden, deren finanzielle Konsequenzen dann wiederum von der Kasse getragen werden müssten.

Datenquellen

Für die konkrete Entscheidungssituation einer Krankenkasse ist vor allem das Kriterium der externen Validität, d.h. der Repräsentativität der dargestellten Interventionen und verwendeten Datengrundlagen für den Versorgungsalltag von großer Bedeutung. Allerdings zeigt sich in der praktischen Anwendung häufig, dass auch wenn bei gut geführten Registerdaten oder Krankenkassendaten eine hohe externe Validität vorliegt, nur eine eingeschränkte Anwendbarkeit gegeben ist, weil bestimmte relevante Kennziffern gar nicht dokumentiert sind (z.B. klinische Daten zum Gesundheitszustand der Patienten). Oder es treten systematische Verzerrungen auf, wie beispielsweise Über- oder Untercodierungen bei der Diagnoseverschlüsselung oder des Ressourcenverbrauchs. So können beispielsweise aus GKV-Abrechnungsdaten kaum valide Schlussfolgerungen zur Kosteneffektivität einzelner Maßnahmen gezogen werden, da es bei der Inanspruchnahme in der Regel zu erheblichen Verzerrungen im Hinblick auf den Krankheitszustand, die soziale Schicht, das Alter oder das allgemeine Inanspruchnahmeverhalten kommen kann.

Bei präventiven Leistungen wie im Beispiel der Adipositasprophylaxe werden häufig gerade diejenigen Bevölkerungs- und Patientenkreise erreicht, die ohnehin eher bereit sind, das Ernährungs- und Bewegungsverhalten zu ändern. Wenn also retrospektiv festgestellt wird, dass Teilnehmer an entsprechenden Präventionsprogrammen eine langfristig geringere Morbidität aufweisen, könnte das sowohl Folge der Effektivität des Programms als auch einer Selektion der Teilnehmer sein. Notwendig ist daher möglichst ein durch Kontrollgruppen abgesichertes Design oder, bei retrospektiven Analysen, zumindest eine umfangreiche Confounder-Analyse, um selektionsbedingten Fehlschlüssen vorzubeugen. Bei einer retrospektiven Analyse von GKV-Abrechnungsdaten käme beispielsweise in Frage, Alter, Geschlecht und (näherungsweise) Haushaltseinkommen bei der statistischen Auswertung entsprechender Präventionsprogramme mit zu berücksichtigen bzw. bei einer reinen literaturbasierten Recherche nur Studien einzubeziehen, die einer entsprechenden Vorselektion der eingeschlossenen Patienten mit geeigneten Rekrutierungsmaßnahmen vorgebeugt haben.

Ein realitätsnahes Studiendesign steht schon seit Jahren im Mittelpunkt der gesundheitsökonomischen Methodikanforderungen. Der Grundsatz, dass die Erhebung von Kosten und Nutzen unter Alltagsbedingungen erfolgen solle, bedeutet aber nicht, dass in den Studien auf Randomisierung oder andere Designoptionen höherer Evidenzstufe verzichtet werden sollte. Gefordert wird zudem, kleinere Subgruppen (wie z.B. Kinder oder Patienten mit bestimmten Komorbiditäten) einzubeziehen, wenn diese gerade aus Sicht einer einzelnen Krankenkasse aufgrund ihrer Versichertenstruktur von ökonomischer Relevanz sind, auch wenn diese nicht immer im Mittelpunkt der klinischen Forschung stehen.

Diskontierung

Gerade bei der Beurteilung präventiver Maßnahmen sind häufig sehr lange Zeiträume notwendig, um die Kosteneffektivität verschiedener Behandlungsoptionen adäquat zu vergleichen. Mit der Dauer der Maßnahme steigt allerdings aus Sicht der Kasse auch das Wechselrisiko des Versicherten. In diesem Fall würde die Kasse nur teilweise von ihrer Investition in präventive Maßnahmen bei Adipositas profitieren, der Nutzen daraus (z.B. durch niedrigere Komorbiditäten) käme auch einem anderen Krankenversicherer zugute. Andererseits erwächst aus dem Angebot von Präventionsmaßnahmen in der Regel eine erhöhte Bindewirkung, beide Effekte müssen aus langfristiger Sicht der Kasse also gegeneinander abgewogen werden.

Wenn längere Beobachtungszeiträume in den publizierten Studien bislang nicht vorliegen und auf entsprechende Daten auch innerhalb der Versicherung nicht zurückgegriffen werden kann (z.B., weil das Gesundheitsprogramm neuartig ist), können so genannte Modellierungen verwendet werden, die aufgrund begründeter Wahrscheinlichkeiten den Weg der Patienten durch die einzelnen möglichen Versorgungspfade (bei Adipositas beispielsweise unterschiedliche Schwere der Erkrankung durch Gewichtsverlust und -zunahme, Inzidenz von Komorbiditäten und über die Jahre verminderte Effektivität des Präventionsprogramms) abbilden sollen. Da eine Modellierung langfristiger Effekte auch mit höheren Unsicherheiten belastet ist, sollten für relevante unsichere Parameter (beispielsweise die Effektivität des Programms) im Rahmen sogenannter Sensitivitätsanalysen unterschiedliche Szenarien durchgerechnet werden. Zukünftige Kosten und Nutzen sind dabei in geeigneter Weise zum Gegenwartswert anzusetzen (so genannte Diskontierung), da nach allgemeiner Einschätzung ein früherer Nutzen mehr wert ist als ein späterer Nutzen in nominal gleicher Höhe (Greiner 2007a). Die dafür erforderliche Diskontierungsrate wird in den deutschen Empfehlungen zur gesundheitsökonomischen Evaluation (Hannoveraner Konsensusgruppe 2007) mit 5% angenommen. Da dies aber bei sehr langfristiger Betrachtung (z.B. über 10 Jahre) zu unangemessen hohen Abschlägen führen kann, sollten dann zum Vergleich Sensitivitätsanalysen mit niedrigeren Diskontierungsraten durchgeführt werden.

3.2.3 Schwellenwert und Zahlungsbereitschaft

Für eine nachvollziehbare Entscheidungsfindung aufgrund gesundheitsökonomischer Evidenz sind vorab zielgerechte Entscheidungskriterien zu formulieren. Wenn bei niedrigeren Gesamtkosten ein zumindest gleiches medizinisches Ergebnis erreichbar ist, ist die Entscheidung in der Regel eindeutig, wobei ggf. noch ergänzende Zielparameter wie eine bestimmte erwünschte Verteilung der erzielbaren Gesundheitsnutzen oder der Grad der Informationsunsicherheit zu bedenken sind. Häufig fallen – insbesondere bei innovativen Verfahren – aber im Vergleich zur bisherigen Standardtherapie keine Einsparungen, sondern Mehrkosten an, was eine rationale Entscheidungsfindung anspruchsvoller gestaltet. Als meistgenutzte Studienformen haben sich in der gesundheitsökonomischen Evaluation deshalb Kosten-Wirksamkeits- und Kosten-Nutzwert-Studien durchgesetzt. Dabei werden so genannte Kosteneffektivitätsquotienten gebildet, die inkrementell (d.h. im Vergleich zweier möglicher Handlungsalternativen) den zusätzlichen finanziellen Mehrbedarf einer zusätzlichen Einheit eines Effektmaßes gegenüberstellen, z.B. 10.000 € pro zusätzliches Lebensjahr, (Greiner 2006). Je größer dieser Wert ist, desto höher sind die zusätzlichen Investitionen, die notwendig sind, um bestimmte gewünschte medizinische Ergebnisse zu erreichen. Insofern lässt sich durch solche Quotienten der relative Mehrwert der jeweiligen Gesundheitsleistung gegenüber einer oder mehreren therapeutischen Alternativen quantifizieren. Im Falle von Präventionsmaßnahmen bei Adipositas könnte beispielsweise das inkrementelle Kosteneffektivitätsverhältnis eines wirksameren, aber kostenintensiveren Präventionsprogramms zur Vermeidung von Adipositas der Alternative nichts zu tun gegenübergestellt werden und die Zusatzausgaben ermittelt werden, die notwendig sind, um beispielsweise einen zusätzlichen Fall von Diabetes zu vermeiden oder aber ein zusätzliches Lebensjahr zu erreichen.

Wenn die Zusatzkosten eines Gesundheitsprogramms auch langfristig nicht durch die Einsparungen an anderer Stelle (beispielsweise Vermeidung von Krankenhausaufenthalten oder einer ressourcenintensiven Progredienz der Erkrankung) abgedeckt sind, bedeutet dies also keinesfalls, dass diese Gesundheitsleistung nicht trotzdem in den Leistungskatalog aufgenommen werden könnte. Das wäre zumindest dann der Fall, wenn eine Zahlungsbereitschaft seitens der Krankenkasse für ein bestimmtes Gesundheitsergebnis (wie beispielsweise ein zusätzliches Lebensjahr) bestünde. Als Begriff für die obere Grenze dieser Zahlungsbereitschaft hat sich der Ausdruck „Threshold" (Schwellenwert) etabliert, womit der Wert desjenigen Kosteneffektivitätsverhältnisses gemeint ist, das eine medizinische Technologie aufweisen muss, damit diese gerade noch als erstattungsfähig gilt. Der Schwellenwert stellt somit im gewählten Beispiel die maximale Zahlungsbereitschaft für kosteneffektive Gesundheitsprogramme aus Sicht der Krankenkasse dar.

Seine Höhe wird von einer ganzen Reihe von Einflussfaktoren bestimmt, wozu die Konkurrenzsituation der Kasse (einerseits Kostendruck, andererseits Attraktivität für bestimmte Versichertengruppen), der Krankheitswert bzw. der Leidensdruck der jeweiligen Indikation (höhere Zahlungsbereitschaft bei lebensbedrohlichen Erkrankungen als beispielsweise bei Lifestyle-Technologien) und auch die Verbreitung einer Erkrankung, also ihre Prävalenz (höhere Zahlungsbereitschaft, wenn nur wenige Versicherte von der Erkrankung betroffen sind), zählt.

3.2.4 Systematische gesundheitsökonomische Übersichtsarbeiten

In der konkreten Entscheidungssituation stehen in der Regel weder Zeit noch Ressourcen zur Verfügung, um eigene Primärdatenerhebungen zur Beantwortung der relevanten Forschungsfragen durchzuführen. Auch der eigene Datenbestand, z.B. von Krankenkassen (vgl. Abschnitt 3.2.2), ist in seiner Aussagekraft häufig beschränkt, da dieser nicht alle notwendigen Informationen umfasst. Daher werden sehr häufig systematische Übersichtsarbeiten über die bislang veröffentlichen Studien zur Wirtschaftlichkeit bestimmter Gesundheitsgüter oder -programme zur Entscheidungsfindung herangezogen. Im Mittelpunkt steht dabei die Frage, ob anhand der bislang vorliegenden Studienergebnisse überhaupt eine eindeutige Empfehlung gegeben werden kann. Dazu werden die methodische Transparenz und die Qualität der publizierten Studien kritisch bewertet und ihre Übertragbarkeit auf das deutsche Gesundheitswesen insgesamt oder auch auf die spezielle Zielpopulation der Krankenkasse überprüft. Die Grundlage gesundheitsökonomischer Bewertung bilden die oben beschriebenen Kosteneffektivitäts- und Kosten-Nutzwert-Studien (Kulp/Greiner 2006), wobei insbesondere zur Analyse möglicher finanzieller Auswirkungen bei einer Implementierung in den Leistungskatalog einer Krankenkasse auch Kostenstudien herangezogen werden (Budget Impact; vgl. Abschnitt 3.2.5).

Zu Beginn des Bewertungsprozesses müssen relevante Publikationen im Rahmen einer strukturierten Datenbankrecherche ermittelt werden. Zu diesem Zweck bietet beispielsweise das Deutsche Institut für Medizinische Dokumentation und Information (DIMDI) Zugang zu einer ganzen Reihe von Literaturdatenbanken, die neben den bekannten – Medline und Embase – auch auf ökonomische Publikationen spezialisierte Datenbanken wie die NHS Economic Evaluation Database (NHSEED) umfasst. Wissenschaftliche Fachverlage wie Kluwer, Springer und Thieme sowie das Deutsche Ärzteblatt können über diesen Zugang ebenfalls direkt erreicht werden. Dazu werden vorab Suchbegriffe definiert, die im Zusammenhang mit der untersuchten Fragestellung stehen. Im hier gewählten Beispiel wären Begriffe wie obesity, Adipositas, Übergewicht, Fettsucht sowie ökonomische Begriffe wie Kosten, Kosten-Nutzen, Kosten-Nutzwert, efficiency denkbar.

Das in der Regel recht umfangreiche Ergebnis des ersten Schrittes der Literatursuche wird dann durch Sichtung der Titel und Abstracts auf die Relevanz der Volltexte in Bezug auf die Fragestellung erheblich reduziert. Zur Systematisierung sind vorab Ein- und Ausschlusskriterien zu definieren, insbesondere ob es sich zum Beispiel bei der beschriebenen Intervention tatsächlich um eine präventive Maßnahme mit dem Ziel der Gewichtsreduktion handelt. Als Ausschlusskriterien kommen besonders nicht-systematische Reviews, Kongressabstracts, Fallberichte oder Tierexperimente in Frage. Die Entscheidung über Ein- und Ausschluss von Studien sowie die anschließende Bewertung der als relevant eingeschlossenen Publikationen sollte im Sinne einer Qualitätssicherung grundsätzlich durch mindestens zwei Reviewer erfolgen, die bei unterschiedlicher Einschätzung über die Qualität einzelner Studien im Rahmen einer Diskussion zu einem gemeinsamen Konsens kommen sollten.

Als Maßstab und zur Dokumentation der methodischen Qualität der Studien können verschiedene Checklisten herangezogen werden, wobei sich insbesondere diejenige der German Scientific Working Group (Siebert et al. 1999) bewährt hat. Dabei gehen Fragen der Kostenermittlung, der Diskontierung, der Ergebnispräsentation und der Behandlung von Unsicherheiten in eine Gesamtbewertung mit ein. Solche Checklisten können aber immer nur ein Hilfsmittel sein, um dem geübten Bearbeiter eine ausgewogene und transparente Darstellung der relevanten methodischen Themenkomplexe zu erleichtern.

3.2.5 Budget Impact

Wie in Abschnitt 3.2.3 erläutert, spielt für gesundheitspolitische Entscheidungen immer auch eine Rolle, wie viele Menschen von einer Leistung betroffen wären bzw. wie hoch die Gesamtkosten der Einführung einer bestimmten Gesundheitsleistung sind. Zwar nimmt beispielsweise das National Institute for Health and Clinical Excellence (NICE) in England und Wales ausdrücklich den Budget Impact als Entscheidungskriterium für seine Rationierungsempfehlungen aus, aber international findet es bei Entscheidungen über die Erstattungsfähigkeit durchaus Anwendung. Auch in Deutschland plant das Institut für Qualität und Wirtschaftlichkeit im Gesundheitswesen (IQWiG) entsprechende Analysen bei seinen Kosten-Nutzen-Bewertungen vorzunehmen (IQWiG 2008).

Die bloße Höhe der Ausgaben für bestimmte Gesundheitsprogramme sagt allerdings nichts über deren ökonomische Vor- oder Nachteilhaftigkeit aus, weil auch sehr ausgabenintensive Gesundheitsleistungen hoch kosteneffektiv sein können (und umgekehrt). Außerdem ist bei der Berechnung des Budget Impacts gerade bei präventiven Programmen der zugrunde gelegte Berechnungszeitraum von hoher Bedeutung, denn bei kurzfristiger Betrachtung ist der finanzielle Aufwand zur Initiierung solcher Leistungen hoch, da der Nutzen (und gegebenenfalls auch die Ausgabeneinsparungen) durch einen verbesserten Gesundheitszustand erst in späteren Perioden eintreten. Andererseits muss eine Krankenkasse daran interessiert sein, ihr jährliches Budget im Einklang mit den Beitragseinnahmen zu halten und insofern auch Informationen zu den kurzfristigen Ausgabenwirkungen zusätzlicher Programme zu erhalten.

Zur Analyse des Budget Impacts von Präventionsprogrammen bei Adipositas kann von der Krankenkasse auf die Modelle der Ableitung der Kosteneffektivität zurückgegriffen werden, wenn diese vorab wie oben beschrieben für die Bedürfnisse der Krankenkasse angepasst worden sind. Die dabei ermittelten Zusatzkosten gegenüber beispielsweise der Alternative, nichts zu tun, können auf die Zielpopulation hochgerechnet werden, um dann für eine kurz-, mittel- und langfristige Perspektive die Ausgabeneffekte aus Sicht der Krankenkasse zu ermitteln. Methodisch stellt somit die Budget-Impact-Analyse keine besonderen neuen Herausforderungen gegenüber der Kosteneffektivitätsanalyse dar.

3.2.6 Fazit und Ausblick

Da die Finanzierbarkeit zusätzlicher Leistungen in den kommenden Jahren eher noch an Bedeutung gewinnen wird, sind ökonomische Aspekte im Rahmen einer umfassenden Beurteilung auf der Grundlage von Evidence-based Public Health unumgänglich. Dafür steht seit Jahren eine gut erprobte Methodik gesundheitsökonomischer Evaluation im Rahmen von EbPH zur Verfügung, die dazu beitragen könnten, auf rationaler Grundlage bei gegebenen Budgets die Effektivität und Qualität medizinischer Versorgung zu verbessern.

Bislang stellt allerdings die Verfügbarkeit gesundheitsökonomischer Informationen sehr häufig ein Problem für eine umfassende Bewertung dar, sowohl in quantitativer wie in qualitativer Hinsicht. Gerade in Bereichen, in denen wenig kommerzielle Anreize für umfassende gesundheitsökonomische Forschung vorliegen, wie tendenziell bei Präventionsprogrammen, sind daher potenzielle Nutzer wie die Krankenkassen gehalten, aus eigenen Datenbeständen sowie mithilfe öffentlich geförderter Versorgungsforschung notwendige Informationsgrundlagen zu generieren. Die Berücksichtigung von Kosten-Nutzen-Analysen in IQWiG-Berichten wird indes auf absehbare Zeit dazu führen, dass diese ökonomische Beurteilung insgesamt mehr Verbreitung findet und damit gleichzeitig die Evidenzbasis für ökonomische Bewertungen gestärkt wird. Dies gilt insbesondere auch für innovative Verfahren, bei denen das Fehlen langfristiger Erfahrung zu Kosten und Nutzen durch geeignete Modellierungen ausgeglichen werden sollte.

Die Ausweitung des Leistungsangebotes ist für Krankenkassen auch zukünftig ein schmaler Grat zwischen Verbesserung der Versorgungssituation, der Finanzierbarkeit und Marketingaspekten. Gerade in diesem Spannungsfeld bietet sich aber an, Entscheidungen strukturiert, nachvollziehbar und transparent zu treffen und insofern die verfügbare Evidenz unter Berücksichtigung gesundheitsökonomischer Aspekte umfassend in die Entscheidung einzubeziehen. Aus dem Beispiel wird deutlich, dass angesichts begrenzter Ressourcen die Berücksichtigung wirtschaftlicher Effekte für eine umfassende Entscheidungsunterstützung im Rahmen von Evidence-based Public Health unverzichtbar ist.

Literatur

Greiner W (2006) Methoden der gesundheitsökonomischen Evaluation. In: Hurrelmann K, Laaser U, Razum O (Hg.) Handbuch Gesundheitswissenschaften, 4., vollständig überarbeitete Auflage. Weinheim/München: Juventa: 347-374.

Greiner W (2007a) Die Rolle der Pharmaoökonomie zur Ressourcenallokation im Gesundheitswesen – Überblick und Implikationen für Deutschland. Gesundheitsökonomie und Qualitätsmanagement 12: 51-56.

Greiner W (2007b) Die Berechnung von Kosten und Nutzen. In: Schöffski O, Schulenburg J-M Graf v.d. (Hg.) Gesundheitsökonomische Evaluationen, 3. Auflage. Berlin u.a.: Springer: 49-63.

Hannoveraner Konsensusgruppe (Schulenburg, JM, Graf v.d, Greiner W et al.) (2007) Deutsche Empfehlungen zur gesundheitsökonomischen Evaluation – dritte und aktualisierte Fassung des Hannoveraner Konsens. Gesundheitsökonomie und Qualitätsmanagement 12: 285-290.

IQWiG (2008) Methodik für die Bewertung von Verhältnissen zwischen Nutzen und Kosten im System der deutschen Gesetzlichen Krankenversicherung. Version 1.0. vom 24.01.2008 (www.iqwig.de).

Kulp W, Greiner W (2006) Gesundheitsökonomie und HTA. In: Bundesgesundheitsblatt 39(3): 257-263.

Pfaff H (2003) Versorgungsforschung. Public Health Forschung 11(40): 13-14.

Scherenberg V, Greiner W (2008) Präventive Bonusprogramme – Auf dem Weg zur Überwindung des Präventionsdilemmas. Bern: Huber.

Schulenburg JM, Graf v.d., Vauth C, Mittendorf T, Greiner W (2007) Methoden zur Ermittlung von Kosten-Nutzen-Relationen für Arzneimittel in Deutschland. Gesundheitsökonomie und Qualitätsmanagement 12, Supplement 1: S3-S26.

Siebert U, Behrend C, Mühlberger N et al. (1999) Entwicklung einer Kriterienliste zur Beschreibung und Bewertung ökonomischer Evaluationsstudien in Deutschland. In: Ansätze und Methoden der ökonomischen Evaluation – eine internationale Perspektive, Schriftenreihe des Deutschen Instituts für Medizinische Dokumentation und Information im Auftrag des Bundesministeriums für Gesundheit „Health Technology Assessment" (hg. v. Leidl R., Schulenburg J.-M. Graf v.d., Wasem, J.). Baden-Baden: Nomos: 156-170.

3.3 Evidence-based Public Health aus ethischer Perspektive

Peter Schröder-Bäck

3.3.1 Einführung

Als Ethik bezeichnet man die wissenschaftliche Disziplin, die sich mit der Moral beschäftigt. Die Moral ist wiederum die Gesamtheit von Werten und Vorschriften (so genannte Normen), die Orientierung bei menschlichem Urteilen und Handeln geben. In der Ethik geht es dabei auch um Argumentationen und Abwägungen, weil sich ethische Probleme häufig als *Konflikte* unterschiedlicher Werte und Normen darstellen.

Wenn „evidenzbasiert" heißt, auf bestmöglichem Wissen aufzubauen (Gerhardus et al. 2008), dann bedeutet „ethische Evidenz" im Kontext des vorliegenden Buchs, dass moralische Probleme, die bei Public-Health-Maßnahmen entstehen (können), entdeckt, erörtert und bestmöglich gelöst werden. Evidenz ist in diesem Zusammenhang als überzeugendes Ergebnis eines argumentativen Prozesses zu verstehen.

Um ethische Evidenzgewinnung in diesem Sinne für die Public-Health-Praxis zu ermöglichen, soll im Folgenden daher ein Instrumentarium für Public-Health-Praktiker dargestellt werden. Mit diesem ethischen Instrumentarium können versteckte moralische Konflikte, die bei der Umsetzung von Public-Health-Maßnahmen auftreten können, aufgedeckt und eventuell gelöst werden. Der Leser wird anhand von Leitgesichtspunkten, die für Public Health konkretisiert und spezifiziert worden sind, Maßnahmen ethisch überprüfen können.

Bevor wir jedoch weiter von Ethik sprechen, erscheint es sinnvoll, den Ausdruck „Ethik" noch genauer darzulegen. So wird in einem ersten Schritt Ethik als für Public Health hilfreiche Disziplin vorgestellt, bevor in dem dann folgenden Abschnitt relevante Grundpositionen der Ethik eingeführt werden. Da mit diesen zu arbeiten mitunter als wenig konkret und praxisnah erscheinen kann, werden Prinzipien vorgestellt, welche die Kernaussagen verschiener ethischer Grundpositionen und Theorien als Destillate in die ethische Anwendbarkeit tragen. Die vorgestellten Prinzipien werden dann in einer konkretisierenden „ethischen Checkliste" für die Public-Health-Praxis entfaltet. Wie eine solche Checkliste in der Praxis funktionieren kann, wird schließlich am Fallbeispiel „Übergewicht" diskutiert.

3.3.2 Eine Rolle für die Ethik

Ethik ist allgemein in verschiedene Teilbereiche zu differenzieren. Zuerst lässt sich *deskriptive Ethik* von *philosophischer Ethik* unterscheiden. Deskriptive Ethik beschreibt mit sozial-, geschichts- oder naturwissenschaftlichen Methoden, wie sich Moral entwickelt (hat). *Philosophische Ethik* unterteilt sich weiter in *Metaethik* und *normative Ethik* (Abbildung 6, S. 94).

In der *Metaethik* werden unter anderem Methoden der Ethik reflektiert und Begriffe geklärt. *Normative Ethik* diskutiert, was richtig

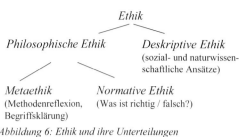

Abbildung 6: Ethik und ihre Unterteilungen
Modifiziert nach Steigleder (2006).

und was falsch, was gut und was schlecht ist. Die normative Ethik will die moralischen Urteile genauer überprüfen, zu denen wir Menschen gelangen. Normative Ethik kann Konflikte in idealer Weise aufgrund elaborierter Argumentationen lösen bzw. für eine Auflösung des Konflikts in eine bestimmte Richtung argumentieren. Mindestens sollten (normative) Ethiker jedoch in der Lage sein, Normen und Werte aufzudecken, die Handlungen zugrunde liegen, und darzulegen, warum bestimmte Konflikte nicht eindeutig lösbar sind.

So kann Ethik im Zusammenhang des vorliegenden Buchs daran erinnern, dass allein der Vorsatz, Public-Health-Maßnahmen zu entwickeln und umzusetzen, bereits wertbestimmt und zudem normativ ist. Gesundheit und speziell Bevölkerungsgesundheit sind für Public Health festgelegte Werte, die von (quasi-)öffentlichen Institutionen gefördert werden sollen. Somit ist das Verständnis von Public Health gewissermaßen schon normativ.

Auch die Frage, warum man etwas „gegen Übergewicht" macht, setzt die wertende Annahme voraus, dass Übergewicht schlecht ist. Aber warum? Weil Adipositas eine Krankheit ist oder krank macht und weil Krankheit Kosten verursacht? Oder will man adipösen Personen Gutes tun? Auch der Ruf nach einer Evidenzbasierung ist wertbestimmt und Evidenzbasierung an sich natürlich hochgradig normativ.

All solche Festlegungen, Handlungen und Entscheidungen scheinen folglich auf Werten zu gründen und somit auch potenzieller Gegenstand ethischer Erörterungen zu sein. Dafür ein Bewusstsein zu schaffen, ist eine wichtige Aufgabe der Ethik. Um allerdings einzelne

Maßnahmen der Public-Health-Praxis auf ihre ethische Legitimierbarkeit zu überprüfen, ist es wenig praktisch, immer ganz vorne bei Prozessen anzufangen und alle zugrundeliegenden Wertentscheidungen zu hinterfragen – z.B. die Legitimation von Krankenversicherungen, wenn eine Krankenversicherung eine Maßnahme gegen Übergewicht implementieren will. In diesem Sinne beschränken wir uns konkret auf die Prüfung der Maßnahmen, die zur Diskussion stehen (in diesem Fall also Maßnahmen gegen Übergewicht), und hinterfragen die zugrundeliegenden Systeme, die den Vorschlag der Maßnahme überhaupt erst ermöglicht haben, an dieser Stelle nicht weiter.

3.3.3 Ethische Grundpositionen

Eine wichtige und weitreichende Unterscheidung in der Ethik betrifft die von *Richtigem* und *Gutem*. Diese Unterscheidung ist tragend bei verschiedenen ethischen Theorien. *Konsequentialistische* Ethiktheorien werden von *deontologischen* Ethiktheorien unterschieden. Deontologische Ethiktheorien beurteilen eine Handlung – oder sogar nur eine Handlungsmotivation – danach, ob sie *richtig* ist. Richtig heißt, dass sie im Einklang mit vorgegebenen Normen (z.B. Gerechtigkeit) steht. So kann es für einen Deontologen richtig sein, dem Gerechtigkeitspostulat zu folgen, auch wenn dadurch weniger gute Konsequenzen eintreten (bei einem Familienausflug im Tretboot darf jeder eine gleichlange Zeit treten, auch wenn durch den Einsatz des Kleinsten an der Pedale alle hungrigen Familienmitglieder später zum ersehnten Picknick am Ufer ankommen und der Hunger immer quälender wird).

Konsequentialisten beurteilen Handlungen nur nach ihren Folgen, die insgesamt gut sein müssen. Das bedeutet aber auch, dass Handlungen akzeptabel sind, wenn sie zwar negative Konsequenzen haben (z.B. Hunger), aber mehr positive Konsequenzen die negativen übertrumpfen (z.B. wenn durch das

Treten des Kleinsten zwar alle etwas Hunger leiden, aber sich auch alle sehr darüber freuen und stolz sind, wie gut der Kleinste schon in die Pedale treten kann). Das utilitaristische Prinzip, das eine besondere Form des Konsequentialismus abbildet, gebietet, einen Wert – nämlich Nutzen – zu maximieren. Utilitarismus will den größtmöglichen Nutzen für die größtmögliche Zahl von Menschen erreichen. Nutzen kann man als „das Ausmaß des von einer Handlung bewirkten Glücks, Wohlbefindens oder der Befriedigung von Wünschen (Präferenzen)" verstehen (Birnbacher 2002). Daher ist es nicht ganz falsch, wenn Mackenbach (2006) Nutzen in Public-Health-Kontexten mit Gesundheit gleichsetzt.

Viele Public-Health-Ethik-Theorien sehen im Utilitarismus den richtigen normativen Rahmen für Public Health (Goodin 1989; Bayer/Fairchild 2004). Dies würde bedeuten, Public-Health-Maßnahmen ausschließlich danach zu beurteilen, ob sie in der Summe mehr Gesundheit bringen. Wenn man allerdings utilitaristisch urteilt, kann es sein, dass *gesundheitliche Ungleichheiten* innerhalb einer Population moralisch akzeptabel sind – wenn sie nur „unterm Strich" mehr Gesundheit zulassen. Mit anderen Worten: Die gesundheitliche Ausbeutung Einzelner zum Wohle vieler Anderer kann für Utilitaristen moralisch zustimmungswürdig sein.

Dass gute Konsequenzen zur Bewertung einer Handlung herangezogen werden, scheint hingegen durchaus plausibel. Denn was bringt eine Public-Health-Maßnahme, wenn sie nicht die Bevölkerungsgesundheit verbessert. Das Problem des Utilitarismus ist weniger, dass er gute Konsequenzen berücksichtigt, sondern eher, dass er sie verabsolutiert. Im Gegensatz zum Prinzip Gerechtigkeit – das in einem zu bestimmenden Maß Gleichheit in Bezug auf bestimmte Kriterien wie Leistungsentlohnung, Befähigung oder Chancen anstrebt – ist das utilitaristische Prinzip indifferent, wenn es um die Frage nach gerechter Verteilung geht (Höffe 2007).

3.3.4 Mittlere ethische Kriterien und Konfliktlösungsansätze

Die Ausgestaltung von Public-Health-Maßnahmen kann man also bewusst an ethischen Normen ausrichten. Normen existieren auf verschiedenen Generalisierungsstufen. *Einzelfallurteile* (z.B. „Den dicken Mitschüler darf ich nicht hänseln und ausgrenzen!") kann man zu *Regeln* (z.B. „Alle Mitschüler müssen fair behandelt werden.") verallgemeinern. *Prinzipien* (z.B. „Gerechtigkeit") stellen eine generalisierte Form von *Regeln* dar. Andersherum kann man aus Prinzipien Regeln ableiten und aus Regeln wiederum Einzelfallurteile. Allgemeine ethische Theorien begründen, elaborieren und systematisieren ethische Normen – und zwar in klassischen Theorien meistens Prinzipien (Abbildung 7).

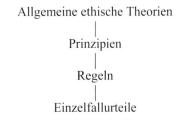

Abbildung 7: Verschiedene Generalisierungsstufen von Normen

Im anwendungsnahen Kontext werden *Prinzipien* als Ausgangspunkt von Reflexionen und Argumentationen genommen. Diese Prinzipien nennt man in der Ethik auch „mittlere Prinzipien", weil sie – wie das Beispiel des Mitschülers zeigt – bezüglich ihrer Generalisierung zwischen *konkreteren Regeln* und *allgemeinen ethischen Theorien* stehen.

Die Pointe dabei, mittlere Prinzipien als normativen Ausgangspunkt zu nehmen, besteht darin, dass man sich dabei nicht auf einzelne Theorien beziehen muss. Vielmehr sieht man Prinzipien zumeist als plausibel an und zudem in Einklang mit unserer Alltagsmoral. Diese Prinzipien erhalten aber zudem ideale Unterstützung dadurch, dass sie durch verschiedene Theorien gedeckt werden. Beispielsweise haben die Philosophen Aristoteles und John Rawls das Prinzip Gerechtigkeit formuliert. Auch wenn sie es verschieden begründen und normativ ausgestalten, gibt es dennoch einen plausiblen Minimalkonsens, dass Gerechtigkeit ein wichtiges Prinzip ist.

Ein ähnlicher Minimalkonsens zeigt sich in der weltweiten Anwendung der Prinzipien von Beauchamp und Childress im Gesundheitsbereich (Droste et al. 2003; Tsai 1999). Deren 1979 zum ersten Mal erschienenes Buch „Principles of biomedical ethics" wird gemeinhin als Standardwerk für praxisnahe Ethik der Medizin akzeptiert. Die Autoren argumentieren dafür, die vier Prinzipien *Autonomierespekt* (den Willen und Wert jeder einzelnen Person zum Handlungsfaden zu nehmen), *Benefizenz* (dem Einzelnen soll Gutes getan werden), *Non-Malefizenz* (dem Einzelnen soll möglichst kein Schaden zugefügt werden) und *Gerechtigkeit* (der Zugang zu Maßnahmen muss nach zu bestimmenden Kriterien geregelt sein) als ethisches Instrumentarium zu nutzen (Beauchamp & Childress 2009). Autonomierespekt und Gerechtigkeit sind deontologische, Benefizenz und Non-Malefizenz sind konsequentialistische Prinzipien.

Gerade in Bezug auf Public-Health-Maßnahmen, die eher die Bevölkerung oder einzelne Teilbevölkerungen als Individuen in den Blick nehmen, kann man noch weitere Leitgesichtspunkte bzw. Prinzipien hinzufügen. Zu diesen zählen *Verhältnismäßigkeit* (Maßnahmen sollen möglichst das Notwendige nicht überschreiten und die am wenigsten restriktiven und Rechte verletzenden Maßnahmen sollen gewählt werden), *Effizienz* (dass man sorgsam mit knappen Ressourcen umgeht) und vor allem *Gesundheitsmaximierung*. Letztere wird dem moralischen Auftrag von öffentlichen Institutionen gerecht, die gesamte Bevölkerung so gesund wie möglich zu halten, und reflektiert den moralischen Kern utilitaristischer Überlegungen. Aus der Public-Health-Perspektive muss zudem das Prinzip *Gerechtigkeit*, das in der Medizinethik vor allem als Prinzip zur Verteilung knapper Güter angesehen wird, um weitere Aspekte erweitert wer-

den. Hier kann man hervorkehren, dass Teilbevölkerungen weder stigmatisiert noch diskriminiert werden dürfen, selbst wenn Ungleichheiten und Diskriminierungen letztlich in der Summe mehr Gesundheit und Nutzen bringen, was vom utilitaristischen Standpunkt aus gesehen geboten erschiene (Schröder 2007).

Da es sich um *prima facie* Prinzipien handelt, steht das argumentative Gewicht der Prinzipien nicht von vorneherein fest, sondern sie sind zuerst einmal gleichgewichtig. Um ihre Bedeutung und Gewichtung muss für jede konkrete Situation gerungen werden. Prinzipien können kontextualisiert und heruntergebrochen, d.h. zu konkreteren Normen spezifiziert werden. Mit anderen Worten: Aus allgemeineren Normen können spezifischere Normen abgeleitet werden (z.B. Autonomierespekt verlangt bei klinischen Studien, dass forschende Ärzte potenziell teilnehmende Patienten über Risiken aufklären und von ihnen eine informierte Einwilligung zur Teilnahme an der Studie einholen), mitunter unter Berücksichtigung weiterer Normen (z.B. Autonomierespekt erlaubt es, mit dem eigenen Körper so zu verfahren, wie eine Person es wünscht, solange niemand anderes dadurch Schaden erleidet). So bekommt man spezifischere und konkretere Normen oder gar Urteile für Einzelfallbewertungen.

Die genannten mittleren ethischen Prinzipien – das heißt die bewährten bioethischen Prinzipien, die um einige Public-Health-spezifischere Prinzipien ergänzt wurden – können, ungeachtet verschiedener theoretischer Begründungsweisen, als normative „Minimalkonsense" und somit als normativ-argumentativer Ausgangspunkt gelten.

3.3.5 Eine prozedurale Checkliste zur Überprüfung von Maßnahmen

Die genannten mittleren Prinzipien können als Leitgesichtspunkte für Public Health eingesetzt werden. In Tabelle 2 (S. 98f.) werden sie zusammengefasst. Die Prinzipien sind als „Prüffragen" konkretisiert – hier auf das Beispiel Übergewicht bezogen.

Die Tabelle dient damit als Checkliste, um Maßnamen ethisch abzuprüfen. Sie ordnet die verschiedenen Prinzipien und ihre konkretisierenden Fragen einerseits horizontal nach der Ausrichtung der Fragen in Bezug auf die grundlegende ethische Unterscheidung von deontologischen und konsequentialistischen Ansätzen und Theorien an. Vertikal wird nach Handlungsadressaten sortiert. Wenn alle Fragen eindeutig zugunsten der Maßnahme beantwortet werden, scheint aus ethischer Sicht nichts gegen deren Umsetzung zu sprechen. Wenn – einmal das andere Extrem angenommen – alle Fragen zuungunsten der Maßnahme beantwortet werden, spricht wohl nichts dafür, sie umzusetzen. Aber wie handelt man bei Konflikten, wenn bei der Abprüfung festgestellt wird, dass viele wichtige Kriterien erfüllt werden, gegen ein paar aber verstoßen würde?

Engelhardt (1996) und Veatch (1982) argumentieren beispielsweise, dass im Konfliktfall zwischen einer konsequentialistischen Norm und einer deontologischen Norm der Konflikt unbedingt zugunsten der deontologischen Norm aufgelöst werden müsse. Zum Beispiel wären für Engelhardt Zwangsimpfungsprogramme niemals rechtfertigbar, weil sie gegen den Autonomierespekt verstoßen.

Überzeugender erscheint jedoch der Ansatz, dass man im Konfliktfall entweder Anpassungen an der Maßnahme vornimmt oder ein Verstoß gegen einzelne Kriterien in Kauf genommen wird, wenn dieser Verstoß, verglichen mit dem erfüllten Kriterium, deutlich geringer wiegt. Die Checkliste hilft jedoch zumindest, Defizite offen zu legen, die dann weiterer Argumentation bedürfen.

3.3.6 Beispielanwendung

Ein *pointiertes* Beispiel soll den Umgang mit der Checkliste und mögliche Konfliktlösungsstrategien verdeutlichen:

Bei einer Krankenkasse wird eine Arbeitsgruppe eingesetzt, die eine Maßnahme gegen Übergewicht ihrer Mitglieder erarbeiten soll.

Die Maßnahme soll zudem werbewirksam einsetzbar sein, um Mitglieder von anderen Krankenkassen abzuwerben. Bei einer Sitzung wird ein Konzeptvorschlag diskutiert. Dieser sieht vor, dass die Krankenkasse ein Jahr lang die Beiträge für ein beliebiges Fitnessstudio übernimmt. Dieses neue Leistungsangebot soll öffentlich mit einer Posterkampagne und mit Postsendungen an die Mitglieder beworben werden. Motto der Kampagne – und Überschrift der Poster und Broschüren – soll sein: „Fitness frisst fette Pfunde – Fühl Dich frei und spar dabei!" Dass Sparen in diesem Zusammenhang zudem mehrfach zu verstehen ist, soll in der Kampagne besonders deutlich werden: Neben den gesparten Fitnessstudio-Kosten soll nämlich die Aufmerksamkeit auf eine gesundheitsökonomische Rechnung gelenkt werden, welche die gesellschaftlichen Folgekosten von Übergewicht darstellt und den potenziellen Teilnehmern einen weiteren Grund geben soll, an der Maßnahme teilzunehmen – nämlich um für die Allgemeinheit Kosten zu sparen. Die Maßnahme wird in der Arbeitsgruppe (AG) anhand der Checkliste diskutiert.

Zuerst wird kritisch diskutiert, ob Verhaltensprävention in diesem Zusammenhang erfolgversprechend ist. Die meisten Mitglieder der AG sind skeptisch, eindeutig ist dies jedoch wissenschaftlich nicht zu klären. Ein gesellschaftlicher Mehrwert wird durch allgemeine Krankheits- und Folgekostenverringerung anvisiert. Auch dies ist letztlich wissenschaftlich nicht eindeutig bestimmbar – ob also dem Leitgesichtspunkt Gesundheitsmaximierung Rechnung getragen wird, ist nicht eindeutig. Aber zumindest wird der Bevölkerungsgesundheit nicht geschadet. Die Maßnahme ist jedoch zudem – wegen zweifelhafter Wirksamkeit – auch nicht als eindeutig kosteneffektiv und effizient bestimmbar.

In Bezug auf einzelne Versicherte sieht die ethische Bilanz besser aus. Ein Versicherter, der das Angebot wahrnimmt, erleidet dadurch keinen Schaden – mögliche Sportverletzungen sollen dadurch vermieden werden, dass Versicherte eben in betreute Fitnessstudios gehen. Da keine Beitragsgrenze für die Studios ge-

Tabelle 2: Checkliste ausgewählter ethischer Kriterien vor dem Hintergrund von Public-Health-Maßnahmen gegen Übergewicht. Teil 1: Bezogen auf Bevölkerungsgruppen

Theorien-gruppe	Bezogen auf Bevölkerungsgruppen	
	Prinzip	Spezifizierte und konkretisierte Abfragung der angedachten Maßnahme (vor dem Hintergrund des Übergewicht-Beispiels)
Konsequentia-listisch (Was ist gut?)	Gesundheitsmaximierung & Effizienz	◆ Verbessert die Maßnahme die Gesundheit der Bevölkerung? ◆ Gibt es wissenschaftliche Evidenz, dass die Maßnahme langfristig erfolgreich ist? ◆ Hat sie darüber hinaus gesellschaftlichen Mehrwert und Nutzen (führt sie z.B. zu mehr Wohlstand)? ◆ Rechtfertigen die investierten Kosten den zu erwartenden Nutzen bzw. die zu erwartenden langfristigen Kosteneinsparungen?
Deontologisch (Was ist richtig?)	Gerechtigkeit	◆ Wird durch die Maßnahme niemand stigmatisiert, diskriminiert oder exkludiert? Stellt die Maßnahme niemanden und keine religiös-kulturellen Praktiken an den Pranger? ◆ Hat die Institution, welche die Maßnahme umsetzt, eine öffentliche Legitimation für ihr Handeln? Ist die Handlung öffentlich rechtfertigbar? ◆ Sind die Gründe für das anvisierte Handeln und die Handlungsprozesse transparent? ◆ Gefährdet die Maßnahme nicht den allgemeinen Zugang zum Gesundheitswesen der anvisierten Population? ◆ Vergrößert die Maßnahme auch unfaire gesundheitliche Ungleichheiten nicht, sondern trägt eher zur Verringerung gesundheitlicher Ungleichheiten bei? ◆ Nimmt die Maßnahme besondere Rücksicht auf vulnerable Populationen (Kinder, Migranten etc.)? ◆ Fördert die Maßnahme gesellschaftliche Chancengleichheit und gesellschaftliche Teilhabe? ◆ Erodiert die Maßnahme das gesellschaftliche Zusammengehörigkeitsgefühl (*Solidarität*) nicht?

setzt wird, erhofft man sich, dass Versicherte in gut betreute und sichere Studios gehen. Um Verletzungen zudem entgegenzuwirken, wird es verpflichtend gemacht, dass Versicherte sich im Studio einweisen lassen. Somit ist aus Sicht des Prinzips Non-Malefizenz nichts einzuwenden (die AG verwirft so unwahrscheinliche Szenarien, dass einzelne Versicherte Sport-abhängig werden können oder sonstiges ungesundes Verhalten aus den Besuchen im Fitnessstudio resultiert). Einzelne Personen können im Gegenteil in Bezug auf Gesundheit und Wohlbefinden einen Nutzen aus der Maßnahme ziehen – die Maßnahme kann also individuell benefizient sein. Auch wenn dies ggf. Versicherte sind, die sowieso schon ins Fitnessstudio gehen und nun für ein Jahr ihre Beiträge sparen. Fitness scheint den AG-Mitglie-

dern zudem eine äußerst wenig intrusive Maßnahme zu sein, natürlich weniger intrusiv, als würde man Versicherten beispielsweise anbieten, sich Fett absaugen zu lassen. Selbst wenn es gesundheitlich sinnvoll wäre, wäre das wohl ein unverhältnismäßig stark in die persönliche Unversehrtheit eingreifendes Angebot, zumal sich einzelne Personen beispielsweise von ihren Partnern gedrängt sähen, diese Maßnahme anzunehmen. Dabei bestünde die Gefahr, dass der Autonomierespekt ausgehebelt würde.

Das Angebot der Fitness-Maßnahme erscheint ansonsten wenig von direktem oder auch verstecktem Zwang geprägt. Eine Einwilligung in die Maßnahme wäre gegeben, wenn sich Versicherte anmelden. Problematisch erscheint aber, dass Personen sich aufgrund der aggressiven Bewerbung der

Tabelle 2 (Forts.)

Teil II: Bezogen auf Individuen

Theorien-gruppe	Bezogen auf Individuen	
	Prinzip	Spezifizierte und konkretisierte Abfragung der angedachten Maßnahme (vor dem Hintergrund des Übergewicht-Beispiels)
Konsequentia-listisch (Was ist gut?)	Non-Malefizenz	♦ Vermeidet die Maßnahme, dass Personen Schaden nehmen – sowohl Adressaten der Maßnahmen als auch Dritte?
	Benefizenz	♦ Haben einzelne, teilnehmende Personen tatsächlich einen (gesundheitlichen und ggf. anderweitigen) Nutzen?
	Verhältnismäßigkeit	♦ Werden die am wenigsten restriktiven und intrusiven Alternativen zur Zielerlangung eingesetzt?
Deontologisch (Was ist richtig?)	Autonomierespekt	♦ Ist die Maßnahme wirklich effektiv (s.o.), oder hat sie nur Symbolcharakter, macht Teilnehmern ggf. falsche Hoffnungen? ♦ Kann die Umsetzung der Maßnahme ohne Zwang erfolgen? ♦ Wird eine Einwilligung in die Teilnahme der Maßnahmen eingeholt? ♦ Wird niemand durch diese Maßnahme instrumentalisiert oder gar zum Wohl anderer geopfert? ♦ Wird Eigenverantwortung und Selbstbestimmung nicht nur eingefordert, sondern auch ermöglicht? ♦ Wird die Privatsphäre von Personen geachtet und werden persönliche Daten geschützt? ♦ Sind eventuelle Bevormundung und Paternalismus rechtfertigbar?

Maßnahme und des Drucks, auch für die Allgemeinheit bzw. Solidargemeinschaft Kosten zu sparen, genötigt sähen, ins Fitnessstudio zu gehen. Ein solcher Druck spräche gegen die Art der Bewerbung, welche die AG so diskutiert.

Im Zusammenhang mit Autonomierespekt ist zwar sonst kein weiterer Verstoß zu sehen: kein Eingriff in die Privatsphäre, keine Bevormundung, keine Instrumentalisierung – wie man dies beispielsweise bei Zwangsimpfung diskutieren könnte. Die AG-Mitglieder diskutieren weiter, ob Eigenverantwortung für die Gesundheit des Einzelnen durch die Maßnahme nicht nur eingefordert, sondern auch ermöglicht wird. Im Großen und Ganzen wird dem zugestimmt. Es wird aber zudem vorgeschlagen, eine Broschüre zu entwickeln, in der über Fitness aufgeklärt wird: dass man bei einem Fitness-Programm

langfristig dabei bleiben muss, um erfolgreich zu sein, dass man keine Wunder erhoffen darf etc.

Problematischer für das Konzept erscheint die Diskussion anhand des Leitgesichtspunkts Gerechtigkeit. Den Mitgliedern fällt auf, dass die Kampagne stigmatisierend ist. Sie stellt übergewichtige Personen an den Pranger und zweifelt grundlegend an der Qualität eines Lebens mit Übergewicht (denn Dicke können sich anscheinend nicht „frei" fühlen, insinuiert die Kampagne). Zudem wird durch die gesundheitsökonomische Rechnung nicht nur stigmatisiert, sondern vielleicht sogar ein „victim blaming" unterstützt. Die Gruppe ist sich einig, dass man so nicht vorgehen kann.

Aus Gerechtigkeitsperspektive kann man ferner feststellen, dass wegen des Kontrahierungszwangs und der Möglichkeit, die Kasse zu wechseln, niemand von diesem Angebot ausgeschlossen wird. Dass dies auch eine Werbekampagne ist, die Gesundheit und Werbewirksamkeit garantiert, setzen die AG-Mitglieder als transparent genug voraus. Dafür sind Bürger deutlich genug mit Plakaten und Broschüren in Kontakt, die erkennen lassen, dass man etwas „verkaufen" will.

Auch wenn die Maßnahme selbst keine Personen unmittelbar vom Zugang zu Leistungen des Gesundheitswesens ausschließt, befürchten einige AG-Mitglieder jedoch unerwünschte Folgen. Es könnte nämlich sein, dass durch die gesundheitsökonomische Beispielrechnung eine Diskussion befördert wird, ob man Personen, die an „selbstverschuldeten" Krankheiten leiden, nicht besser vom allgemeinen Zugang zu Gesundheitsleistungen ausschließt bzw. finanzielle Eigenbeteiligungen verlangt. Dies würde der Solidarität innerhalb der Versichertengemeinschaft und vielleicht sogar der Gesellschaft allgemein abträglich sein. Auch wenn man hier nur spekulieren kann, will man keine Risiken eingehen.

Das Prinzip Gerechtigkeit verlangt auch eine besondere Rücksicht auf vulnerable Gruppen. Es erscheint den Diskutanten nicht als gegeben, dass durch diese Maßnahme vulnerable Gruppen ausgeschlossen werden. Es wird diskutiert, ob man das Werbe- und Informationsmaterial noch in verschiedenen Sprachen zugänglich macht bzw. direkt auf sozial Benachteiligte zugeht, denn gesundheitliche Ungleichheiten in der Gesellschaft dürfen durch die Maßnahme nicht verstärkt werden. Da sich aber prinzipiell aufgrund des Einheitssatzes der Krankenkassen jeder diese Krankenkasse aussuchen kann, erscheint diese Maßnahme wenig unfair. Im Gegenteil, so bieten sich Anreize für sozial schlechter Gestellte, auch ins Fitnessstudio zu gehen. Es wird jedoch diskutiert, ob sich Personen ggf. finanziell übernehmen, wenn sie nun erst in ein teures Fitnessstudio gehen und dann dabei bleiben wollen, aber nach einem Jahr die Finanzierung wegfällt. Dies könnte ein Problem darstellen.

Für alle Bürger bestehen also gleiche Chancen, an der Maßnahme teilzunehmen.

Zudem wird die allgemeine Chancengleichheit in der Gesellschaft durch die Maßnahme nicht unterminiert. Stellen sich langfristige Verbesserungen aller Bevölkerungsgruppen ein, ist durch mehr Gesundheit und Wohlbefinden mehr Wohlergehen in allen gesellschaftlichen Schichten vorstellbar. Unfaire gesundheitliche Ungleichheiten werden durch die Maßnahme nicht vergrößert.

Die Arbeitsgruppe kommt zu folgendem Fazit: Trotz Zweifels an der langfristigen Effektivität entscheidet sich die Gruppe „im Zweifel für" die Maßnahme, da sie einzelnen Personen sehr gut tun wird. Zudem ist die Maßnahme zumindest für die Krankenkasse effizient, da man das Werbekostenbudget einbezieht, das sonst für andere Werbemittel ausgegeben würde. Wenn man nun das Gesamtpaket abwägen müsste, sprächen die gewichtigen genannten Gründe gegen eine Implementierung (nämlich dass die Maßnahme stigmatisierend und langfristig diskriminierend sein kann). Letztlich ist aber eine Abänderung der Maßnahme möglich, um das Stigmatisierungspotenzial und andere Probleme auszuräumen, aber dennoch an der Maßnahme an sich festzuhalten. Die AG gibt ein neues Konzept in Auftrag, das einen weniger aggressiven und stigmatisierenden Umgang in Sprache und Bild sucht und stattdessen z.B. ein Motto wählt wie „Fit in den Frühling – Wir übernehmen für unsere Versicherten 1 Jahr die Mitgliedschaft in einem Fitnessstudio".

3.3.7 Fazit

Dieser Beitrag hat eine Rolle der Ethik für die Evidenzbasierung von Public-Health-Maßnahmen dargestellt und einige normative und methodische Vorschläge gemacht, indem ein Set von Prinzipien und aus ihnen abgeleiteten Prüffragen vorgestellt wurde. Ethische Evidenz bedeutet hier, moralische Konflikte aufzudecken, eine ethische Beweislast zu akzeptieren und Handeln an ethischen Leitgesichtspunkten auszurichten.

Danksagung

Ich danke Ansgar Gerhardus, Jürgen Brecken-kamp und Martin Pöttner für hilfreiche Anregungen.

Literatur

Bayer R, Fairchild AL (2004) The genesis of public health ethics. Bioethics; 18: 473-492.

Beauchamp TL, Childress JF (2009) Principles of biomedical ethics, 6. Auflage. New York: Oxford University Press.

Birnbacher D (2002) Utilitarismus / Ethischer Egoismus. In: Düwell M, Hübenthal C, Werner MH (Hg.) Handbuch Ethik. Stuttgart: Metzler: 95-107.

Droste S, Gerhardus A, Kollek R (2003) Methoden zur Erfassung ethischer Aspekte und gesellschaftlicher Wertvorstellungen in Kurz-HTA-Berichten – Eine internationale Bestandsaufnahme. Köln: DIMDI.

Engelhardt T (1996) The Foundations of Bioethics. New York: Oxford University Press.

Gerhardus A, Breckenkamp J, Razum O (2008) Evidence-based Public Health. Prävention und Gesundheitsförderung im Kontext von Wissenschaft, Werten und Interessen. Med Klin 103: 406-412.

Goodin RE (1989) No Smoking: The Ethical Issues. Chicago: University of Chicago Press.

Höffe O (2007) Gerechtigkeit. Eine philosophische Einführung. 3. Auflage. München: C.H. Beck.

Mackenbach J (2006) Odol, Autobahnen und ein nichtrauchender Führer – Reflektionen zur Unschuld von Public Health. Das Auge des Deutschen Hygiene-Museums. Prävention und Gesundheitsförderung 1: 208-211.

Schröder P (2007) Public-Health-Ethik in Abgrenzung zur Medizinethik. Bundesgesundheitsblatt 50: 103-111.

Steigleder K (2006) Moral, Ethik, Medizinethik. In: Schulz S, Steigleder K, Fangerau H, Paul N (Hg.) Geschichte, Theorie und Ethik der Medizin. Eine Einführung. Frankfurt a.M.: Suhrkamp: 15-45.

Tsai, DF (1999) Ancient Chinese medical ethics and the four principles of biomedical ethics. J Med Ethics 25: 315-321.

Veatch R (1982) A Theory of Medical Ethics. New York: Basic Books.

3.4 Evidence-based Public Health aus soziokultureller Perspektive

Anne Kathrin Stich und Liane Schenk

3.4.1 Einführung

Aus Sicht der WHO verfolgt Public Health drei wesentliche Ziele: die Untersuchung und Beobachtung von Gesundheit in Gesellschaften und Gruppen mit besonderem Erkrankungsrisiko, die Identifikation und Lösung von prioritären Gesundheitsproblemen in der Bevölkerung und die Sicherstellung des Zugangs der Bevölkerung zu Gesundheitsdienstleistungen, einschließlich Gesundheitsförderung und Prävention (World Health Organization 2008). In alle drei Ziele gehen soziokulturelle Aspekte ein.

Doch was sind die soziokulturellen Aspekte von Public Health? Eine Definition dieser Aspekte aus dem Bereich des Health Technology Assessment (HTA) kann in angepasster Form auch für Evidence-based Public Health Anwendung finden.

Public-Health-Maßnahmen interagieren mit den verschiedenen Bereichen der Gesellschaft. Diese Interaktion betrifft Werte, Einstellungen, Bedeutungen, Machtverhältnisse sowie Verhaltensweisen und die Verteilung von Ressourcen einer Gesellschaft. Unterschiedliche Gruppen einer Gesellschaft können von einer Maßnahme in unterschiedlicher Weise betroffen sein. Für die Bewertung der soziokulturellen Aspekte bedeutet dies, dass die Perspektiven der verschiedenen Gruppen berücksichtigt werden müssen (angelehnt an die Definition von Gerhardus und Stich 2008).

Public-Health-Projekte können sowohl direkte als auch indirekte soziokulturelle Aus-

wirkungen haben. Die Projekteffekte können beabsichtigt oder unbeabsichtigt sein und unmittelbar oder erst nach Jahren wirksam werden. Beispielsweise können Informationskampagnen zur Reduzierung von Übergewicht unbeabsichtigt zu einer wachsenden gesundheitlichen Ungleichheit in der Bevölkerung beitragen: Männer und Frauen aus der unteren sozioökonomischen Schicht sind deutlich häufiger von Übergewicht und Adipositas betroffen als Angehörige der mittleren oder oberen sozialen Schicht (Benecke/Vogel 2005). Informationskampagnen sind dagegen in aller Regel mittelschicht-orientiert (Helmert/Schorb 2007). Eine Maßnahme, die ohne Zielgruppenorientierung primär auf Informationsvermittlung setzt, würde also die Hauptbetroffenen verfehlen und gleichzeitig zu einer Vergrößerung der Schere zwischen den sozialen Gruppen beitragen. Die Stigmatisierung übergewichtiger Personen könnte eine weitere (ungewollte) Begleiterscheinung einer öffentlichkeitswirksamen Informationskampagne sein. Bereits jetzt zeigen Untersuchungen aus den USA, dass der soziale Aufstieg Übergewichtiger im Vergleich zu Normalgewichtigen schwieriger ist, dass sie ein geringeres Durchschnittseinkommen aufweisen und dass Übergewicht ein deutliches Hindernis für eine Ehe darstellt (Benecke/Vogel 2005). Eine englische Studie findet darüber hinaus eine veränderte Körperwahrnehmung der von Übergewicht und Adipositas Betroffenen (Johnson et al. 2008). In zwei Surveys, die im Abstand von acht Jahren durchgeführt wurden, verdoppelte sich der Anteil der übergewichtigen Teilnehmer. Paradoxerweise nahm der Anteil der Teilnehmer, die sich richtigerweise als übergewichtig oder adipös beschrieben, dagegen deutlich ab. Die Autoren schlussfolgern, dass die zunehmende Wahrnehmung von Übergewicht als Risikofaktor dazu geführt haben könnte, dass übergewichtige Menschen davor zurückschrecken, sich selbst als übergewichtig oder adipös einzuschätzen.

Während es sich bei vielen Beispielen um Wirkungen von gesundheitlichen Interventionen auf soziokulturelle Aspekte handelt, sind die Effekte in die umgekehrte Richtung, also die Wirkung von soziokulturellen Aspekten auf gesundheitliche Ergebnisse, mindestens genauso wichtig: In vielen Studien wurde übereinstimmend gefunden, dass sich immer nur ein kleiner Teil der betroffenen Personen zur Teilnahme an den Interventionen motivieren ließ. Ergebnisse systematischer Übersichten zeigen, dass mehr als die Hälfte der Interventionsstudien zur Reduzierung von Übergewicht keine statistisch signifikanten Effekte auf das Übergewicht oder andere kurzfristig erfassbare Faktoren wie Lebensqualität hatten (Braun 2007). Die Schlussfolgerung liegt nahe, dass die sozialen Rahmenbedingungen die angestrebte Zielerreichung der Interventionen einschränken. Eine gezielte Teilnehmerauswahl und eine konzeptionelle Orientierung an der Zielgruppe wurden hingegen als Erfolgsfaktoren identifiziert (ebd.). Diese Zusammenhänge zeigen auf, dass soziokulturelle Aspekte vor der Durchführung von Public-Health-Maßnahmen dringend mitbedacht werden sollten, damit unerwünschte Effekte durch gezielte Anpassungen von vornherein verhindert oder zumindest abgemildert werden. Im folgenden Abschnitt wird beschrieben, wie dies konkret geschehen könnte.

3.4.2 Methoden

Zur Erhebung von soziokulturellen Aspekten existieren vielfältige methodische Ansätze, die für unterschiedliche Fragestellungen angewendet wurden. Diese lassen sich in einer ersten Näherung in vier methodische Gruppen einteilen (nach Gerhardus/Stich 2008): (1) Fragenkataloge, (2) systematische Literaturübersichten, (3) eigene Datenerhebung mittels der Methoden der empirischen Sozialforschung sowie (4) partizipative Methoden.

Fragenkataloge haben sich insbesondere für die Bewertung von ethischen Aspekten etabliert. Hier gibt es bereits eine ganze Reihe von Vorschlägen. Zur Bewertung von soziokulturellen Aspekten gibt es dagegen bisher nur wenige Vorlagen. Für den Bereich des HTA wurde von Gerhardus (2008) ein Vorschlag gemacht. Am Beispiel eines Präventionsangebots einer Krankenkasse zur Reduktion von Übergewicht wurden Teile dieses Fragenkatalogs beispielhaft durch die Autorinnen beantwortet (Box 5). Grundsätzlich kann ein solcher Fragebogen durch die Planer der Public-Health-Programme selbst beantwortet werden. Deutlich besser aber ist es, wenn die Zielgruppen einbezogen werden.

In der evidenzbasierten Medizin ist die systematische Literaturübersicht das bevorzugte Instrument zur Beantwortung von gesundheitlichen Fragestellungen (vgl. Kapitel 3.1). Grundsätzlich spricht nichts dagegen, systematische Literaturübersichten auch für die Bewertung soziokultureller Aspekte einer Public-Health-Maßnahme anzuwenden. Einige Besonderheiten sollten dabei beachtet werden: Zusätzlich zu den medizinisch orientierten Datenbanken wie „Medline" müssen bei Recherchen weitere Datenbanken einbezogen werden, insbesondere solche mit einem Fokus auf sozialwissenschaftliche Literatur. Einen Überblick über relevante Datenbanken bietet das Deutsche Institut für Medizinische Dokumentation und Information auf seiner Homepage (www.dimdi.de). Da die Verschlagwortung hier weniger eindeutig ist als bei medizinischen Fragestellungen, sollte die Suchstrategie für Studien zu soziokulturellen Aspekten eine Kombination von Schlagworten und Freitexteinträgen beinhalten, um mögliche relevante Treffer nicht zu verpassen. Viele wichtige Untersuchungen sind nicht in gut recherchierbaren Fachzeitschriften oder Buchkapiteln veröffent-

Box 5: Fragenkatalog zur Bewertung soziokultureller Aspekte von Technologien

Der Fragenkatalog zur Bewertung soziokultureller Aspekte von Technologien nach Gerhardus (2008) wurde auszugsweise auf das Fallbeispiel „Präventionsangebot einer Krankenkasse für übergewichtige erwachsene Migranten" angepasst und beantwortet:

Ist das Programm im Einklang mit gesellschaftlichen Perspektiven, Werten und Einstellungen? Gilt dies für alle gesellschaftlichen Gruppen gleichermaßen?

♦ In Abhängigkeit der inhaltlichen Ausgestaltung: *Vermeidung von Übergewicht* gilt innerhalb der meisten gesellschaftlichen Gruppen als erstrebenswert,

Ist zu erwarten, dass das Programm gesellschaftliche Perspektiven, Werte und Einstellungen verändert?

♦ Einstellungen gegenüber Menschen mit Übergewicht könnten sich verändern, Vorurteile werden unter Umständen verstärkt.

♦ Verstärkung der Tendenzen des „Blaming the victim".

Wie passt sich das Programm in (unterschiedliche) kulturelle Kontexte ein?

♦ Wie gut passt es zu kulturellen Ernährungs- und Bewegungsgewohnheiten?

♦ Wie gut passt es zu dem kulturell geprägten Körperbild und Gewichtsbewusstsein?

♦ Wie verhält es sich zu geschlechtsspezifischen Aspekten?

Wird sich das Verhalten von Gruppen durch das Programm verändern?

♦ Ist eine veränderte Nahrungsaufnahme, sind einseitige Diäten bis hin zu Essstörungen zu erwarten?

♦ Werden Passivität, Desinteresse, falsche Überzeugungen und Teilnahmeverweigerung evtl. verstärkt?

Ist zu erwarten, dass das Programm von verschiedenen sozialen Gruppen unterschiedlich intensiv in Anspruch genommen wird? Führt das zu mehr Ungleichheit?

♦ Programm wird von besonders betroffenen, sozial benachteiligten Personen weniger häufig in Anspruch genommen.

♦ Informationskampagnen sind eher mittelschicht-orientiert.

♦ Nur ein kleiner Teil der tatsächlichen Zielgruppe kann zur Teilnahme mobilisiert werden.

licht worden, sondern in Form von Berichten als so genannte graue Literatur. Daher sollte die Recherche über die klassischen Datenbanken hinausgehen. Die Strategie ähnelt dem Vorgehen bei der systematischen Literaturrecherche zu ethischen Aspekten, die detailliert von Droste et al. (2003) beschrieben wurde. Neben der Recherche ist die Bewertung der Validität der Studienergebnisse ein wesentlicher Schritt. Inzwischen existieren einige Vorschläge, wie qualitative Studien bewertet werden können (Giacomini et al. 2000; Barbour 2001; Malterud 2001). Bei den wesentlichen Kriterien stimmen alle Vorschläge weitgehend überein: die adäquate und begründete Auswahl der Studienteilnehmer, eine Methode, die der Fragestellung und dem Setting angemessen ist, sowie die adäquate Auswertung der Daten. Ein Beispiel für eine systematische Übersicht, die Prüfkriterien dieser Art in einer selbst erstellten Checkliste anwendete, ist die Publikation von Kmet et al. (2004). Darin untersuchten die Autoren die sozialen, ethischen und rechtlichen Dimensionen von Technologien zur genetischen Diagnostik des Krebsrisikos.

Für den Fall, dass keine Primärstudien für eine systematische Übersicht zur Verfügung stehen, müssen ggf. eigene Daten generiert werden. Für eine erste Orientierung kann der bereits auszugsweise vorgestellte Fragenkatalog hilfreich sein. Wenn mehr Ressourcen zur Verfügung stehen, kann auf Methoden der empirischen Sozialforschung zurückgegriffen werden wie z.B. Surveys mit Fragebögen, semi-strukturierte Interviews oder Fokusgruppen.

Ein interessantes Beispiel ist die Studie von Nigenda et al. (2003): In Modellversuchen wurde in Kuba, Thailand, Saudi Arabien und Argentinien ein neues Programm zur Schwangerenvorsorge eingeführt und in einer randomisierten, kontrollierten Studie evaluiert. Kennzeichnend für das neue Programm waren eine geringere Anzahl von Vorsorgeuntersuchungen, der rationalere Einsatz von Technologien und eine bessere Information für die Frauen. In der Studie von Nigenda et al. (2003) wurde begleitend mittels Fokusgruppen die Akzeptanz bei den Frauen erhoben. Dabei wurde der soziokulturelle Kontext als wichtiger Einflussfaktor für die Akzeptanz eines solchen Programms identifiziert. Während die Innovationen meist positiv bewertet wurden, waren insbesondere kubanische Frauen mit der Reduktion der Vorsorgetermine unzufrieden.

Diese (bis zu 14 Termine) hatten eine hohe Bedeutung für Schwangere sowie deren Mütter und Schwiegermütter. Die Autoren empfahlen eine behutsame Einführung des neuen Programms, um die Akzeptanz zu erhöhen. In diesem Fall wurden quantitative mit qualitativen Methoden ergänzt, um schwer messbare Aspekte wie zugrunde liegende Einstellungen und Überzeugungen zu erheben. Dieses Vorgehen entspricht den Empfehlungen anderer Autoren, die zu diesem Zweck für die Anwendung von qualitativen Methoden (Lehoux/Blume 2000) oder für eine Methodentriangulation plädieren (National Institute for Health and Clinical Excellence 2005).

Deutlich weiter gehen partizipative Verfahren, bei denen die Beteiligten nicht nur als „Datenquelle" gesehen, sondern aktiv an der Gestaltung des Ergebnisses beteiligt werden (Abels/Bora 2004). Diese Verfahren wurden bislang überwiegend im Bereich der parlamentarischen Technikfolgenabschätzung zur Bewertung neuer „Risikotechnologien" angewendet, finden aber zunehmend auch im gesundheitlichen Bereich Anwendung. Ein prominentes Beispiel dafür ist das Citizens Council des National Institute for Health and Clinical Excellence (NICE). Das Citizens Council besteht aus 30 ausgewählten Bürgern, die die Bevölkerung von England und Wales bzgl. Alter, Geschlecht, Ethnie sowie weiterer Aspekte abbilden sollen. Vom Citizens Council werden Fragestellungen im Gesundheitsbereich, die stark mit sozialen Werten verbunden sind, themenübergreifend diskutiert. So wurde vom Citizens Council gefordert, dass weder das Einkommen, die soziale Schicht, die soziale Stellung noch das Alter von Patienten die Überlegungen zur Kosteneffektivität einer Behandlung beeinflussen dürften. Vielmehr sollten Schritte unternommen werden, um gesundheitliche Ungleichheiten zu verringern, die mit dem sozioökonomischen Status zusammenhängen. Für die Bewertung soziokultureller Aspekte einer Public-Health-Maßnahme sind partizipative Verfahren besonders gut geeignet: Durch die Teilhabe der (betroffenen) Bürger am Diskussionsprozess erfährt die

daraus folgende Entscheidung eine stärkere Legitimation.

3.4.3 Fallbeispiel: Kultursensible Maßnahmen zur Gewichtsreduktion

Die Mitarbeiterin einer Krankenkasse soll Maßnahmen zur Reduktion des Übergewichts speziell für Menschen mit Migrationshintergrund entwickeln. Eine vorbereitende systematische Literaturübersicht zum Thema „Übergewicht und Migration" führt zu folgenden Ergebnissen: Zur Verteilung von Übergewicht in der erwachsenen Migrantenpopulation können lediglich Daten des Mikrozensus von 2005 einen für Deutschland repräsentativen Aufschluss geben. Danach sind Frauen mit Migrationshintergrund deutlich häufiger von Adipositas betroffen als jene ohne Migrationshintergrund (Schenk 2008). Allerdings beruhen diese Daten auf einer Selbstauskunft – nicht auf gemessenen Werten – und können daher kulturspezifisch zwischen Frauen mit und ohne Migrationshintergrund unterschiedlich zuverlässig sein. Besser gestaltet sich die Datenlage im Kinder- und Jugendbereich. Analysen zeigen hier, dass die Migrantenpopulation sehr heterogen ist und die Verteilung von Übergewicht hinsichtlich des Herkunftslandes, des sozialen Hintergrundes, des Geschlechts sowie der Aufenthaltsdauer stark variieren kann. Am häufigsten sind Mädchen und Jungen aus der Türkei, Mädchen aus Mittel- und Südeuropa sowie Jungen aus Polen von Übergewicht betroffen (Schenk et al. 2008). Über die Ursachen einer ungleichen Verteilung von Übergewicht und Adipositas zwischen Migranten und Nicht-Migranten liegen kaum Erkenntnisse vor. Gegen einen (alleinigen) genetischen Einfluss sprechen Daten, wonach Kinder ausländischer Herkunft, die in Deutschland geboren wurden, häufiger übergewichtig sind als solche, die im Herkunftsland ihrer Eltern geboren wurden oder dort leben (Erb/Winkler 2004; Gesundheitsamt der Stadt Dortmund 1997). In diese Richtung wiesen auch Ergebnisse, die eine lange Aufenthaltsdauer der Eltern als einen Risikofaktor für Übergewicht von Migrantenkindern identifizieren und eine Veränderung gesundheitsrelevanter Lebensgewohnheiten im Laufe des Lebens in Deutschland nahelegen (Will et al. 2005; Schenk et al. 2008). So wird die Nahrungsmittelauswahl von Migranten mit zunehmender Aufenthaltsdauer auch vom gängigen Lebensmittelangebot des Zuwanderungslandes geprägt (Darmon/Khlat 2001; den Hartog 1994; Landman/Cruickshank 2001).

Aktuelle bundesweite Daten des Kinder- und Jugendgesundheitssurveys (KiGGS) zeigen, dass insbesondere türkeistämmige Migrantenkinder vermehrt Softdrinks, Fast Food, Chips und Süßigkeiten konsumieren (Kleiser et al. 2009). Gleichzeitig deuten sowohl die geringere körperliche Aktivität als auch ein hoher Computer- und Fernsehkonsum von Kindern und Jugendlichen mit Migrationshintergrund auf eine inaktivere Lebensweise hin (Lampert et al. 2007a, 2007b; Schenk et al. 2008), die die Ausprägung von Übergewicht begünstigen oder auch Folge von Übergewicht sein kann. Expertenbefragungen haben ergeben, dass bspw. in türkischen und arabischen Migrantenfamilien nach wie vor das wohlgenährte Kind als Körpergewichtsideal angestrebt wird, welches vom Wohlstand der Familie und ihrer Fürsorglichkeit zeugt. Zudem werden Speisen mit symbolischen Bedeutungen versehen und sind kulturell unterschiedlich bewertet, was den Handelnden nicht immer bewusst sein muss (Barlösius 1999). Als besonderer „Schatz" der Familie werden Kinder zudem mit Speisen und Getränken verwöhnt, die sie sich wünschen (Wetzel et al. 2009). Ein Drittel der Eltern aus der Türkei befindet ihre Kinder trotz Normalgewichts (BMI-Wert zwischen dem 10. und 90. Perzentil der alters- und geschlechtsspezifischen Referenzpopulation) für zu dünn, unter den Eltern aus Deutschland und Westeuropa sind dies jeweils lediglich 15 % (Schenk et al. 2008). Gleichzeitig orientieren sich Frauen türkischer und arabischer Herkunft eher am „westlichen" Schlankheitsideal, wenn es um ihre eigene Figur geht (Wetzel et al. 2009).

Die oben aufgeführten Beispiele aus der Empirie zeigen: Das Körpergewicht beeinflussende Lebensgewohnheiten und die ihnen zugrunde liegenden Orientierungen sind immer auch kulturell geprägt. Dies betrifft auch das Körperbild, d.h., was als zu dünn oder zu dick angesehen wird. Handlungsleitende Orientierungen von Migranten sind dabei sowohl durch die Herkunftskultur als auch durch die Kultur des Zuwanderungslandes beeinflusst. Bestimmte Speisen können Dazugehörigkeit im Zuwanderungsland symbolisieren, nämlich solche, die wie Cola und Chips „Moderne" und Wohlstand symbolisieren. Die Berücksichtigung der Aufenthaltsdauer bzw. der Einwanderergeneration gibt einen Hinweis darauf, dass das ungünstige Ernährungsverhalten ein „Problem der Moderne" ist, denn eine längere Aufenthaltsdauer bzw. die Zugehörigkeit zu der zweiten oder einer nachfolgenden Einwanderergeneration ist mit einem ungünstigeren Ernährungsverhalten assoziiert.

Ein Projekt, das verhaltensverändernd wirken will, dabei aber die bewussten wie vorbewussten Motive des Handelns außer Acht lässt, hat von vornherein wenig Aussicht auf eine nachhaltige Wirkung. Die Literaturrecherche hat der Mitarbeiterin der Krankenkasse Anhaltspunkte für Risikogruppen und soziokulturelle Einflussfaktoren geliefert; dagegen stehen systematische Untersuchungen zu relevanten Orientierungsmustern und zu einschlägigem Gesundheitswissen von Migranten noch aus. Ähnlich lückenhaft erweist sich die Forschungslage im Bereich der evidenzbasierten migrationsspezifischen Prävention von Übergewicht. Sowohl national als auch international weisen bisherige Studien eher einen explorativen Charakter auf als dass ihre Wirksamkeit (langfristig) nachgewiesen werden konnte (Flynn 2006).

Zu den Prinzipien der Gestaltung bisheriger Präventionsangebote gehört u.a., die Lebenswelt der Zielpersonen einzubeziehen, vorhandene Ressourcen zu erkennen und zu stärken sowie die Partizipation der Zielgruppe zu gewährleisten. Migranten gelten als eine für Präventionsangebote schwer erreichbare Gruppe, was sich beispielsweise in einer geringeren Inanspruchnahme von Früherkennungsuntersuchungen ausdrückt (Schenk et al. 2008, Razum et al. 2008). Mit dem Multiplikatorenansatz werden Zugangswege zu Migranten genutzt, die sie in ihrer Lebenswelt erreichen (Salman 2008). Als Multiplikatoren fungieren sowohl Professionelle aus der Zielgruppe (Hebammen, Arzthelferinnen, Krankenschwestern, Sozialpädagogen oder auch Vereinsvertreter) als auch muttersprachliche Laien, die entsprechend ausgebildet werden und ihr Wissen in die jeweilige ethnische Community tragen. Die genannten Prinzipien sind (noch) nicht evidenzbasiert, sondern beruhen bisher nur auf einem Expertenkonsensus (Beauftragte der Bundesregierung für Migration, Flüchtlinge und Integration 2006). Dokumentationsschwierigkeiten resultieren hier u.a. daraus, dass Laien Beratungen und Wissensvermittlung an Freunde und Bekannte vielfach nicht als solche erleben, sondern als „natürliche" Form des Austauschs ansehen (Grabow 2009).

Die Einbeziehung der verschiedenen Perspektiven von Durchführenden und Teilnehmenden in die Evaluation bzw. die wissenschaftliche Begleitung ist Voraussetzung für die Erfassung von möglicherweise divergierenden Wertvorstellungen und relevanten Orientierungsmustern und steht zu einschlägigem Gesundheitswissen von Migranten noch aus. Eine kultursensible Gestaltung der wissenschaftlichen Begleitung schließt dabei ein Erhebungsinstrumentarium ein, das alle Migrantengruppen gleichermaßen erreicht, also z.B. in andere Sprachen übersetzt wird, und interkulturell vergleichbar ist. Letzteres erfordert eine Prüfung, ob die den Fragebogen-Skalen zugrunde liegenden Dimensionen bzw. theoretischen Konzepte in der Zuwanderungskultur und in den verschiedenen Einwandererkulturen eine ähnliche Bedeutung haben oder ob einzelne Items je nach kulturellem Hintergrund verschieden interpretiert werden bzw. Ausdruck einer unterschiedlichen sozialen Realität sind.

3.4.4 Ausblick

Eine Gestaltung von Prävention und Gesundheitsförderung, die unterschiedliche soziokulturelle Voraussetzungen und Effekte in den Blick nehmen will, setzt die Anerkennung von Differenz und Pluralität als eine zentrale Orientierung voraus. Neben sozialer und ethnischer Pluralität betrifft das auch Dimensionen wie Lebensalter und Geschlecht. Interventionen, die dieser Pluralität angemessen sind, benötigen wissenschaftliche Grundlagen zu den Einstellungen und Werten der Zielgruppen sowie zu den Effekten und der Effektivität gesundheitlicher Maßnahmen. Grundsätzlich stehen entsprechende Methoden zur Verfügung.

Literatur

Abels G, Bora A (2004) Demokratische Technikbewertung. Bielefeld: transcript.

Barbour RS (2001) Checklists for improving rigour in qualitative research: a case of the tail wagging the dog? BMJ 322: 7294: 1115-1117.

Barlösius E (1999) Soziologie des Essens. Eine sozial- und kulturwissenschaftliche Einführung in die Ernährungsforschung. Weinheim/München: Juventa.

Beauftragte der Bundesregierung für Migration, Flüchtlinge und Integration (Hg.) (2006) Gesundheit und Integration. Ein Handbuch für Modelle guter Praxis. Berlin: Bonner Universitäts-Buchdruckerei.

Benecke A, Vogel H (2005) Übergewicht und Adipositas. Gesundheitsberichterstattung des Bundes. Heft 16. Berlin: Robert Koch-Institut.

Braun B (2007) Eine Bilanz der Interventionsstudien zum Übergewicht: Mehr Bescheidenheit in der Zielsetzung wäre angetan. Gesundheitsmonitor. Sonderausgabe 2007. Newsletter der Bertelsmannstiftung.

Darmon N, Khlat M (2001) An overview of the health status of migrants in France, in relation to their dietary practices. Public Health Nutrition 4: 163-173.

den Hartog AP (1994) Ernährung und Migration. Ernährungs-Umschau 41: 216-221.

Droste S, Gerhardus A, Kollek R (2003) Methoden zur Erfassung ethischer Aspekte und gesellschaftlicher Wertvorstellungen in Kurz-HTA-Berichten – eine internationale Bestandsaufnahme. Niebüll: Videel.

Erb J, Winkler G (2004) Rolle der Nationalität bei Übergewicht und Adipositas bei Vorschulkindern. Monatsschrift Kinderheilkunde 3: 291-298.

Flynn MAT (2006) Reducing obesity and related chronic disease risk in children and youth: a synthesis of evidence with ‚best practice' recommendations. The International Association for the Study of Obesity. Obesity Reviews 7 (Suppl. 1): 7-66.

Gerhardus A (2008) Die Bewertung sozio-kultureller Aspekte im HTA. In: Perleth M, Busse R, Gerhardus A, Gibis B, Lühmann D (Hg.) Health Technology Assessment. Konzepte, Methoden, Praxis für Wissenschaft und Entscheidungsfindung. Berlin: Medizinisch Wissenschaftliche Verlagsgesellschaft.

Gerhardus A, Stich AK (2008) Sozio-kulturelle Aspekte in Health Technology Assessments (HTA). ZEFQ 102: 77-83.

Giacomini MK, Cook DJ, Evidence-Based Medicine Working Group (2000) Users' guides to the medical literature: XXIII. Qualitative research in health care. Are the results of the study valid? JAMA 284: 357-362.

Grabow K (2009) Das Modellprojekt „Gesund sind wir stark!" in Berlin Friedrichshain-Kreuzberg – Die Erfahrungen. In: Kuhn D, Papies-Winkler I, Sommer D (Hg.) Gesundheitsförderung mit sozial Benachteiligten. Erfahrungen aus der Lebenswelt Stadtteil. Frankfurt a.M.: Mabuse: 170-190.

Helmert U, Schorb F (2007) Übergewicht und Adipositas: Fakten zur neuen deutschen Präventions-Debatte. Gesundheitsmonitor. Sonderausgabe 2007. Ein Newsletter der Bertelsmannstiftung.

Johnson F, Cooke L, Croker H, Wardle J (2008) Changing perceptions of weight in Great Britain: comparison of two population surveys. BMJ 337: a494.

Kleiser C, Mensink GB, Neuhauser H, Schenk L, Kurth BM (2009) Food intake of young people with a migration background living in Germany. Public Health Nutr [Epub ahead of print]. doi:10.1017/S136898000 9991030.

Kmet L, Lee RC, Cook LS et al. (2004) Systematic Review of the Social, Ethical, and Legal Dimensions of Genetic Cancer Risk Assessment Technologies. Edmonton: AHFMR.

Kratz HR (1997) Die Gesundheit der Schulanfängerinnen und Schulanfänger in Dortmund. Ergebnisse der schulärztlichen Untersuchungen von 1985-1996. Dortmund: Gesundheitsamt. Dortmunder Berichte.

Kromeyer-Hauschild K, Wabitsch M, Kunze D et al. (2001) Perzentile für den Body-Mass-Index für das Kindes- und Jugendalter unter Heranziehung verschiedener deutscher Stichproben. Monatszeitschrift Kinderheilkunde 149: 807-818.

Lampert T, Mensink G, Romahn N, Woll A (2007a): Körperlich-sportliche Aktivität von Kindern und Jugendlichen in Deutschland. Ergebnisse des Kinder- und Jugendgesundheitssurveys (KiGGS). Bundesgesundheitsblatt – Gesundheitsforschung – Gesundheitsschutz 50: 634-642.

Lampert T, Sygusch R, Schlack R (2007b): Nutzung elektronischer Medien im Jugendalter. Ergebnisse des Kinder- und Jugendgesundheitssurveys (KiGGS). Bundesgesundheitsblatt – Gesundheitsforschung – Gesundheitsschutz 50: 643-652.

Landman J, Cruickshank JK (2001) A review of ethnicity, health and nutrition-related diseases in relation to migration in the United Kingdom. Public Health Nutrition 4: 647-657.

Lehoux P, Blume S (2000) Technology assessment and the sociopolitics of health technologies. J Health Polit Policy Law 25: 1083-1120.

Malterud K (2001) Qualitative research: standards, challenges, and guidelines. The Lancet 358: 483-488.

National Institute for Health and Clinical Excellence (2005) Social Value Judgements. Principles for the development of NICE guidance. London: National Institute for Health and Clinical Excellence (NICE).

Nigenda G, Langer A, Kuchaisit C et al. (2003) Womens' opinions on antenatal care in developing countries: results of a study in Cuba, Thailand, Saudi Arabia and Argentina. BMC Public Health 3: 17.

Razum O, Zeeb H, Meesmann U et al. (2008) Migration und Gesundheit. Schwerpunktbericht der Gesundheitsberichterstattung des Bundes. Berlin: Robert Koch-Institut.

Salman R (2008) Interkulturelle Gesundheitsmediatoren. Aufbau eines sich langfristig selbsttragenden Systems. Begleitstudie zum MiMi-Gesundheitsprojekt in Hamburg. Berlin: VWB.

Schenk L (2008) Gesundheit und Krankheit älterer und alter Migranten. In: Kuhlmey A, Schaeffer D (Hg.) Alter, Gesundheit und Krankheit. Bern: Hans Huber: 156-174.

Schenk L, Neuhauser H, Ellert U (2008) Kinder- und Jugendgesundheitssurvey (KiGGS) 2003-2006: Kinder und Jugendliche mit Migrationshintergrund in Deutschland. Beiträge zur Gesundheitsberichterstattung des Bundes. Berlin: Robert Koch-Institut.

Wetzel S, Grabow K, Bünger S, Weiße R (2009) Das Modellprojekt „Gesund sind wir stark!" in Berlin Friedrichshain-Kreuzberg – Das Curriculum. In: Kuhn D, Papies-Winkler I, Sommer D (Hg.) Gesundheitsförderung mit sozial Benachteiligten. Erfahrungen aus der Lebenswelt Stadtteil. Frankfurt a.M.: Mabuse: 121-169.

Will B, Zeeb H, Baune BT (2005) Overweight and obesity at school entry among migrant and German children: a cross-sectional study. BMC Public Health 5: 45.

World Health Organization (2008) Public Health. Glossary of globalization, trade and health terms. http://www.who.int/trade/glossary/story076/en/index.html, abgerufen am 15.09.2008.

3.5 Evidence-based Public Health aus juristischer Perspektive

Benedikt Buchner

Betrachtet man Evidence-based Public Health aus der juristischen Perspektive, führt dies zu der ganz grundsätzlichen Frage, inwieweit in der Rechtswissenschaft überhaupt Raum für eine evidenzbasierte Herangehensweise an Problemstellungen ist. Eine konsequente methodische Evidenzbasierung kennt die Rechtswissenschaft mit Sicherheit nicht. Juristen treffen ihre Entscheidungen nicht auf Basis der besten zur Verfügung stehenden Daten, sondern auf Basis der bestehenden gesetzlichen Vorschriften. Die originäre Aufgabe von Juristen ist die Anwendung von Rechtsnormen auf einen bestimmten Lebenssachverhalt: Sie ermitteln die für einen Lebenssachverhalt in Betracht kommende Rechtsnorm, prüfen, ob der konkrete Sachverhalt tatsächlich den Tatbestand dieser Norm erfüllt, und stellen sodann die sich aus der Norm ergebenden Rechtsfolgen fest. Dem Grunde nach ist jede juristische Tätigkeit also zunächst einmal normenbasiert, nicht evidenzbasiert.

Gleichwohl bleibt aber auch in der Rechtswissenschaft noch genug Raum für und Bedarf an einer evidenzbasierten Vorgehensweise. Dies gilt nicht nur für die Feststellung und Aufarbeitung des rechtlich zu beurteilenden Lebenssachverhalts, sondern vor allem auch für die der Normanwendung vorgeschaltete Normgebung. Wenn etwa im Bereich Public Health mittels rechtlicher Instrumentarien auf eine Verbesserung der Gesundheit hingewirkt werden soll, bedarf es hierfür zunächst einmal einer gesicherten Datengrundlage: Zu klären

ist insbesondere, welche Problemkonstellationen existieren, wie diese im Einzelnen ausgestaltet sind und welche Lösungsansätze in Betracht kommen, die dann entsprechend rechtlich umzusetzen sind. Hierbei dürfen sich Juristen gerade nicht auf individuelle Überzeugungen, Leitbilder oder Erwartungshaltungen beschränken; nötig ist vielmehr eine empirisch fundierte Aufarbeitung all dieser Fragen.

3.5.1 Das Steuerungs- und Präventionspotenzial des Rechts im Fall Übergewicht

Sollen Maßnahmen gegen das Problem Übergewicht ergriffen werden, kann dem Recht hierbei eine zentrale Schlüsselposition zufallen. Da Übergewicht ganz wesentlich auf veränderbare Faktoren zurückzuführen ist, bieten sich in vielerlei Hinsicht rechtliche Regelungen an, die darauf Einfluss nehmen können: Private und öffentliche Institutionen wie Kindergärten, Schulen oder Universitäten können rechtlich in die Pflicht genommen werden, auf einen gesundheitsbewussteren Lebensstil hinzuwirken – sei es durch Erziehung und Aufklärung, sei es durch Sport- oder entsprechende Essensangebote. Lebensmittelhersteller können in die Pflicht genommen werden, über ihre Produkte besser zu informieren oder auch ungesunde Produkte explizit als solche zu kennzeichnen und vor diesen zu warnen, um auf diese Weise Verbrauchern eine informiertere und gesundheitsbewusstere Entscheidung über den Konsum von Lebensmitteln zu ermöglichen. Auch eine strengere Regulierung der Werbung für ungesunde Lebensmittel bietet sich an, unter Umständen sogar ein Werbeverbot, etwa wenn es um Lebensmittelwerbung geht, die auf Kinder und Jugendliche abzielt. In Betracht kommt des Weiteren auch eine höhere Besteuerung von Produkten, die zu Übergewicht beitragen. Zu denken ist schließlich auch an die Alternative, bestimmte besonders gesundheitsschädliche Lebensmittel oder Lebensmittel-Zusatzstoffe überhaupt zu verbieten, wie dies etwa US-amerikanische Bundesstaaten im Fall der sog. Transfette getan haben, die mit einem erhöhten Risiko für Übergewicht und Herz-Kreislauferkrankungen in Verbindung gebracht werden. Nicht zuletzt kann auch das Haftungsrecht zu einer gewissen Verhaltenssteuerung beitragen, insbesondere indem es diejenigen, die besonders ungesunde Produkte herstellen und vertreiben, auch für die gesundheitsschädlichen Konsequenzen dieser Produkte in die Verantwortung nimmt.

Kurzum: Das Recht hält eine große Bandbreite an Instrumentarien vor, um regulierend auf Verhaltensweisen der verschiedenen Akteure im Public-Health-Bereich einzuwirken. Berücksichtigt man überdies, dass solcherlei verhaltenssteuernde Präventivmaßnahmen durch Recht in vielen Fällen noch nicht einmal etwas „kosten", weil es hierfür nicht des Einsatzes finanzieller oder administrativer Ressourcen bedarf, sondern lediglich der Normierung klarer Regeln und Pflichten, spricht an sich viel dafür, zu Zwecken von Public Health im weiten Umfang von solcherlei rechtlichen Regelungsmöglichkeiten Gebrauch zu machen. Tatsächlich aber wird das Steuerungs- und Präventionspotenzial des Rechts bislang nur ansatzweise ausgeschöpft, sei es, weil rechtliche Regelungen überhaupt nicht getroffen werden, sei es, weil diese Regelungen zu großzügig sind oder nicht effektiv durchgesetzt werden.

3.5.2 Leitbild versus Realität im Verbraucherschutzrecht

Das Leitbild des mündigen Verbrauchers

Dass das rechtliche Steuerungs- und Präventionspotenzial bislang nur wenig genutzt wird, ist insbesondere auch darauf zurückzuführen, dass sich die rechtlichen Überlegungen im Fall Übergewicht oftmals nicht an validen Daten und wissenschaftlichen Erkenntnissen, sondern stattdessen vielmehr an bestimmten Leit- und Menschenbildern orientieren. Das juristische Leitbild des so genannten mündigen Verbrauchers spielt in der juristischen Diskussion um die Prävention von Übergewicht eine zentrale Rolle. De facto ist dieses Leitbild des mündigen Verbrauchers eines der Haupthindernisse für ein effektives Verbraucherschutzrecht. Je mehr Raum diesem Leitbild eingeräumt wird, desto zurückhaltender fällt jede rechtliche Maßnahme aus, die auf Verbraucher- und Gesundheitsschutz abzielt – mit dem Argument, dass es eines solchen Schutzes überhaupt nicht bedürfe, weil sich der Verbraucher kraft seiner Mündigkeit auch selbst zu helfen und seine Gesundheit zu schützen wisse.

Unproblematisch wäre eine solche Argumentationsweise nur dann, wenn dieses Leitbild des mündigen Verbrauchers auch tatsächlich der Realität entspräche. Eben dies ist aber nicht der Fall. Nicht die Mündigkeit des Verbrauchers ist empirisch belegt. Belegt sind stattdessen eine ganze Reihe von Rationalitätsdefiziten aufseiten des Verbrauchers, die allesamt auf eine gewisse Unmündigkeit hindeuten (Lee/Lee 2004; Keselman et al. 2008). Als sonderlich störend wird dieser fehlende Realitätsbezug des Verbraucherleitbilds in der juristischen Diskussion allerdings nicht empfunden. Das Leitbild des mündigen Verbrauchers wird von vornherein nicht als empirisch belegbares *Abbild* des real existierenden Konsumenten verstanden, sondern vielmehr als anzustrebendes *Konzept* eines autonomen Verbrauchers und als Forderung an den real existierenden Konsumenten, eine diesem Leit-bild entsprechende Mündigkeit zu entwickeln. Mehr noch: Der Verweis auf die Realität wird sogar als „Demontage" des Rechts beklagt und Zweifeln am Leitbild des mündigen Verbrauchers wird mit dem Hinweis begegnet, zivil-rechtliche Leitbilder orientierten sich nun einmal nicht an sozialempirischen Befunden, sondern an den Prinzipien des Liberalismus (Schünemann 1996).

Konsequenzen

Im Ergebnis führt die zentrale Rolle des Leit-bilds vom mündigen Verbraucher im Fall Übergewicht dazu, dass die meisten der oben vorgestellten Regulierungsansätze mehr oder weniger ins Leere laufen – egal ob es um die Normierung von Informations- und Kennzeichnungspflichten geht, um Werbebeschränkungen und -verbote oder um eine strengere Ausgestaltung des Haftungsrechts.

Beispiel Informations- und Kennzeichnungspflichten: Geht man davon aus, dass falsche Ernährung einer der Hauptfaktoren für Übergewicht ist, und geht man weiterhin davon aus, dass eine solche falsche Ernährung auch auf Wissensdefizite aufseiten der Verbraucher zurückzuführen ist, sollte sich jedes Public-Health-Recht darum bemühen, durch die Normierung von Informations- und Kennzeichnungspflichten für Lebensmittel zu mehr Verbraucherkompetenz beizutragen. Ein echter „Kompetenzgewinn" tritt dabei nicht schon dann ein, wenn lediglich ein Mehr an Informationen vorgeschrieben wird. Entscheidend ist vielmehr, dass Informationen so strukturiert, aufbereitet und präsentiert werden, dass der einzelne Verbraucher nicht im viel zitierten „information overload" untergeht, sondern Informationen auch tatsächlich verstehen und in eine eigenverantwortliche Entscheidung umsetzen kann. Entsprechend müsste sich also jede Normierung von Informationspflichten vorgelagert mit der Frage auseinandersetzen, wie sich Verbraucher in der Realität Informationen beschaffen, wie sie diese Informationen

verarbeiten und vor allem welche Informationsdefizite sich dabei einstellen, um dann entsprechend die Normierung von Informationspflichten darauf abzustimmen. Kurzum: Es bedürfte zunächst einmal valider Daten zum Verbraucherverhalten und speziell zur Art und Weise der Informationsverarbeitung durch Verbraucher, um dann auf Grundlage dieser Daten entsprechende Informations- und Kennzeichnungspflichten zu normieren. Tatsächlich beschränkt sich demgegenüber die juristische Diskussion zumeist darauf, Informations- und Kennzeichnungspflichten am Maßstab des „mündigen Verbrauchers" zu beurteilen, und zwar ohne Rücksicht auf dessen Realitätsnähe bzw. -ferne. Jüngstes Beispiel hierfür ist die Diskussion um eine Einführung der Ampel-Kennzeichnung von Lebensmitteln. Unabhängig davon, ob man im Ergebnis eine solche Ampel-Kennzeichnung befürwortet oder ablehnt: Problematisch ist in jedem Fall die Art und Weise, wie eine solche Option diskutiert wird. Die Entscheidung für oder gegen eine Ampel-Kennzeichnung sollte eigentlich davon abhängen, inwieweit diese die empirisch ermittelten Rationalitätsdefizite der Verbraucher bei der alltäglichen Lebensmittelauswahl berücksichtigt und diese zu vermeiden hilft. Tatsächlich aber dreht sich die Diskussion allein um abstrakte, normative Themen wie Verbrauchermündigkeit und staatliche Bevormundung. Mit „Evidence-based" hat eine solche Diskussion nichts zu tun.

Beispiel Werberegulierung: Nicht viel weiter fortgeschritten ist die Diskussion um die Einführung von Werbeverboten für ungesunde Lebensmittel. Zumindest existiert hier aber ein gewisser Fundus an Daten, auf den sich Befürworter wie Gegner eines Werbeverbots in ihrer Argumentation auch stützen. Im Wesentlichen geht es dabei stets um Untersuchungen, die einen Zusammenhang zwischen der Werbung für bestimmte Produkte und dem gesteigerten Konsum dieser Produkte belegen bzw. einen solchen Zusammenhang infrage stellen. Ellickson et al. (2005) sowie Snyder et al. (2006) fanden einen eindeutigen Zusammenhang zwischen Alkoholwerbung und dem Konsumverhalten, während er sich bei Duffy (1991) sowie Nelson (1999) nicht zeigte. In vergleichbaren Untersuchungen fanden Halford et al. (2004) sowie Scully et al. (2007) einen Einfluss der Nahrungsmittelwerbung auf das Konsumverhalten, während er bei Dawson et al. (1988) sowie Jeffrey et al. (1982) nicht nachweisbar war. Was jedoch fehlt, ist eine auch nur ansatzweise Bewertung all dieser in die Diskussion eingebrachten Untersuchungen hinsichtlich ihrer Unabhängigkeit, der Validität ihrer Daten und damit letztlich ihrer Aussagekraft. Mit anderen Worten: Die Diskussion basiert hier zwar in gewisser Weise auf „Daten", allerdings ohne dass die *Qualität* dieser Daten einer systematischen Bewertung unterzogen worden wäre. Im Ergebnis gerät dann jede juristische Diskussion rasch wieder in die üblichen Bahnen: das Leitbild des mündigen Verbrauchers, ergänzt um Prinzipien wie Meinungs-. und Informationsfreiheit. Spätestens seit der Europäische Gerichtshof in einer grundlegenden Entscheidung aus dem Jahr 1998 (EuGH v. 16.7.1998 – C-210/96 [„Gut Springenheide"]) vom Bild eines flüchtigen und unaufmerksamen Verbrauchers Abschied genommen und stattdessen das Leitbild des mündigen Verbrauchers für das Werberecht vorgegeben hat, ist dieses Leitbild Bezugspunkt für praktisch jede werberechtliche Diskussion – oftmals mit der Konsequenz, dass das Bemühen um Evidenz demgegenüber völlig in den Hintergrund tritt.

Beispiel Haftungsrecht: Auch ein durchsetzungsfähiges Haftungsrecht kann zu einer Prävention von Übergewicht beitragen. Um dem Konsum ungesunder Lebensmittel durch entsprechende Verhaltenssteuerung entgegenzuwirken, kann nicht nur bei den Konsumenten selbst, sondern vorgelagert auch bei denjenigen angesetzt werden, die solcherlei Lebensmittel pro-

duzieren und in den Verkehr bringen. Müssen Unternehmen mit Haftungskonsequenzen rechnen, wenn sie besonders gesundheitsschädliche Lebensmittel produzieren oder wenn sie nur unzureichend über deren Risiken informieren, werden sie sich so weit wie möglich um eine Schadensvermeidung bemühen. Insbesondere werden sie versuchen, umfassend über mögliche Gesundheitsrisiken ihrer Produkte zu informieren und vor diesen zu warnen sowie das Schadenspotenzial dieser Produkte möglichst gering zu halten. Das Haftungsrecht und insbesondere das Produkthaftungsrecht kann also eine wichtige Rolle bei der Vermeidung gesundheitsschädlicher Produkte und damit auch bei der Vermeidung von Übergewicht spielen. Dies setzt allerdings voraus, dass das Haftungsrecht auch tatsächlich eine entsprechende Durchschlagskraft entwickelt. Dies wiederum ist aber insbesondere bei gesundheitsschädlichen Produkten gerade nicht der Fall. Egal, ob es um den Konsum von Süßigkeiten, von Softdrinks oder von Zigaretten geht: Stets ist eine Haftung für solcherlei Produkte bislang am omnipräsenten Leitbild des mündigen und eigenverantwortlich handelnden Konsumenten gescheitert, dem die Gesundheitsschädlichkeit all dieser Produkte bekannt sei und der daher auch selbst für die gesundheitsschädlichen Konsequenzen eines Konsums solcher Lebensmittel verantwortlich sei (OLG Düsseldorf v. 20.12.2002 – 14 U 99/02 [„Mars"]; OLG Hamm v. 14.7.2004 – 3 U 16/04 [„Ernte 23"]). Hinzu tritt das Argument der „Natur der Sache": Viele gesundheitsschädliche Produkte seien nun einmal „ihrer Natur nach" gesundheitsschädlich, diese Gesundheitsschädlichkeit sei unvermeidbar und daher haftungsrechtlich auch nicht relevant.

Als „evidenzbasiert" können all diese Argumente kaum eingeordnet werden. Um das Bild vom mündigen und eigenverantwortlich handelnden Konsumenten aufrechtzuerhalten, müssten vielmehr zunächst einmal Daten erhoben werden, wie sich der Konsumentenkreis bei einem bestimmten Produkt zusammensetzt (Erwachsene, Kinder, Jugendliche), in welchem Alter der Konsum durchschnittlich beginnt, welches Abhängigkeitspotenzial bestimmte Produktkategorien unter Umständen entfalten usw. Und was die „Natur der Sache" angeht, müsste zunächst einmal wissenschaftlich geklärt werden, ob tatsächlich Produkte wie Zigaretten, Süßigkeiten und Softdrinks „ihrer Natur nach" ein unabänderliches Schädigungspotenzial in sich tragen oder ob hier nicht zumindest ein Weniger an Gesundheitsschädlichkeit möglich wäre. All dies sind Fragen, die empirisch zunächst einmal zu klären sind, bevor man eine Haftung der Hersteller pauschal mit Argumenten wie Eigenverantwortung oder Produktnatur ablehnen kann. Es sind jedenfalls Fragen, bei denen sich die juristische Auseinandersetzung nicht allein auf abstrakte Leitbilder, Prinzipien und Ideen beschränken darf.

3.5.3 Ein Beispiel für Evidence-based Health Law

Wenngleich sich also bislang das Verbraucherschutzrecht im Fall Übergewicht kaum durch Evidenzbasiertheit auszeichnet, gibt es doch auch Ausnahmen. Zu diesen Ausnahmen zählt insbesondere die sog. „Nutrition and Health Claims"-Verordnung der EU, deren Regelungsgegenstand die Zulässigkeit von nährwert- und gesundheitsbezogenen Angaben über Lebensmittel ist und die seit dem 1.7.2007 in Deutschland unmittelbar geltendes Recht ist (EG-Verordnung Nr. 1924/2006 über nährwert- und gesundheitsbezogene Angaben über Lebensmittel; ABl. L 12 v. 18.1.2007). Aus einer Public-Health-Perspektive ist diese Verordnung mehr als zu begrüßen: Sie verfolgt das Ziel einer „guten Gesundheit", indem sie Verbrauchern eine „abwechslungsreiche und ausgewogene Ernährung" im Einklang mit den „einschlägigen wissenschaftlichen Empfehlungen" ermöglichen will (Erwägungsgründe 1 und 10

der Verordnung). Erreicht werden soll dies durch eine bessere Informiertheit der Verbraucher. Nährwert- und gesundheitsbezogene Angaben über Lebensmittel sollen nur dann zulässig sein, wenn sie bestimmte Qualitätskriterien erfüllen, sie sollen nicht lediglich die Funktion eines Mediums einnehmen, welches Werbeversprechen transportiert, beim Verbraucher falsche Hoffnungen weckt oder Lebensmittel in einem unzutreffend guten Licht erscheinen lässt.

Um diese Zielsetzungen zu verwirklichen, nimmt die Verordnung in vielerlei Hinsicht die Idee der Evidenzbasierung auf. Wie ein roter Faden zieht sich diese Idee durch die gesamte Verordnung – zulässig ist stets nur das, was durch anerkannte wissenschaftliche Erkenntnisse nachgewiesen ist: Jede Verwendung von nährwert- und gesundheitsbezogenen Angaben setzt voraus, dass sich diese auf allgemein anerkannte wissenschaftliche Nachweise stützen lassen. Wissenschaftlich nachweisbar muss auch die positive ernährungsbezogene oder physiologische Wirkung sein, die mit einer bestimmten nährwert- und gesundheitsbezogenen Angabe impliziert wird. Auch die sonstigen Rahmenbedingungen für eine Zulässigkeit von nährwert- und gesundheitsbezogenen Angaben sind streng reglementiert und verwissenschaftlicht, sowohl was die Zulässigkeit einer konkreten Begrifflichkeit betrifft als auch was die Kategorien von Lebensmitteln angeht, die überhaupt mit Angaben versehen werden dürfen. Nicht nur muss daher ein Lebensmittel, wenn es etwa mit der Angabe „fettfrei" bezeichnet werden soll, hinsichtlich dieser Beschreibung eindeutig festgelegte Voraussetzungen erfüllen (konkret nicht mehr als 0,5g Fett pro 100g oder 100ml enthalten). Darüber hinaus muss es vielmehr auch in seiner Gesamtheit ein günstiges Nährwertprofil aufweisen, um überhaupt mit positiven Angaben belegt werden zu dürfen. Dieses Nährwertprofil wiederum soll sich ebenfalls auf wissenschaftliche Nachweise über die Ernährung und deren Bedeutung für die Gesundheit stützen.

Einen evidenzbasierten Charakter weist die „Nutrition and Health Claims"-Verordnung schließlich auch deshalb auf, weil sie von einem *realistischen* Verbraucherleitbild ausgeht. Diese Verordnung stellt die Mündigkeit des Verbrauchers nicht prinzipiell infrage, überstrapaziert diese andererseits jedoch auch nicht. Vielmehr spiegelt sie das Ansinnen des Gemeinschaftsgesetzgebers wider, die tatsächlichen Gegebenheiten und Notwendigkeiten des Verbraucheralltags zu berücksichtigen und nicht an empirisch gesicherten Verhaltensmustern „vorbeizuregulieren". Im Vordergrund steht nicht die Frage, wie viel an Anstrengung und Aufmerksamkeit von einem Ideal-Verbraucher noch verlangt werden soll, sondern wie viel realistischerweise unter Alltagsbedingungen erwartet werden kann. Dem Durchschnittsverbraucher soll eine routinemäßige und vereinfachte Bedürfnisbefriedigung ermöglicht werden (Buchner/Rehberg 2007). Mit anderen Worten: Nicht der Alltag hat sich am Recht zu orientieren, vielmehr orientiert sich das Recht am Alltag.

3.5.4 Fazit

Die „Nutrition and Health Claims"-Verordnung ist ein aktuelles Beispiel dafür, wie ein evidenzbasiertes Verbraucherschutzrecht aussehen kann. Auf sonderlich viel Gegenliebe ist diese Art von Verbraucherschutzrecht allerdings bislang nicht gestoßen; stattdessen ist die Verordnung gerade in Deutschland zum Teil massiv kritisiert worden. Beklagt wird, dass sich der europäische Gesetzgeber mit dieser Verordnung vom Leitbild des mündigen Verbrauchers verabschiedet habe. Die Rede ist von Überreglementierung und Verbraucherentmündigung (Meisterernst 2002; von Danwitz 2005). In einer neuen Dimension bürokratischen Dirigismus, der seinesgleichen suche, bevormunde der Gemeinschaftsgesetzgeber den aufgeklärten Verbraucher und greife dessen Entscheidungen vor (Sosnitza 2004). Kurzum: Liebgewonnene Prinzipien und Leitbilder wie das des mündigen Verbrauchers werden mit aller Macht gegen ein mehr evidenzbasiertes Verbraucherschutzmodell verteidigt. Insoweit

wird es zumindest unter deutschen Juristen noch mancher Überzeugungsarbeit bedürfen.

Literatur

Buchner B, Rehberg M (2007) Wann ist der Verbraucher ein „mündiger" Verbraucher? Zur Diskussion um die Nutrition & Health Claims-Verordnung der EU. Gewerblicher Rechtsschutz und Urheberrecht Internationaler Teil 56: 394-402.

Danwitz T v. (2005) Werbe- und Anreicherungsverbot – Stand und Perspektiven der Auseinandersetzung. Zeitschrift für das gesamte Lebensmittelrecht 32: 201-223.

Dawson BL, Jeffrey DB, Walsh JA (1988) Television food commercials' effect on children's resistance to temptation. Journal of Applied Social Psychology 18: 1353-1360.

Duffy M (1991) Advertising and the consumption of tobacco and alcoholic drink: a system-wide analysis. Scottish Journal of Political Economy 38: 369-385.

Ellickson PL, Collins RL, Hambarsoomians K, McCaffrey DF (2005) Does alcohol advertising promote adolescent drinking? Results from a longitudinal assessment. Addiction 100: 235-246.

Halford JCG, Gillespie J, Brown V, Pontin, EE, Dovey TM (2004) Effect of television advertisements for foods on food consumption in children. Appetite 42: 221-225.

Jeffrey DB, McLellarn RW, Fox DT (1982) The development of children's eating habits: The role of television commercials. Health Education Quarterly 9: 174-189.

Keselman, A, Browne AC, Kaufman DR (2008) Consumer Health Information Seeking as Hypothesis Testing. The Journal of the American Medical Informatics Association 15: 484-495.

Lee BK, Lee WN (2004) The Effect of Information Overload on Consumer Choice Quality in an On-Line Environment. Psychology and Marketing 21: 159-183.

Meisterernst A (2002) Vom Regen in die Traufe – Zum Entwurf für eine europäische Verordnung über nährwert-, wirkungs- und gesundheitsbezogene Angaben auf Lebensmitteln. Zeitschrift für das gesamte Lebensmittelrecht 29: 569-583.

Nelson JP (1999) Broadcast advertising and U.S. demand for alcoholic beverages. Southern Economic Journal 65: 774-790.

Schünemann WB (1996) Mündigkeit versus Schutzbedürftigkeit – Legitimationsprobleme des Verbraucher-Leitbildes. Festschrift für Brandner: 279-298.

Scully M, Dixon H, Wakefield M (2007) Association between commercial television exposure and fast-food consumption among adults. Public Health Nutrition 12: 105-110.

Snyder L, Milici FF, Slater M, Sun H, Strizhakova Y (2006) Effects of Alcohol Advertising Exposure on

Drinking Among Youth. Archives of Pediatrics & Adolescent Medicine 160: 18-24.

Sosnitza O (2004) Der Verordnungsvorschlag über nährwert- und gesundheitsbezogene Angaben für Lebensmittel. Zeitschrift für das gesamte Lebensmittelrecht 31: 1-20.

3.6 Integrierte evidenzgestützte Bewertung von Public-Health-Maßnahmen

Bernd Kowall

3.6.1 Vorbemerkungen

In den vorangegangenen Kapiteln ist erörtert worden, wie Public-Health-Maßnahmen separat hinsichtlich einzelner Aspekte bewertet werden können. Ein Praktiker, der vor der Frage steht, ob er eine bestimmte Intervention im Public-Health-Bereich durchführen soll, muss diese in seinem Urteil berücksichtigen und schließlich eine Entscheidung treffen. Wie soll er damit umgehen, wenn eine Maßnahme zwar gesundheitlich sinnvoll erscheint, aber gleichzeitig mit hohen Kosten verbunden ist? Oder wenn eine Intervention für eine bestimmte Gruppe nützlich ist, andere aber davon ausgeschlossen sind?

Im Folgenden werden zunächst Gründe dafür genannt, warum es keinen festen Algorithmus für eine integrative Bewertung von Public-Health-Maßnahmen geben kann. Es folgt ein Exkurs über das Verhältnis von interner und externer Validität, das bei der Ermittlung des Evidenzgrades für alle Aspekte stets zu bedenken ist. Anschließend wird ein zweistufiges Verfahren vorgeschlagen, mit dem Public-Health-Maßnahmen systematisch und transparent bewertet werden können.

Unschärfen in den Bewertungen der einzelnen Aspekte

Das Problem der Unschärfen der Bewertung von Public-Health-Maßnahmen soll beispielhaft für den Aspekt ihrer gesundheitlichen Wirk-samkeit aufgezeigt werden. Dabei ergeben sich größere Ungenauigkeiten als etwa bei der Bewertung von pharmazeutischen Wirkstoffen. Dies liegt zunächst an methodischen Grenzen. Beispielsweise ist eine einfache oder doppelte Verblindung wie in pharmakologischen Studien nicht möglich, denn die Teilnehmer und beteiligte Forscher wissen in der Regel, wer zur Interventionsgruppe (etwa ein Lauftraining für Übergewichtige) gehört und wer nicht. Weitere Unschärfen ergeben sich daraus, dass sich die Prüfung von Public-Health-Maßnahmen nicht allein auf die Wirksamkeit in „synthetischen" Settings mit Experimental- und Kontrollgruppe beschränken darf. Vielmehr müssen weitere, eher „weiche" Kriterien berücksichtigt werden. Dazu gehören die Akzeptanz der Maßnahme in der Zielgruppe, die wiederum von Wertvorstellungen, kulturellen Faktoren und Gewohnheiten abhängt (Hearn et al. 2008), aber auch die Akzeptanz bei den Entscheidungsträgern, die die Maßnahme finanzieren und implementieren sollen und oft nach anderen Kriterien als der experimentellen Wirksamkeit urteilen (Rychetnik/Wise 2004). Derartige Akzeptanzfragen stellen sich auch im klinischen Bereich, wenn etwa Patienten Medikamente nicht einnehmen; bei Public-Health-Maßnahmen ist die Bedeutung jedoch ungleich höher. Weitere Kriterien für die Wirksamkeitsbewertung von Public-Health-Maßnahmen sind die Nachhaltigkeit der Intervention sowie die Frage der Transferierbarkeit von Interventionen auf soziale Kontexte, die sich von denen der Studien unterscheiden.

Festhalten lässt sich, dass die Wirkungsevaluation von Public-Health-Maßnahmen mehrdimensional ist, vom Kontext – etwa kulturellen Faktoren – abhängt und damit auch zeitabhängig ist, denn Kontexte unterliegen dem Wandel. Angesichts der Komplexität der Wirksamkeitsevaluation von Public-Health-Maßnahmen leuchtet ein, dass die Effektivität dieser Interventionen nicht genauso scharf beurteilt werden kann wie die Effektivität klinischer Maßnahmen.

Unmöglichkeit eines integrierten Scores

Ein in den Sozialwissenschaften verbreitetes Verfahren, alternative Handlungsmöglichkeiten unter Berücksichtigung verschiedener Aspekte integrativ zu bewerten, folgt der Logik von so genannten Erwartungs-Wert-Modellen.

Mit Erwartung ist, auf den Kontext dieses Kapitels bezogen, gemeint, wie positiv oder negativ eine Public-Health-Maßnahme hinsichtlich eines bestimmten Aspekts auf der Basis der Stärke der Effekte und der dafür angegebenen Evidenz eingeschätzt wird. Mit Wert ist die Gewichtung des jeweiligen Aspekts gemeint. Erwartung und Wert werden auf Skalen gemessen. Ein integrativer Score S ergibt sich dann unter Berücksichtigung aller Aspekte als Produktsumme aus den Erwartungen (e1, e2, e3 usw.) und den zugehörigen Werten (w1, w2, w3 usw.): S=e1*w1 + e2*w2 + e3*w3 ...).

Beim Vergleich verschiedener Interventionen würde man sich für die Maßnahme entscheiden, die den höchsten Punktwert erreicht und gleichzeitig einen vorab festgesetzten Minimalwert überschreitet.

Ein solches Verfahren der Bildung eines integrativen Scores ist jedoch bei der Bewertung von Public-Health-Maßnahmen nicht praktikabel. Wie im vorangegangenen Abschnitt gezeigt wurde, ist beispielsweise die Abschätzung der gesundheitlichen Wirkung einer Intervention wegen der Vielzahl der Einflussfaktoren u.a. auf der Ebene des Verhaltens der beteiligten Akteure nur ungenau. Derartige unvermeidbare Unschärfen bei der Bewertung von Public-Health-

Interventionen sind ein Grund, warum sich die verschiedenen Bewertungsergebnisse nicht zu einer einzigen Kennzahl verdichten lassen.

Weitere Gründe sind die Heterogenität der verschiedenen Aspekte – eine monetäre Bewertung ist kaum mit einer Beurteilung der Gerechtigkeit einer Maßnahme verrechenbar – sowie das sich daraus ergebende Problem der Gewichtung der einzelnen Aspekte. Wie stark man etwa ökonomische Aspekte im Verhältnis zur gesundheitlichen Wirksamkeit einer Intervention gewichtet, hängt nicht zuletzt von der aktuellen finanziellen Situation einer Krankenkasse oder der öffentlichen Hand ab und unterliegt damit dem Wandel. Wie sehr man eine mögliche Stigmatisierung von Übergewichtigen als Folge einer Public-Health-Kampagne zur Gewichtsreduktion gegen mögliche Erfolge der Kampagne ins Feld führt, hängt davon ab, wie wichtig es dem Urteilenden ist, eine einzelne Norm strikt zu befolgen.

Eine weitere Barriere für die Bildung eines integrierten Scores liegt darin, dass die einzelnen zu bewertenden Aspekte in vielfältiger Weise miteinander verflochten sind. So reicht die ethische Perspektive in alle anderen Aspekte hinein: Beispielsweise beinhaltet die Bewertung sozialer Folgen von Maßnahmen immer auch ethische Überlegungen (was ist gut, was soll sein). Teilweise geschieht das aber auch in einer grundsätzlichen und kaum reflektierten Weise (Maßnahmen sollen nicht wirkungslos sein).

Diese Schwierigkeiten rechtfertigen es jedoch nicht, auf ein planmäßiges Vorgehen zu verzichten. Daher wird ein Verfahren vorgeschlagen, das prozedurale Rationalität sicherstellen soll, d.h. eine Entscheidungsfindung, deren Rationalität im Verfahren und der Einhaltung von Regeln liegt (Schimank 2005). Ähnliche Verfahren wurden bereits in anderen Bereichen eingesetzt.

Das Verhältnis interner und externer Validität

Evidence-based Public Health hat zum Ziel, für konkrete Kontexte Entscheidungshilfen zu liefern, ob und wenn ja welche Public-Health-

Intervention durchgeführt werden sollte. Dies berührt den Unterschied zwischen interner und externer Validität. Interne Validität bezieht sich auf die Effekte einer Intervention unter Studienbedingungen, das heißt, bei einer hohen internen Validitität sind die beobachteten Effekte tatsächlich auf die Intervention zurückzuführen. Eine hohe externe Validität bedeutet, dass die Ergebnisse, die unter Studienbedingungen gefunden wurden, auch für den „praktischen Einsatz" von Interventionsmaßnahmen gelten. Interne Validität ist also Voraussetzung für externe Validität, garantiert diese aber nicht.

Die Bewertung beinhaltet bereits verschiedene Aspekte, z.B. Akzeptanz und Nachhaltigkeit der Maßnahme und mögliche soziale Folgen. Das allein genügt jedoch nicht, um externe Validität zu gewährleisten. Vielmehr ist zusätzlich zu prüfen, ob die für die einzelnen Aspekte ermittelte Evidenz auch für den konkreten Kontext der Intervention angenommen werden kann. Dieses Problem ist am Beispiel der gesundheitlichen Wirksamkeit leicht zu verstehen. Wenn etwa Studien zeigen, dass sich die geplante Intervention in Populationen jüngerer Menschen positiv auf die Gesundheit auswirkt, bedeutet dies nicht ohne weiteres, dass dieselbe Maßnahme bei älteren Menschen die gleiche Wirkung zeigen wird. Dieses Beispiel zeigt noch etwas anderes: Ob die externe Validität gegeben ist, kann nicht a priori, sondern nur in Kenntnis des konkreten Kontextes entschieden werden, in dem die Intervention erfolgen soll.

Für die gesundheitliche Wirksamkeit muss also zunächst geprüft werden, ob es aus publizierten Studien Belege für die interne Validität einer geplanten Intervention gibt. Anschließend ist dann zu überlegen, ob der in Studien beobachtete Effekt auch für die konkreten Bedingungen der Intervention angenommen werden kann. Die folgenden Aspekte können dabei eine Rolle spielen:

- Die Vergleichbarkeit zwischen Studienpopulation und Zielgruppe hinsichtlich der Verteilung nach Alter, Geschlecht, sozialem Milieu, ethnischer Zugehörigkeit und gesundheitlicher Verfassung.

- Die Vergleichbarkeit der Rahmenbedingungen, unter denen die Studie(n) durchgeführt wurde(n) und unter denen die Intervention stattfinden soll, z.B. Verfügbarkeit von geschultem Personal, von Räumlichkeiten sowie von Zeit.
- Für ökonomische Aspekte wäre etwa zu fragen, ob die (internationalen) Studien in Gesundheits- und Sozialsystemen durchgeführt wurden, die mit denen vergleichbar sind, die den Hintergrund geplanter Interventionen darstellen, und ob für die Intervention die finanziellen Mittel in mit den Studien vergleichbarer Weise zur Verfügung stehen.

Soziale Aspekte werden sehr selten in Studien zu Public-Health-Interventionen angemessen berücksichtigt. So es hierzu schon Aussagen gibt, wäre die Vergleichbarkeit des politischen, kulturellen und religiösen Kontextes zu prüfen. Ähnliches gilt für ethische Aspekte.

Diese Überlegungen zum Verhältnis von interner und externer Validität bedeuten keinen zusätzlichen, sondern einen integrierten Arbeitsschritt.

3.6.2 Vorschlag zur Unterstützung für eine strukturierte und transparente Entscheidungsfindung

K.o.-Kriterien: Nichterfüllung führt zur Ablehnung

Einzelne Aspekte einer Public-Health-Maßnahme sind selten dichotom (ja/nein) zu beurteilen. Man kann sich aber durchaus Konstellationen vorstellen, in denen das Ergebnis der Bewertung eines einzelnen relevanten Aspekts so eindeutig negativ ausfällt, dass auf die eingehende Bewertung der weiteren Aspekte verzichtet werden kann. Das wäre ein sog. k.o.-Kriterium. Das könnte z.B. der Fall sein, wenn sich eine Maßnahme als gesundheitlich wirkungslos oder sogar schädlich herausstellt. Auch in der Dimension der Evidenz sind solche Kriterien möglich: Wird bei den Studien zur Prüfung eines Aspekts das vorab festgelegte Evidenzniveau nicht erreicht, ist das als k.o.- Kriterium zu interpretieren. So akzeptiert beispielsweise das Institut für Qualität und Wirtschaftlichkeit im Gesundheitswesen (IQWiG) für die Bewertung bestimmter Fragestellungen nur Evidenz aus randomisierten, kontrollierten Studien (RCTs).

Anders liegt der Fall, wenn sich die Aspekte auf einem Kontinuum bewegen: Sie werden als mehr oder weniger gut bewertet bzw. die zugrunde liegende Evidenz ist zwar nicht optimal, aber auch nicht so unzureichend, dass man die Maßnahme gar nicht in Betracht ziehen kann. Oft wird die Situation eintreten, dass für einige Personen ein k.o.-Kriterium erfüllt ist, während andere die Bewertung noch auf einem Kontinuum verorten. Wenn beispielsweise der Zugang zu einer Maßnahme zur Bewegungsförderung für Mittelschichtangehörige einfacher ist als für Menschen mit einem niedrigen sozioökonomischen Status, d.h. für Menschen mit wenig (Haushalts-)Einkommen, geringer (Schul-)Bildung und niedriger beruflicher Stellung, dann mag die damit verbundene Verletzung einer Gerechtigkeitsnorm für den einen nur einen mehr oder weniger schwer wiegenden Minuspunkt für sein Gesamturteil bedeuten, für den anderen jedoch ein aus seiner Sicht grundlegendes ethisches Prinzip missachten und die Maßnahme damit nicht mehr akzeptabel sein. In diesen Fällen sind die Stakeholder gezwungen, sich vorab zu einigen, wie weiter vorzugehen ist.

Das Verfahren beinhaltet somit zwei Schritte. Im ersten Schritt wird für alle zu bewertenden Aspekte geprüft, ob eine dichotome Bewertung möglich bzw. notwendig ist und ob in diesem Fall ein k.o.-Kriterium greift: Die Intervention ist zu teuer, ein oder mehrere Aspekte erfüllen hinsichtlich des Evidenzlevels nicht die vorab festgelegten Mindestanforderungen (z.B. keine RCTs vorhanden). Greift ein k.o.-Kriterium, wird die Maßnahme abgelehnt. Andernfalls wird in einem zweiten Schritt eine Matrix erstellt, die den Bewertungsprozess über alle Aspekte hinweg transparent macht. Und erst dann wird beurteilt, ob die Evidenzlage insgesamt ausreicht, um die Interventionsmaßnahme durchzuführen.

Eine Matrix zur vergleichenden Bewertung von Interventionen

Da im konkreten Beispiel „Übergewicht" eine Vielzahl von Risikofaktoren vorliegt, von denen vermutlich keiner eine herausragende Bedeutung hat, wird vorgeschlagen, verschiedenen Risikofaktoren gleichzeitig Rechnung zu tragen (etwa solchen, die beim Individuum liegen, und solchen, die in der Umwelt liegen) und entsprechend mehrere, auf die Risikofaktoren zielende Interventionsstrategien miteinander zu vergleichen. Die gleichzeitige Berücksichtigung verschiedener Maßnahmen dürfte auch bei anderen Gesundheitsproblemen und Krankheiten angemessen sein.

In der Matrix (Tabelle 3, S. 125) werden in den Zeilen die verschiedenen Interventionsstrategien aufgeführt und in den Spalten die Bewertungskriterien genannt. In den Feldern der Matrix finden sich dann die Bewertungen jeder Intervention hinsichtlich jedes Aspekts wieder. Die einzelnen Bewertungen werden häufig unscharf sein (s.o.) und entsprechend mehr oder weniger differenziert ausfallen: Es können daher Plus- und Minuszeichen in die Felder eingetragen oder – etwas differenzierter – Zensuren vergeben werden. Denkbar ist auch, die einzelnen Maßnahmen hinsichtlich jedes Kriteriums in eine Rangfolge zu bringen. Es muss außerdem deutlich werden, wie hoch die zugrundeliegende Evidenz ist. Es ist ein Unterschied, ob der positive gesundheitliche Effekt einer Intervention nur in einer einzigen, methodisch fragwürdigen Studie gezeigt wurde, oder in zehn Studien, die sich durch eine jeweils hohe Validität auszeichnen: Die Bewertung (Benotung) wäre in beiden Fällen gleich, die Evidenz im zweiten Fall wesentlich höher. Das gilt selbstverständlich genauso für die anderen Aspekte der Bewertung. Bei der zusammenfassenden Beurteilung einer Intervention oder bei der Auswahl von Maßnahmen muss transparent gemacht werden, ob einzelne Aspekte bei der Entscheidungsfindung Priorität haben.

Das Matrixverfahren ist in der Literatur in verschiedenen Zusammenhängen genannt worden: so in der Technikfolgenabschätzung (Ropohl 1997) und in der Wirksamkeitsevaluation von Maßnahmen gegen Übergewicht (Swinburn et al. 2005). Das Verfahren ist kein Instrument der EbPH, bietet aber eine Hilfestellung für die systematische Beurteilung einer Maßnahme und damit auch zur Auswahl aus alternativen Maßnahmen, und es erfüllt verschiedene Anforderungen an die Entscheidungsfindung:

- Es ist transparent, da alle eingehenden Bewertungen durch die Matrix vorgegeben sind.
- Es ist partizipativ, da es die Bewertung nicht allein Fachwissenschaftlern überlässt, sondern ausdrücklich Raum für Wertungen der Praktiker lässt.
- Es berücksichtigt auch unscharfe, qualitative Kriterien und wird dadurch der Komplexität sozialer Interventionen gerechter als eine bloße Wirksamkeitsbewertung.

3.6.3 Beispiel für das vorgeschlagene Vorgehen

Die Leiter einer größeren Behörde stellen fest, dass viele Mitarbeiter übergewichtig sind, einige sogar adipös, und der Betriebsarzt hat ihnen – unter Einhaltung der Schweigepflicht –berichtet, dass der Anteil der Mitarbeiter mit gestörter Glukosetoleranz (einer Vorstufe des Diabetes) in der Behörde recht hoch ist. Die Verantwortlichen überlegen nun, ob sie etwas dazu beitragen können, bei ihren Mitarbeitern das Risiko für Diabetes zu senken. Dabei schwebt ihnen vor, an zwei zentralen Risikofaktoren für den Typ 2-Diabetes anzusetzen: Dies sind Bewegungsmangel und eine das Diabetesrisiko erhöhende Ernährungsweise (hohe Kalorienaufnahme;

wenig Ballaststoffe; ein hoher Anteil von Fetten, insbesondere von gesättigten Fetten an der Kalorienaufnahme). Eine Intervention zur Förderung einer in diesem Sinne gesunden Ernährung und regelmäßiger Bewegung kann im günstigen Fall auch zu einer Gewichtsreduktion führen, wichtiger ist den Akteuren jedoch die Verringerung des Diabetesrisikos.

Programmalternativen

Die Leiter der Behörde ziehen vier Programme in Erwägung:

Programm 1: Eine Informationskampagne, die die Mitarbeiter über die langfristigen Folgen einer Diabeteserkrankung aufklärt und zugleich verdeutlicht, wie durch Lebensstiländerung das Diabetesrisiko verringert werden kann. Informationen werden ins Intranet gestellt und eine Informationsveranstaltung wird während der Arbeitszeit durchgeführt.

Programm 2: Bestimmte Nahrungsmittel, die das Diabetesrisiko erhöhen können (z.B. Pommes frites, stark fetthaltige Speisen), werden aus der Kantine verbannt. Ferner werden in den auf den Fluren aufgestellten Automaten keine Süßgetränke und Süßigkeiten mehr angeboten.

Programm 3: Aus ernährungswissenschaftlicher Sicht wertvolle Gerichte (ballaststoffreich, weniger gesättigte Fette etc.) werden in der Kantine zusätzlich zum herkömmlichen, häufig recht fettreichen Menü angeboten und sollen um einen Euro billiger sein als die üblichen Gerichte. Es handelt sich um kalorienreduzierte Gerichte mit geringerem Anteil an gesättigten Fettsäuren, mit wenig Zucker, wenig Kochsalz und hohem Gemüse- und Salatanteil. Die jeweiligen Rezepte werden auf dem Tablett beigelegt.

Programm 4: Zusätzlich zur Umstellung des Kantinenessens (Programm 3) wird den Mitarbeitern angeboten, alle zwei Wochen in der letzten Arbeitsstunde der Woche an einem Fitnessprogramm unter der Leitung eines erfahrenen Trainers teilzunehmen. Der Trainer gibt auch Fitnesstipps für zuhause. Wer nicht teilnehmen möchte, arbeitet normal weiter.

Recherche der Evidenz der Programme

Die Initiatoren haben bei einer Literaturrecherche herausgefunden, dass in mehreren Langzeitstudien beobachtet wurde, dass Lebensstilinterventionen das Diabetesrisiko senken.

In einer auf sechs Jahre angelegten chinesischen Studie (Pan et al. 1997) mit 577 Probanden mittleren Alters, die zu Studienbeginn eine gestörte Glukosetoleranz aufwiesen, wurde gefunden, dass in einer Untersuchungsgruppe mit veränderter Ernährungsweise 44%, in einer Gruppe mit einem Bewegungsprogramm 41% und in einer Gruppe mit beiden Interventionen zugleich 46% einen Diabetes entwickelten. In der Kontrollgruppe ohne Interventionen lag der Anteil der Neuerkrankungen an Diabetes hingegen bei 68%. Die Ernährungsintervention umfasste eine Verringerung der Kalorienaufnahme, des Zucker- und Alkoholkonsums sowie eine Erhöhung des Gemüseanteils in der Ernährung.

In einer finnischen Studie mit 522 Probanden mittleren Alters mit Übergewicht und gestörter Glukosetoleranz konnte durch ein auf die Einzelpersonen abgestimmtes Ernährungs- und Bewegungsprogramm das Diabetesrisiko in einem 4-Jahreszeitraum um 58% reduziert werden (Tuomilehto et al. 2001). Bestandteile des Ernährungsprogramms waren eine reduzierte Fettaufnahme mit einem Anteil von maximal 30% an der gesamten Kalorienaufnahme, eine damit verbundene Reduktion der Aufnahme gesättigter Fette auf maximal 10% der Gesamtkalorien und die Aufnahme von mindestens 15g an Ballaststoffen pro eintausend Kilokalorien. Eine separate Analyse der Effekte des Ernährungs- und Bewegungsprogramms fand nicht statt.

In einer US-amerikanischen Kohortenstudie wurden 3.234 übergewichtige Probanden überwiegend mittleren, zum Teil jedoch auch höheren Alters, deren Glukosetoleranz ebenfalls gestört war, einem umfangreichen Programm zur Lebensstiländerung unterzogen (150 Minuten Bewegung in der Freizeit pro Woche, fettarme und kalorienreduzierte Ernährung, mehrfache individuelle Beratung) (Knowler et al. 2002). Im Vergleich zu einer Kontrollgruppe, die nur Empfehlungen zur Lebensstiländerung erhielt, konnte das Diabetesrisiko in der Interventionsgruppe in 2,8 Jahren um 58% gesenkt werden.

Überprüfung der Programme nach k.o.-Kriterien

Im ersten Schritt wird geprüft, ob die Programme ein k.o.-Kriterium verletzen.

Es gibt in der Literatur keine Bestätigung dafür, dass ein reines Informationsprogramm das Diabetesrisiko senkt. Damit hätte Programm 1 ein vorab festgelegtes Evidenzniveau nicht erreicht und würde ausscheiden. Die Programme 2 bis 4 sollten sich hingegen positiv auf das Diabetesrisiko auswirken, auch wenn ihr Umfang an Interventionsmaßnahmen deutlich geringer ist als in den beschriebenen Kohortenstudien, denn Bewegung sowie fett- und kalorienarme Ernährung sind grundsätzlich probate Mittel zur Senkung des Risikos. Allerdings ist die Vergleichbarkeit der Studiengruppen und der Zielgruppe der Interventionen nur bedingt gegeben und die externe Validität damit geringer: Nur eine der drei Studien wurde mit Europäern durchgeführt.

Die Akzeptanz der Programme wird unterschiedlich hoch sein. Programm 3 dürfte akzeptiert werden: Wer Salate und Bioessen als „Müsli" oder unmännlich eigentlich ablehnt, kann zumindest den niedrigeren Preis als „Vorwand" für die Auswahl dieses Menüs nehmen. Das zusätzliche Fitnessprogramm in Programm 4 wird möglicherweise gerade von stark Übergewichtigen weniger akzeptiert, weil sie dabei in Situationen geraten könnten, die ihnen vielleicht schon früher – etwa in der Schule – unangenehm waren. Daher ist die Bewertung dieses Aspektes nur „eingeschränkt positiv".

Die Verhältnismäßigkeit von Kosten und Nutzen ist voraussichtlich bei keinem Programm gravierend verletzt, eine genauere Berechnung wäre aber wünschenswert. Juristische Einwände sind bei keinem der vier Programme zu erwarten. Wenn man die Gerechtigkeitsnorm als gleiche Zugangschance für alle Mitarbeiter operationalisiert, so ist – wie schon bei der Prüfung der Akzeptanz – die Gefahr gegeben, dass gerade Übergewichtige Hemmungen haben, am Fitnessprogramm teilzunehmen. Allerdings sind Übergewichtige, die in der Öffentlichkeit Sport treiben, etwa joggen, kein so ungewohnter Anblick mehr, dass hier eine unüberwindbare Hürde zu vermuten wäre. Die mit Programm 2 verbundenen Verbote können als Eingriff in die Autonomie der Betroffenen verstanden werden (vgl. Kap. 3.3). Die Gruppe muss sich verständigen, ob das als so gravierend eingeordnet wird, dass ein k.o.-Kriterium erfüllt ist. In diesem Fall würde die Prüfung an dieser Stelle abbrechen und das Programm müsste ausscheiden.

Die Bewertungsmatrix wird daher nur für Programm 3 (alternatives Kantinenessen) und für Programm 4 (alternatives Kantinenessen + Fitnessprogramm) erstellt.

Beispiel für eine Bewertungsmatrix

Tabelle 3 zeigt die Bewertungsmatrix der zwei verbliebenen Programme zur Prävention von Diabetes. Ethische und juristische Aspekte sind in diesem Beispiel bereits in der Analyse der k.o.-Kriterien berücksichtigt.

Die Evidenz dafür, dass beide Programme grundsätzlich geeignet sind, das Diabetesrisiko

zu senken, ist hoch – sie ergibt sich aus den Ergebnissen der genannten Kohortenstudien. Beide Programme sind hinsichtlich ihrer medizinischen Wirksamkeit dennoch nur mit einer „2" (eingeschränkt positiv) bewertet worden, weil sie für sich alleine noch keine umfassende Lebensstiländerung bedeuten – in den drei Kohortenstudien waren die Lebensstiländerungen umfangreicher und die individuelle Beratung intensiver.

Wichtig ist, dass die Nachhaltigkeit der Programme gewährleistet ist und die Veränderungen auch in die Privatsphäre ausstrahlen – das wird durch Tipps des Trainers bzw. durch die Ausgabe von Kochrezepten und Ernährungshinweisen unterstützt, was aber noch keine feste Verankerung im Alltag bedeutet. Daher nur eine „2" für beide Programme.

Die Akzeptanz des gesunden Kantinenessens wird recht hoch sein – man muss es ja nicht jeden Tag wählen, und das Management schafft mit dem niedrigen Preis ein zusätzliches Argument. Dagegen wird die Hürde, im Arbeitskontext an einem Sportprogramm teilzunehmen, gerade für Personen, die sonst keinen Sport treiben, höher liegen. Aussagen zur Akzeptanz und Nachhaltigkeit der Programme sind zwar plausibel, aber auch spekulativ. Daher ist die zugehörige Evidenz allenfalls mittelhoch. Die Evidenz hinsichtlich der Akzeptanz der Maßnahmen 3 und 4 könnte (und sollte) jedoch gesteigert werden, indem man die Zielpersonen dazu befragt, was sie von den Maßnahmen halten.

Tabelle 3: Bewertungsmatrix

	Programm 3: Alternatives Kantinenessen	Programm 4: Alternatives Kantinenessen + Fitnessprogramm
Effekt auf das Diabetesrisiko	2 / H	2 / H
Nachhaltigkeit des Programms, Transfer in die Privatsphäre	2 / M	2 / M
Akzeptanz bei der Zielgruppe	3 / M	2 / M
Verhältnismäßigkeit von Kosten und Nutzen	2 / N	1 / N
Vermeidung einer Stigmatisierung Übergewichtiger	3 / M	2 / M
Folgen für die Organisation	2 / M	2 / M

Bewertungen: 3=positiv, 2=eingeschränkt positiv, 1=nicht positiv
Evidenzlage für die konkrete Situation: H=Hoch, M=Mittel, N=Niedrig

Die Kosten beider Programme scheinen nur auf den ersten Blick vernachlässigbar: Das Fitnessprogramm bedeutet für die Teilnehmer eine Reduktion der regulären Arbeitszeit um eine halbe Stunde. Dass diese Reduktion durch zusätzliche Motivation wieder herausgeholt wird, ist denkbar, aber nicht sicher. Eine Subvention des gesunden Kantinenessens, die so hoch ausfällt, dass es sogar preiswerter ist als das konventionelle Essen, kann sich für die Behörde gegenüber einer Person, die es regelmäßig wählt, im Jahr auf einige hundert Euro summieren. Der gesundheitliche Nutzen beider Programme wird sich für die Mitarbeiter der Behörde frühestens mittelfristig einstellen, etwaige Prognosen zu den durch die Programme modifizierten Krankheitsverläufen wären hochgradig spekulativ. Daher wird die Evidenzlage für die Bewertung des Verhältnisses von Kosten und Nutzen als niedrig bewertet; eine genauere Analyse wäre wünschenswert. Dass die Aussagen zu gesundheitsökonomischen Aspekten durchaus widersprüchlich sein können, lässt sich auch daraus ersehen, dass zwei Forschergruppen zu entgegengesetzten gesundheitsökonomischen Bewertungen des Programms gelangten, das in der US-amerikanischen Studie eingesetzt wurde (Herman et al. 2005; Eddy et al. 2005). Da die chinesische Studie (Pan et al. 1997) gezeigt hat, dass die Ernährungsumstellung allein genauso wirksam ist wie die Kombination aus einem Ernährungs- und Bewegungsprogramm, wird Programm 3 unter gesundheitsökonomischen Aspekten günstiger bewertet als das aufwendigere Programm 4.

Auch soziokulturelle Aspekte der Programme sind in die Matrix aufgenommen worden. Eine Stigmatisierung Übergewichtiger ist durch das zusätzliche Angebot besonders gesunder Mahlzeiten nicht zu erwarten, wogegen nicht ausgeschlossen werden kann, dass Übergewichtige bei einem Fitnesstraining von anderen belächelt und damit stigmatisiert werden. Ein Fitnessprogramm für Mitarbeiter hat vermutlich auch Folgen für die Organisation und das Arbeitsklima: Gemeinsamer Sport mag das Arbeitsklima verbessern, kann aber auch die Abgrenzung zwischen Teilnehmern und Nichtteilnehmern zur Folge haben.

Bewertung und Entscheidung

Zusammengenommen schneidet Programm 3 nach drei Kriterien besser ab als Programm 4: Ein reines Ernährungsprogramm dürfte auf höhere Akzeptanz stoßen, das Risiko einer Stigmatisierung von Übergewichtigen ist geringer, und schließlich scheint die Kosten-Nutzen-Bilanz bei einer Kombination aus Ernährungs- und Bewegungsprogramm ungünstiger als bei einem reinen Ernährungsprogramm. Aus diesen Gründen entscheiden sich die Akteure für Programm 3. Auf die Bildung eines Scores wird in diesem Verfahren verzichtet, da die dargestellte Problematik einer Gewichtung (s. S. 120ff.) nicht auflösbar ist.

Es fällt auf, dass die Evidenzlage für den positiven gesundheitlichen Effekt der Programme gut ist, wogegen für alle anderen Aspekte nur wenig evidenzbasierte Informationen vorliegen. Das Verfahren bedeutet also keinen Automatismus. Wer z.B. das Autonomieprinzip im ersten Schritt nicht absolut setzt, wird sich am Ende möglicherweise für Programm 2 entscheiden. Wichtig ist jedoch, dass den Akteuren die für eine rationale Entscheidung notwendigen Informationen strukturiert, transparent und übersichtlich zur Verfügung stehen. Gleichzeitig werden auch die Informationslücken deutlich. Somit kann der Grad der Unsicherheit besser eingeschätzt werden und es können ggf. Studien zum Schließen der Lücken in Auftrag gegeben werden.

Literatur

Eddy DM, Schlessinger L, Kahn R (2005) Clinical outcomes and cost-effectiveness of strategies for managing people at high risk for diabetes. Ann Intern Med 143: 251-264.

Hearn LA, Miller MR, Campbell-Pope R (2008) Review of evidence to guide primary health care policy and practice to prevent childhood obesity. Med J Aust 188 (Suppl): S87-S91.

Herman WH, Hoerger TJ, Brandle M et al. (2005) The cost-effectiveness of lifestyle modification or metformin in preventing type 2 diabetes in adults with impaired glucose tolerance. Ann Intern Med 142: 323-332.

Knowler WC, Barrett-Connor E, Fowler SE et al. (2002) Reduction in the incidence of type 2 diabetes with lifestyle intervention or metformin. N Engl J Med 346: 393-403.

Pan XR, Li GW, Hu YH et al. (1997) Effects of diet and exercise in preventing NIDDM in people with impaired glucose tolerance. The Da Qing IGT and Diabetes Study. Diabetes Care 20: 537-544.

Ropohl G (1997) Methoden der Technikbewertung. In: R. von Westphalen (Hg.) Technikfolgenabschätzung als politische Aufgabe: 177-202. München/Wien: Oldenbourg.

Rychetnik L, Wise M (2004) Advocating evidence-based health promotion: reflections and a way forward. Health Promot Int 19: 247-257.

Schimank U (2005) Die Entscheidungsgesellschaft. Komplexität und Rationalität der Moderne. Wiesbaden: VS.

Swinburn B, Gill T, Kumanyika S (2005) Obesity prevention: a proposed framework for translating evidence into action. Obes Rev 6: 23-33.

Tuomilehto J, Lindström J, Eriksson JG et al. (2001) Prevention of type 2 diabetes mellitus by changes in lifestyle among subjects with impaired glucose tolerance. N Engl J Med 344: 1343-1350.

Teil 4:
Von der Evidenz in die Praxis

4.1 Kommunikation von Public-Health-Evidenzergebnissen

David Klemperer

4.1.1 Bedeutung der Kommunikation

Public-Health-Forschung sucht nach Möglichkeiten, die Gesundheit der Bevölkerung zu verbessern. Der häufig zitierte Satz „Data do not speak for themselves" drückt die Bedeutung der Kommunikation von Forschungsergebnissen treffend aus: Daten müssen zunächst in Informationen umgewandelt werden, die zur Problemlösung tauglich sind. In diesem Prozess unterliegen Forschungsergebnisse immer einer Interpretation und Bewertung und können auf unterschiedliche Weise dargestellt werden. Unterschiede entstehen durch die Auswahl, die Gewichtung, die kausale Zuschreibung, die Darstellungsform und die Dissemination der Informationen: In einigen Quellen wird Übergewicht als normale Begleiterscheinung von Zivilisationsprozessen, in anderen als todbringende Epidemie skizziert. Als Ursache von Übergewicht werden die Gene, dann wieder soziale Unterschiede oder aber die modernen Ernährungsgewohnheiten hervorgehoben. Diese textlichen Botschaften können von stark adipösen Kindern oder von zufriedenen, rundlichen älteren Menschen illustrativ begleitet werden. Es wäre schon eine Überraschung, ließen sich diese Unterschiede nicht auch in der empfundenen Dringlichkeit des Themas Übergewicht und im Umgang damit nachvollziehen.

Nur selten werden Forschungsergebnisse vom wissenschaftlichen „Erzeuger" direkt an den „Endverbraucher" kommuniziert. Meist werden sie über mehrere Zwischenstationen weitergereicht und modifiziert. Es ist also auch erforderlich, die Kommunikationswege und die Zwischenschritte genau zu betrachten.

Viele Public-Health-Maßnahmen bestehen fast ausschließlich aus Kommunikation. Es ist daher angebracht, an die Kommunikation von Informationen und Empfehlungen die gleichen Anforderungen zu stellen wie an andere gesundheitliche Interventionen. Bei der Planung und der Analyse von Public-Health-Botschaften ist nach den Zielen, der Evidenzbasierung und nach der Rolle von Werten, Interessen und Ressourcen zu fragen.

4.1.2 Einfluss(nahme) auf die Kommunikation

Forschungsergebnisse zu Public-Health-Fragestellungen können an jeder Stelle des Kommunikationsprozesses – bewusst oder unbewusst – modifiziert werden. Häufig werden die Ergebnisse einer Untersuchung zunächst in einer Fachzeitschrift, oftmals in englischer Sprache, veröffentlicht. In einer nicht bekannten Zahl von Fällen werden Ergebnisse aber auch nicht publiziert. Publication bias bezeichnet die Nichtveröffentlichung von Studien, die z.B. für eine Arzneimittelsubstanz keine positiven Effekte ergeben haben bzw. Ergebnisse, die nicht in die kommerziellen Konzepte von Untersucher bzw. Sponsor passen. Die veröffentlichten Studien, die bei vergleichbarer Fragestellung zu positiven Ergebnissen gelangten, zeichnen dann ein verzerrtes Gesamtbild. Ein Bias wird auch durch selektives Berichten von positiven Outcomeparametern (Mathieu et al. 2009) und durch Umbewertung von negativen in positive Ergebnisse hergestellt (Mathieu et al. 2009; Rising et al. 2008). Ein Vergleich der Bewertung von Ergebnissen von industriegesponserten Medikamentenstudien zu Antidepressiva durch die Zulassungsbehörde mit der nachfolgenden Publikation in einer Fachzeitschrift ergab Bedenkliches: Von den Studien, die Positives über ein Medikament erbrachten, veröffentlichten die Firmen 97%, von jenen mit negativem Ausgang hingegen nur 12%; über weitere 23% der ungünstigen Studien berichteten die Firmen so, dass das Medikament trotzdem gut dastand (Turner et al. 2008). Innerhalb der scientific community entsteht zusätzlich Bias dadurch, dass valide Studien mit positiven Ergebnissen häufiger zitiert werden, als genauso valide Studien mit negativen Ergebnissen (Ioannidis 2005).

Eine kürzlich vorgestellte Untersuchung zeigt, dass die untersuchten Effekte im Diskussionsteil und in den Schlussfolgerungen von Publikationen oft besser eingestuft werden, als es eine nüchterne Betrachtung des Methoden- und des Ergebnisteils erwarten ließe (Boutron et al. 2009). Für ihre Studie hatte das Autorenteam ausschließlich randomisierte, kontrollierte Studien analysiert, bei denen – bedingt durch das rigide Studiendesign und die engen Vorgaben für die Darstellung – der Interpretationsspielraum geringer sein dürfte als bei anderen Studientypen.

In der Regel werden die Anwender – Fachleute wie die allgemeine Bevölkerung – gar nicht die Zeit aufbringen können, alle relevanten wissenschaftlichen Originalartikel differenziert zu lesen. Um die Bedeutung der Ergebnisse für die praktische Anwendung einzuordnen, sind sie auf die Auslegungen der (wenigen) Experten angewiesen, die die Studien gelesen und analysiert haben. Experten können Wissenschaftler an Universitäten sein, in deren Fachgebiet die Studie fällt, aber auch wissenschaftliche Mitarbeiter in öffentlichen Einrichtungen, die für die Planung oder Umsetzung von gesundheitlichen Maßnahmen verantwortlich sind. Soweit die Experten keine erkennbaren Interessenkonflikte (s. S, 24ff.) haben, genießen sie einen hohen persönlichen und fachlichen Vertrauensvorschuss. In der Meinungsbildung fällt ihnen damit eine Schlüsselrolle zu. Im englischen Sprachgebrauch nennt man die einflussreichsten unter ihnen folgerichtig „Opinionleader" (Meinungsführer). Wenn diese Meinungsführer ihre Empfehlungen ausschließlich auf Grundlage einer sorgfältigen Analyse der Daten und des potenziellen Einsatzgebietes aussprechen, kann das eine hilfreiche Unterstützung für die Praktiker sein. Problematisch wird es, wenn andere Faktoren und Interessen eine Rolle spielen. So baut die Industrie systematisch Beziehungen zu Meinungsführern auf, um sie zu einem Teil ihrer Marketingstrategien zu machen (Moynihan 2008; Fugh-Berman/ Ahari 2007). In seinem Blog zeigt Daniel Carlat, ein amerikanischer Psychiater der Tufts-Universität, das ihm und anderen exponierten Psychiatern zugeschickte Vertragsangebot des Arzneimittelherstellers Schering-Plough. Dort wurden bis zu 170.000 US-Dollar pro Jahr für Vorträge vor den eigenen Fachkollegen angeboten. Allerdings verpflichtet der Vertrag ihn, ausschließlich vom Hersteller genehmigtes Informationsmaterial zu nutzen und sich in seinem Vortrag strikt an die Vorgaben des Herstellers zu halten. Bei Nachfragen, die nicht mithilfe der vorgefertigten Informationen abgedeckt werden können, hält der Vertrag ihn dazu an, möglichst in vertrautes Terrain zurückzusteuern (Carlat 2009). An den Vertragsklauseln wird deutlich, dass es der Firma darum geht, den Anschein der Unabhängigkeit der Experten einzukaufen.

Für Medien sind gesundheitliche Themen immer interessant – je spektakulärer desto besser. Über Medien können sich Meinungsführer direkt an die breitere Öffentlichkeit wenden – das sonst gültige Werbeverbot für verschreibungspflichtige Arzneimittel greift hier nicht. Ausgangspunkt für die Berichterstattung in den Medien sind meist die Pressemitteilungen zu neuen Studien. Das rasche Tagesgeschäft vieler Journalisten lässt es häufig nicht zu, den Studientext selbst gründlich zu lesen. Problematisch ist, dass der Tenor der Pressemitteilungen die Studienergebnisse oft nicht sachgerecht wiedergibt. In einer Untersuchung von 200 Pressemitteilungen fiel auf, dass die Bedeutung der Ergebnisse oft übertrieben wurde, wogegen wichtige methodische Einschränkungen (selbst eine grundlegende Information, dass eine Untersuchung an Mäusen und nicht an Menschen durchgeführt wurde) unerwähnt blieben (Woloshin et al. 2009). Bemerkenswert an dieser Studie ist, dass sie sich nicht etwa mit Pressemitteilungen von pharmazeutischen Unternehmen beschäftigt hatte, sondern ausschließlich Verlautbarungen akademischer Forschungseinrichtungen analysierte. Auch diese Einrichtungen verspüren offenbar einen zunehmenden Druck, ihre Arbeit in der Öffentlichkeit als besonders eindrucksvoll darzustellen.

Das Public-Health-Problem Übergewicht berührt die Interessen eines starken Industriezweiges. Auch wenn dessen Bemühungen um Einflussnahme weniger gut dokumentiert sind, erscheint die Annahme realistisch, dass Politik sich in Fragen wie Werbung für Lebensmittel, Kennzeichnung von Lebensmitteln und Ernährungsberatung oft mehr von den Interessen der Lebensmittelindustrie als von Public-Health-Wissen leiten lässt (Ludig/Nestle 2008; Hawk 2007).

4.1.3 Die Vermittlung von Wahrscheinlichkeiten und Risiken

Auch ohne interessengeleitete Einflüsse ist die Kommunikation von gesundheitsbezogenen Erkenntnissen eine anspruchsvolle Aufgabe, denn eine missglückte Kommunikation kann schwerwiegende Folgen haben: Im Jahr 1995 erhielten Ärzte in England einen Brief des Komitees für Arzneimittelsicherheit. Dieser Brief enthielt die Mitteilung, dass die Einnahme von Kontrazeptiva der neuesten Generation das Risiko einer lebensbedrohlichen Beinvenenthrombose mit Lungenembolie verdoppeln könnte. Die Aussicht eines um 100% gesteigerten Risikos führte dazu, dass statt 40% nur noch 27% der Mädchen unter 16 Jahren ein orales Verhütungsmittel einnahmen. Die Zahl der Schwangerschaftsabbrüche und ungewollten Schwangerschaften nahm daraufhin deutlich zu (Furedi 1999). Gaissmaier und Gigerenzer (2008) schlagen für Fälle wie diesen eine andersartige Darstellung des Risikos vor: Mit den bisherigen oralen Kontrazeptiva lag das Risiko einer Thromboembolie bei einem Fall auf 7.000 Frauen, während es mit dem neuen Medikament zwei Fälle bei 7.000 Frauen sind. Das Risiko steigt auch in dieser Darstellung um 100%. Der Unterschied ist, dass bei der ersten Darstellung das relative Risiko (in Prozent) angegeben wird; im zweiten Fall wird dagegen das absolute Risiko in natürlichen Zahlen dargestellt. Ob die Verdoppelung eines Risikos tatsächlich bedeutsam ist, hängt vom Ausgangswert ab (der in der ursprünglichen Darstellung gar nicht genannt wird). Eine Verdoppelung bei einem Ausgangswert von 1.000 Ereignissen auf 7.000 Frauen würde bedeuten, dass anschließend 2.000 Ereignisse einträten, was einer Zunahme um 1.000 Fälle entspräche, gegenüber einer Zunahme um nur einen Fall im ersten Szenario. Den Umstand, dass relative Risiken – durch die größeren Zahlenwerte – in aller Regel eindrucksvoller wirken, machen sich Verfechter oder auch Gegner einer Intervention gerne zunutze. Unabhängig von der Risikodarstellung ist in diesem Fall auch zu fragen, ob der – wenn auch geringe – Anstieg des Risikos durch etwaige Vorteile der neueren Verhütungspillen gerechtfertigt sein könnte.

Festzuhalten bleibt, dass absolute Risiken realistisch informieren, während relative Risiken wegen Fehlens der Größenordnung zur Täuschung der Öffentlichkeit eingesetzt werden können (Gigerenzer et al. 2008). Daher zählen Angaben in absoluten Risiken mittlerweile zu den Standards in der Gesundheitsinformation (Fachbereich Patienteninformation und Patientenbeteiligung 2009).

Der Umgang mit Wahrscheinlichkeiten fällt nicht nur den so genannten „Laien" schwer. Eine Reihe von Erfahrungen und empirischen Untersuchungen zeigt, dass z.B. auch viele Ärzte beim Umrechnen von bedingten Wahrscheinlichkeit in absolute Zahlen Schwierigkeiten haben – selbst wenn es sich um eigentlich vertraute Themen aus dem eigenen Fachbereich handelt. So schätzten viele Gynäkologen bei einem positiven Ergebnis der Brustkrebs-Früherkennungsuntersuchung die Wahrscheinlichkeit für das tatsächliche Vorhandensein von Brustkrebs zu hoch ein – was ihrer Nutzenbewertung eine falsche Grundlage gibt (Gigerenzer et al. 2007).

Positive wie unerwünschte Wirkungen von Interventionen können als „number needed to treat" (NNT: „Wie viele Menschen muss ich behandeln, um ein Ereignis zu verhindern?") bzw. „number needed to harm" (NNH: „Wie oft kommt es vor, dass eine unerwünschte Wirkung auftritt?") angegeben werden. Die Angabe würde bei dem oben angeführten Beispiel lauten: Bei 7.000 Mädchen oder Frauen, die statt der älteren Pille eine der neuen Generation einnehmen, tritt eine zusätzliche Thromboembolie auf (NNH=7.000). Die Lehre aus nahezu allen Untersuchungen zu dem Thema lautet, dass Wahrscheinlichkeiten und Risiken in natürlichen Zahlen so dargestellt werden sollten, wie es am Beispiel der Kontrazeptiva veranschaulicht wurde.

4.1.4 Szenarien und Fallbeispiele für die Public-Health-Kommunikation

Im Rahmen von Evidence-based Public Health gelten für kommunikative Interventionen die gleichen Maßstäbe, die auch an andere Interventionen angelegt werden. Ihre Effektivität muss in geeigneten Studiendesigns geprüft werden, sie sollten kosteneffektiv sein, nicht stigmatisieren und soziokulturelle Aspekte berücksichtigen. Selbstverständlich gibt es nicht „die eine" Kommunikationsstrategie, die in jeder Situation geeignet ist. Die Kommuni-

kation neuer Erkenntnisse und ihr Weg in die Gesundheitspolitik und die Praxis können unterschiedlich verlaufen.

– Im Idealfall werden neue Erkenntnisse, die für die Bevölkerungsgesundheit relevant sind, unmittelbar zum Nutzen der Bevölkerung umgesetzt. Dies soll am Beispiel der HIV-AIDS-Kampagne der Bundeszentrale für gesundheitliche Aufklärung (BZgA) dargestellt werden (S. 134f.).
– Neue Erkenntnisse, deren Umsetzung für die Bevölkerungsgesundheit günstig wäre, die aber nicht oder nur extrem verzögert umgesetzt werden – zum Schaden der Bevölkerungsgesundheit. Als Beispiel dient die zögerliche Entwicklung der Tabakprävention (S. 138f.).
– Neue Erkenntnisse, deren Umsetzung einen unbestimmten oder keinen Vorteil oder gar einen Schaden für die Bevölkerungsgesundheit verspricht, werden trotzdem umgesetzt. Diese Situation wird am Beispiel der Osteoporose dargestellt (S. 138).

Wirksame bevölkerungsweite Kommunikation von Public-Health-Ergebnissen setzt voraus, dass das Problem auf die politische Agenda gesetzt wird und sich somit im Politikzyklus befindet (Abbildung 8). Was für AIDS gelang (siehe unten), erscheint für andere Gesundheitsprobleme ungleich schwieriger. Der Sachverständigenrat im Gesundheitswesen hat für die Tabakprävention konkrete Vorschläge für eine umfassende nationale Strategie vorgelegt (SVR 2001), die allerdings von der Politik bislang nicht angemessen aufgegriffen wurden (s.u.).

Die HIV-AIDS-Kampagne der Bundeszentrale für gesundheitliche Aufklärung

Die Kampagne der BZgA ist ein Beispiel für die schnelle Umsetzung neuer für die Bevölkerungsgesundheit relevanter Erkenntnisse (BZgA 2009a).

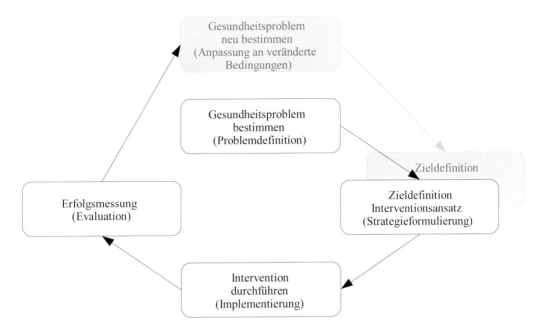

Abbildung 8: Public Health Action Cycle

Abbildung in Anlehnung an SVR 2005, Ziffer 374 und Institute of Medicine. The Future of Public Health. Washington, D.C., 1988.

AIDS war Mitte der 1980er-Jahre ein neues Phänomen und ein neues Public-Health-Thema. AIDS wurde als eine neue Bedrohung unüberblickbaren Ausmaßes wahrgenommen und fand maximale Aufmerksamkeit in den Medien wie auch in der Bevölkerung. Das Problem war definiert und die Entwicklung einer Strategie unabweisbar (Abbildung 8). Die Politik stand unter höchstmöglichem Handlungsdruck. Medizinische Lösungen standen nicht zur Verfügung. So ergab sich ein „window of opportunity", das für eine rationale Problemlösung genutzt wurde. Diese Konstellation ist für Public-Health-Fragen eher untypisch.

Das Ergebnis einer kontroversen, emotional aufgeladenen öffentlichen Debatte war die politische Entscheidung für eine Kommunikationsstrategie, die an der Leitfrage ansetzte: „Wie organisieren wir möglichst schnell, möglichst flächendeckend und möglichst zeitstabil Lernprozesse, mit denen sich Individuen, Institutionen und Gesellschaft mit einem Maximum an Prävention und einem Minimum an Diskriminierung auf das Leben mit dem bis auf Weiteres

unausrottbaren Virus einstellen können?" (SVR 2007, Ziffer 984). Die entgegengesetzte Leitfrage wurde verworfen: „Wie ermittelt man möglichst schnell möglichst viele Infektionsquellen und wie legt man diese still?" Die Strategie baut auf der im Folgenden skizzierten Systematik auf.

Analyse der Ausgangssituation (Problemdefinition): Die Analyse bezog sich auf die medizinisch-gesundheitlichen Aspekte der Infektion und die daraus folgenden Anforderungen an präventive Maßnahmen in übertragungsrelevanten Situationen. Einbezogen wurde darüber die allgemeine Stimmung in der Bevölkerung, die durch Unsicherheit, irrationale Ängste und Befürchtungen, Tabuisierung, Beschuldigung und den Wunsch nach einfachen Lösungen gekennzeichnet war.

Zieldefinition und Strategieentwicklung: Das übergeordnete Ziel lautete seit Beginn und bis heute unverändert, die weitere Ausbreitung von HIV und AIDS so weit wie möglich zu mindern. Die wichtigsten Teilziele lauten:

1. Herstellung und Sicherung eines hohen Informationsstandes in der Bevölkerung,
2. Förderung eines verantwortungsbewussten Verhaltens und Handelns sowie
3. Förderung eines gesellschaftlichen Klimas, das Solidarität ermöglicht und Ausgrenzung und Diskriminierung vermeidet.

„Zur Erreichung der Hauptziele der Kampagne ist der Aufbau und die Aufrechterhaltung eines möglichst nachhaltigen Kommunikationsprozesses erforderlich, in dem notwendiges Wissen über die Übertragungswege von HIV und Schutzmöglichkeiten vermittelt und die Bereitschaft, sich zu schützen, gefördert werden" (BZgA 2002).

Der **Implementation (Durchführung)** liegen Konsens, Kooperation und Arbeitsteilung zugrunde. Der gesellschaftliche Konsens lässt sich in wenigen Kernbotschaften zusammenfassen: „Informiere Dich! Schütze Dich! Handle solidarisch!" Kooperation und Arbeitsteilung setzten eine Definition von Zielgruppen voraus, die sich in wesentlichen, für die Präventionsbotschaften und Kommunikationskanäle relevanten Merkmalen unterscheiden. Die Zielgruppen wurden den geeigneten Akteuren zugeordnet. So ist beispielsweise die Hauptzielgruppe der BZgA die heterosexuell lebende Bevölkerung, während die Deutsche AIDS-Hilfe mit den örtlichen AIDS-Hilfe-Gruppen sich den homo- und bisexuell lebenden Männern, den Drogenabhängigen und den Menschen mit HIV bzw. AIDS zuwandte. Damit war die Voraussetzung für eine differenzierte, zielgruppenspezifische Kommunikation geschaffen. Hervorzuheben ist der Umstand, dass über die AIDS-Hilfe Betroffene eine wesentliche Rolle in der Kommunikationsstrategie spielen. Für andere Akteure wäre es vermutlich kaum möglich gewesen, von den Zielgruppen akzeptiert zu werden.

Die **Kommunikationsstrategie** hat letztlich zum Ziel, in der Bevölkerung Verhaltensänderungen herbeizuführen und das erwünschte Verhalten zu verfestigen. Die *Massenkom-*

munikation nutzt unterschiedliche, aufeinander abgestimmte reichweitenstarke Medien (Plakate, Internet, Film, Fernsehen, Radio, Broschüren, Anzeigen) zur Vermittlung der wesentlichen Botschaften und zur Information über Infektionsrisiken und Schutzmöglichkeiten. Informationen über Situationen, in denen keine Ansteckungsgefahr besteht, dienen auch der Nicht-Ausgrenzung von Infizierten und Erkrankten. *Umschriebene Zielgruppen* wie Schüler, Auszubildende und spezielle Berufsgruppen werden z.B. durch AIDS-Aufklärungswochen vor Ort erreicht. *Personale Kommunikation* wird über die anonyme Telefonberatung mit einer bundesweit einheitlichen Telefonnummer angeboten.

Mit der **Evaluation** wird überprüft, in welchem Maße die Ziele der Kampagne erreicht werden. Für die HIV/AIDS-Kampagne ist der entsprechende Gesundheitsindikator die Zahl der Neuinfektionen. Diese werden im Rahmen der nicht-namentlichen Labormeldepflicht nach dem Infektionsschutzgesetz (http://tinyurl.com/om6mdc) erfasst und vom Robert Koch-Institut veröffentlicht. Die BZgA setzt als Evaluationsinstrument die jährliche Bevölkerungsbefragung „AIDS im öffentlichen Bewusstsein" ein. Seit 1987 werden darin Wissen, Einstellungen und Verhalten zum Schutz vor AIDS erfragt. Zusätzlich wird der Kondomabsatz von der Deutschen Latexforschungsgemeinschaft e.V. erfragt. Die Studie informiert über den aktuellen Stand und den Verlauf u.a. folgender Indikatoren:

– Reichweite der massenmedialen AIDS-Aufklärung,
– Einstellungen gegenüber AIDS-Kranken,
– Informationsstand,
– Informiertheit über Übertragungswege,
– Kondomverwendung von Alleinlebenden unter 45 Jahren,
– Kondomverwendung von Befragten mit mehreren Sexualpartnern im letzten Jahr,
– Kondomverwendung zu Beginn neuer Sexualbeziehungen sowie
– Kondomabsatz.

Die gewonnenen Informationen spiegeln die Wirksamkeit der Teil- und Gesamtaktivitäten wider und werden zur Steuerung und Anpassung der Kampagne an sich verändernde Bedingungen genutzt. Einige wesentliche Ergebnisse:

— Es konnte schnell ein hoher Informationsstand der Bevölkerung erreicht und aufrechterhalten werden.
— Es entstand ein stabiles Meinungsbild zu Menschen mit HIV und AIDS mit Rückdrängung von Stigmatisierung und Ausgrenzung.
— Das Schutzverhalten – gemessen an der Kondomnutzung – verbesserte sich in den Risikogruppen bis Mitte 1990er-Jahre, stagnierte dann zeitweise oder ging zurück und erreichte 2008 in mehreren Bereichen die besten bis dahin gemessenen Werte.
— Die Reichweite der Informationsangebote begann Mitte der 1990er-Jahre zu sinken. Seit 2001 steigt sie wieder infolge Umsteuerung und Gewinnung neuer Kooperationspartner und Sponsoren (BZgA 2009b).

Die Kampagne „Gib AIDS keine Chance" gilt national wie international als ein Beispiel für eine gute Praxis bevölkerungsweiter Kommunikation präventiver Botschaften.

Soziales Marketing

In den Händen der Produzenten von Tabak, Alkohol und Lebensmitteln beeinflusst Marketing den Anteil der Menschen in einer Bevölkerung, die sich für den Konsum von Produkten entscheiden, die der Gesundheit abträglich sind, effektiv und nachhaltig. Als Soziales Marketing wird die Anwendung kommerzieller Marketingprinzipien und -techniken zum Erreichen sozial nützlicher Ziele bezeichnet (Kotler/Zaltman 1971). Soziales Marketing bedient sich des Wissens, um effektives Produktmarketing um damit das Gesundheitsverhalten positiv zu beeinflussen. Ausgangspunkt für die Planung einer Strategie ist eine

genaue Kenntnis der Zielgruppe. Das zu verkaufende Produkt sind hier Verhaltensänderungen. Kundenbefragungen bezüglich des Produktes sind eine Voraussetzung jeglicher weiteren Planung. Die Marketingstrategie knüpft an die Wünsche, Werte und Motivationslagen der Zielgruppe an. Im nächsten Schritt geht es darum, wie das Produkt zum Kunden gelangt. Der Wahl der Kommunikationskanäle folgen die Entwicklung von Materialien und ihre Testung, zumeist an einer kleinen Zahl von Mitgliedern der Zielgruppe durch Einzelbefragungen und Fokusgruppeninterviews.

Der Implementation der Marketingkampagne folgt die Evaluation mit Messung der angestrebten Verhaltensänderungen, z.B. des Rauchverhaltens, der Ernährung oder des Kondomgebrauchs. Die Ergebnisse der Evaluation fließen in die Weiterentwicklung und Verfeinerung der Kommunikationsmaterialien ein (Evans 2006). Die Kommunikationsstrategie der BZgA-Kampagne beruht auf den Prinzipien des sozialen Marketings.

Es sei betont, dass Soziales Marketing hier im Rahmen einer partizipativen, auf gemeinschaftliche Lernprozesse und auf Empowerment zielenden Strategie eingesetzt wurde und sich dabei als nützliches Konzept erwiesen hat. Soziales Marketing kann aber natürlich auch für Präventionsbotschaften eingesetzt werden, die diesen Charakter nicht haben.

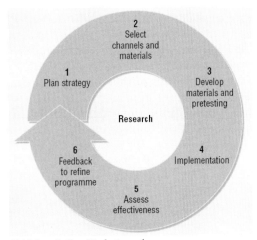

Abbildung 9: Das Marketingrad
Nach Evans 2006.

Beispiel Tabak

Das Wissen um die gesundheitsschädlichen Effekte von Tabakrauch ist seit Anfang des 20. Jahrhunderts gewachsen. Mortalitätsdaten und Grundlagenforschung (Roffo 1940), Fall-Kontroll-Studien und Kohortenstudien, insbesondere die British Doctors Study (Doll/Hill 1954), ließen bereits in den 1950er-Jahren wenig Spielraum für seriöse Zweifel an der Kausalität von Tabakrauch für die Entsehung von Lungenkrebs. Der Bericht „Smoking and Health" der amerikanischen Gesundheitsbehörde aus dem Jahr 1964 stellte die offizielle Anerkennung dieser Kausalität dar (The Surgeon General 1964). Die Umsetzung in die Public-Health-Praxis ist aber bis heute nicht befriedigend gelungen. Wesentlichen Anteil daran hat die Tabakindustrie, der es mit ihren Strategien insbesondere im Bereich der Kommunikation gelungen ist, konsequente Maßnahmen zur Reduktion des Tabakrauchens zu verhindern oder zu verzögern. Mitte der 1970er-Jahre erkannten die großen internationalen und in Konkurrenz stehenden Tabakkonzerne, dass sie eine gemeinsame Kommunikationsstrategie benötigten, um ihre kommerziellen Interessen zu wahren. Diese Strategie vereinbarten sie im Rahmen eines geheimen Treffens im Jahr 1977. Ziel war es, der schwindenden sozialen Akzeptanz des Rauchens entgegenzuwirken, den Nutzen des Rauchens hervorzuheben und andere mögliche Ursachen für die mit Rauchen assoziierten Krankheiten zu diskutieren. Im Wesentlichen ging es darum, eine Kontroverse um die als gesichert geltenden schädigenden Effekte des Tabaks zu entfachen. In der Folge wurde das International Committee on Smoking Issues gegründet, aus dem 1981 das International Tobacco Information Centre hervorging (Francey/Chapman 2000). Die Tabakindustrie nahm in der Folge Einfluss auf die Forschung und verfälschte den Wissensstand mit fünf Methoden:

– Unterdrückung nachteiliger Forschungsergebnisse,

– Verdünnung der Erkenntnislage duch Vermehrung erwünschter Ergebnisse, systematische Verzerrung, Beauftragung von genehmen Wissenschaftlern,

– Ablenkung von den erwiesenen Ursachen durch „Confounder studies", in denen andere mögliche Kausalfaktoren untersucht und überbewertet wurden,

– Verheimlichung der Mitwirkung der Industrie bei Studien mit Ergebnissen, die für die Industrie günstig waren, sowie

– Manipulation durch Beeinflussung und Veränderung der Darstellung von Forschungsergebnissen (Grüning/Schönfeld 2007).

Auch die vielfältige Einflussnahme der Industrie auf die Politik zur Verhinderung des Nichtraucherschutzes ist gut belegt (Bornhauser et al. 2006). Als Beispiel sei hier nur die Verhinderung des Rauchverbots auf Inlandsflügen der Lufthansa im Jahr 1989 genannt. Auf die Ankündigung der Lufthansa reagierte die Tabakindustrie über den Verband der Cigarettenindustrie mit Einsprüchen in Ministerien und lancierte eine Öffentlichkeitskampagne in der Bildzeitung, mit der sie die Rücknahme des Vorhabens erzwang (Kyriss et al. 2008).

Osteoporose als Beispiel für die Schaffung eines Public-Health-Problems

Osteoporose bezeichnet die Minderung der Knochenmasse mit Veränderungen der Mikroarchitektur des Knochens und der daraus folgenden Verringerung der Tragfähigkeit und Erhöhung des Frakturrisikos insbesondere im Bereich der Wirbelkörper, der Hüfte, des Handgelenks, des Oberarmknochens und des Beckens (Poole/Compston 2006). Grundsätzlich ist die Abnahme der Knochenmasse ein natürlicher, symptomloser Vorgang, der mit 30 bis 35 Jahren beginnt. Das Frakturrisiko steigt mit zunehmendem Lebensalter, der Mehrheit bereitet die geminderte Knochenmasse aber nie Probleme. Die Inzidenz für Frakturen in der verbleibenden Lebenszeit beträgt für 50-jährige Frauen 17,5% für den Oberschenkelhals, 15,6% für Wirbelkörper und 16% für den Unterarm (Melton et al. 1992 in Kanis 1994).

Bis Anfang der 1990er-Jahre war die Osteoporose eine eher seltene, öffentlich kaum wahrgenommene Krankheit. Heutzutage stellt sie dagegen den Hauptpfeiler einer Strategie zur Prävention von Frakturen dar, die aus der Messung der Knochendichte (Osteodensitometrie) und der medikamentösen Behandlung derjenigen besteht, deren Knochendichte unterhalb eines Schwellenwerts liegt. Die medikamentöse Behandlung erfolgt in erster Linie mit Substanzen aus der Gruppe der Biphosphonate, deren Verschreibungsmenge kontinuierlich steigt (in Deutschland 1997 55 Mio. Tagesdosen, 2008 205 Mio. Tagesdosen) (Schwabe/Paffrath 2009).

Dieses medizinisch orientierte Präventionskonzept ist das Ergebnis einer konzertierten, weltweiten Kommunikationsstrategie, mit der es gelang, ein Gesundheitsproblem und eine medizinische Lösung neu zu definieren.

Im Jahr 1992 stellte die WHO in Zusammenarbeit mit der European Foundation for Osteoporosis eine Arbeitsgruppe zur Osteoporose zusammen, die vom 22. bis 25. Juni 1992 in Rom tagte. Ausgangspunkt der von dieser Arbeitsgruppe beschlossenen und in der Folge weltweit anerkannten Definition von Osteoporose ist die maximale Knochendichte, die ein Mensch etwa im 30. Lebensjahr erreicht. Normale und pathologische Knochendichte werden anhand dieses Ausgangswertes mathematisch-statistisch definiert. Normal ist demzufolge eine Minderung der Dichte innerhalb einer Standardabweichung. Messwerte zwischen -1 bis > -2,5 Standardabweichungen werden als niedrig bzw. als Osteopenie bezeichnet. Osteoporose liegt bei Werten von -2,5 Standardabweichungen oder mehr vor (WHO 1994: 5). Die Arbeitsgruppe selbst erklärt damit 14,8% der 50- bis 59-jährigen Frauen als an Osteoporose erkrankt sowie 21,6% der 60- bis 69-jährigen, 38,5% der 70- bis 79-jährigen und 70% der über 79-jährigen (WHO 1994: 6). Die amerikanische National Osteoporosis Foundation geht gar von aus, dass 44 Millionen Amerikaner von der Krankheit bedroht seien bzw. 55% aller Amerikaner ab dem 50. Lebensjahr (http://www.nof.org/osteoporosis/diseasefacts.htm 20.10.2009).

Das Treffen der Arbeitsgruppe wurde, wie im Bericht vermerkt, mit finanzieller Unterstützung von Sandoz Pharmaceuticals, Smith Kline Beecham und der Rorer Foundation (Stiftung der Firma Rhone-Poulenc) durchgeführt (WHO 1994: 101). In Deutschland kam im Oktober 1996 mit Alendronat die erste Substanz aus der Gruppe der Biphosphonate auf den Markt. Die Biphosphonate haben schnell die führende Position in der Behandlung der neu definierten Krankheit gewonnen. Um dies zu erreichen, haben die herstellenden Firmen im Rahmen ihres Marketings u.a.

– finanzielle Verbindungen zu den führenden Forschern geknüpft,
– Therapiestudien finanziert,
– Anzeigenkampagnen für Ärzte finanziert,
– ärztliche Fachverbände finanziell unterstützt,
– Patientengruppen finanziert,
– Stiftungen finanziert und
– Medienpreise für Journalisten ausgeschrieben (Moynihan et al. 2002).

Eine informelle Allianz aus pharmazeutischen Firmen, Ärzten und Patientengruppen etablierte die Osteoporose als stille, aber tödliche Epidemie, die viele Millionen von Frauen und Männern bedroht. Der Schritt der Verwandlung eines Risikofaktors in eine behandlungsbedürftige Krankheit war damit vollzogen. Die Krankheit Osteoporose ist heute fester Bestandteil medizinischer Routine, Biphosphonate erzielen Milliardenumsätze, Ärzte führen millionenfach Knochendichtemessungen durch und Millionen von Frauen und Männern nehmen Medikamente zur Erhöhung der Knochendichte ein.

Dabei bleiben wesentliche Fakten unberücksichtigt. Die meisten Menschen mit relevanten Frakturen im Bereich der Wirbelkörper, des Hüftgelenks oder des Oberschenkels haben eine normale Knochendichte. Die meisten Menschen mit erniedrigter Knochendichte erleiden niemals eine Fraktur. Die Hauptursache für Frakturen bei älteren Menschen sind Stürze. Stürze stehen im Zusammenhang mit Gangunsicherheit, Stolperfallen (Türschwellen, lose Teppiche), Sehminderung (insbesondere in der Wahrnehmung von Kontrasten und Raumtiefe) sowie psychotropen Medikamenten, insbesondere solchen, die zu verminderter Muskelspannung führen (Kannus et al. 2005). Interventionen wie Kraft- und Gleichgewichtstraining haben sich in randomisierten, kontrollierten Studien als effektiv erwiesen mit einer Reduktion von Stürzen um bis zu 50%. Der schrittweise Entzug von psychotropen Medikamenten hat in einer randomisierten, kontrollierten Studie das Sturzrisiko in dieser Gruppe um 66% gesenkt (Campbell et al. 1999).

Die Messung der Knochendichte gilt als unzuverlässig. Geräte unterschiedlicher Hersteller ergeben für dieselbe Population Anteile zwischen 6% und 15% mit der Diagnose Osteoporose (Nelson et al. 2002).

Wie wirksam ist nun die auf Knochendichtemessung und medikamentöser Behandlung setzende Präventionsstrategie? Die bisherigen Erfahrungen zeigen, dass die Messung der Knochendichte ungeeignet ist, zwischen Personen mit niedrigem und hohem Frakturrisiko zu unterscheiden – 80% der Frakturen im unteren Bereich treten bei Personen mit normaler Knochendichte auf (Jarvinen 2008). Generell fehlt es an geeigneten Screening-Instrumenten für das Sturzrisiko (Nelson et al. 2002). Biphosphonate senken das Frakturrisiko. Da es aber bisher nicht möglich ist, Hochrisikopatienten ausreichend sicher zu identifizieren, werden die Medikamente breit gestreut. Dies führt zu einer hohen NNT zur Verhinderung einer Fraktur mit entsprechend hohen Kosten. So müssen 577 postmenopausale Frauen ein Jahr lang behandelt werden, um eine Hüftgelenksfraktur zu verhindern. Die Kosten betragen £120.000, verhindert wird damit nur eine von fünf Frakturen in der gesamten Population (Jarvinen et al. 2008).

Eine medizinische Teilursache von Frakturen im höheren Lebensalter wird mit sehr hohem Aufwand behandelt. 80% der Frakturen

werden mit der medizinischen Strategie jedoch nicht beeinflusst. Nicht-medizinische Interventionen wie Training von Kraft und Gleichgewicht, Minderung der Psychopharmaka-Einnahme und Beseitigung häuslicher Stolperquellen haben sich in kleineren Studien mit einer Minderung des Sturzrisikos um 15 bis 50 Prozent als vielversprechend erwiesen. Kleinere RCTs führten zu einem Rückgang der Frakturen bei älteren Menschen bis zu 50%, teilweise sogar darüber (Jarvinen et al. 2008; Abramson 2005). Diese Ergebnisse sollten in größeren RCTs überprüft werden.

Bei der Osteoporose ist es der Industrie gelungen, das Public-Health-Problem der Frakturen bei älteren Menschen vom (nicht-medizinischen) Thema Stürze auf das medizinische Thema Osteoporose zu verschieben. Damit verbunden wurde eine Krankheit neu definiert, eine Präventionsstrategie ohne Nutzenbeleg etabliert und ein weltweiter Absatzmarkt für eine neue Medikamentengruppe geschaffen. Eine Fortführung dieser Strategie stellt der Versuch dar, jetzt auch die „Osteopenie" als medikamentös behandlungsbedürftig zu vermarkten, was etwa die Hälfte aller Frauen nach den Wechseljahren weltweit zu potenziellen Patientinnen machen würde (Alonso et al. 2008). Erfolgversprechende nicht-medizinische Interventionen bleiben weitgehend unbeachtet.

Der Sachverständigenrat zur Begutachtung der Entwicklung im Gesundheitswesen geht in seinem Gutachten 2005 auf die Erfindung von Krankheiten ein:

„Zu den Marketingstrategien der Industrie gehört auch das ‚Erfinden' von Krankheiten. Zumindest fördern Pharmaunternehmen durch unterschiedliche Aktivitäten die Ausweitung von Krankheitsbegriffen (disease mongering) mit dem Ziel, Absatzmärkte zu erschließen und Marktchancen zu erhöhen. Disease mongering trägt zur seit Langem kritisierten Medikalisierung des Lebens bei. Der Begriff Medikalisierung bezeichnet die Ausweitung medizinischer Behandlungsindikationen in bisher nicht als behandlungsbedürftig angesehene Bereiche, z.B. bei der Umdeklarierung des natürlichen Vorgangs der Wechseljahre zur Hormonmangelkrankheit. Im Verlauf dieses Prozesses prägen professionelle ärztliche Deutungsmuster die Laieninterpretation körperlicher (und seelischer) Phänomene. Die Medizin dehnt so ihren Einfluss auf immer größere Anteile des Alltagslebens und -befindens aus. Gesellschaft, Industrie und Ärzte wirken hierbei zusammen, denn ‚inventing curable maladies for the essentially incurable condition of being human will continue to appeal to public and profit combined'" (Baker et al. 2003).

Disease mongering lässt sich in fünf Kategorien fassen (Moynihan et al. 2002):

— Normale Lebensprozesse oder Beschwerden werden zu medizinischen Problemen erklärt, so z.B. die Wechseljahre zu einem Hormonmangelzustand und die Glatze zu einem behandlungsbedürftigen Leidenszustand.
— Milde Symptome werden zu Vorboten einer ernsten Krankheit erklärt: Reizdarmsyndrom.
— Persönliche oder soziale Probleme als medizinische Probleme: Schüchternheit wird zur sozialen Phobie.
— Risiken werden zu Krankheit umgedeutet: Blutdruck, Blutfette, Abnahme der Knochendichte bzw. Osteoporose (s.o.).
— Die Prävalenz (Häufigkeit) einer Krankheit wird auf eine Weise dargestellt, dass sie als großes medizinisches Problem erscheint: erektile Dysfunktion (Impotenz), Osteoporose.

Fazit

Die gezielte Einsatz von Kommunikationsstrategien stellt für Public Health eine Schlüsselfrage dar. Systematische, an Zielgruppen orientierte Verbreitung von Public-Health-Evidenz kann – insbesondere im Rahmen von Mehrebenen-Kampagnen – das Gesundheitsverhalten und somit die Gesundheit der Bevölkerung spürbar verbessern. Voraussetzung ist die Akzeptanz des Problems durch die Politik, die Nutzung evidenzbasierter Informationen und die Implementation einer darauf aufbauenden systematischen Kommunikationsstrategie. Ein Beispiel für Gute Praxis ist die HIV/AIDS-Kampagne der BZgA. Steht die Lösung des Public-Health-Problems im Konflikt mit mächtigen ökonomischen Interessen, entscheidet sich die Politik häufig für Letztere.

Das Beispiel Tabak zeigt, wie es der Industrie mit systematischen Strategien über einen langen Zeitraum bis heute gelungen ist, durch Einflussnahme auf Wissenschaft und Politik wirksame Gesundheitsschutzmaßnahmen zu verhindern, zu schwächen und Fortschritte im Nichtraucherschutz zu behindern.

Ein weiteres bedeutendes Phänomen ist die Erfindung und Propagierung eines – fragwürdigen – Public-Health-Problems bei gleichzeitigem Angebot einer medizinischen Lösung, wie es der Industrie im Fall Osteoporose auf eindrucksvolle Weise gelungen ist.

Neben dem starken Einfluss wirtschaftlicher Interessen dürfte ein wesentlicher Grund für die Schwierigkeiten, der Politik Public-Health-Evidenz nahezubringen, darin liegen, dass die von Public Health entwickelten Problemlösungen zumeist Veränderungen in verschiedenen Politikbereichen erfordern, unbequem und weniger einfach sind als die Rezepte der Biomedizin.

Literatur

Abramson J (2005) Overdosed America: The Broken Promise of American Medicine. New York: Harper Collins.

Alonso-Coello P, Garcia-Franco AL, Guyatt G, Moynihan R (2008) Drugs for pre-osteoporosis: prevention or disease mongering? BMJ 336: 126-129.

Baker E, Newnes C, Myatt H (2003) Drug Companies and Clinical Psychology. Ethical Human Sciences and Services 5: 247-254. Zit. n. Sachverständigenrat zur Begutachtung der Entwicklung im Gesundheitswesen. Gutachten 2005, Ziffer 840.

Bornhauser A, McCarthy J, Glantz SA (2006) German tobacco industry's successful efforts to maintain scientific and political respectability to prevent regulation of secondhand smoke. Tob Control 15:e1. http://tobaccocontrol.bmj.com/cgi/content/abstract/15/2/e1.

Boutron I, Dutton S, Ravaud P, Altman DG (2009) „Spin" in Reports of Randomized Controlled Trials With Nonstatistically Significant Primary Outcomes. Sixth

International Congress on Peer Review and Biomedical Publication, 10-12. September, Vancouver. Zitiert nach: Chew M (2009) Researchers, like politicians, use „spin" in presenting results. BMJ 339: b3779.

Bundeszentrale für gesundheitliche Aufklärung (2009a) Dokumentation. „Gib AIDS keine Chance". Die Kampagne zur AIDS-Prävention in Deutschland 1985-2009 http://tinyurl.com/68s8m.

Bundeszentrale für gesundheitliche Aufklärung (2009b) AIDS im öffentlichen Bewusstsein der Bundesrepublik Deutschland 2008 http://tinyurl.com/yevoqww.

Campbell AJ, Robertson MC, Gardner MM, Norton RN, Buchner DM (1999) Psychotropic medication withdrawal and a home-based exercise program to prevent falls: a randomized, controlled trial. J Am Geriatr Soc. 47: 850-853.

Carlat DJ (2009) Schering-Plough to SAPHRIS Hired Guns: Come 'n Get It! http://carlatpsychiatry.blogspot.com/2009/09/schering-plough-to-saphris-drug-whores.html, abgerufen am 17.09.2009.

Doll R, Hill AB (1954) The mortality of doctors in relation to their smoking habits: a preliminary report: BMJ (7455) ii; 1451-1455.

Evans WD (2006) How social marketing works in health care. BMJ 332: 1207-1210.

Fachbereich Patienteninformation und Patientenbeteiligung im Deutschen Netzwerk evidenzbasierte Medizin (2009) Gute Praxis Gesundheitsinformation. http://kurse.fh-regensburg.de/kurs_20/kursdateien/sdm/GPGI_2009-08.pdf.

Francey N, Chapman S (2000) „Operation Berkshire": the international tobacco companies' conspiracy. BMJ 321: 371-374.

Fugh-Berman A, Ahari S (2007) Following the Script: How Drug Reps Make Friends and Influence Doctors. PloS Medicine 4: e150.

Furedi A (1999) The public health implications of the 1995 ‚pill scare'. Hum Reprod Update. 5: 621-626.

Gaissmaier W, Gigerenzer G (2008) Statistical illiteracy undermines informed shared decision making. Zeitschrift für Evidenz, Fortbildung und Qualität im Gesundheitswesen 102: 411-413.

Gigerenzer G, Gaissmaier W, Kurz-Milcke E, Schwartz LM, Woloshin S (2007) Helping doctors and patients make sense of health statistics. Psychological Science in the Public Interest 8: 53-96.

Grüning T, Schönfeld N (2007) Tabakindustrie und Ärzte: „Vom Teufel bezahlt …" Dtsch Ärztebl 104:A-770 / B-678 / C-652.

Hawkes C (2007) Regulating and Litigating in the Public Interest: Regulating Food Marketing to Young People Worldwide: Trends and Policy Drivers. Am J Public Health 97: 1962-1973.

Ioannidis JPA (2005) Contradicted and Initially Stronger Effects in Highly Cited Clinical Research. JAMA 294: 218-228.

Jarvinen TLN, Sievänen H, Khan K M, Heinonen A, Kannus P (2008) Shifting the focus in fracture prevention from osteoporosis to falls. BMJ 336: 124-126.

Kanis JA (1994) Assessment of fracture risk and its application to screening for postmenopausal osteoporosis: Synopsis of a WHO report Osteoporosis International 4: 368-381.

Kannus P, Sievänen H, Palvanen M, Järvinen T, Parkkari J (2005) Prevention of falls and consequent injuries in elderly people. The Lancet 366: 1885-1893.

Kotler P, Zaltman G (1971). Social Marketing: An approach to planned social change. J of Marketing 35: 3-12. Zit. n.: Kennedy BP, Kawachi I, Prothrow-Stith D, Lochner K, Gupta V (1998) Social capital, income inequality, and firearm violent crime. Social Science and Medicine 47: 7-17.

Kyriss T, Pötschke-Langer M, Grüning T (2008) Der Verband der Cigarettenindustrie – Verhinderung wirksamer Tabakkontrollpolitik in Deutschland. Gesundheitswesen 70: 315-324.

Ludwig DS, Nestle M (2008) Can the Food Industry Play a Constructive Role in the Obesity Epidemic? JAMA 300: 1808-1811.

Mathieu S, Boutron I, Moher D, Altman DG, Ravaud P (2009) Comparison of Registered and Published Primary Outcomes in Randomized Controlled Trials. JAMA 302: 977-984.

Moynihan R (2008) Key opinion leaders: independent experts or drug representatives in disguise? BMJ 336: 1402-1403.

Moynihan R, Heath I, Henry D, Gotzsche PC (2002) Selling sickness: the pharmaceutical industry and disease mongering. BMJ 324: 886-890.

Nelson HD, Helfand M, Woolf SH, Allan JD (2002) Screening for Postmenopausal Osteoporosis: A Review of the Evidence for the U.S. Preventive Services Task Force. Ann Intern Med 137: 529-541.

Poole KES, Compston JE (2006) Osteoporosis and its management. BMJ 333: 1251-1256.

Roffo A (1940) Krebserzeugende Tabakwirkung. Monatsschrift für Krebsbekämpfung 8: 497-102. Nachdruck im Bull World Health Organ. 2006 84: 497-502.

Sachverständigenrat zur Begutachtung der Entwicklung im Gesundheitswesen (SVR). Gutachten 2001.

Sachverständigenrat zur Begutachtung der Entwicklung im Gesundheitswesen (SVR). Gutachten 2005.

Sachverständigenrat zur Begutachtung der Entwicklung im Gesundheitswesen (SVR). Gutachten 2007.

Schwabe U, Paffrath D (2009) Arzneiverordnungs-Report 2009. Berlin: Springer.

The Surgeon General (1964) Smoking and Health: Report of the Advisory Committee to the Surgeon General of the Public Health Service. Washington, DC: 463 www.cdc.gov/tobacco/data_statistics/sgr/index.htm.

Turner EH, Matthews AM, Linardatos E, Tell RA, Rosenthal R (2008) Selective Publication of Antidepressant Trials and Its Influence on Apparent Efficacy. N Engl J Med 358: 252-260.

WHO (1994) Assessment of Fracture Risk and its Application to Screening for Postmenopausal Osteoporosis. Report Report of WHO Study Group. Technical Report No. 843 http://whqlibdoc.who.int/trs/WHO_TRS_843.pdf.

Woloshin S, Schwartz LM, Casella SL, Kennedy AT, Larson RJ (2009) Press releases by academic medical centers: not so academic? Ann Intern Med. 150: 613-618.

4.2 Adipositas-Interventionen: Prototypen und Prämissen

Henning Schmidt-Semisch und Friedrich Schorb

Neben Überlegungen zur wissenschaftlichen Bewertung einzelner gesundheitsrelevanter Forschungsergebnisse und darauf bezogener Maßnahmen und Interventionen ist es im Rahmen von EbPH vor allem auch von Bedeutung, welche Informationen und Wissensbestände bei den Adressaten tatsächlich ankommen. Denn schließlich sind es ja die Individuen selbst, die von diesen Informationen und Erkenntnissen profitieren sollen. Dazu wiederum ist es wichtig zu verstehen, dass Forschungsergebnisse weder in einem wertfreien Raum hervorgebracht werden noch ihre wissenschaftliche Bewertung ausschließlich vermeintlich neutralen Maßstäben folgt. Vielmehr sind die Forschung selbst sowie auch die Bewertung und die Kommunikation ihrer Ergebnisse in kulturelle, gesellschaftliche und politische Diskurse eingebunden, die ganz eigenen Denk- und Bearbeitungsweisen gesundheitlicher Problematiken folgen. Dies wird besonders dann deutlich, wenn es sich – wie bei Übergewicht und Adipositas – um gesundheitliche Probleme oder Risiken handelt, die sehr verschieden bewertet, vor allem aber auch in ihrer Verursachung recht unterschiedlich zugerechnet werden können. Zwar scheint seit einiger Zeit ein breiter gesellschaftlicher Konsens darüber zu bestehen, dass Übergewicht und Adipositas zu den größten gesundheitspolitischen Herausforderungen der Zukunft zählen werden. Gleichwohl aber existieren ganz unterschiedliche Einschätzungen bezüglich der Ursachen von Übergewicht, die wiederum mit

unterschiedlichen Maßnahmen zu Bekämpfung und Prävention verbunden sind.

Im Folgenden soll zunächst exemplarisch darauf eingegangen werden, welche Maßnahmen, Interventionen und Empfehlungen die relevanten gesellschaftlichen Akteure (und hierunter insbesondere die Krankenkassen) ergreifen bzw. aussprechen und auf welches Wissen sie sich dabei beziehen. Im Anschluss werden sodann drei übergeordnete Deutungsmuster idealtypisch nachgezeichnet und die Stichhaltigkeit ihrer Argumentationen einer kritischen Prüfung unterzogen, um abschließend zu überlegen, welche erwünschten und unerwünschten Wirkungen diese Deutungsmuster sowie die entsprechenden Interventionen bei den Betroffenen entfalten.

4.2.1 Gesunde Ernährung: Kernbotschaften für die Bevölkerung

Das wichtigste Argument für die Notwendigkeit drastischer Maßnahmen gegen Übergewicht und Adipositas sind deren mutmaßliche Folgekosten. Nach Angaben des Bundesministeriums für Ernährung, Landwirtschaft und Verbraucherschutz (BMELV 2008) belaufen sich die Kosten für Fehlernährung auf über 70 Milliarden Euro pro Jahr, womit ein entsprechend hohes Einsparpotenzial gegeben scheint. In Deutschland versucht man, dieses über eine Veränderung des Ernährungs- und Bewegungsverhaltens der Bevölkerung zu erreichen, wobei diese Veränderungen vor allem über die Verbreitung von Informationen realisiert werden sollen.

Um die Bevölkerung in die Lage zu versetzen, diese Ziele für sich und das Gemeinwesen zu erreichen, ist es allerdings notwendig, zunächst einmal eine gesundheitlich optimale Ernährung zu definieren. Diese Aufgabe übernimmt in Deutschland die Deutsche Gesellschaft für Ernährung (DGE). Sie ist der hierzulande wichtigste Produzent von Ernährungswissen und zugleich der einflussreichste Multiplikator ernährungswissenschaftlicher Botschaften. Diese Botschaften vermittelt sie einerseits durch die von ihr erstellte so genannte Ernährungspyramide, andererseits durch ihre „10 Regeln für eine vollwertige Ernährung". Beide legen akribisch fest, was unter gesunder Ernährung zu verstehen ist. Darüber hinaus entwirft die DGE Kampagnen, die zum Ziel haben, das Ernährungsverhalten der Bevölkerung nachhaltig zu beeinflussen. Die bekannteste von ihnen ist die „Fünf am Tag"-Kampagne: Fünf Portionen Obst und Gemüse am Tag sollen das Risiko für zahlreiche Erkrankungen – insbesondere Krebserkrankungen – senken. Die aus den USA übernommene Kampagne läuft in Deutschland unter Federführung der DGE seit dem Jahr 2000 und erfreut sich in der Bevölkerung eines hohen Bekanntheitsgrades.

Auf diese Ernährungsbotschaften der DGE berufen sich – implizit oder explizit – die meisten anderen gesellschaftlichen Akteure, wenn sie Ernährungsverhalten bewerten oder Ernährungsempfehlungen aussprechen. Die Krankenkassen stellen hierbei keine Ausnahme dar.

Darüber hinaus ist es in diesem Zusammenhang jedoch wichtig festzustellen, dass die Krankenkassen als gesellschaftliche Akteure in Sachen Übergewicht und Adipositas eine Sonderstellung einnehmen: Einerseits sind sie an der Senkung von Kosten und angesichts der in der öffentlichen Diskussion genannten erheblichen Einsparpotenziale bei den Folgekrankheiten von Übergewicht und Fehlernährung durchaus an einer Intervention interessiert. Andererseits sind sie, aufgrund der Tatsache, dass Maßnahmen zur Gewichtsreduktion in der Vergangenheit keinen dauerhaften Erfolg zeitigten, darum bemüht, Adipositas nicht als Krankheit anerkennen zu lassen, um sich hohe Kosten durch letztlich wirkungslose Behandlungen zu ersparen.

Wie kommunizieren also die Krankenkassen nun vor diesem Hintergrund das Problem Übergewicht und „falsche" Ernährung an ihre Mitglieder? Welche Interventionsmaßnahmen schlagen sie vor? Als Beispiele dienen hierbei die ernährungs- und gewichtsbezogenen Angaben und Vorschläge auf den Webseiten a) der AOK und b) der Techniker Krankenkasse.

a) Die *AOK* bietet auf ihrer Homepage (www.aok.de, Stand 2008) im Wesentlichen zwei Programme zu den Themen Übergewicht und gesunde Ernährung an: „Abnehmen mit Genuss" und „Tschüß ihr Pfunde". „Abnehmen mit Genuss" ist ein Online-Abnehmprogramm mit Ferndiagnose, „maßgeschneiderten Ernährungstipps", „Fettspiel", Expertentelefon und Internetforum für den Austausch der Teilnehmer. Der Teilnahmebeitrag von 49,90 Euro wird erstattet, wenn die Teilnehmer mindestens sieben Monate durchhalten – auch wenn sie nicht abgenommen haben. Bei „Abnehmen mit Genuss" wird ausschließlich mit Empfehlungen gearbeitet, es gibt keine Gruppentreffen. Zudem ist völlig unklar, wie die Teilnahme überprüft wird. Teilnehmen darf jeder mit einem BMI von 22-50, wobei bei einem BMI zwischen 22 und 25 das Abnehmen zwar nicht gefordert, aber immerhin ein besseres Wohlgefühl in Aussicht gestellt wird. Ab einem BMI von 25 wird das Abnehmen aus gesundheitlichen Gründen nahe gelegt. Der entscheidende Rat besteht hierbei darin, den Fettkonsum zu reduzieren. Dies gilt ebenso für „Tschüß ihr Pfunde", wobei sich auf dieser Seite zunächst ein so genanntes Fettfallenspiel anklicken lässt: Darin muss eine schlanke Frau „Fettfallen" (Currywurst, Pommes, Fertigpizza, Schokoriegel und Eisbecher) durch Ausweichbewegungen entgehen und gleichzeitig versuchen, „gute" Lebensmittel (Obstkörbe, Vollkornbrötchen, fettarme Joghurte und Gummibärchen) einzusammeln. Während die „guten Lebensmittel" Punkte einbringen, führt der Kontakt mit den „Fettfallen" dazu, dass die anfangs noch schlanke und bewegliche Frau immer dicker und unbeweglicher wird. Zugleich verhindert diese Unbeweglichkeit dann einerseits, dass sie die gesunden Nahrungsmittel erreichen kann, andererseits, dass sie den „Dickmachern" ausweichen kann.

Ein weiteres Tool ist ein „individueller" Fettfallen-Finder, der durchaus kuriose Antworten parat hat. Gibt man dem virtuellen Experten z.B. die Information, man schmiere gerne dick Butter auf sein Brot und belege diese zudem gerne auch mal mit zwei Scheiben Käse oder Wurst, so erhält man den Rat, die zwei Scheiben auf eine zu reduzieren. Zudem solle man die Butter oder Margarine durch z.B. Ketchup oder Senf ersetzen, da diese weniger Fett enthielten. Das klingt nach Fettreduktion um jeden (geschmacklichen) Preis, von den enormen Mengen an Zucker in den als Ersatz empfohlenen Aufstrichen ganz zu schweigen.

b) Etwas differenzierter sind die Angebote der Techniker Krankenkasse, auf deren Homepage (www.tk-online.de) Übergewicht und Adipositas unter dem Stichwort „Fit and Well" als Lebensstilelemente thematisiert werden. Hier finden sich, im Gegensatz zur AOK, keine eigenen Programme zur Gewichtsreduktion. Stattdessen wird die Teilnahme an Kursen in der Nähe des jeweiligen Wohnortes empfohlen, wobei ein Großteil der jeweiligen Kursgebühr erstattet wird und außerdem Bonuspunkte für die regelmäßige Teilnahme vergeben werden. Darüber hinaus finden sich auf der Homepage unterschiedliche Texte (zu Themen wie „Essverhalten", „Übergewicht und Diät", „Ernährung in der Schwangerschaft" usw.) sowie die Möglichkeit zum Download einer Broschüre zum Thema Ernährung. Diese Broschüre referiert differenziert die unterschiedlichen Aspekte von Ernährung und setzt Übergewicht und Adipositas auch nicht pauschal mit gesundheitlichen Gefahren gleich. Das ver-

bindende Element von Broschüre und Online-Auftritt ist die Orientierung an den Ernährungs-Botschaften der Deutschen Gesellschaft für Ernährung („Fünf am Tag", „10 Regeln der DGE"), deren Präsident Peter Stehle auch das Vorwort zur Broschüre verfasst hat. Bedenklich ist allerdings, wie sich die Informationen der (ausgesprochen anspruchsvollen) Broschüre zu den Informationen auf der TK-Internetseite verhalten. Ist in der Broschüre davon die Rede, dass „die Wissenschaft derzeit nicht genau beantworten" (Backes 2008: 32) könne, ob dünne Menschen länger leben, so war auf TK-online unter der Rubrik „Ernährung und Psyche" noch Ende 2008 zu lesen, dass „zwei von drei Todesfällen in Deutschland im Zusammenhang mit falscher Ernährung" stünden und dass „nur 15 Prozent der Übergewichtigen (…) eine normale Lebenserwartung" erreichten. Erfreulicherweise finden sich diese plakativen, aber unzutreffenden „Informationen" seit Frühjahr 2009 nicht mehr auf der Webseite der TK.

Die Informationen und Interventionen der Krankenkassen sowie der meisten anderen Akteure im Bereich Übergewicht und Adipositas orientieren sich also, wie eingehend erwähnt, weitgehend an den Botschaften und Kampagnen der DGE. Doch die DGE hat nicht nur den Auftrag, Kampagnen zu entwerfen und Informationen zur Verfügung zustellen, sondern sie soll diese zugleich (im Sinne der Evidenzbasierung) wissenschaftlich absichern und gegebenenfalls korrigieren. Und genau hierbei geraten die (vermeintlich evidenzbasierten) Ernährungsbotschaften ins Schlingern, wofür die besagte „5 am Tag"-Kampagne ein gutes Beispiel ist: Schon ein Jahr, nachdem die „5 am Tag"-Kampagne in Deutschland gestartet worden war, veröffentlichte der Wissenschaftliche Beirat der Kampagne eine ernüchternde Bilanz. Wörtlich heißt es darin: „Einen unmittelbaren Nachweis, dass eine Intervention mit Gemüse und Obst das Risiko für Krebs oder auch andere chronische Erkrankungen senkt, gibt es derzeitig nicht. Ebenso fehlen beobachtende epidemiologische Daten, die belegen, dass eine Änderung der Ernährungsgewohnheiten im Sinne einer Erhöhung des Gemüse- und Obstverzehrs im Erwachsenenalter das Erkrankungsrisiko für Krebs und andere chronische Erkrankungen zu senken vermag" (DGE 2001).

Dennoch, heißt es in der Erklärung weiter, reiche nach Expertenmeinung die „bisher vorgelegte Evidenz aber aus, um eine ‚5 am Tag'-Kampagne zu rechtfertigen" (DGE 2001). Ähnlich reagierte die DGE im Herbst 2007 auf vielfach geäußerte Zweifel an der präventiven Wirkung eines erhöhten Obst- und Gemüsekonsums. „Die Forderung nach mehr Gemüse und Obst – wie sie bei uns in Deutschland im Rahmen der ‚5 am Tag'-Kampagne propagiert wird – ist aus wissenschaftlicher Sicht nach wie vor berechtigt" (DGE 2007), heißt es in einer entsprechenden Pressemitteilung. „Für die Praxis bedeutet dies: Je mehr Gemüse und Obst gegessen wird, desto geringer das Risiko für bestimmte Krankheiten". Fragt sich nur für welche: Denn in derselben Pressemitteilung wird eingestanden, dass weder für Augenerkrankungen noch für Krebserkrankungen noch für Diabetes mellitus Typ 2 und auch nicht für Darmerkrankungen positive Effekte nachgewiesen sind. Einzig in Bezug auf Herz-Kreislauf-Erkrankungen heißt es vorsichtig: „Ein regelmäßiger, hoher Verzehr von Obst und Gemüse kann das Risiko für die koronare Herzkrankheit, Schlaganfall und Hypertonie erheblich reduzieren" (DGE 2007).

Ganz ähnlich wie mit der vermeintlich präventiven Wirkung von Obst und Gemüse verhält es sich mit angeblichen Gesundheitsrisiken eines zu hohen Fettkonsums. „Fett ist Dickmacher Nummer Eins. Die Deutschen essen im Schnitt 80 bis 100 Gramm Fett pro Tag, statt der von Ernährungsexperten empfohlenen 60 bis 70 Gramm", warb die DGE noch 1999 für kostenpflichtige Tipps zum Fettsparen (vgl. DGE 1999). Ihr umfassendes Review aus dem Jahr 2006 formuliert dagegen deutlich zurückhaltender: „Die Evidenz für den Zusammenhang (von Fettkonsum und Adipositas, Anm. d. Verf.) wird als wahrscheinlich bewertet" (DGE 2006: 310). Gleichzeitig warnen die Autoren vor den möglichen Risi-

ken einer umfassenden Ernährungsumstellung. Es sei „deutlich geworden, dass eine umfassende Datenlage zu Austauschbeziehungen nicht existiert. Das Wissen um das Risiko, wenn eine Nahrungskomponente durch eine andere ausgetauscht wird, sollte in systematischer Art vorliegen, da bei gegebenem, unverändertem Körpergewicht und gleich bleibender Energiezufuhr der Austausch von Nahrungskomponenten das vorrangige Ziel von Empfehlungen ist. Bezogen auf den Fettkonsum stellt sich die Frage, welches Risiko zu erwarten ist, wenn Fette z.B. durch verschiedene Kohlenhydrate ersetzt werden oder wenn eine Fettsäure durch eine andere ausgetauscht wird" (ebd.: 313). Damit wird eine der Kernbotschaften „fettarmer Ernährung" massiv entkräftet.

Trotz solcher (von der DGE immerhin eingeräumter) Zweifel an den eigenen Ernährungsbotschaften werden diese durch nachgeschaltete gesellschaftliche Akteure unhinterfragt reproduziert – fast immer, ohne die kontroversen wissenschaftlichen Diskussionen überhaupt wahrzunehmen. So rekurrieren zum Beispiel auch alle vom Bundesministerium für Ernährung, Landwirtschaft und Verbraucherschutz (BMELV) (mit-)initiierten Projekte und Maßnahmen explizit auf die Botschaften und Regeln der DGE: Das betrifft die Initiative „IN FORM – Deutschlands Initiative für gesunde Ernährung und mehr Bewegung" (BMELV/ BMG 2008) gleichermaßen wie etwa den Wettbewerb „Besser essen. Mehr Bewegen – Kinderleicht-Regionen" (BMELV 2005) oder das (gemeinsam mit dem aid-Informationsdienst und dem Deutschen Landfrauenverband initiierte) Konzept der neuen „aid-Ernährungsführerscheine" für Grundschüler. Immer wird (implizit oder explizit) auf die DGE-Vorgaben bzw. die entsprechende Ernährungspyramide verwiesen. Zwar wird dabei inzwischen in der Regel problematisiert, dass gesellschaftliche Schönheitsideale auch zu Essstörungen führen können. Die Unsicherheiten hinsichtlich einer „gesunden Ernährung" sowie die mangelnde Evidenz in Bezug auf die Zusammenhänge von Fett- und Zuckerkonsum mit Übergewicht und Adipositas bzw. den damit assoziierten Krankheiten werden allerdings nicht thematisiert.

Auch die oben angeführten Beispiele der Krankenkassen (AOK und TK) zeigen, dass diese sich weitgehend an den von der DGE ausgegebenen Botschaften und Empfehlungen orientieren. Im Vordergrund stehen dabei (bei der AOK deutlicher als bei der TK) die Fettvermeidung sowie die „5 am Tag"-Regel. Während sich die AOK unter Zuhilfenahme unterschiedlicher Tools (Fettfallenfinder, Fettspiel etc.) im Wesentlichen auf die Warnung vor Fett und entsprechende Ratschläge beschränkt, verfolgt die TK mit ihrer Broschüre einen anderen Ansatz, nämlich die wissenschaftlich differenzierte Informierung der Versicherten.

4.2.2 Gängige Prämissen des „Feldzugs gegen die Adipositas"

Wie bis hierher deutlich geworden ist, ist die Evidenzbasierung der verbreiteten Ernährungsbotschaften sowie der auf sie rekurrierenden Interventionen durch die relevanten Akteure aus wissenschaftlicher Perspektive nicht gegeben. Weder ist wirklich klar, wie eine gesundheitlich optimale Ernährung zu definieren wäre, noch ist nachgewiesen, welche Krankheiten und Gesundheitsrisiken durch eine solche vermieden werden können. Aufgabe der Ernährungs- und Gesundheitswissenschaften ist es in diesem Kontext, evidenzbasierte Leitlinien für eine gesundheitlich optimale Ernährung zu ermitteln. Diese dürfen sich allerdings nicht nur auf gleichsam klinische Studien stützen, sondern sollten stets auch im Blick behalten, dass Ernährungsbotschaften sowie die entsprechenden Maßnahmen und Interventionen nicht in einem politik- und ideologiefreien Raum entstehen und verhandelt werden, sondern zugleich immer in übergeordnete kulturelle, gesellschaftliche und politische Diskurse eingebettet sind. Diese Diskurse deuten die Probleme, um die es geht – Übergewicht und

Adipositas sowie deren Folgenkosten für die individuelle wie für die Gesundheit der Bevölkerung – auf je spezifische Weise: Jede dieser (mit bestimmten Interessen verbundenen) Problemdeutungen (vgl. hierzu Schetsche 2008: 107ff.) rekurriert zudem auf ein bestimmtes Menschenbild und legt damit auch bestimmte Interventionen nahe, die über das „Abnehmen" oder die Befolgung einer „gesunden Ernährung" weit hinausweisen. Um dies zu verdeutlichen, sollen im Folgenden die wichtigsten gegenwärtigen Problemdeutungen für den Bereich Übergewicht und Adipositas sowie ihre Argumentationen und Implikationen kurz vorgestellt und kritisch gewürdigt werden.

Idealtypisch lassen sich drei zentrale Problemdeutungen von Übergewicht und Adipositas unterscheiden: a) Die Deutung als Epidemie, b) die Deutung als (Fett-)Sucht und c) die Deutung als abweichendes Verhalten.

a) Gegenwärtig dominiert in der öffentlichen Debatte die Vorstellung von *Adipositas als Epidemie* – eine Vorstellung, die vor allem durch die Politik der Weltgesundheitsorganisation (WHO) unterstützt wird (WHO 1997, 2000). Zwar ist der Begriff der Epidemie eigentlich Infektionskrankheiten vorbehalten, gleichwohl aber ist die Rede vom Übergewicht als einer Epidemie mehr als eine Metapher. Begründet wird die Wortwahl durch die WHO zum einen mit der weiten Verbreitung und dem rasanten Anstieg der Fettleibigkeit, zum anderen mit ihren fatalen gesundheitlichen und finanziellen Folgen.

Allerdings sind alle diese Begründungen zu relativieren. So sollte es zwar nicht verwundern, dass die WHO als wichtigster Vertreter der Epidemie-These unablässig Zahlen veröffentlicht, welche die Verbreitung dramatisieren: Die Weltgesundheitsorganisation spricht heute von weltweit über einer Milliarde Übergewichtiger. Gleichwohl ist aber zu bedenken, dass das Gros dieser vermeintlich Kranken Studien zufolge keine nachweisbaren gesundheitlichen Risiken trägt (vgl. Flegal et al. 2005; Gregg et al. 2005). Dass dies häufig unerwähnt bleibt, mag wiederum auch daran liegen, dass es die WHO selbst war, die den umstrittenen Grenzwert eines BMI von 25 als Schwelle zum Übergewicht weltweit verbindlich festlegte (vgl. Kuczmarski/Flegal 2000).

Relativiert werden müssen auch die von der WHO immer wieder publizierten Zahlen zu den durch Übergewicht verursachten vorzeitigen Todesfällen. So mussten im Jahr 2005 etwa die US-amerikanischen Gesundheitsbehörden (aufgrund neuer Berechnungen) die mutmaßliche Zahl der jährlich durch Adipositas verursachten Todesfälle in den USA von ca. 400.000 auf 112.000 korrigieren – also um fast drei Viertel senken (vgl. Flegal et al. 2005; CDC 2005). Die WHO und die mit ihr zusammenarbeitenden Lobbyorganisationen International Association for the Study of Obesity (IASO) und International Obesity Task Force (IOTF) publizieren allerdings weiterhin sehr hohe Sterbeziffern, deren Berechnungsgrundlagen oft unklar sind (vgl. WHO 2002, 2006; IOTF 2006).

Selbst die häufig beklagte rasante Zunahme der Übergewichtigkeit ist statistisch längst nicht so gut abgesichert, wie es die regelmäßigen Pressemeldungen nahelegen. Lediglich für die USA liegen belastbare Daten aus den letzten Jahrzehnten vor. Dabei zeigt sich, dass sich dort die Zahl der Adipösen – also der Übergewichtigen mit einem BMI über 30 – in den letzten dreißig Jahren mehr als verdoppelt hat. Dennoch hat sich – wie Forscher der staatlichen Centers for Disease Control and Prevention (CDC) nach der Auswertung von Datensätzen des US-amerikanischen National Health and Nutrition Examination Survey (NHANES) für die letzten 40 Jahre festgestellt hatten – das Auftreten von erhöhten Cholesterinwerten und Bluthochdruck in allen Gewichtsgruppen deutlich verringert. Nur bei Diabetes ist nach wie vor ein signifikanter Anstieg festzustellen. Das unerwartete Ergebnis erklärten die Wissenschaftler zum einen mit der Verbesserung der medizinischen Versorgung und dem häufigeren Einsatz von Arzneimitteln, zum anderen damit, dass viele Adipöse sich gesünder ernährten und mehr bewegten, als dies früher der Fall gewesen sei (Gregg et al. 2005).

Im Gegensatz zu den USA bleibt in den meisten anderen Staaten der vermeintlich starke Anstieg der Prävalenzen bei Übergewicht und Adipositas reine Spekulation. Für Deutschland beispielsweise ist eine vergleichbare Entwicklung wie in den USA nicht nachweisbar. Im Gegenteil: „In beiden deutschen Staaten" so bilanziert der Historiker Uwe Spiekermann (2008: 40), „gelang in den 1970er Jahren eine relative Stabilisierung des Übergewichtsproblems leicht unterhalb des heutigen Niveaus. Das heute scheinbar so drängende Problem besteht also schon seit ca. 40 Jahren". Auch die Vorhersage von Prävalenzen bleibt mit vielen Fragezeichen behaftet. Denn Prognosen, die kurzfristige Entwicklungen der Gegenwart und jüngsten Vergangenheit in die ferne Zukunft fortschreiben, mögen mathematisch korrekt sein – der komplexen sozialen Realität werden sie in aller Regel nicht gerecht. Dies wiederum ist ein Problem, das ähnlich auch für zahlreiche Beispiele aus der Demografiedebatte konstatiert wurde (vgl. u.a. Ebert/Kistler 2007).

Eine Epidemie, der nicht Einhalt geboten wird, untergräbt die wirtschaftlichen Grundlagen einer Gesellschaft, indem sie einen bedeutenden Teil der Bevölkerung entweder dahinrafft oder soweit schwächt, dass er nicht länger in der Lage ist, produktiv tätig zu sein. Dass all dies auf das Beispiel Adipositas zutreffen soll, ist für den neutralen Betrachter nicht offensichtlich. Schließlich steigen Produktivität und Lebenserwartung in den Industriestaaten kontinuierlich weiter an und nichts spricht dafür, dass sich dies in naher Zukunft ändern könnte. Dass die Theorie von Adipositas als einer Epidemie gleichwohl so populär geworden ist, hängt also möglicherweise weniger mit harten Fakten als mit einem kulturanthropologisch motivierten Unbehagen gegenüber den übergewichtigen Körpern zusammen. Sie gelten vielen als sichtbarer Beweis dafür, dass den Menschen ein vermeintlich unnatürliches Leben im Wohlstand nicht vorbestimmt war. Der Mensch, seiner evolutionären und biologischen Bestimmung nach ein „Lauftier", sei „auf Bewegung programmiert", schreiben stellvertretend für viele die

Ärzte Pape, Schwarz und Gillessen (2001: 6). „Jahrtausende lang", so die Autoren weiter, „musste er [der Mensch; d. Verf.] seine Nahrung erjagen und ersammeln, wofür er täglich weite Strecken zurücklegen musste. Der Körper war sein Kapital, die Fähigkeit zur Bewegung überlebensnotwendig. Die Biosoftware des heutigen Menschen ist noch immer auf die Steinzeit programmiert, denn die Evolution hat einen langen Atem – die Lebensumstände aber haben sich im Zeitalter der Industrialisierung und des Wohlstandes völlig verändert".

Zusammenfassend lässt sich festhalten, dass die Deutung von Adipositas als einer Epidemie mit einer grundsätzlichen kulturpessimistischen Kritik an der Wohlstandsgesellschaft einhergeht. Kritisiert werden die Folgen der Überflussproduktion in der Lebensmittelindustrie ebenso wie der Siegeszug des Automobils und der Rückgang der körperlichen Arbeit. Übersehen werden dabei die Vorteile, die eine großzügige Versorgung mit Lebensmitteln und ein Leben ohne erzwungene körperliche Anstrengungen mit sich bringen (vgl. Schorb 2008a, 2009).

b) Eine andere populäre Problemdeutung ist die von der *Adipositas als Sucht*. Auch hierzulande wurde Adipositas lange Zeit fälschlicherweise mit „Fettsucht" übersetzt. Derzeit ist die Deutung von Adipositas als Sucht aber vor allem in den USA und Großbritannien populär (vgl. Schorb 2008a). Dort werden die Stoffe Fett und Zucker nicht nur als Hauptverursacher von Dickleibigkeit betrachtet, sondern überdies auch für alle möglichen anderen unerwünschten Verhaltensweisen verantwortlich gemacht (etwa für Konzentrations- und Lernschwäche, für Aggressionen sowie schließlich für die Neigung zu schwer kriminellem Verhalten (vgl. Gartz 2006; Gesh et al. 2002; Richardson 2006).

Das Problemmuster der Adipositas als Sucht unterscheidet sich von dem der Adipositas als Epidemie vor allem darin, dass Adipositas nicht als Folge der Errungenschaften der Zivilisation gedeutet wird, sondern als Folge der Verbreitung einzelner konkret benennbarer „Suchtstoffe": namentlich Zucker und Fett. Während die These von der „Adipositas-Epi-

demie" zivilisatorische Veränderungen zur Ursache der neuen Volkskrankheit erklärt, begründen Anhänger der Fettsuchttheorie soziale Phänomene (wie etwa den Anstieg der Kriminalitätsrate) mit einer Veränderung der Ernährung (vgl. Hibbeln et al. 2004). Da es sich in der Vorstellung der Fettsuchtvertreter bei den inkriminierten Lebensmitteln um „Suchtstoffe" handelt, verorten sie die Verantwortung für den Konsum dieser Produkte nicht bei den Konsumenten, sondern gleichsam in den Produkten bzw. Stoffen selbst oder auch bei deren Herstellern. Analog zur Drogenpolitik setzen sie daher gezielt auf Verbote, um die Bevölkerung vor den gefährlichen Stoffen zu schützen.

Diese Verbote lassen sich am einfachsten an Orten umsetzen, an denen der Zufluss von als problematisch angesehenen Lebensmitteln kontrolliert und per Hausrecht untersagt werden kann. Daher sind es häufig Schulen, an denen Softdrinks, Schokoriegel, Pommes und Hamburger zuerst verschwinden. Am radikalsten wird diese Politik in Großbritannien umgesetzt. Dort wird nicht nur der Verkauf bestimmter Lebensmittel an Schulen untersagt, sondern auch das Mitbringen derselben durch die Schüler. Während der Mittagspause wird den Schülern an immer mehr Schulen das Verlassen des Schulgeländes verboten. Und um zu verhindern, dass sie sich vor den Schultoren an den in Großbritannien so beliebten mobilen „Fish and Chips"-Buden dennoch mit als ungesund eingestuften Lebensmitteln versorgen, werden um die Schulen so genannte „Junk Food-Bannmeilen" gezogen – Pizza- und Sandwichbringdiensten wird der Zugang zum Schulhof polizeilich untersagt (vgl. Schorb 2008b/2009; zur rechtlichen Beurteilung s. auch Benedikt Buchner in diesem Band).

c) Die Wahrnehmung von *Adipositas als abweichendes Verhalten* hat schließlich einen völlig anderen Fokus. Während die Vertreter der These von der Adipositas-Epidemie bzw. der Adipositas-Sucht die Schuld für massenhaftes Übergewicht bei gesamtgesellschaftlichen Entwicklungen bzw. dem Geschäftsgebaren skrupelloser Konzerne sehen, lehnen die Anhänger der These von Adipositas als abweichendem Verhalten eine Schuldzuschreibung an Dritte ab. Vielmehr betonen sie die Eigenverantwortung der Individuen für ihr jeweiliges Körpergewicht und die damit einhergehenden Folgekrankheiten. Als Beleg für die Eigenverantwortung für Übergewicht gilt den Vertretern dieser Problemdeutung der Befund, dass eben nicht alle gleichermaßen von der vermeintlichen Epidemie betroffen sind, sondern überproportional viele Einkommensschwache und Angehörige ethnischer Minderheiten. Das Bild von der übergewichtigen Unterschicht fügt sich dabei nahtlos ein in die aktuellen sozialpolitischen Debatten um verhaltensinduzierte Armut und die negativen Auswirkungen eines vermeintlich zu permissiven Sozialstaates (vgl. Schorb 2008b/2009).

Die Deutung von Adipositas als Folge eines frei gewählten abweichenden Verhaltens führt in einem zweiten Schritt dann folgerichtig zu einer Infragestellung des Solidarprinzips der gesetzlichen Krankenversicherung bzw. zur Diskussion über individuelle Risikozuschläge. Die Industrie wird in diesem Modell dagegen entlastet: Nicht ihren Produkten ist der Anstieg von Übergewicht und Adipositas geschuldet, sondern dem unreflektierten individuellen Konsum.

Besonders populär ist diese Deutung der Adipositas als abweichendes Verhalten in den USA: Sie gilt dort gleichermaßen als Begründung dafür, Fett-Steuern und andere gesetzliche Reglementierungen der Nahrungsmittelindustrie abzulehnen, wie auch als Argument gegen eine universale Krankenversicherung (vgl. u.a. Balko et al. 2004). In Deutschland wurde die stärkere Betroffenheit von sozial Benachteiligten durch Übergewicht als Argument gegen eine solidarische Krankenversicherung besonders prononciert von dem Berliner Zeithistoriker Paul Nolte vertreten: Er argumentierte 2004, dass Übergewicht keine Folge der „mcdonaldisierten Moderne" sei, sondern ein Unterschichtenproblem. Entsprechend müsse endlich Schluss sein mit dem „Selbstbedienungsladen" unseres Gesundheitssystems, und unverantwortliches Verhalten müsse auch als solches sanktioniert werden.

4.2.3 Die Skandalisierung der Folgekosten

Es sind diese drei hier vorgestellten, idealtypischen Problemdeutungen mit ihren jeweils assoziierten „Problemlösungen", die den gesellschaftlichen Diskurs im Feld von Übergewicht und Adipositas einerseits maßgeblich prägen und die andererseits von den relevanten gesellschaftlichen Akteuren (Politiker, Wissenschaftler, Ärzte, Krankenkassen, Journalisten etc.) in je spezifischer Weise vertreten und benutzt werden. In diesem Zusammenhang ist es wichtig zu verstehen, dass diese Akteure nicht zufällig der einen oder anderen Problemdeutung zuneigen, sondern dass es sich dabei in aller Regel um eine Entscheidung handelt, die vor dem Hintergrund eigener institutioneller oder professioneller, ökonomischer oder (macht-)politischer etc. (Partikular-)Interessen (hierzu ausführlicher Abschnitt 4.2.2, S. 149) gefällt wird. Gute Analyseraster bieten hier z.B. Arbeiten aus dem Bereich der Soziologie sozialer Probleme, etwa Schetsche 1996, 2000 und 2008 oder Groenemeyer 2001.

Die relevanten politischen Akteure in Deutschland (insbesondere auch die Bundesregierung) vertreten dabei im Wesentlichen die Deutung von Adipositas als einer Epidemie und damit zugleich die Ansicht, dass Übergewicht und Adipositas zu den drängenden Problemen für den „Standort Deutschland" und die „Volksgesundheit" gehören (vgl. BMELV, BMG 2007). Bezeichnenderweise publizieren das Verbraucherschutz- und das Gesundheitsministerium die mit Abstand höchsten Schätzungen der mutmaßlichen Folgekosten von Übergewicht und Adipositas (ebd., vgl. auch BMELV 2008). Die Kosten für Fehlernährung, die in der öffentlichen Debatte im Übrigen häufig mit den Folgekosten von Adipositas und Übergewicht gleichgesetzt werden, liegen der Bundesregierung zufolge – wie einleitend bereits erwähnt – bei über 70 Milliarden Euro. Das ist fast ein Drittel aller Gesundheitsausgaben (vgl. BMELV 2008). Diese Zahlen wiederum basieren auf einer von der damaligen Bundesregierung in Auftrag gegebenen Studie aus dem Jahr 1993. Die Autoren dieser Studie kamen zu dem Ergebnis, dass nicht weniger als 30,3% aller Kosten im Gesundheitswesen durch Krankheiten verursacht werden, die nach dem derzeitigen Forschungsstand als ernährungsabhängig bezeichnet werden können (vgl. Kohlmeier 1993). Seit Veröffentlichung der Studie wird dieser Prozentsatz durch die Mitarbeiter des Gesundheits- und des Verbraucherschutzministeriums regelmäßig unkritisch mit den aktuellen Gesamtkosten im Gesundheitswesen multipliziert.

Üblicherweise werden bei Studien, welche die Folgekosten von Risikofaktoren ermitteln sollen, Risiken berechnet. Durch die Auswertung als geeignet empfundener Studien wird dabei ein Faktor ermittelt, der anzeigt, um wie viel höher die Wahrscheinlichkeit ist, eine durch den Risikofaktor beeinflusste Krankheit zu erleiden. Dieser Faktor, auch relatives Risiko genannt, wird nun mit dem Anteil der Risikoträger (beispielsweise der Übergewichtigen) und den Gesamtkosten pro Individuum bei einer gegebenen Krankheit multipliziert. Das Verfahren wird für alle Krankheiten, für die ein signifikant erhöhtes Risiko nachweisbar ist, wiederholt. Die ermittelten zusätzlichen Kosten werden addiert, wobei darauf zu achten ist, bei Vorliegen von sich überschneidenden Risiken nicht doppelt zu bewerten (vgl. u.a. Colditz 1992; vgl. für Deutschland Schwartz et al. 2000). Im Gegensatz dazu addierten Kohlmeier et al. in ihrer 1993 im Auftrag der Bundesregierung durchgeführten Berechnung lediglich die Gesamtkosten der Krankheiten, die sie vorab als ernährungsabhängig definiert hatten (Kohlmeier et al. 1993). Das auf diesem Weg hypothetisch „errechnete" Einsparpotenzial käme aber nur dann zustande, wenn unterstellt wird, dass bei rundum gesunder und angemessener Ernährung Herz- und Kreislauferkrankungen, Gicht, Diabetes, Karies, Osteoporose, bösartige Neubildungen einer Vielzahl innerer Organe (Lunge, Darm, Rachen, Magen, Leber, Kehlkopf, etc.) und viele andere Krankheiten vollständig verschwinden. Pointiert gesprochen geht, wer so rechnet, davon aus,

dass es ein ewiges Leben geben kann, wenn man nur alle Risikofaktoren konsequent meidet.

So wie die Bundesregierung sich dieser Zahlenspiele bedient, versucht sie zugleich, den Eindruck zu vermeiden, dass die Kosten für Fehlernährung allein Folge individuellen Fehlverhaltens wären und dieses Verhalten daher gesellschaftlich entsprechend zu sanktionieren sei. Vorstöße wie der des CSU-Abgeordneten Wolfgang Zöller (vgl. Spiegel Online 2006), der gefordert hatte, Übergewichtige für vermeintlich selbstverschuldete Gesundheitsrisiken stärker zu belasten, stellen bislang (noch) die Ausnahme dar.

4.2.4 Selbstverantwortung als verdeckte Disziplinierung

Die argumentative Grundlage für weitergehende und dann womöglich auch punitive Maßnahmen hat die Bundesregierung mit ihrem Maßnahmenkatalog allerdings bereits gelegt. Darin heißt es u.a.: „Für jede Bürgerin und jeden Bürger ist es in Deutschland grundsätzlich möglich, gesund zu leben, sich insbesondere eigenverantwortlich gesund zu ernähren und ausreichend zu bewegen. Dennoch nehmen in Deutschland und in den meisten Industrienationen Krankheiten zu, die durch eine unausgewogene Ernährung und zu wenig Bewegung begünstigt werden. Das bedeutet, dass nicht alle Menschen in der Lage oder willens sind, diese bestehenden Möglichkeiten zu nutzen. Daher ist es erforderlich, die Kenntnisse über die Zusammenhänge von ausgewogener Ernährung, ausreichender Bewegung und Gesundheit weiter zu verbessern, zu gesunder Lebensweise zu motivieren und Rahmenbedingungen zu schaffen, die die Wahrnehmung der Verantwortung jeder Einzelnen und jedes Einzelnen für die eigene Gesundheit und die der Familie fördern (…). Gesundheit ist aber nicht nur ein individueller Wert, sondern eine Voraussetzung für Wohlbefinden, Lebensqualität und Leistung, ein Wirtschafts- und Standortfaktor, die Voraussetzung für die Stabilität des Generationenvertrags und sie leistet einen Beitrag zur Teilhabe an der Gesellschaft und zur sozialen Gerechtigkeit" (BMELV, BMG 2008: 8).

Angesichts des hier skizzierten Szenarios – Verlust der sozialstaatlichen Daseinsfürsorge bei weiterhin steigender Übergewichtigkeit – besteht die Aufgabe von EbPH an dieser Stelle nicht nur darin, die wissenschaftliche Begründetheit der Handlungsempfehlungen zu überprüfen, sondern auch die Evidenzbasierung der konkreten Interventionen und Maßnahmen. Und dies keineswegs nur in dem begrenzten Sinne, ob ein bestimmtes Programm oder eine bestimmte Internetseite bei den Betroffenen ankommt und ob es diesen dann tatsächlich gelingt, weniger Fett zu konsumieren und am Ende gar ihren BMI zu senken. Vielmehr sollte EbPH auch im Blick behalten, dass konkrete präventive und gesundheitsförderliche Maßnahmen immer in einem bestimmten gesellschaftlichen Klima stattfinden und in Diskurse eingebunden sind, durch die sie einerseits selbst beeinflusst werden, die sie aber zugleich ihrerseits beeinflussen. In diesem Sinne wäre dann zu bedenken, inwieweit die jeweiligen konkreten Thematisierungen und Programme, Empfehlungen und Angebote auch eine tiefere individuelle sowie allgemeinere gesellschaftliche Wirkung entfalten: So kann man u.E. durchaus konstatieren, dass der oben exemplarisch skizzierte Umgang mit Übergewicht und Adipositas den gesellschaftlich dominanten Diskurs festigt, der Schlank-Sein zu einer gesundheitlichen Pflicht macht – zum einen aus Gründen der eigenen Gesundheit, zum anderen mit Blick auf die vermeintlich enormen gesellschaftlichen Kosten, die Übergewicht und Adipositas verursachen. So empfehlen die Texte beider Krankenkassen zwar nicht länger Diäten. Das Ziel ist aber weiterhin die Gewichtsreduktion (ab einem BMI von 25) – nur dass diese Reduzierung des Gewichts nun mit einer Umstellung der gesamten Ernährung und des Lebensstils erreicht werden soll. Dies wiederum beinhaltet die Botschaft, dass man sich

mit seiner ganzen Person für das Schlank-Sein zu entscheiden hat: Die schlanke Figur wird so zugleich zu einem Symbol dafür, dass man in der Lage ist, mit den eigenen wie auch den gesellschaftlichen Ressourcen angemessen und vernünftig zu haushalten. Dabei geht es nicht vorrangig um Disziplinierung, also um ein mehr oder weniger erzwungenes gesundheitliches Wohlverhalten, sondern vor allem um Selbstdisziplinierung und Selbstkontrolle: In diesem Kontext sollen Gesundheitsinformationen die Bürger und Bürgerinnen im Sinne von Gesundheitskompetenz empowern und in ihrer Selbstbestimmung, ihrer Gestaltungs- und Entscheidungsfreiheit bezüglich Gesundheit stärken, damit sie die Verantwortung für die eigene Gesundheit übernehmen (können). Dieser selbst bestimmte wie selbst kontrollierte, gesundheitskompetente wie verantwortlich handelnde Bürger wird zunehmend zum Idealbild des Menschen in unserer Gesellschaft. Als empowerter Manager seiner Ernährung und Gesundheit (vgl. auch Bröckling 2004: 272) behält er stets die Kontrolle über seinen Lebensstil, seine Ernährung und damit natürlich auch über sein Gewicht – mehr noch: ein Mensch, der über so weitgehende Gesundheitskompetenz verfügt, dass er der Selbstkontrolle gar nicht mehr bedarf, sondern die mit der Idee der Gesundheitskompetenz verbundenen Vorgaben bereits als „gewolltes Sollen" internalisiert hat. So betrachtet hat ein dicker Mensch nicht mehr nur ein vermeintlich ästhetisches oder gesundheitliches Problem, sondern sein Gewicht wird zum Zeichen dafür, dass er zentrale gesellschaftliche Anforderungen nicht erfüllt. Hätte man noch vor einigen Jahren den Übergewichtigen mit dem Sinnspruch entlastet „Der Geist ist willig, allein das Fleisch ist schwach", so verweist Übergewicht heute vor allem auf seine mangelnde Gesundheitskompetenz und Selbstkontrolle – wenn man so will, auf einen Defekt im (Persönlichkeits-) Management.

Abschließend kann gesagt werden: EbPH sollte es zunächst immer darum gehen, die Evidenz des grundlegenden wissenschaftlichen Forschungsstandes zu überprüfen, um im Anschluss daran die Wirksamkeit entsprechender Maßnahmen und Interventionen sicherzustellen. Im Bereich Ernährung und Körpergewicht scheint beides zurzeit noch auszustehen. Dies sollte für alle Akteure in diesem Feld Grund genug sein, sich stärker zurückzuhalten und nicht in einen Aktionismus zu verfallen, dessen Wirkungen unkalkulierbar sind: Selbst gut gemeinte Maßnahmen und Botschaften können im Kontext bestimmter gesellschaftlicher und politischer Rahmenbedingungen Wirkungen entfalten, die nicht intendiert waren, oder sogar in das Gegenteil dessen umschlagen, was eigentlich beabsichtigt war. Im Bereich Übergewicht und Adipositas reichen diese unerwünschten oder nicht intendierten Wirkungen von der Hänselei dicker Kinder über Formen der Stigmatisierung bis hin zu Essstörungen und sozialem Ausschluss (vgl. Gransee 2008; Schmidt-Semisch/Schorb 2008; Schmidt-Semisch 2007). Neben den Fragen einer optimalen Ernährung, den damit verbundenen Empfehlungen und konkreten Interventionen muss EbPH insbesondere auch diese nicht intendierten Wirkungen auf sozialer und gesellschaftlicher Ebene im Blick behalten.

Literatur

Backes G (2008) Ernährung. Bewusst genießen und gesund bleiben (https://www.tk-online.de/centaurus/generator/tk-online.de/b01__bestellungen__downloads/01__gesundheitsbroschueren/ernaehrung/ernaehrung.html).

Balko R, Brownell K, Nestle M (2004) Are you responsible for your own weight? (http://www.time.com/time/subscriber/covers/1101040607/article/are_you_responsible_for01_print.html).

Bröckling U (2004) Unternehmer. In: Krasmann S, Lemke T, Bröckling U (Hg.) Glossar der Gegenwart. Frankfurt a.M.: Suhrkamp: 271-276.

Bundesministerium für Ernährung, Landwirtschaft und Verbraucherschutz – BMELV, Bundesministerium für Gesundheit – BMG (2007) Gesunde Ernährung und Bewegung – Schlüssel für mehr Lebensqualität. http://www.ble.de/cln_090/nn_984462/SharedDocs/Downloads/05__Programme/04__NationalerAktionsplan/EckpunktepapierGesundeErnaehrung,templateId=raw,property=publicationFile.pdf/EckpunktepapierGesundeErnaehrung.pdf.

Bundesministerium für Ernährung, Landwirtschaft und Verbraucherschutz – BMELV, Bundesministerium für Gesundheit – BMG (2008) Der nationale Aktionsplan zur Prävention von Fehlernährung, Bewegungsmangel, Übergewicht und damit zusammenhängenden Krankheiten. In Form: Deutschlands Initiative für gesunde Ernährung und mehr Bewegung. http://www.bmelv.de/cln_044/nn_1236852/SharedDocs/downloads/03-Ernaehrung/Aufklaerung/Aktionsplan__InForm/Aktionsplan__InForm,templateId=raw,property=publicationFile.pdf/Aktionsplan_InForm.pdf).

Bundesministerium für Ernährung, Landwirtschaft und Verbraucherschutz – BMELV (2008) Seehofer und Schmidt bringen Deutschland In Form. http://www.bmelv.de/DE/03-Ernaehrung/01-Aufklaerung/AktionsplanErnaehrung__InForm/D-InFormBringen.html.

Centers for Disease Control and Prevention – CDC (2005) Frequently Asked Questions about Calculating Obesity-Related Risk. www.cdc.gov/PDF/Frequently_Asked_Questions_About_Calculating_Obesity-Related_Risk.pdf.

Colditz GA (1992) Economic costs of obesity. Am J Clin Nutr 55: 503-507.

Deutsche Gesellschaft für Ernährung – DGE (1999) Fit mit wenig Fett – leicht gemacht – DGE zeigt, wo sich die Fette verstecken. http://www.dge.de/modules.php?name=News&file=article&sid=70.

Deutsche Gesellschaft für Ernährung – DGE (2001) „5 am Tag"-Kampagne: Wissenschaftliche Begründung. Forschung, Klinik und Praxis Hf. 07. http://www.dge.de/modules.php?name=News&file=print&sid=290.

Deutsche Gesellschaft für Ernährung – DGE (2006) Fettkonsum und Prävention ausgewählter ernährungsmitbedingter Krankheiten. http://www.dge.de/modules.php?name=St&file=w_leitlinien.

Deutsche Gesellschaft für Ernährung – DGE (2007) Das präventive Potenzial von Obst und Gemüse. http://www.dge.de/modules.php?name=News&file=article&sid=755.

Ebert A, Kistler E (2007) Demographie und Demagogie. Mythen und Fakten zur „demographischen Katastrophe". prokla 146: 39-59.

Flegal K, Graubard B, Williamson D, Mitchell G (2005) Excess Deaths Associated With Underweight, Overweight, and Obesity. JAMA 293: 1861-1867.

Gartz N (2006) Die Bekämpfung der Adipositas in den USA. Inaugural-Dissertation zur Erlangung des Doktorgrades der Philosophie an der Ludwig-Maximilians-Universität, Fakultät für Sprach- und Literaturwissenschaften, München. http://edoc.ub.uni-muenchen.de/archive/00005503/01/Gartz_Nina.pdf.

Gesh B, Hammond S, Hampson S, Eves A, Crowder M (2002) Influence of supplementary vitamins, minerals and essential fatty acids on the antisocial behaviour of young adult prisoners. BJPsych 181: 22-28.

Gransee C (2008) Essstörungen, Körperbilder und Geschlecht. In: Schmidt-Semisch H, Schorb F (Hg.) Kreuzzug gegen Fette. Sozialwissenschaftliche Aspekte des gesellschaftlichen Umgangs mit Übergewicht und Adipositas. Wiesbaden: VS: 163-170.

Gregg E, Cheng Y, Cadwell B et al. (2005) Secular Trends in Cardiovascular Disease Risk Factors According to Body Mass Index in US Adults. JAMA 293: 1868-1874.

Groenemeyer A (2001) Risikosoziologie und gesundheitsbezogenes Risikoverhalten – Zwischen „Empowerment" und „Lifestyle Correctness". In: Raithel J (Hg.) Risikoverhaltensweisen Jugendlicher. Formen, Erklärungen und Prävention. Opladen: Leske + Budrich: 31-57.

Hibbeln J, Nieminen L, Lands W (2004) Increasing homicide rates and linoleic acid consumption among five western countries, 1961-2000. Lipids 39: 1207-1213.

International Obesity Task Force – IOTF (2006) Global strategies to prevent childhood obesity: Forging a societal plan that works. www.iotf.org/documents/iotfsocplan251006.pdf.

Kohlmeier L, Kroke A, Pötzsch J, Kohlmeier M, Martin K (1993) Ernährungsabhängige Krankheiten und ihre Kosten. Nomos: Baden-Baden.

Kuczmarski R, Flegal K (2000) Criteria for definition of overweight in transition: background and recommendations for the United States. Am J Clin Nutr 72: 1074-1081.

Nolte P (2004) Generation Reform. Jenseits der blockierten Republik. München: C.H. Beck.

Pape D, Schwarz R, Gilessen H (2001) Gesund, Vital, Schlank: Fettverbrennung, der Königsweg zur dauerhaften Fitness: raus aus der Insulinfalle. Köln: Deutscher Ärzte Verlag.

Richardson S (2006) They Are What You Feed Them: How Food Can Improve Your Child's Behaviour, Mood and Learning. London.

Schetsche M (1996) Die Karriere sozialer Probleme. Soziologische Einführung. München/Wien: Oldenbourg.

Schetsche M (2000) Wissenssoziologie sozialer Probleme. Grundlegung einer relativistischen Problemtheorie. Wiesbaden: Westdeutscher Verlag.

Schetsche M (2008) Empirische Analyse sozialer Probleme. Das wissenssoziologische Programm. Wiesbaden: VS.

Schmidt-Semisch H (2007) Gesundheitsförderung als soziale Kontrolle oder: Ausschließungsprozesse (noch) jenseits des Strafrechts. Krim J 39: 14-25.

Schmidt-Semisch H, Schorb F (2008) Einleitung. In: Schmidt-Semisch H, Schorb F (Hg.) Kreuzzug gegen

Fette. Sozialwissenschaftliche Aspekte des gesellschaftlichen Umgangs mit Übergewicht und Adipositas. Wiesbaden: VS: 7-20.

Schorb F (2008a) Adipositas in Form gebracht. In: Schmidt-Semisch H, Schorb F (Hg.) Kreuzzug gegen Fette. Sozialwissenschaftliche Aspekte des gesellschaftlichen Umgangs mit Übergewicht und Adipositas. Wiesbaden: VS: 57-78.

Schorb F (2008b) Keine Happy Meals für die Unterschicht! Zur symbolischen Bekämpfung der Armut. In: Schmidt-Semisch H, Schorb F (Hg.) Kreuzzug gegen Fette. Sozialwissenschaftliche Aspekte des gesellschaftlichen Umgangs mit Übergewicht und Adipositas. Wiesbaden: VS: 107-124.

Schorb, F (2009) Dick, doof und arm? Die große Lüge vom Übergewicht und wer von ihr profitiert. München: Droemer/Knaur.

Schwartz FW, Schlaud M, Krauth C et al. (2000) Gutachten. Gesundheitsausgaben für chronische Krankheit in Deutschland – Krankheitskostenlast und Reduktionspotentiale durch verhaltensbezogene Risikomodifikation. Lengerich: Pabst.

Spiegel Online (2006) Wer nicht abnimmt, soll mehr zahlen. http://www.spiegel.de/wirtschaft/0,1518,427605,00.html.

Spiekermann U (2008) Übergewicht und Körperdeutungen im 20. Jahrhundert – Eine geschichtswissenschaftliche Rückfrage. In: Schmidt-Semisch H, Schorb F (Hg.) Kreuzzug gegen Fette. Sozialwissenschaftliche Aspekte des gesellschaftlichen Umgangs mit Übergewicht und Adipositas, Wiesbaden: VS: 35-56.

World Health Organization – WHO (1997) Obesity: Preventing and managing the Global Epidemic – Report of a WHO Consultation on Obesity, 3-5 June 1997. Executive Summary. http://www.who.int/nutrition/publications/obesity_executive_summary.pdf.

World Health Organization – WHO (2000): Obesity: Preventing and managing the Global Epidemic. Report of a WHO Consultation. Genf.

World Health Organization – WHO (2002) The World Health Report 2002: Reducing Risks. Promoting Healthy Life. Genf.

World Health Organization – WHO (2006) The challenge of obesity in the WHO European Region and the strategies for response. www.euro.who.int/document/mediacentre/fs1305e.pdf.

4.3 Überführung von evidenzbasierten Informationen in reale Entscheidungen: Theorien, Verfahren und Beispiele

Norbert Schmacke

4.3.1 Der Evidenzzyklus

Nach den Analysen der vorausgegangenen Kapitel darf in einer Zwischenbilanz als gesichert angenommen werden, dass der Kreislauf von der Entstehung wissenschaftlich fundierter und praxisrelevanter Public-Health-Forschung über deren Kommunikation in den öffentlichen Raum bis hin zum Aushandeln von Handlungsansätzen und deren Sanktionierung durch Politik und Gesetze alles andere als selbsterklärend ist und seinerseits ein bedeutendes Feld für empirische Forschung darstellt. Es geht um weitaus mehr als um das gern diskutierte Theorie-Praxis-Gefälle. Die Sisyphusarbeit, die vor Public Health steht, wird vielleicht mit einer Anleihe bei Konrad Lorenz deutlich, dem folgendes Zitat zugeschrieben wird:

> Gesagt ist nicht gehört,
> gehört ist nicht verstanden,
> verstanden ist nicht einverstanden,
> einverstanden ist nicht durchgeführt,
> durchgeführt ist nicht beibehalten.

4.3.2 Widersprüchliche Botschaften

Gerade für ein Thema wie Adipositas ist offensichtlich, dass Medikalisierungsinteressen und Vermachtung der Kommunikationsprozesse dem Prinzip der Aufklärung diametral gegenüberstehen. Dies sei beispielhaft wie folgt illustriert. Im April 2009 wurde die Rezeptpflicht für einen so genannten Lipasehemmer mit dem generischen Namen Orlistat aufgehoben, es ist (in reduzierter Dosis) damit frei verkäuflich. Das Medikament greift in den Fettstoffwechsel ein und soll für eine nachhaltige Optimierung der Kalorienbilanz sorgen. Die Herstellerfirma ließ auf einer begleitenden Pressekonferenz den momentanen Präsidenten der Deutschen Pharmazeutischen Gesellschaft wie folgt zu Wort kommen: „Uns bleibt angesichts dieser Situation gar nichts anderes als eine gemeinsame Anstrengung aller Heilberufe übrig. Mit dem Problem des Übergewichts tickt eine Zeitbombe, die das Gesundheitssystem ins Wanken bringen könnte! … Wenn Orlistat in dieser Dosierung freiverkäuflich wird, kommt den Apotheken demnächst eine wichtige Rolle bei der Bekämpfung der Fettleibigkeit zu" (Presseportal 2009). Eine derartige Botschaft – verstärkt durch Medien wie die Apothekenumschau und die Ärztezeitung – findet allemal mehr Gehör als die nüchterne Bilanz des arznei-telegramms, eines Sprachorgans der evidenzbasierten Pharmakotherapie: „Der jetzt rezeptfrei als ALLI vermarktete Lipasehemmer Orlistat senkt das mittlere Körpergewicht in den zugelassenen sechs Anwendungsmonaten geringfügig um zwei bis zweieinhalb Kilogramm. Nach Absetzen von Orlistat steigt das Gewicht wieder an. Unangenehme und beschämende Störwirkungen wie Stuhlinkontinenz oder Blähungen mit Stuhlabgang sind häufig oder sehr häufig. Das Geld und die unangenehmen Erfahrungen mit ALLI kann man sich sparen: Nicht kaufen" (arznei-telegramm 2009). Wem darf also der moderne Mensch vertrauen? Auf der einen Seite findet das Publikum professionell in Szene gesetzte „Experten", die häufig mehr oder weniger verhüllt lediglich das Marketing der Industrie befördern, auf der anderen Seite sperrige analytische Texte in zudem nicht ohne Weiteres zugänglichen wissenschaftlichen Zeitschriften. Fast liegt die Antwort auf der Hand: Das Label „Experte" ist ein außerordentlich wirksames Mittel, in den Prozess der Vertrauensbildung einzugreifen.

4.3.3 Adipositas: Die Voraussetzungen für Aufklärung und Rationalität sind denkbar schlecht

Evidence-based Public Health tritt mit dem ausdrücklichen Anspruch an, in die laufenden gesellschaftlichen Debatten um Gesundheitsthemen durch Konfrontation mit Wissensbeständen und Wissenslücken „System zu bringen". Dabei sind völlig unterschiedliche Konstellationen denkbar. Aus wissenschaftlicher Sicht lassen sich zwei besonders problematische Situationen beschreiben.

Das Prinzip der Rationalität bekommt es damit zu tun, dass exzellente Evidenz auf große Widerstände in der Praxis stößt. Dieses Muster findet sich in der Medizin sehr häufig, wenn Zurückhaltung in Diagnostik und Therapie geboten ist (z.B. bei unkomplizierten Rückenschmerzen; vgl. Kapitel 5.3), in den Routinen der Versorgung aber „Nachsehen und Handeln" fest verankert sind.

Trotz gravierender Evidenzlücken findet ein Thema hohe gesellschaftliche Akzeptanz.

Dieses Muster findet sich in der Medizin sehr oft, wenn Verfahren „plausibel" wirken. Dies gilt beispielsweise für Früherkennungsuntersuchungen, deren Nutzen dramatisch überschätzt wird, weil in der Intuition von Laien und Ärzten „früh" automatisch mit „gut" assoziiert wird (vgl. Kapitel 5.2).

Nun ist und bleibt es das klassische Merkmal von Wissenschaft, gewonnene Erkenntnisse zu publizieren und darauf zu vertrauen, dass die Praxis diese aufnimmt – und dann allzu oft darüber zu klagen, dass der Praxistransfer „verspätet" stattfindet. Dabei gerät aus dem Blickfeld, dass Praxis nicht nur deshalb ein gespanntes Verhältnis zur Wissenschaft hat, weil sie nach einfachen Lösungen ruft, die Wissenschaft in der Regel nicht anzubieten hat, oder weil Praxis von Partikularinteressen bestimmt wird. Es bleibt vor allem in der wissenschaftlichen Reflexion häufig völlig außen vor, warum Praxis so oft an Konzepten festhält, für die es keine wissenschaftlichen Belege gibt, sondern die ausschließlich auf Plausibilität oder Zeitgeistgedanken basieren. Dies ist im Falle der Skandalisierung der Übergewichtsthematik offenkundig der Fall. „Trotz" des seit Jahrzehnten zu verzeichnenden allmählichen Ansteigens des durchschnittlichen BMI in den Bevölkerungen vieler Staaten ist die durchschnittliche Lebenserwartung kontinuierlich gestiegen. Nach einer jüngsten systematischen Übersicht ist entgegen den Kernbotschaften der momentanen Debatte bei Übergewicht (BMI über 25 bis 29,9) die Gesamtsterblichkeit nicht erhöht, und erst bei hochgradiger Adipositas kann die Gesamtmortalität um mehr als 200% erhöht sein. „Die Frage, ob alle Menschen oberhalb eines definierten BMI abnehmen sollen, kann ... nicht beantwortet werden. Hierzu sind randomisiert-kontrollierte Studien notwendig, mit denen die Effektivität gewichtsreduzierender Interventionen untersucht wird" (Lenz et al. 2009). Also fällt der – prinzipiell ja nicht auszuschließende – Effekt auf gesundheitliche Langzeitfolgen jedenfalls nicht so stark aus, wie es die apokalyptischen Bilder einer Adipositas-Epidemie Glauben machen wollen. Nur auf den ersten Blick könnte deshalb verwirren, dass in der gesellschaftlichen Debatte um das Ausmaß von Übergewicht und dessen Folgen die öffentliche Debatte überwiegend expertengetrieben verläuft – die Vertrauensbildung funktioniert alles in allem ausgezeichnet. Es bleibt wichtig, sich noch einmal kondensiert vor Augen zuführen, dass eine Reihe von Kernfragen in der Adipositas-Debatte bislang zu kurz kommt.

- Es gibt erhebliche Differenzen zwischen Wissenschaft und Politik bezüglich der Relevanz des Themas: Benutzt Politik bereits den Begriff der Epidemie, fragt skeptische Wissenschaft, wie gut die Belege für das Herausstellen eines gravierenden gesundheitlichen Problems am Ende überhaupt sind (z.B. Bedeutung der Festlegung von Cut-off-Werten für Übergewicht und Adipositas).
- Stützt Politik sich in ihren Programmatiken stark auf vorhandene Leitlinien von Fachgesellschaften der Ernährungsphysiologie und -pathologie, weisen skeptische Wissenschaftler auf die unzureichende Evidenzbasierung der gängigen Leitlinien zur Ernährung hin (Marantz et al. 2008; Woolf/Nestle 2008; Gardner et al. 2007).
- Geht Politik davon aus, es mangele vor allem an Handlungsprogrammen und beansprucht zunehmend sogar nationale Verantwortung (so The Surgeon General's Call to Action to Prevent and Decrease Overweight and Obesity und der Nationalen Aktionsplan zur Prävention von Fehlernährung, Bewegungsmangel, Übergewicht und damit zusammenhängenden Krankheiten des Bundesministeriums für Ernährung, Landwirtschaft und Verbraucherschutz wie des Bundesministeriums für Gesundheit) so zeigt sich, dass es an kontrollierten Studien zur Unterfütterung von primärpräventiven Ansätzen hapert (s. z.B. Ahrens et al. 2008). Beiden genannten nationalen Kampagnen ist der „Kreuzzug gegen Fette" eigen (Schmidt-Semisch/Schorb 2008). Sie argumentieren gegen eine drohende Epidemie und reihen Übergewicht de facto in

den Formenkreis gefährlicher Erkrankungen ein. Mitchell und McTigue (2008) haben darauf hingewiesen, dass der Begriff der Epidemie hierbei eine ausgesprochen starke Metapher darstellt, die vermutlich auch auf die öffentlichen Debatten über Gewicht, Übergewicht und Erkrankungen einen Effekt ausübt und insofern alles andere als ein „unschuldiger" Begriff ist.

- Ein ausdrücklicher Einsatz von partizipativen Verfahren im Kontext von „Adipositas" ist bisher nicht zu verzeichnen – allen Beschwörungen der Bedeutung lebensweltlicher Ansätze der Gesundheitsförderung zum Trotz. Die Öffentlichkeit wird als reiner Empfänger der Gesundheitsbotschaften gesehen, und zwar gleichermaßen durch Mainstream-Wissenschaft, Politik, Ärzteschaft, Krankenkassen und Massenmedien. Auch gut gemeinte Gesundheitskampagnen zu Ernährung und Bewegung werden von einem mehr oder weniger offenkundigen Missionsdrang geprägt. Insofern gewinnt die Analyse von Klotter in diesem Buch (S. 171ff.) an Schlagkraft: Es handelt sich eher um Pädagogisierung als um Empowerment. Anstelle der Gesundheitskampagne wären womöglich erst einmal vor allem Diskussions- und Kommunikationsprozesse unter dem Aspekt der Entstigmatisierung von Übergewicht und „Dicken" an der Tagesordnung. Dies ist momentan aber die Botschaft des Rufers in der Wüste.

4.3.4 Zwischenfazit: Evidenz wird erst im gesellschaftlichen Kontext lebendig

Sowenig wie Wissenschaft generell in „stiller Trauer" oder gar Empörung verharren darf, wenn die Praxis ihre Ergebnisse nicht umsetzt, sowenig kann Evidence-based Public Health dabei stehenbleiben, Erkenntnis- und Umsetzungsbarrieren als lästig zu bewerten: Sie sind vielmehr Ausdruck komplexer gesellschaftlicher Prozesse in den Feldern Wissensgenerierung und Handlungslegitimation. Ein besonders wichtiges Lernfeld für Public Health müsste – anders formuliert – deshalb künftig genau darin liegen, noch intensiver darüber zu forschen, wie im Falle der großen Gesundheitsthemen zu Prävention, Kuration und Rehabilitation in den notwendigerweise verkürzten gesellschaftlichen Debatten am Ende das handlungsleitende Vertrauen entsteht (Luhmann 2000). Luhmann hat im Rahmen seiner Systemtheorie argumentiert, dass Gesellschaften und Menschen nicht ohne die jeweiligen Komplexitäten abkürzende Verfahren auskommen können, und dies scheint gerade für Gesundheitsthemen ein zentraler Punkt zu sein. Vereinfacht gesagt: Luhmann weist auf die für Wissenschaftler nicht unbedingt angenehme Erfahrung hin, dass gesellschaftliches Handeln niemals ohne reduktionistische Verfahren zustande kommt und dass die intellektuellen Diskurse erst durch die Einbindung in Vertrauensbeziehungen ihre Wirksamkeit entfalten können. So ist eine Tatsache, dass in einer extrem medikalisierten Gesellschaft ärztliche Experten häufiger als sinnvoll ins Feld geführt und zitiert werden, wenn nach gesundheitsbezogenen Lösungen gesucht wird: Die ärztliche Autorität stiftet Vertrauen, ganz unabhängig von der jeweils zugrunde liegenden wissenschaftlichen Expertise. Ganz nach dem Motto: Wem sollen wir denn sonst vertrauen? Das damit angesprochene Machtgefälle zwischen verschiedenen Fachberufen sowie zwischen Experten und Laien wurde insofern vermutlich von Vertretern des kritischen Diskurses wie dem Philosophen Habermas (s.u.) für die hier diskutierten Gesundheitsthemen deutlich unterschätzt.

Eine weitere Deutungsmöglichkeit für das Spannungsverhältnis von Evidenz und Handeln liegt in dem Bild des „Magischen Dreiecks" von Rationalität, Werten und Ressourcen (Schmacke 2004): Die mittels hochwertiger Methodik ermittelte Evidenz zu gesundheitsbezogenen Themen deckt sich weder automatisch mit den jeweils dominierenden Wert-

vorstellungen noch ist sie per se in der Lage, für eine angemessene Zuweisung materieller Ressourcen („Bedarfsgerechtigkeit") zu sorgen. Für das Thema Adipositas jedenfalls gilt: Es handelt sich um ein Katastrophenszenario, das sich momentan jedenfalls dem kritischen Diskurs noch weitgehend entzieht. Da helfen auch besonnene Datenanalysen wenig, welche davor schützen könnten, Adipositas global zu einem Gesundheits- und Kostenthema zu stilisieren (s. die in Kap. 4.2 zitierte Literatur).

4.3.5 Lösungen über wissenschaftliche Diskurse hinaus

Da offenkundig ist, dass in einer demokratischen Gesellschaft komplexe Themen immer mehr oder weniger ersichtlich zwischen Interessengruppen verhandelt werden, stellt sich – nicht etwa nur bei gesundheitlichen Themenstellungen – die Frage, wie der Prozess des gesellschaftlichen Diskurses sowohl unabhängig von den rechtlich legitimierten Institutionen wie in den Institutionen transparenter und näher an der jeweiligen Evidenz organisiert werden kann. Dabei spielt das Konzept der deliberativen Verfahren seit etwa 20 Jahren eine herausgehobene und auch für den Public-Health-Diskurs wichtige Rolle. Deliberare (lateinisch) heißt erwägen, abwägen, argumentativ einschätzen. Kennzeichnend für das Modell der deliberativen Demokratie sind neue Formen der Partizipation, bei denen nicht nur Teilnahme und Abstimmung stattfinden, sondern praktisch-politische Vernunft in Argumentationsprozessen betätigt wird. Verschiedene Ansätze von Deliberation sind bereits erprobt: Dies gilt für Abstimmungen, Jurys, Konsenskonferenzen und unterschiedliche Formen von Workshops und Zukunftswerkstätten (Ozanne et al. 2009). Von den am Diskurs Beteiligten werden dabei stets Begründungen gefordert, die zur Transparenz der politischen Absichten und zur Abwägung (Deliberation) verpflichten: „Dieses demokratische Verfahren stellt einen internen Zusammenhang zwischen Verhandlungen, Selbstverständigungs- und Gerechtigkeitsdiskursen her und begründet die Vermutung, dass unter solchen Bedingungen vernünftige bzw. faire Ergebnisse erzielt werden", so der schon zitierte Philosoph Habermas (1999: 286). Und weiter: „Die sozialintegrative Gewalt der Solidarität, die nicht mehr allein aus Quellen des kommunikativen Handelns geschöpft werden kann, soll sich über weit ausgefächerte autonome Öffentlichkeiten und rechtsstaatlich institutionalisierte Verfahren der demokratischen Meinungs- und Willensbildung entfalten und gegen die beiden anderen Gewalten, Geld und administrative Macht, behaupten können" (ebd.: 289). Die Relevanz dieser Ausführungen für Public Health liegt insbesondere dort auf der Hand, wo komplexe Interventionen in die Gesundheit der Bevölkerung hinein als gerechtfertigt angesehen werden, sei es vonseiten der Wissenschaft, gesellschaftlicher Interessengruppen oder der Politik (Culyer/ Chalmers 2006). Die gesundheitspolitische Generaldebatte um die Risikofaktoren Ernährung, Bewegung und Sucht- bzw. Genussstoffe zeigt auf den ersten Blick die Attraktivität des deliberativen Modells. Es handelt es sich nämlich um eine „never ending story", bei der ein hoher Bedarf an Selbstverständigung und Meinungsbildung erforderlich ist, insistiert man nicht in naiver Weise auf potenziell gefährlichen Konzepten der „Steuerung" menschlichen Verhaltens. Klotter zeigt in seinem Beitrag, wie sich das Thema Adipositas durch die dokumentierte Menschheitsgeschichte zieht und immer wieder aufs Neue Phantasien zwischen Tolerieren und Ausgrenzen freigesetzt hat. Deliberation würde demgegenüber darauf beharren, zu allererst die Rechtfertigung für die gesellschaftliche Beschäftigung mit dem Thema Übergewicht auf den Prüfstand zu stellen – und damit möglicherweise den massiven moralischen Druck, der auf dem Thema lastet, erheblich zu reduzieren.

Am häufigsten werden deliberative Verfahren im Gesundheitsbereich bisher bei dem Generalthema „Priorisierung von Gesundheitsleistungen" eingesetzt (s. Culyer/Lomas 2006; Murphy 2005; Guttman 2007). Dabei schwankt

die Einschätzung derartiger Ansätze zwischen zwei Polen: Es könnte sich zum einen um einen Versuch der Politik handeln, sich angesichts zunehmend prekärerer Entscheidungen um die Ressourcenverteilung im Gesundheits- und Sozialwesen durch Einbindung von Öffentlichkeit zu entlasten. Es könnte aber auch der ernst gemeinte Versuch sein, für die Fortentwicklung komplexer Bildungs-, Sozial- und Gesundheitsthemen die Präferenzen der Bevölkerung systematisch in Erfahrung zu bringen und zu berücksichtigen und damit u.a. auch Fehlallokationen zu verringern. Beide Varianten werden anzutreffen sein.

Alle Debatten um deliberative Verfahren oder Partizipation und Empowerment im Gesundheitswesen verweisen nun unweigerlich auf das Thema „Health Literacy" (unzureichend mit „Gesundheitskompetenz" übersetzt, eher so etwas wie „Mühsamer Versuch der Alphabetisierung im Umgang mit gesundheitsrelevanten Informationen", im Überblick s. etwa Nielsen-Bohlman et al. 2004), da alle Diskussions-, Abstimmungs- und Entscheidungsverfahren auf „belastbare Evidenz" angewiesen sind. Sind keine guten Daten vorhanden oder werden vorhandene gute Daten nicht adäquat mitgeteilt und aufgenommen, können noch so transparente Debatten ins Leere laufen. Große Hoffnungen werden z.T. auf das Internet gesetzt, da es sich hierbei um ein leicht zugängliches Medium handelt. Dies ist auch alles andere als abwegig, wenn man sich vergegenwärtigt, dass es heute prinzipiell möglich ist, von allen Orten der Welt, wo ein Telefonanschluss vorhanden und die entsprechende Hard- und Software verfügbar ist, Datenbanken und Spezialbibliotheken einzusehen und in immer größer werdendem Umfang Informationen rasch zu beziehen. Gleichwohl ist damit das Problem der Literacy überhaupt nicht gelöst. Eine der ersten Studien zur Verlässlichkeit der gesundheitsbezogenen Informationen des Internets kam anhand eines außerordentlich schlichten Beispiels zu einem desillusionierenden Ergebnis. Bei der Suche nach evidenzbasierter Beratung zum Umgang mit Fieber im Kindesalter lieferten nur 4 von 41 einschlägigen Webseiten alles in allem verlässliche Informationen (Impicciatore et al. 1997). Die Entwicklung ist natürlich seither weiter gegangen, große Anstrengungen werden unternommen, die Gesundheitskompetenz durch Entwicklung evidenzbasierter Internetportale zu verbessern, so im Falle Deutschlands durch die im Gesetzesauftrag erstellten Gesundheitsinformationen des Instituts für Qualität und Wirtschaftlichkeit im Gesundheitswesen (s. dazu ausführlicher Bastian 2007 sowie IQWiG 2009). Die Größe der Aufgabe wird erst dann richtig erkennbar, wenn man sich vergegenwärtigt, dass die einflussreichste Gruppe der Gesundheitsexperten, die Ärzteschaft, ihrerseits erst auf dem Weg zu einer neuen Stufe von Health Literacy ist. Der letzte Herausgeber des British Medical Journal formulierte in einem seiner letzten Editorials wie folgt: „Some doctors are scientists – just as some politicians are scientists – but most are not" (Smith 2004).

Mit Blick auf das Thema Adipositas ist zudem festzustellen, dass die Bemühungen um die Förderung von Health Literacy in Fragen von Prävention und Gesundheitsförderung gegenüber klassisch medizinisch-therapeutischen Themen deutlichen Nachholbedarf aufweisen. Das liegt zum einen daran, dass viel mehr Ressourcen in klinische Studien fließen als in Studien zu Präventionsansätzen. Es liegt aber vielleicht genauso daran, dass häufig gedacht wird, man könne Präventionsstrategien sehr auf den gesunden Menschenverstand stützen. Mittlerweile kann Public Health auf eine Reihe wertvoller Datenbanken und Informationsnetze zurückgreifen, um diesem offenkundigen Irrtum entgegenzutreten. Genannt werden können vor allem (s. Schmacke 2009):

- Der Guide to Community Preventive Services der Centers for Disease Control and Prevention (http://www.thecommunityguide.org/index.html).
- Neben der einschlägig bekannten Cochrane Collaboration liefert die Cochrane Public Health Review Group einen weiteren Einblick in Studien zur Evaluation von Gesundheitsförderung (www.vichealth.vic.gov.au/cochrane).
- Das NHS Centre for Reviews and Dissemination (www.york.ac.uk/inst/crd/wph.htm).
- Die International Union for Health Promotion and Education (www.iuhpe.nyu.edu/pbs).
- Die Campbell Collaboration (www.campbellcollaboration.org).

4.3.6 HTA-Institutionen: Die systematische Nutzung der Evidenz für die Steuerung der Versorgung

Die hier angedeutete Komplexität von Kommunikationsprozessen gewinnt im Falle des Megasystems Gesundheitswesen ihre Aufladung durch die Vielzahl von Akteurebenen und Interessengruppen, die im Spiel sind. Grunwald (2004) hat besonders prägnant darauf hingewiesen, dass Health Technology Assessment (HTA) nichts Anderes für sich in Anspruch nimmt, als wissenschaftlich fundierte Beratung für Politik und gesellschaftliche Institutionen zu medizinischen Fragen im umfassenden Sinne zu leisten. HTA versteht sich insoweit als Brücke zwischen Wissenschaft und Politik im Prozess der Implementierung medizinisch-pflegerischer Innovationen und bekennt sich – in Abgrenzung zur Evidenzbasierten Medizin – ausdrücklich zu seiner Regulierungsfunktion. Verfügt HTA nicht über grundsätzlich andere Datenquellen als EbM, so besteht m.a.W. der fundamentale Unterschied darin, dass HTA die Bereitstellung wissenschaftlich fundierter Informationen für Kommunikations- und Entscheidungsprozesse für die autorisierten Institutionen des Medizin- und Gesundheitssystems besorgt. Mit der Professionalisierung von HTA-Verfahren geriet etwas Entscheidendes aus dem Blickfeld: Bei der Initiierung formeller HTA-Bewertungsverfahren medizinischer Technologien im Jahr 1976 ging es dem Office of Technology Assessment in den USA vor allem um die sozialen Auswirkungen neuer Verfahren (US Congress Office 1976). In der Praxis verlagerte das HTA später den Schwerpunkt aber stark auf die Nutzen- und Kosten-Nutzen-Bewertung medizinischer Technologien (Lühmann/Raspe 2008; Gerhardus/Stich 2008). Gewissermaßen im Rückgriff auf die Ursprünge von HTA hält Grunwald nun eine Erweiterung des tendenziell reduktionistischen HTA-Prozesses immer dann für erforderlich, wenn Folgenabschätzungen über „business-as-usual" Situationen hinausgehen, deren Bewertung sich u.a. durch ein hohes Maß an argumentativer Konsistenz und öffentlicher Akzeptanz auszeichnet. Genau dies ist aber nach Grunwald bei vielen Gesundheitsthemen nicht der Fall; dann könne ein erweiterter Begutachtungs- und Bewertungsprozess erforderlich werden: „So the acceptance of the rules for the verification procedures leads to the acceptability of the results of applying the rules" (ebd.: 185). Aus einer anderen Perspektive kann man für die Einengung des HTA-Diskurses aber auch Verständnis haben, steht doch zunächst immer die Frage im Vordergrund, wie ein System angesichts der Inflation von Publikationen in der Fachwelt zu jeder einzelnen Detailfrage der medizinisch-pflegerischen Versorgung seine Steuerungsfunktion überhaupt noch wahrnehmen kann. Im Sinne der Förderung von Health Literacy im System der Steuerung des Leistungsgeschehens hat die Politik in zahlreichen Ländern inzwischen Health Technology Assessment (HTA) gesetzlich implementiert, in Deutschland in Form des immer wieder reformierten und um HTA-Kompetenzen erweiterten Gemeinsamen Bundesausschusses (www. g-ba.de). Der Gemeinsame Bundesausschuss beschließt, so der Gesetzestext in §92 SGB V, „die zur Sicherung der ärztlichen Versorgung erforderlichen Richtlinien über die Gewähr für eine ausreichende, zweckmäßige und wirtschaftliche Versorgung der Versicherten; dabei ist den besonderen Erfordernissen der Versorgung behinderter oder von Behinderung be-

drohter Menschen und psychisch Kranker Rechnung zu tragen, vor allem bei den Leistungen zur Belastungserprobung und Arbeitstherapie; er kann dabei die Erbringung und Verordnung von Leistungen einschließlich Arzneimitteln oder Maßnahmen einschränken oder ausschließen, wenn nach allgemein anerkanntem Stand der medizinischen Erkenntnisse der diagnostische oder therapeutische Nutzen, die medizinische Notwendigkeit oder die Wirtschaftlichkeit nicht nachgewiesen ist sowie wenn insbesondere ein Arzneimittel unzweckmäßig oder eine andere, wirtschaftlichere Behandlungsmöglichkeit mit vergleichbarem diagnostischem oder therapeutischem Nutzen verfügbar ist".

In der maßgeblichen Verfahrensordnung des G-BA wird konkretisiert, wie der Nutzen einer Methode bestimmt wird. Hierbei wird ausdrücklich auf das Gebäude der evidenzbasierten Medizin Bezug genommen:

„Der Nutzen einer Methode ist durch qualitativ angemessene Unterlagen zu belegen. Dies sollen, soweit möglich, Unterlagen der Evidenzstufe I mit patientenbezogenen Endpunkten (z.B. Mortalität, Morbidität, Lebensqualität) sein". (Und weiter): „Die Bewertung der medizinischen Notwendigkeit erfolgt im Versorgungskontext unter Berücksichtigung der medizinischen Problematik, Verlauf und Behandelbarkeit der Erkrankung und insbesondere der bereits in der GKV-Versorgung etablierten diagnostischen und therapeutischen Alternativen".

Entsprechend der Tradition der deutschen Gesetzlichen Krankenversicherung ist der G-BA paritätisch besetzt: Die eine Hälfte der Stimmen entfällt auf den gemeinsamen Spitzenverband der GKV (der die früheren Spitzenverbände der großen Kassenverbände ersetzt hat), die andere Hälfte auf die so genannten Leistungserbringer (Vertragsärzte und Krankenhäuser). Es ist festzustellen, dass alle so genannten „Bänke" des G-BA im letzten Jahrzehnt ihre EbM- und HTA-Kompetenz massiv verstärkt haben. Auch innerhalb des G-BA selbst wurde massiv „aufgerüstet", da die dortige Geschäftsführung eigene Expertenteams für die einschlägigen Methoden des HTA integriert hat (prominent Evidenzbasierte Medizin und Sozialrecht). Von dieser Geschäftsführung wird nicht zuletzt auch die Patientenvertretung in methodischen, medizinischen und juristischen Fragen unterstützt.

Mit anderen Worten: Im Sozialgesetzbuch ist die Frage nach den (wissenschaftlich legitimierten) Standards der medizinischen Versorgung an methodisch hochwertige Nutzennachweise gebunden (Francke/Hart 2008). Insoweit stellt diese Entwicklung ein positives Beispiel für die systematische Nutzung der Evidenzbewertung in gesellschaftlichen Entscheidungsprozessen dar (Schmacke 2007). Der G-BA ist zudem gehalten, bei seinen Richtlinienbeschlüssen die Bedeutsamkeit der aufgerufenen Erkrankungen für die Versicherten zu reflektieren sowie dezidiert Erkenntnisse zum Spontanverlauf und bisherigen Stand der Versorgung von Erkrankungen in seine Überlegungen einzubeziehen. Damit ist die Frage nach dem *relevanten* medizinischen Fortschritt dem untergesetzlichen Normgeber G-BA zur Bewältigung zugewiesen worden. Das zuständige Ministerium kann Beschlüsse des G-BA de jure lediglich rechtlich beanstanden, darf sich m.a.W. nicht in die Fachdebatte um den Nachweis des medizinischen Nutzens einmischen.

Fachliche Beratung erfährt der G-BA durch das 2004 gegründete unabhängige wissenschaftliche Institut für Qualität und Wirtschaftlichkeit im Gesundheitswesen, dessen Aufgaben in §139a des SGB V umrissen werden:

1. Recherche, Darstellung und Bewertung des aktuellen medizinischen Wissensstandes zu diagnostischen und therapeutischen Verfahren bei ausgewählten Krankheiten,
2. Erstellung von wissenschaftlichen Ausarbeitungen, Gutachten und Stellungnahmen zu Fragen der Qualität und Wirtschaftlichkeit der im Rahmen der gesetzlichen Krankenversicherung erbrachten Leistungen unter Berücksichtigung alters-, geschlechts- und lebenslagenspezifischer Besonderheiten,
3. Bewertung evidenzbasierter Leitlinien für die epidemiologisch wichtigsten Krankheiten,
4. Abgabe von Empfehlungen zu Disease-Management-Programmen,
5. Bewertung des Nutzens und der Kosten von Arzneimitteln,
6. Bereitstellung von für alle Bürgerinnen und Bürger verständlichen allgemeinen Informationen zur Qualität und Effizienz in der Gesundheitsversorgung sowie zu Diagnostik und Therapie von Krankheiten mit erheblicher epidemiologischer Bedeutung.

Deliberative Verfahren zielen nun freilich darauf ab, Bürgerinnen und Bürgern (auch wieder in unterschiedlichen Rollen, wohlbemerkt) zu ermöglichen, gegenüber politischen Entscheidungsprozessen, wie sie im G-BA zustande kommen, nicht länger rein passiv zu verharren bzw. auf die nächste Wahl zu warten. Angesichts der Vielfältigkeit von Diskussions- und Entscheidungsebenen im Gesundheitswesen ist zu fragen, wo die Idee der Deliberation von der Makro- bis zur Mikroebene bislang eingesetzt worden ist und wo sie sich möglicherweise bereits bewährt hat. Generell wird in der einschlägigen Theoriedebatte hierzu die Einschätzung vertreten, dass für die Wirksamkeit diskursiver Prozesse von der Meinungsbildung bis zur Beeinflussung von politischen Entscheidungen überschaubare soziale Räume erforderlich sind (z.B. Abelson et al. 2007). Auch für Entscheidungsprozesse auf der Makroebene, so im National Health Service, im National Institute for Health and Clinical Excellence (NICE) wie auch im deutschen Gemeinsamen Bundesausschuss (G-BA) werden seit einigen Jahren partizipative Methoden der Bürger- oder Patientenvertretung erprobt (Abelson et al. 2003). Im G-BA sind Patientenvertreter auf allen Ebenen mit Antragsrecht vertreten, sie nehmen von der Arbeits- bis zur Abstimmungsebene im Plenum an allen Diskussionen teil und professionalisieren sich in diesem Prozess u.a. durch Schulungen wie durch Hinzuziehung eigener Sachverständiger. Eine wissenschaftliche Evaluation solcher Ansätze steht aus (Murphy 2005; Abelson et al. 2007; Dierks et al. 2006; Danner 2007), es lässt sich noch nicht sagen, ob die Entscheidungen in diesen Institutionen nachhaltig verändert worden sind: Es steht auch keine erprobte Methodik für derartige Untersuchungen zur Verfügung. Über einen ersten interessanten Versuch der wissenschaftlichen Begleitung der Erprobung deliberativer Verfahren in fünf kanadischen Regionen berichten Abelson et al. Dabei geht es um so unterschiedliche Ansätze wie die Priorisierung von Gesundheitsangeboten für Kinder oder die Neukonfigurierung primärärztlicher Angebote. Die Autorengruppe schlussfolgert, dass sich der Ansatz im Prinzip als alltagstauglich erwiesen habe und dass partizipative Ansätze umso eher realisierbar erschienen, je konkreter Optionen zur Entscheidung herausgestellt werden konnten (Abelson et al. 2007). Eine weitere zu klärende Frage betrifft die Informationsbasis und Unterstützung von „Laien" in deliberativen Verfahren. Prinzipiell ist hier eine „Eskalationsstrategie" denkbar, die damit beginnt, für Beteiligte punktuelle Informationen für eine begrenzte Fragestellung zur Verfügung zu stellen, und die darin mündet, dass es neben der wissenschaftlichen und administrativen Expertenschiene eine zweite Welt des theoretischen „Empowerments" von Bürgern und Patientengruppen gibt.

Wenn man einen Schritt zurück geht, stellt sich die Frage der Qualität und Glaubwürdigkeit von Primärdaten in der Forschung: Die dabei im Zusammenhang mit der Deliberationsdebatte auftauchenden Probleme einer besseren Einbindung von „Konsumenten" in Forschungsprozesse und in die Priorisierung von neuen Forschungsthemen sind ein weiteres nur rudimentär bearbeitetes Feld (Oliver et al. 2004). Eng verbunden damit sind die Fragen nach der politischen wie fachlichen Legitimation für Verfahren der Bürgerbeteiligung und die Problematik der Offenlegung von Interessenkonflikten: Dies ist nicht nur ein Thema für die klassische Expertenschiene. Die Legitimationsdebatte schwankt zwischen Motiven der prinzipiellen Abwehr von direkter Bürgerbeteiligung bis zu deren prinzipieller Befürwortung, wobei seit Kurzem auch die Frage möglicher Interessenkonflikte benannter oder gewählter Repräsentanten gestellt wird. Im Falle des Gemeinsamen Bundesausschusses wurde der Konflikt durch den Gesetzgeber selbst gelöst, indem erschöpfend die legitimierten Patientenverbände aufgelistet worden sind: Ein klassischer Fall der Legitimation durch Verfahren (Luhmann 2001), nachdem in der vorlaufenden Debatte innerhalb der Selbstverwaltung der gesetzlichen Krankenversicherung ein eigener Vorschlag nicht gemacht worden war und die Bedenken gegen die Benennung von Patientenvertretern überwogen hatten.

4.3.7 Ausblick

Evidence-based Public Health umfasst nach dem Gesagten einen integrierenden Blick auf die bestvorhandene Evidenz und die Förderung von gesellschaftlichen Prozessen, welche für mehr Transparenz und Bürgerbeteiligung sorgen. Die Frage der Legitimation der Akteure steht dabei in jedem Fall im Mittelpunkt. Offensichtlich stellt sich auch bei massiver Weiterentwicklung aller Bemühungen um Health Literacy – und hier liegt eine gewaltige Aufgabe für Generationen – immer zugleich die Frage, auf wessen Rat und wessen Expertise am Ende Individuen und Gruppen vertrauen können, die unter einem bestehenden Zeit- und Handlungsdruck schon prinzipiell nicht die Möglichkeit haben, selbst bis auf die Ebene der Primärdaten der Forschung zurückzugehen. Also kommt wieder „Legitimation durch Verfahren" ins Spiel. Im Falle von Gesundheit kommt hinzu, dass – wie vielleicht bei keinem anderen prominenten Thema – immer Angst und Hoffnung im Spiel sind und die Botschaften von Public Health insoweit in besonders hohem Maße emotional gerahmt sind. Soweit es um die Verständigung auf möglichst transparente Kommunikations- und Entscheidungsprozesse geht, ist die Debatte um die Stärkung von Beteiligungsverfahren auf allen gesellschaftlichen Ebenen noch keineswegs abgeschlossen. Wissenschaft und Demokratie müssen zusammen gedacht und gelebt werden, sie sind konstitutive Merkmale der Zivilgesellschaft. Dabei ist einstweilen nicht entschieden, ob das Einfordern und die Institutionalisierung eines höheren Maßes an Transparenz in den Prozessen der Gesundheitswissenschaft und -politik am Ende auch ein höheres Maß an Gesundheit hervorbringt. Es ist nicht einmal sicher, ob die enormen Bemühungen um die systematische Bewertung der vorhandenen Evidenz in Verfahren des Health Technology Assessment einen starken Impact haben, die traditionell stark experten- und machtgesteuerten Meinungsbildungsprozesse zu kultivieren (Gerhardus/Dintios 2006). Bleibt am Ende die Erkenntnis, dass Public Health immerhin aufgrund seines interdisziplinären Selbstverständnisses gute Voraussetzungen bietet, Anwalt für einen aufgeklärten Umgang mit Gesundheitsthemen zu sein.

Literatur

Abelson J, Forest PG, Eyles J et al. (2007) Examining the role of context in the implementation of a deliberative public participation experiment: Results from a Canadian comparative study. Soc Sci Med 64: 2115-2128.

Abelson J, Forest PG, Eyles J et al. (2003) Deliberations about deliberative methods: issues in the design and evaluation of public participation processes. So Sci Med 57: 239-251.

Ahrens W, Bammann K, Pigeot I (2008): Evidenzbasierung von Primärprävention am Beispiel einer Interventionsstudie zum kindlichen Übergewicht. Präv Gesundheitsf 3: 246-252.

arznei-telegramm (2009) Lipasehemmer Orlistat als ALLI jetzt rezeptfrei. 40: 44-45.

Bastian H (2008) Health literacy and patient information: Developing the methodology for a national evidence-based health website. Patient Education and Counseling 73: 551-556.

Chalmers I (2005) If evidence-informed policy works in practice, does it matter if it doesn't work in theory? Evidence and Policy 1: 227-242.

Culyer AJ, /Lomas J (2006): Deliberative processes and evidence-informed decision-making in health care: do they work and how might we know? Evidence and Policy 2: 357-371.

Danner M (2007) Patientenbeteiligung. Eine zeitgemäße Aufgabe der Selbsthilfe. Public Health Forum 15: 20-22.

Dierks ML, Seidel G, Schwartz FW, Horch K (2006) Bürger- und Patientenorientierung in Deutschland. Gesundheitsbericht für Deutschland. Berlin: Robert-Koch-Institut; Heft 32 Gesundheitsberichterstattung des Bundes (Herausgeber: Robert Koch Institut).

Francke R, Hart D (2008) Einführung in die rechtlichen Aspekte bei HTAs. Zeitschrift für Evidenz, Fortbildung und Qualität im Gesundheitswesen 102: 63-68.

Gardner CD, Kiazand A, Alhassan S et al. (2007) Comparison of the Atkins, Zone, Ornish and LEARN Diets for Change in Weight and Related Risk Factors Among Overweight Premenopausal Women. JAMA 297: 969-977.

Gerhardus A, Dintsios CM (2006) Der Einfluss von HTA-Berichten auf die gesundheitspolitische Entscheidungsfindung – Eine systematische Übersichtsarbeit. DIMDI, Schriftenreihe Health Technology Assessment, Bd. 14.

Gerhardus A, Stich AK (2008) Sozio-kulturelle Aspekte im Health Technology Assessment (HGA). Zeitschrift für Evidenz, Fortbildung und Qualität im Gesundheitswesen 102: 77-84.

Grunwald A (2004) The normative basis of (health) technology assessment and the role of ethical expertise. Poiesis Prax 2: 175-193.

Habermas J (1999) Drei normative Modelle der Demokratie. In: ders.: Die Einbeziehung des Anderen. Frankfurt a.M.: 277-292.

Impicciatore P, Pandolfini C, Casella N, Bonati M (1997) Reliability of health information for the public on the world wide web: systematic survey of advice on managing fever in children at home. BMJ 314: 1875-1879.

IQWiG http://www.iqwig.de/gesundheitsinformation.62.html.

Lenz M, Richter T, Mühlhauser I (2009) Morbidität und Mortalität bei Übergewicht und Adipositas im Erwachsenenalter. Eine systematische Übersicht. Deutsches Ärzteblatt 106: 641-648.

Luhmann N (2000) Vertrauen. Ein Mechanismus der Reduktion sozialer Komplexität. Stuttgart: UTB.

Luhmann N (2001) Legitimation durch Verfahren. Frankfurt a.M. 2001.

Lühmann D, Raspe H (2008) Ethik im Health Technology Assessment – Anspruch und Umsetzung. Zeitschrift für Evidenz, Fortbildung und Qualität im Gesundheitswesen 102: 69-76.

Marantz PR, Bird ED, Aldermann MH (2008) A Call for Higher Standards of Evidence for Dietary Guidelines. Am J Prev Med 34: 163-165.

Mitchell GR, McTigue KM (2007) The US Obesity „Epidemic": Metaphor, Method, or Madness? Social Epistemology 21: 391-423.

Murphy NJ (2005) Citizen deliberation in setting healthcare priorities. Health Expectations 8: 172-181.

Nielsen-Bohlman L, Panzer AM, Kindig DA (2004) Health Literacy: A Prescription to End Confusion. Washington.

Oliver S, Clarke-Jones L, Rees R et al. (2004) Involving consumers in research and development agenda setting for the NHS: developing an evidence-based approach. Health Technol Assess 8: 1-148.

Ozanne JL, Corus C, Saatcioglu B (2009) The Philosophy and Methods of Deliberative Democracy: Implications for Public Policy and Marketing. Journal of Public Policy and Marketing 28: 29-40.

Presseportal   www.presseportal.de/pm/51171/1334441/ glaxosmithkline_consumer_healthcare?search=manfre d,schubert-zsilavecz.

Public Health Agency of Canada (2007) The Use of Antivirals for Prophylaxis: Deliberative Dialogue Process. www.phac-aspc.gc.ca/influenza/ekos-ang.php.

Schmacke N (2005) Innovationen in der Medizin: das magische Dreieck von Evidenz, Werten und Ressourcen. Zeitschrift für qualitative Bildungs-, Beratungs- und Sozialforschung 5: 331-353.

Schmacke N (2007) Abbau von Innovationsbarrieren. Vortrag anläßlich der Verleihung der Salomon-Neumann-Medaille an den Gemeinsamen Bundesausschuss. Das Gesundheitswesen 69: 115-119.

Schmacke N (2009) Was bringt ein evidenzbasierter Ansatz in Prävention und Gesundheitsförderung? In: Kolip P, Müller V (Hg.) Qualität von Gesundheitsförderung und Prävention. Handbuch Gesundheitswissenschaften. Bern: 61-72.

Schmidt-Semisch H, Schorb F (Hg.) (2008) Kreuzzug gegen Fette. Sozialwissenschaftliche Aspekte des gesellschaftlichen Umgangs mit Übergewicht und Adipositas. Wiesbaden: VS.

Smith R (2004) Doctors are not scientists. BMJ 328. doi:10.1136/bmj.328.7454.0-h.

US Congress Office of Technology Assessment (1976) Development of medical technology: Opportunities for assessment. Washington: Office of Technology Assessment.

Woolf SH, Nestle M (2008) Do Dietary Guidelines Explain the Obesity Epidemic? Am J Prev Med 34: 263-265.

Exkurs: Der Kampf gegen die Adipositas – Macht und Moral

Christoph Klotter

Wäre ein evidenzbasiertes Vorgehen die Richtschnur für Prävention und Therapie der Adipositas, dann müssten weltweit alle Bemühungen, Adipositas zu verhindern, früh zu erkennen und zu behandeln, auf den Prüfstand gebracht werden. Schließlich ist seit Jahrzehnten ersichtlich, dass auf diesem Gebiet die Interventionserfolge nicht allzu groß sind (Klotter 1990, 2007). Dessen ungeachtet wird an dem „Kampf" gegen Adipositas festgehalten. Es muss also gewichtige Gründe dafür geben, bei Interventionen gegen Adipositas eine Evidenzbasierung wenig in Betracht zu ziehen. Eine klassische Erklärung hierfür lautet: Das tendenzielle Ignorieren der Standards einer evidenzbasierten Gesundheitsversorgung könnte auf existenzielle Interessen und damit auch auf Lobbyarbeit von Anbietern von Gesundheitsleistungen zurückgeführt werden. Von Akteuren der Gesundheitsförderung über die Pharmazeutische Industrie bis zu Rehabilitationskliniken reicht die Liste derer, die mit dem Thema Adipositas und mit adipösen Menschen beschäftigt sind und daran verdienen. Ohne diese potenziellen Ursachen gering zu schätzen, soll im Folgenden ein anderer Ansatz vorgestellt werden, der um die gesellschaftliche Bedeutung von Adipositas kreist. Nach einem kurzen historischen Rückblick auf das Thema wird hierzu das theoretische Konzept von Michel Foucault herangezogen. Adipositas, so die These, lässt sich im Gefolge Foucaults nicht nur als eine individuelle und gesellschaftliche Bürde darstellen, vielmehr könnten sich die Existenz und vor allem die Thematisierung von Adipositas als gesellschaftlich „nützlich" erweisen. Damit erschiene die Paradoxie „Aktionismus versus Evidenzbasierung" in einem gänzlich anderen Licht.

In fast der gesamten abendländischen Tradition spielt die Adipositas das nahezu prototypische Gegenmodell zum sozial Erwünschten. Sie eignet sich dementsprechend hervorragend zur Klärung der Frage, was gut und was böse ist.

Die gesellschaftliche Thematisierung des Dicken

In der abendländischen Geschichte formierte sich das Bild vom „Dicken" über fünf Kriterien: das ästhetische, das ethische, das ökonomische, das funktionale und das gesundheitliche.

Die antiken griechischen Skulpturen stellen stets den idealen schlanken Körper dar. Eine Venus von Milo ist nicht füllig, darf nicht füllig sein – weil die Ästhetik aus einer Ethik hervorgeht. Der ideale Mensch der griechischen Antike soll in der Lage sein, seine innere Natur zu beherrschen, seine Triebe zu bändigen (Foucault 1986). Somit ist Schlankheit ein Synonym für die Beherrschung des Körpers und die Dominanz der Vernunft. Somit gilt Schlankheit als schön. Für den platonischen Sokrates sind das Schöne und das Gute identisch (vgl. Klotter 2000).

Es lässt sich bereits jetzt absehen, dass die beiden erstgenannten Kriterien miteinander verflochten sein könnten. Die Ästhetik wird häufig durch eine bestimmte Ethik fundiert oder durch die wirtschaftlichen Verhältnisse, also durch das dritte Kriterium. Es ist vielleicht wichtig, sich im Kontext der Adipositas-Debatte darüber klar zu werden, dass der übliche Zustand in der Menschheitsgeschichte die Mangel- bzw. Unterernährung gewesen ist – und in weiten Teilen der Welt noch immer ist (Hirschfelder 2001; Montanari 1993). Daraus folgt zwingend, dass die Wohlbeleibtheit fast immer in der Menschheitsgeschichte einen erstrebenswerten Zustand darstellte. Was erstrebenswert ist, das ist auch schön.

Festzuhalten ist, dass es keine Ästhetik an sich gibt. Der schlanke Körper ist nicht schön, weil er schlank ist, sondern weil die Schlankheit etwas repräsentiert, z.B. die platonische Ethik. Ein dicker Körper ist zu bestimmten Zeiten auch nur deshalb das Schönheitsideal, weil er anzuzeigen vermag, dass Wohlstand herrscht, zumindest bei denjenigen, die dick sind. Festzuhalten ist auch, dass Schlankheit oder Wohlbeleibtheit in allen menschlichen Kulturen stets etwas bedeuten, etwas repräsentieren. Ihre unausweichliche Sichtbarkeit lässt sie zu Indikatoren von etwas anderem werden. Sie sind etwas „Politisches", eine Angelegenheit der Polis, der antiken Stadt, aber auch der heutigen Gesellschaft.

Die politische Dimension von Schlankheit und Wohlbeleibtheit zeigt sich auch bei dem vierten Kriterium: der Funktionalität. Dieses Kriterium lässt sich mit der Frage umreißen: Wie viel Wohlbeleibtheit toleriert eine Gesellschaft? Oder: In welchem Umfang wird von einer Gesellschaft Adipositas als schädigend wahrgenommen? Bruch berichtet (1973), dass in Sparta jedes Jahr die jungen Männer nackt antreten mussten, um beurteilen zu können, wer zu dick sei und zusätzliches Training machen müsse. Wadd (1839) weiß Ähnliches mitzuteilen: „Bei den Spartanern, welche rührige und kriegstaugliche Männer brauchten, galt die Corpulenz für eine Schande, weil dieser Zustand die Idee von Schläfrigkeit und

Schwäche in sich schloss. Daher wurden dann die Personen, welche eine Hinneigung zu dieser Krankheit zeigten, auf der Ephoren Geheiß, der Behandlung mittelst Frictionen unterworfen; in einigen Fällen geboten sie sogar, dass dieselben mit Ruthen gepeitscht wurden". Ebstein (1904) erwähnt noch, dass dicke Spartaner nicht in das Heer aufgenommen und mit Geldbußen belegt wurden.

Aus diesem Beispiel wird ersichtlich, dass menschliche Gesellschaften zuweilen von keinen Bedenken geplagt werden, wenn es um ihre Stärke, in diesem Fall um die militärische, geht. Dann gelten die individuellen Wahlmöglichkeiten nicht mehr. Dann hat sich das Individuum den Anforderungen der Gesellschaft vollkommen zu unterwerfen.

Auch heute wird Adipositas unter funktionellen Gesichtspunkten betrachtet. Welche direkten und indirekten Kosten werden durch Adipositas verursacht? Leisten adipöse Arbeitnehmer weniger als nicht Adipöse? Und einige Gesundheitsexperten von heute würden sich über die Idee der Spartaner, den Dicken Geldbußen auferlegen, entzückt zeigen, haben sie doch Vergleichbares im Sinne, wenn sie planen, Adipöse höhere Krankenversicherungsbeiträge zahlen zu lassen.

Mit Blick auf das fünfte Kriterium – die individuelle Gesundheit – wird Adipositas begriffen als mögliche Einschränkung der Lebenserwartung und als Faktor, der die Mortalitätsanfälligkeit erhöht. Bereits Hippokrates benannte Auswirkungen von Dickleibigkeit, nämlich verkürzte Lebenserwartung und Sterilität bei Frauen (vgl. Ries 1970). In der römischen Spätantike beschrieb Caelius Aurelianus die Dickleibigkeit als „eine Art von Schwächezustand … zumal ja die Kranken auch wirklich eine unerträgliche Belästigung befällt. Denn die starke, übermäßige Fleischmasse lässt die Körperformen von Fett anschwellen, führt zu beschränkter Beweglichkeit, körperlicher Belastung und Hinfälligkeit, schon nach wenigen Schritten zu Atemnot und zu Schweißausbrüchen. Die Kranken glauben, in ihrer Körperfülle ersticken zu müssen, die ihnen das Tragen auch nur leichter Bekleidung beschwerlich macht" (zit. nach Orth 1960). Bereits in der Spätantike galt Adipositas als Gesundheitsproblem: „Die römische Oberschicht huldigte derart der Völlerei, dass die für die Zukunft besorgten Gesetzgeber seit 180 v. Chr. Gesetze gegen Schlemmerei erließen" (Ackerknecht 1970).

Eine Zusammenschau dieser fünf Kriterien lässt erkennen, dass zwar einerseits Adipositas in vielen menschlichen Gesellschaften als Ausdruck von Macht und Reichtum gegolten hat und noch heute gilt, dass sie andererseits nicht erst in heutiger Zeit stark negativ bewertet wurde: als Ausdruck der Unfähigkeit, seine innere Natur zu kontrollieren, als Maßlosigkeit, als gesellschaftsschädigend und als Krankheit mit gravierenden Folgen.

Moderne, Wissen und Macht: Der Ansatz von Michel Foucault

Der französische Philosoph und Soziologe Foucault (1926-1984) hat sich intensiv mit neuen Machtformen in der Moderne auseinandergesetzt. Es soll dargelegt werden, dass erst diese die Problematisierung der Adipositas ermöglicht haben. Die folgenden Ausführungen basieren nicht auf Foucaults großen Werken, sondern auf seinen Aufsätzen und Interviews, die posthum gebündelt veröffentlicht worden sind (2002, 2003, 2005).

Norm und Einschließung

Foucault beschreibt das Gleichmachende als Effekt der Entstehung der Industriegesellschaft (ab dem 17. Jahrhundert), die begann, alle einzuschließen, die nicht willens oder in der Lage waren zu arbeiten –, zuerst auf Geheiß der Familie, dann des Arztes. Eingeschlossen wurden die Irren, Arbeitslosen, Kranken, Alten, Prostituierten. „Die kapitalistische Gesellschaft konnte die Existenz von Vagabunden nicht tolerieren" (1970, 2002). Die Einschlie-

ßung sollte als Drohung für all diejenigen, die noch nicht eingeschlossen waren, gelten, dass sie, sollten sie die Absicht hegen, nicht mehr normal zu arbeiten, auch eingeschlossen werden. Eine Norm hat ganz allgemein die Funktion, darüber zu richten, was gut und richtig ist, und dazu überzuleiten, diejenigen zu bessern, die dieser Norm nicht entsprechen. Unübersehbar ist die Gewichtsnorm die dominierende Norm im Gesundheitssektor. Norm ist heute, nicht zu rauchen, keinen oder wenig Alkohol zu trinken und maßvoll zu essen. Die Norm ist nichts anderes als eine Übersetzung der Kategorie des Guten: „Wenn ein Urteil sich nicht mehr in den Begriffen von Gut und Böse ausdrücken lässt, greift man nach den Begriffen des Normalen und Anormalen. Und zur Rechtfertigung der Unterscheidung zwischen *normal* und *anormal* stützt man sich auf Überlegungen, die aufzeigen sollen, was gut oder schädlich für den Einzelnen sei" (1971, 2002). Die Schwächung des christlichen Glaubens in den letzten Jahrhunderten in Europa hat dazu geführt, dass die Kategorien gut und böse etwas aus der Mode gekommen sind. Daher wurden sie er–setzt durch normal und anormal. Gesundheitsexperten gliedern sich wie selbstverständlich in die Reihen derjenigen ein, die für die Norm kämpfen. Daher fragen sie in der Regel die Bevölkerung nicht, ob sie gesund sein *will*. Schließlich kämpfen sie für eine Norm und für eine bestimmte Moral. „Nun ist es freilich, und zwar exakt seit dem 18. Jahrhundert, gerade eine der wesentlichen Funktionen der Medizin … gewesen, die Religion zu ersetzen und die Sünde in Krankheit zurückzuverwandeln, zu zeigen, dass das, was Sünde war, was selbstverständlich Sünde ist, vielleicht nicht dort oben, gewiss aber hier unten bestraft werden wird" (1972, 2002).

Gegen eine Moral ist nichts zu sagen. Im Gegenteil: Jede Gesellschaft braucht eine Moral. Aber diese Moral sollte sich nicht in körperlichen Parametern verstecken. In einer Demokratie sollte Moral Gegenstand einer öffentlichen Diskussion sein und nicht einfach nur auferlegt werden. Vor allem sollte eine Normierung nicht dazu dienen, dass sich die

Normierer als unschuldige und perfekte Wesen begreifen und die Bevölkerung als säumig und schuldig. Es ließe sich bilanzieren: Der öffentliche Gesundheitsdiskurs wird zunehmend davon strukturiert, dass die Bevölkerung als defizitär begriffen wird. Sie ist zu dick, zu faul, isst zu süß und fettig, lässt sich nicht impfen, bekommt einen Sonnenbrand, hat ungeschützt Sex, geht nicht rechtzeitig zur Vorsorgeuntersuchung.

Überwachen

Was tun, um diese strukturell schuldige und defizitäre Bevölkerung besser an die Kandare zu bekommen? Sie muss intensiv beobachtet und kontrolliert werden. Für Foucault ist das Paradigma moderner Machtausübung das Benthamsche Panoptikum, ein Gefängnis, in dem ein Wärter alle Gefangene beobachten und überwachen kann. Es ist der Traum von einer durchsichtigen Gesellschaft. Die Tragik der Adipositas besteht darin, dass sie so überaus gut sichtbar ist und so perfekt in ein Überwachungsraster passt und dementsprechend zum bevorzugten Überwachungsobjekt in der Moderne wird (Klotter 1990). Es sind nicht nur die Augen des Staates, die überwachen, es sind im Prinzip die Augen aller Menschen. Entscheidend ist, dass das Überwachen durch eine therapeutische Sorge bemäntelt wird. „Heute entwickelt sich die Welt auf ein Klinikmodell hin, und die Regierung übernimmt eine therapeutische Funktion. Die Funktion der Machthaber besteht darin, die Individuen im Rahmen einer wahrhaften gesellschaftlichen Orthopädie an den Entwicklungsprozess anzupassen" (Foucault 1973, 2002). Was ist mit denjenigen, die sich weigern, sich anzupassen? Oder es vielleicht Unvermögen? „Die Schande ist eine perfekte Strafe, da sie die unmittelbare und spontane Reaktion der Gesellschaft selbst ist … Es handelt sich also um eine Strafe, die sich am Verbrechen ausrichtet, die nicht vom Gesetzbuch festgelegt wird … ‚Der Triumph einer guten Gesetzgebung besteht darin, dass die öffentliche Meinung allein stark genug ist,

die Vergehen zu bestrafen'" (1973, 2002). So lässt sich gut verstehen, mit welcher gesellschaftlichen Wucht Adipöse stigmatisiert werden, und wie schlecht sie sich demnach fühlen.

Disziplinarmacht

Die moderne Macht richtet sich auf den Körper, auf die Disziplinierung der Körper, auf „die Isolierung und Neugruppierung der Individuen; die Lokalisierung der Körper; die optimale Nutzung der Kräfte; die Kontrolle und Verbesserung des Nutzeffekts; kurzum, die Bereitstellung einer umfassenden *Disziplin* des Lebens, der Zeit, der Energien" (1973, 2002). Die moderne Gesellschaft braucht disziplinierte Körper. Isolierung spricht die Fokussierung auf den individuellen Körper an. Er wird aus der Masse herausgegriffen und eingehend vermessen. Wie viel wiegt jemand? Wie groß ist er? Welche Blutfettwerte weist er auf? Neugruppierung könnte bedeuten, dass aufgrund der Normierung des Gewichts ein Normgewicht und damit Abweichungen vom Normgewicht identifiziert werden. Damit wird die gesamte Bevölkerung aufgrund des Normgewichts neu gruppiert. Lokalisierung meint: Welche Körper in welchem Gesundheitszustand sind wo anzutreffen? Das wäre die Aufgabe der Epidemiologie.

Die Disziplinargesellschaft analogisiert die Gesundheitsunbewussten mit den Kriminellen. Auch Adipöse als scheinbar offenkundige Gesundheitsunbewusste dürfen ungestraft diskriminiert werden: „Daraus ergibt sich auch eine neue Definition des Kriminellen. Der Kriminelle ist jemand, der die Gesellschaft schädigt und ihre Ordnung stört … Der Kriminelle ist ein innerer Feind" (1974, 2002). Überspitzt gedacht: Während wir uns kasteien und kontrolliert essen, schlägt der Adipöse über die Stränge, und zwar zu unseren Lasten, weil er große Kosten im Gesundheitswesen verursacht.

Eine zentrale Stütze der modernen Disziplinarmacht ist das Thema Gesundheit, das erst im Verlauf des 18. Jahrhunderts allmählich an Bedeutung gewinnt und seit 200 Jahren einen beeindruckenden Siegeszug angetreten hat: „Es ist das Erscheinen der Gesundheit und des physischen Wohlergehens der Bevölkerung im Allgemeinen eines der wesentlichen Ziele der politischen Macht … Die diversen Machtapparate müssen sich der ‚Körper' annehmen, und zwar nicht einfach nur, um von ihnen den Einsatz des eigenen Blutes zu fordern oder um sie vor den Feinden zu schützen, nicht einfach nur, um die Bestrafungen sicher zu stellen oder die Abgaben zu erpressen, sondern um ihnen zu helfen und sie wenn nötig zu zwingen, ihre Gesundheit zu gewährleisten. Der Imperativ der Gesundheit: Pflicht eines jeden und allgemeines Ziel" (1976, 2003).

Es geht hierbei nicht nur mehr um das Ziel, nützliche Arbeiter und Soldaten herzustellen, vielmehr ist Gesundheit das Bindeglied der gesamten Gesellschaft. Mit der eigenen guten Gesundheit wird Zustimmung zu dieser Gesellschaft signalisiert, während der kranke Körper einer Revolte gleichkommt. Besonders beeindruckend ist die positive Bestimmung von Gesundheit. Die Gesellschaft möchte Wohlergehen für alle. Dieser Wunsch ist gekoppelt an die Disziplinarmacht. Beides lässt sich nicht auseinanderdividieren. Die Tätigkeit der Gesundheitsexperten verkörpert diese Verknüpfung in vollkommenem Maße. Diese hat sich in den letzten 200 Jahren verändert.

Die Politik als Fortsetzung des Krieges

Die vermutlich provozierendste Idee Foucaults besteht in der Umkehrung eines berühmten Satzes des Kriegswissenschaftlers Clausewitz, der sinngemäß geschrieben hat: Der Krieg ist die Fortsetzung der Politik mit anderen Mitteln. Foucault hält dagegen: Die Politik ist die Fortsetzung des Krieges mit anderen Mitteln. Mitten im Frieden herrschen mehr oder weniger latent Krieg oder Bürgerkrieg: „Die Umkehrung dieses Satzes würde auch noch etwas anderes bedeuten: Dass innerhalb dieses ‚zivilen Friedens' die politischen Kämpfe, die Konfrontationen wegen der Macht mit der Macht

um die Macht und die Veränderungen der Kräfteverhältnisse …, dass all das in einem politischen System nur als die Fortsetzung des Krieges interpretiert werden kann" (1977, 2003). Gesundheitsinterventionen gegen Adipositas, Rauchen und Alkohol können so selbst zu Waffen in einem Krieg für die Gesundheit werden. Gesundheitsexperten kämpfen für den disziplinierten Körper gegen das Laster. Wenn sich Gesundheitsinterventionen gegen Adipositas richten, dann sind dies Waffen der Gewinner in dieser Gesellschaft, die überwiegend dünn und flexibel sind, gegen die dicken Verlierer. Gesundheitsexperten wären in dieser Perspektive gar nicht daran interessiert, die Dicken zu bekehren, der Kreuzzug verselbstständigt sich vielmehr. Adipöse wehren sich nun ihrerseits nicht, aber vielleicht ist ihr Dicksein ihr Widerstand. Das Muster könnte lauten: Sie halten sich nicht an die Norm, dünn sein zu müssen. Das ist ihre Revolte. Sie ärgern die Dünnen, indem sie so viel essen, wie sie wollen, etwas, was sich die Dünnen reichlich oft verbieten müssen. Zumindest glauben die Dünnen, die Dicken könnten maximal genießen. Die Dicken reden den Dünnen diesen Glauben nicht aus. Dazu genießen sie den Neid der Dünnen zu intensiv. Man könnte von einem gesellschaftlichen Kleinkrieg sprechen, der zwischen dick und dünn tobt.

Pastoralmacht

Das Modell der Disziplinarmacht, die im Wesentlichen am Körper ansetzt, ergänzt Foucault um die sogenannte Pastoralmacht, die sich der Seelen annimmt. „Die Verantwortung des Priester-Hirten für das Seelenheil seiner Schäfchen macht es erforderlich, dass er genau weiß, was im Innersten jedes einzelnen Gläubigers vorgeht" (1978, 2003). Wer weiß, was im Anderen vor sich geht, hat Macht über ihn. Die Gesundheitsförderer müssen über die Teilnehmerinnen und Teilnehmer ihrer Interventionen wissen, dass sie nicht süchtig, sondern steuerbar sind. Und die Gesundheitsförderer müssen sich ein intimes Bild von ihren Netzteilnehmern machen, das sich nicht nur auf die Verhaltensebene beschränkt, sondern auch auf die Wünsche und die Absichten. Um zu diesem intimen Bild zu gelangen, müssen sie das Gespräch mit den Teilnehmern ihrer Interventionen aufnehmen. Dieses Gespräch wiederum verändert die Netzteilnehmer selbst. Sie erkunden ihr Inneres. Foucault geht davon aus, dass diese Form von Machtausübung, die so genannte Pastoralmacht, intensiv in unserer Kultur eingesetzt worden ist: „Man sagt oft, der Staat und die moderne Gesellschaft ignorierten das Individuum. Wenn man es etwas näher betrachtet, dann ist man im Gegenteil über die Aufmerksamkeit erschrocken, die der Staat den Individuen schenkt; man ist erschüttert von all den Techniken, die vorbereitet und entwickelt wurden, damit das Individuum nicht auf irgendeine Weise der Macht entkommt, weder der Überwachung noch der Kontrolle, noch dem Weisen, noch der Berichtigung und Korrektur. All die großen Disziplinarmaschinen: Kasernen, Schulen, Werkstätten und Gefängnisse sind Maschinen, die es gestatten, das Individuum einzukreisen, zu wissen, was es ist, was es tut, was man aus ihm machen kann, wo man es platzieren muss, wie es unter den anderen zu platzieren ist" (1978, 2003).

Adipöse Menschen fallen überall auf, bereits der Kinderarzt trägt die Diagnose Adipositas in die Krankenakte ein. Erzieherinnen sprechen die Eltern auf das Übergewicht ihres Kindes an. In der Schuleingangsuntersuchung wird es registriert, bei der Einziehung zum Wehrdienst usw. Selbstredend fällt Adipositas nicht nur quasi öffentlichen Instanzen auf. Auch die Verkäuferin von Kleidern registriert die Übergröße, der Bademeister, die Sportlehrerin werden Zeugen des Übergewichts. Es bleibt nicht beim bloßen Registrieren. All die genannten Personenkreise, aber vor allem die betroffene Person selbst, machen sich darüber Gedanken, warum die adipöse Person adipös ist. Es muss doch wohl etwas mit intrapsychischen Defekten zu tun haben. Aus einem Phänomen *erwächst* eine Persönlichkeit, leitet sich eine Biografie ab.

Gesundheitsexperten treten mit dem Anspruch an, das Individuum vor übermäßigen Risiken zu schützen. Auch sie wollen wohltätig sein, nämlich in Hinsicht auf das wertvolle Gut Gesundheit. Und gerade der pastorale Anstrich der Gesundheitsinterventionen ist so beeindruckend, dass alle anderen Aspekte von Machtausübung durch Gesundheitsexperten überdeckt werden. Die Pastoralmacht ist der Schutzschild der Kaste der Gesundheitsexperten.

Mit dem Modell der Pastoralmacht wird verständlich, warum Gesundheitsexperten nicht fragen, ob Menschen Gesundheit haben *wollen,* da für die Gesundheitsexperten die Gesundheit denselben Stellenwert hat wie in der Pastoralmacht das Heil: Noch einmal Foucault: „Die Existenz eines Hirten bedeutet, dass er verpflichtet ist, sich um das Heil jedes Individuums zu kümmern. Mit anderen Worten: Das Heil ist im christlichen Abendland zugleich eine individuelle Angelegenheit – jeder strebt nach seinem Heil –, aber dabei gibt es keine Wahl. Die christliche Gesellschaft, die christlichen Gesellschaften haben es den Individuen nicht freigestellt zu sagen: ‚Nun, aber ich will mein Heil gar nicht anstreben'. Es wurde von jedem verlangt, dass er nach seinem Heil trachtet. ‚Du wirst gerettet werden, oder vielmehr, du musst alles Nötige tun, um gerettet zu werden, und wir bestrafen dich schon in dieser Welt, wenn du nicht das Nötige für deine Rettung tust'. Die Macht des Hirten besteht gerade darin, dass er die Autorität hat, die Leute dazu zu verpflichten, alles Nötige für ihr Heil zu tun. Das Heil ist obligatorisch" (1978, 2003).

Klar ist, dass Gesundheit das moderne Heil ist, dass sich die Kaste der Gesundheitsexperten nahezu perfekt in das Modell der Pastoralmacht einfügt und dass sich die Klientel der Gesundheitsexperten, also alle Menschen minus die Gruppe der Gesundheitsexperten, gegenüber den Gesundheitsexperten so verhält wie gegenüber dem Hirten. Sie versucht, ihm auszuweichen, meidet seinen strengen, alles durchschauenden Blick. Wenn sie auf ihn trifft – das ist fast immer unangenehm –, versucht sie, mit einem Geständnis fast aller Sünden seine unerbittliche Härte zu mildern. Die Existenz des Hirten und die drohende Gefahr, ihm zu begegnen, zwingen das Schaf, über sich nachzudenken, über seine Laster, über die Fähigkeit oder Unfähigkeit, diesen zu widerstehen, überhaupt über die eigene Seele. Der Hirte zwingt das Schaf zur Reflexion.

Nichthandeln als Konsequenz?

Die Tätigkeit der Gesundheitsexperten unter machttheoretischen Aspekten zu durch*leuchten*, bedeutet nicht, sämtliche Präventions- und Gesundheitsförderungskonzepte unter Generalverdacht zu stellen. Schließlich gibt es nichts auf dieser Welt, was nicht in Beziehung zur Macht stehen würde. Die Machtanalyse erlaubt aber, besser zu verstehen, was die Tätigkeit der Gesundheitsexperten ist, einschließlich unerfreulicher Nebeneffekte wie der Stigmatisierung. Sie ermöglicht es auch, diese Tätigkeit anders zu positionieren: weg von der Disziplinarmacht hin zu einem Begleitungsmodell, weg vom Austreiben der Dunkelheit hin zur Akzeptanz der Dunkelheit, weg von der totalen Kontrolle hin zur Respektierung der Privatsphäre, weg vom Verkünden des selbstverständlichen Gesundheitsheils hin zur öffentlichen Diskussion, wer wie viel Gesundheit will, weg vom Diktat der Gesundheit hin zur Wertediskussion, weg von der Aufteilung in gute Gesundheitsexperten und böse Bevölkerung.

Ausblick

Der vielschichtige Ansatz von Foucault macht deutlich, dass die Suche nach einer evidenzbasierten Behandlung der Adipositas vielleicht grundlegend an der gesellschaftlichen Relevanz der Adipositas vorbeigeht. Mithilfe der Problematisierung der Adipositas wird auf unterschiedliche Weise Macht ausgeübt. Gäbe es eine erfolgreiche, evidenzbasierte Behandlung der Adipositas und würde dadurch Adi-

positas gleichsam verschwinden, dann gäbe es auf diversen Ebenen ein Machtvakuum. Es ist nicht davon auszugehen, dass unsere Gesellschaft dies wünscht. Unsere Gesellschaft braucht Adipositas in gewisser Weise. Die Adipositasproblematik wäre so ein Beispiel dafür, dass evidenzbasierte Medizin und Gesundheitsversorgung in bestimmten Fällen eine Gegenrechnung erfahren müssen, in die andere Faktoren wie gesellschaftlicher Nutzen mit einfließen. Die Zweckrationalität von Evidenzbasierung, von der Kritischen Theorie der Gesellschaft als instrumentelle Vernunft bezeichnet, findet somit ihre Grenzen in gesellschaftlichen Machtverhältnissen, in denen Zweckrationalität nur ein Wert unter mehreren anderen ist. Wenn die Politik die Fortsetzung des Krieges ist, wenn mehr oder weniger unterschwellig unsere Gesellschaft eine kriegerische ist, wenn die Adipösen quasi eine Kriegspartei darstellen, dann bricht sich instrumentelle Vernunft an diesem Krieg. Auch wenn diese Foucault folgende Deutung der Adipositas überzogen klingen mag: Im Streben nach evidenzbasierter Gesundheitsversorgung muss zur Kenntnis genommen werden, dass es gesellschaftliche Strukturen gibt, die an einer Evidenzbasierung wenig Interesse haben. Die „Bekämpfung" der Dicken wird zu einem Kernanliegen der Gesundheitsexperten, das bereits fundamentalistische Züge angenommen hat.

Wie in der Einleitung bereits angedeutet, gibt es hinsichtlich der Evidenzbasierung von Adipositasinterventionen widersprüchliche Interessengruppen in einer bestimmten Gesellschaft. Ist eine Krankenversicherung an einer evidenzbasierten Medizin prinzipiell interessiert, da sie – das ist die Hoffnung – zu einer Kostenminderung führt, so wird eine Reha-Einrichtung wenig dagegen haben, dass adipöse Kinder und Jugendliche nicht *einmal* stationär behandelt werden, sondern alle drei Jahre die Einrichtung besuchen müssen, da der Behandlungserfolg langfristig nicht erfolgreich war. Der mehr oder weniger seriöse Gesundheitsmarkt bekäme einen deutlichen Wachstumsknick, wenn evidenzbasierte Adipositasbehandlung erfolgreich greifen würde. Die

Politik verlöre ihr bevorzugtes Terrain für „Man müsste und man sollte"-Pamphlete und -Parolen. Ein so bedeutsames Bedrohungsszenario wie die Adipositasepidemie, ein wahrer medialer *Kracher*, würde, wenn es verschwände, eine große Lücke in den Medien hinterlassen. Um die Zukunft eines evidenzbasierten Umgangs mit dem Thema Adipositas scheint es also nicht sonderlich gut bestellt zu sein. Zu viele gegenläufige gesellschaftliche Bestrebungen, zu viele Widersacher scheinen sich in den Weg zu stellen.

Literatur

Ackerknecht EH (1970) Therapie von den Primitiven bis zum 20. Jahrhundert. Stuttgart.

Bourdieu P. (1987) Die feinen Unterschiede. Frankfurt a.M.: Suhrkamp.

Bruch H (1973) Eating Disorders: Obesity, Anorexia Nervosa, and the Person Within. New York: Basic Books.

Ebstein W (1904) Die Fettleibigkeit (Korpulenz) und ihre Behandlung nach physiologischen Grundsätzen. Wiesbaden: Bergmann.

Elias N (1978) Über den Prozess der Zivilisation. 2 Bde. Frankfurt a.M.: Suhrkamp.

Foucault M (1986) Der Gebrauch der Lüste – Sexualität und Wahrheit 2. Frankfurt a.M.: Suhrkamp.

Foucault M (2002) Dits et Écrits. Zweiter Band. Frankfurt a.M.: Suhrkamp.

Foucault M (2003) Dits et Écrits. Dritter Band. Frankfurt a.M.: Suhrkamp.

Foucault M (2005) Dits et Écrits. Vierter Band. Frankfurt a.M. Suhrkamp.

Heckmann H (Hg.) (1979) Die Freud des Essens. München: Hanser.

Hirschfelder G (2001) Europäische Esskultur. Frankfurt a.M.: Campus.

Klotter C (1990) Adipositas als wissenschaftliches und politisches Problem. Heidelberg: Asanger.

Klotter C (2000) Lebenskunst in historisch-psychologischer Perspektive. Journal für Psychologie 8: 50-62.

Klotter C (2007) Einführung Ernährungspsychologie. München.

Klotter C (2009) Warum wir es schaffen, nicht gesund zu bleiben. Eine Streitschrift zur Gesundheitsförderung. München: Reinhardt.

Montanari M (1993) Der Hunger und der Überfluss. München: Beck.

Wadd W (1839) Die Corpulenz (Fettleibigkeit) als Krankheit, ihre Ursachen und ihre Heilung. Weimar: Voigt.

Zwischenetappe:
Zusammenfassung der Teile 2-4

Übergewicht aus Sicht von Evidence-based Public Health

Jürgen Breckenkamp

In den Teilen 2-4 wurden die Schritte von Evidence-based Public Health am Beispiel von Übergewicht nachvollzogen. Was haben wir mitgenommen?

Übergewicht: Vom Zustand zum Gesundheitsproblem

Übergewicht ist ein Dauerbrenner in den Medien und der Öffentlichkeit. Doch im April 2007 bekam das Thema in Deutschland eine neue Qualität. Anlass waren Meldungen, nach denen die Deutschen „die dicksten Europäer" seien. Methodische Besonderheiten, welche die Aussagekraft einschränkten, wurden entweder übersehen oder nicht verstanden. Die Nachricht traf auf eine latent vorhandene Stimmung, nach der Übergewicht und Adipositas nicht mehr nur als individuelles, sondern auch als gesellschaftliches Problem gedeutet wurden. Dazu trugen auch Meldungen zu übergewichtinduzierten Kostensteigerungen im Gesundheitswesen bei, mit denen angeblich zukünftig zu rechnen sei. Der Eindruck einer Epidemie drängte sich auf. Einzelne Mitglieder der wissenschaftlichen Gemeinschaft forderten die Politik beinahe ultimativ zu raschem Handeln auf.

Vor dem Hintergrund der vorhandenen Masse an Literatur und Maßnahmen sollte es eigentlich eine einfache Übung sein, sich über die konkreten mit Übergewicht verbundenen Probleme und die Maßnahmen zu deren Verhinderung einen Überblick zu verschaffen. Bei näherer Betrachtung zeigen sich aber verschiedene Defizite.

Konkretisierung des Problems

EbPH verfügt über das notwendige Instrumentarium und hat das Potenzial, ein Gesundheitsproblem strukturiert zu analysieren, die Untersuchung bestimmter Sachverhalte durch die Formulierung wissenschaftlicher Fragestellungen zu ermöglichen und letztlich verlässliche Lösungen vorzuschlagen. Beim Thema Übergewicht fällt auf, dass schon der erste Schritt, die Formulierung einer klaren Fragestellung, nicht selbstverständlich ist: Ist Übergewicht an sich schon ein Problem? Ab welchem Body-Mass-Index fängt Übergewicht an, ein Problem zu sein? Oder sind eher die möglichen Folgeerkrankungen von Übergewicht das Problem? Wenn Letzteres zutrifft, lassen sich diese möglicherweise durch nicht-gewichtsbezogene Maßnahmen viel effektiver verhindern? Besteht nicht die Gefahr einer unnötigen Stigmatisierung von Menschen, die bislang ganz zufrieden mit sich und ihrem Gewicht waren – und womöglich nicht mal ein erhöhtes Gesundheitsrisiko haben?

Fragestellungen werden – oft unbewusst – durch Theorien, also Vorstellungen über kausale Zusammenhänge, gelenkt. Abhängig davon, ob man sich z.B. für ein individualisierendes oder für ein gesellschaftliches Modell entscheidet, werden die Schwerpunkte und Fragestellungen ganz unterschiedlich ausfallen: Sind die Ursachen von Übergewicht/Adipositas die modernen Ernährungsgewohnheiten und mangelnde körperliche Aktivität, sind es die Gene oder sind es die sozioökonomischen Bedingungen? Dass den Fragestellungen Theorien unterliegen, liegt in der Natur der Sache und ist unumgänglich. Wichtig ist es daher, die unterliegenden Theorien explizit aufzuzeigen und transparent zu machen, damit sie einer empirischen Kritik zugänglich sind.

Über geeignete Methoden zu überraschenden Erkenntnissen

Auch gesundheitlich Vorgebildete nehmen oft unreflektiert an, dass mit jedem Kilo zusätzlich die Lebenserwartung abnehmen müsse. Umgekehrt würde jedes verlorene Kilo zu zusätzlichen Lebensjahren führen – egal, wie es verloren wurde. Ganze Industriezweige und Gesundheitseinrichtungen leben gut von diesen Annahmen, die so oft wiederholt wurden, dass sie den meisten Menschen zumindest vertraut wirken und eine Eigendynamik entwickeln.

Im Kontrast zu der medial vermittelten und durch „besorgte Experten" propagierten Gefahr zeichnet die tatsächliche Evidenzlage ein weniger dramatisches Bild. Eine Differenzierung zwischen Personen mit Übergewicht und Personen mit Adipositas findet aber in aller Regel nicht statt.

Kommunikation und Umsetzung: Spielt Evidenz eine Rolle?

Interventionen bei Übergewicht und Adipositas sind überwiegend auf eine Änderung des Ernährungsverhaltens ausgerichtet. Die angestrebten Änderungen hin zu einer „gesunden" Ernährung basieren dabei auf Empfehlungen der Deutschen Gesellschaft für Ernährung. Doch die Empfehlungen sind selten evidenzbasiert und werden daher in vergleichsweise kurzen Zyklen revidiert. Krankenkassen kommunizieren auf ihren Internetseiten den Zusammenhang zwischen Übergewicht und „falscher" Ernährung und beziehen sich dabei weitgehend auf die Botschaften der Deutschen Gesellschaft der Ernährung.

Auffällig ist der plakative Umgang mit Übergewicht. Angebote von Krankenkassen möchten die Menschen am Computer „Fettfallen" ausweichen lassen – welche Effekte das auf wen haben könnte, bleibt unklar. Entsprechendes gilt für „IN FORM – Deutschlands Initiative für gesunde Ernährung und mehr Bewegung". Medikamente, mit denen in kurzer Zeit die Pfunde purzeln sollen, werden mit dem Verweis auf die „Zeitbombe Übergewicht" angeboten. Der Hinweis, dass diese „Pfunde" nach der Therapie oft wieder zurückkommen, fehlt dagegen.

Vor dem Hintergrund der Evidenzlage bleibt bei vielen Angeboten ungewiss, ob die geplanten Maßnahmen einen tatsächlichen Nutzen haben oder nicht doch der symbolische, vielleicht auch der disziplinierende Charakter überwiegt.

Was hat Übergewicht mit Evidence-based Public Health zu tun?

Übergewicht ist ein Beispiel dafür, dass durch eine bestimmte plakative Darstellung („dickste Europäer") Handlungsdruck erzeugt werden kann. Unter Umgehung einer expliziten Analyse nach Leitfragen wie z.B. (a) stimmt das überhaupt?, (b) wer ist tatsächlich betroffen?, (c) welche Maßnahmen sind für welche Personengruppe geeignet? werden Programme ohne den vorherigen Nachweis der gewünschten Wirksamkeit umgesetzt. So werden finanzielle und personelle Ressourcen in Maßnahmen gebunden, bei denen unerwünschte Wirkungen nicht ausgeschlossen sind. Personen, die ggf. von einer solchen Maßnahme profitieren könnten, werden nur unzureichend oder gar nicht erreicht. Die eingesetzten Mittel fehlen dann in anderen Bereichen, wo sie vielleicht wirksamer hätten eingesetzt werden können.

Übergewicht: Brauchen wir EbPH und ein EbPH-Modell?

Am Beispiel Übergewicht lässt sich gut zeigen, dass der Sorge, es könne „zu viel Evidenz" in Public Health geben, auf absehbare Zeit sehr gelassen entgegengetreten werden kann – vorläufig überwiegt noch der Mangel an Evidenz. Doch dieser Mangel fällt ohne eine strukturierte Analyse gar nicht auf. So bleibt unbemerkt, dass Gesundheitsprobleme größer oder kleiner gemacht werden, wenn die Bezugsgrößen und Methoden nicht reflektiert werden. Wenn man ohne eine Kultur des Hinterfragens an Forschungsziele herantritt, merkt man möglicherweise nicht, dass häufig wiederholte Annahmen tatsächlich nur genau das sind: Annahmen eben. Die Annahme „Übergewichtige sterben früher" gehört in ihrer Pauschalität ebenso dazu wie die, dass Übergewichtige unbedingt „versorgt" werden müssten.

Ziel von EbPH ist es, Fehler wie sie hier exemplarisch für das Thema Übergewicht dargestellt wurden, bei der Auswahl und Planung von Public-Health-Maßnahmen zu vermeiden.

Teil 5:
Umsetzung von Evidence-based Public Health:
Fallbeispiele

Umsetzung von Evidence-based Public Health: Fallbeispiele

Oliver Razum

Wissenschaftler und Praktiker sind immer wieder gefordert, evidenzbasierte Entscheidungen im Bereich Public Health vorzubereiten oder zu treffen. Die folgenden Fallbeispiele zeigen jeweils exemplarisch und handlungsorientiert, wie EbPH in der Praxis umgesetzt werden kann. Neben gesundheitlichen oder epidemiologischen Perspektiven behandeln die Beispiele daher auch ökonomische, ethische, rechtliche, soziokulturelle und kommunikationsbezogene Aspekte. Dass diese Aspekte in den einzelnen Beiträgen in jeweils unterschiedlichem Maße zum Tragen kommen, spiegelt die Realität der Entscheidungsfindung im Bereich Public Health wider: Immer noch neigen Akteure dazu, Evidenz vorwiegend im medizinisch-epidemiologischen Feld zu suchen und etwa den ethischen oder sozialen Bereich weniger stark zu berücksichtigen. Entsprechend unterschiedlich dicht sind die Informationen aus der Literatur, auf welche die Autoren zurückgreifen konnten.

Die Umsetzung von EbPH verläuft in der Praxis als Prozess, wie das Modell in Kapitel 1.2 zeigt. Die Evidenzerstellung ist der bekannteste und am besten dokumentierte Schritt in diesem Prozess, aber eben nur ein Teil desselben. Ihr gehen Entscheidungen (welches Problem ist aus Sicht der Public Health relevant?) und Aushandlungen zwischen Akteuren (beispielsweise hinsichtlich der genauen Fragestellung) voraus. Da die Akteure aus sehr unterschiedlichen Kontexten kommen (von der Gesundheitspolitik bis zur Wissenschaft), ist diese Phase des Prozesses nicht selten konfliktgeladen: Ganz unterschiedlich sind oft die Ressourcen, Werte und Interessen der Akteure.

Auch wenn die Evidenz erstellt ist, setzen sich die Verhandlungsprozesse fort. Bei vielen Interventionsvorschlägen zur Lösung von Public-Health-Problemen ist es schwierig oder unmöglich, hoch standardisierte randomisierte, kontrollierte Studien durchzuführen. Entscheidungen müssen sich daher oft auf Ergebnisse stützen, die mit einer größeren Unsicherheit behaftet sind. Solche Ergebnisse unterliegen unterschiedlichen Deutungen und Interpretationen. Daher sind Diskussionsprozesse zwischen den beteiligten Akteuren eher die Regel als die Ausnahme. Die Entscheidungsfindung für oder gegen eine bestimmte Public-Health-Maßnahme erfordert also ein Aushandeln.

Der Prozess der Umsetzung von EbPH ist komplex und verläuft, je nach dem zugrunde liegenden Public-Health-Problem, oft über viele Jahre. Kompliziert wird er nicht nur durch unterschiedliche Interessenlagen der Akteure. Vielmehr wird häufig im Verlauf des Umsetzungsprozesses neue, relevante wissenschaftliche Evidenz produziert oder es werden einstmals teure Public-Health-Interventionen durch kostengünstigere Entwicklungen ersetzt. Ebenso unterliegen gesellschaftliche Werte und Meinungen einem Wandel über die Zeit. Wollte man diesem Prozess mit allen seinen Um- und Abwegen in den Umsetzungsbeispielen vollkommen gerecht werden, so wäre jeweils eine historische Aufarbeitung erforderlich. Das aber würde den Rahmen dieses praxisbezogenen Bandes sprengen. Die Autoren der Beispiele betonen daher die unterschiedlichen Perspektiven von EbPH stärker als deren Prozesscharakter.

Die Umsetzungsbeispiele dieses Kapitels können naturgemäß nicht alle wichtigen Public-Health-Probleme abdecken. Die Beispiele umfassen aber Probleme und Maßnahmen auf ganz unterschiedlichen Interventionsebenen (z.B. Gesetzgebung oder Individuum) sowie aus verschiedenen Perspektiven (z.B. Staat oder Krankenkasse). So können Leser anhand struktureller Ähnlichkeiten oder Parallelen im jeweils dargestellten Ansatz Erkenntnisse für ihre eigene Situation und Bedürfnisse gewinnen. Die Beispiele decken folgende Typen von Public-Health-Problemen und Interventionsebenen ab:

– Grippe (Krankheit): Interventionsebene für Prävention: Öffentlicher Gesundheitsdienst,
– Screening (Intervention): Interventionsebene Bevölkerung; Akteurssicht gesetzliche Krankenversicherung,
– Chronische Rückenschmerzen (Symptom): Interventionsebene für Prävention: Individuum oder Setting wie z.B. Betrieb sowie
– Feinstaub (Exposition): Interventionsebene Gesetzgebung.

Die Fallbeispiele zeigen die praktischen Herausforderungen von EbPH eindrücklich auf. Die Evidenzerstellung verläuft hoch standardisiert und wenig strittig, wenn es darum geht, die Wirksamkeit eines neuen Grippe-Impfstoffs zu prüfen (wobei selbst dann Unsicherheiten hinsichtlich seltener Nebenwirkungen bleiben können). Aber schon die Frage, ob Barrieremaßnahmen wie Schulschließungen wirksam – und volkswirtschaftlich gerechtfertigt – sind, lässt sich derzeit nur indirekt mithilfe von mathematischen Modellierungen beantworten. Dementsprechend besteht mehr Konfliktpotenzial und damit Diskussions- und Aushandlungsbedarf. Das Beispiel Zervixkarzinom-Screening ist in dieser Hinsicht ebenfalls instruktiv: Die Maßnahme wurde eingeführt, bevor die Evidenzlage eindeutig war. Einmal eingeführt lässt sich ein solches Programm aber nicht mehr mit einer kontrollierten Studie bewerten (dazu müssten ja Frauen vom Screening ausgeschlossen werden). Das erschwert eine eindeutige Einschätzung des Nutzens, was wiederum das Kommunizieren von Schaden-Nutzen-Abwägungen kompliziert.

Beim Screening zeigen sich auch eindrücklich die unterschiedlichen Interessenlagen von Stakeholdern: Ärzte und Gesundheitspolitik propagieren eine möglichst hohe Teilnahmequote, während aus Sicht der Nutzer eine individuelle Entscheidung nach Abwägung des Nutzens und möglicher Schäden erforderlich ist. Ähnlich divergierende Interessenlagen finden sich auch beim Thema Feinstaub: Hier muss der Gesetzgeber gesundheitliche und wirtschaftliche Interessen gegeneinander abwägen. Neu entwickelte kostengünstige und wirksame Filter können hier großen Einfluss auf Aushandlungsprozesse und ihre Ergebnisse nehmen.

Welche große Bedeutung neue wissenschaftliche Evidenz hat, zeigt sich daran, dass Feinstaub überhaupt erst vor kurzer Zeit zu einem prioritären Public-Health-Thema wurde. Die Verfügbarkeit neuer Erkenntnisse allein führt aber nicht problemlos zu neuen Präventionsstrategien, wie das Beispiel Rückenschmerzen demonstriert. Hier persistieren alte Erklärungsmodelle und daraus resultierendes Krankheits- und Therapieverhalten, obwohl neue, dem widersprechende Evidenz vorliegt. Experten haben innerhalb eines relativ kurzen Zeitraums ihre ätiologischen Modelle auf der Basis der neuen Evidenz stark revidiert, mit weitreichenden Konsequenzen für die empfohlenen Interventionen. Es bleibt eine Herausforderung, die unterschiedlichen Erklärungsmodelle zu kommunizieren und damit die resultierenden neuen Interventionsstrategien akzeptabel zu machen.

Auch wenn der Prozesscharakter von EbPH nur schwer abbildbar ist, bilden die vier Beispiele dieses Kapitels exemplarisch die Umsetzung des EbPH-Modells in der Praxis ab.

Obwohl die Beispiele nur Teilbereiche von Public Health abdecken, können sie aufgrund der Heterogenität der Probleme und der Interventionsebenen doch handlungsleitend sein. Mitarbeiter von Krankenkassen beispielsweise sind eingeladen, aus den Beispielen zu Screening und Rückenschmerzen Schlussfolgerungen für die Einführung von anderen Gesundheitsprogrammen abzuleiten. Politiker werden Erkenntnisse über die erforderliche Evidenzlage für die gesundheitsbezogene Gesetzgebung gewinnen. Zur Umsetzung von EbPH, so demonstriert dieses Kapitel, gehört nicht nur die Anwendung des Modells, sondern auch das Lernen am Beispiel.

5.1 Evidence-based Public Health in der Influenza-Pandemieplanung

Reinhard Bornemann

5.1.1 Einleitung

Die Auseinandersetzung des Gesundheitswesens mit Krankheiten findet auf verschiedenen Ebenen statt: Dazu gehören insbesondere das kurative Gesundheitssystem und der Öffentliche Gesundheitsdienst (ÖGD). In diesem Beitrag dient eine drohende Influenzapandemie als Fallbeispiel für evidenzbasierte Public Health. Dabei steht die Interventionsebene des ÖGD im Vordergrund.

Die Weltgesundheitsorganisation (WHO) befürchtet zunehmend das Auftreten einer erneuten Influenzapandemie (zuletzt Aufruf vom 18.2.09). In den letzten 120 Jahren gab es vier solcher Pandemien: 1889/90, 1918/19, 1957/58 und 1968/69, wovon insbesondere diejenige von 1918 mit weltweit den meisten Opfern das heutige Planungsszenario wesentlich bestimmt. Zum Verständnis der pandemischen Bedrohung müssen zunächst drei Begriffe erläutert werden.

Saisonale Influenza

Influenza ist der medizinische Fachausdruck für „Grippe" bzw. „echte Grippe", eine zum Teil schwer verlaufende Erkrankung der tieferen Atemwege, hervorgerufen durch Influenzaviren der Typen A oder B (ein „grippaler Infekt" hingegen wird durch andere Virustypen hervorgerufen und verläuft meist leicht). Infektionen mit Influenzaviren führen in Deutschland regelmäßig zu einer hohen Morbidität und Mortalität bzw. „Krankheitslast".

In ihrem Schweregrad können sich die jährlichen bzw. saisonalen Grippewellen deutlich voneinander unterscheiden. Während der Wintermonate erkranken in Deutschland jährlich mindestens eine bis fünf Millionen Menschen, abzulesen an den zusätzlichen ärztlichen Konsultationen. Entsprechend kommt es jährlich zu ca. 5.000-30.000 zusätzlichen Krankenhauseinweisungen. Saisonale Influenzawellen führten im Zeitraum 1996-2006 in Deutschland geschätzt zu durchschnittlich ca. 8.000 bis 11.000 zusätzlichen Todesfällen pro Jahr (das entspricht etwa dem Doppelten der Anzahl der jährlichen Verkehrstoten in Deutschland). Diese Zahl kann bei außergewöhnlich heftiger Influenzaaktivität, wie z.B. 1995/96 mit ca. 31.000 Todesfällen, deutlich überschritten werden (AG Influenza 2008).

Trotz der hohen jährlichen Infektions- bzw. Erkrankungsraten wird eine dauerhafte Immunität in der Bevölkerung nicht erreicht. Das rührt daher, dass sich jährlich im Frühjahr in Asien durch Evolution neue Influenzaviren herausbilden und breit zirkulieren. Diese sind in der Regel zwar nur geringfügig anders gestaltet als ihre Vorgänger. Die geringen Änderungen (durch einen sogenannten „antigenic drift") führen aber dazu, dass die neuen Viren von der in der Vorsaison erworbenen Immunabwehr der zuvor betroffenen Bevölkerung nicht ausreichend kontrolliert werden können und zu neuen Krankheitsfällen bzw. neuen

Grippewellen führen. Seit Ende der 1970er-Jahre zirkulieren beim Menschen die Influenza-A-Virus-Subtypen H3N2 und H1N1 sowie Influenza-B.

Aviäre Influenza A/H5N1

Influenza-A-Viren befallen auch eine Reihe von Tierarten, worunter vor allem die Vögel für den Menschen epidemiologisch bedeutsam sind.

1997 trat in Hongkong kurzzeitig ein bei Vögeln bereits bekannter, aber erstmals beim Menschen beobachteter „aviärer" Virussubtyp mit der Bezeichnung A/H5N1 auf (H=Hämagglutinin, N=Neuraminidase). Ab Ende 2003 trat er, zunächst in Asien, erneut beim Menschen auf. Er führte jeweils zu schweren Krankheitsbildern mit einer über 50-prozentigen Letalität. Gleichzeitig hatten sich die verursachenden aviären Influenzaviren A/H5N1 über weite Teile Asiens ausgebreitet und immer wieder zu schweren Ausbrüchen vornehmlich bei Nutzgeflügel (Enten und Hühner) geführt. Diese Ausbrüche führten dazu, dass aufgrund der weitverbreiteten Geflügelhaltung mit engem Tierkontakt jeweils sehr viele Menschen den primär nur vogelpathogenen Viren ausgesetzt waren. Dabei wurden diese Viren trotz ihrer morphologischen Verschiedenheit von menschenpathogenen Influenza-A-Viren, vermutlich aufgrund der hohen Kontaktintensität, immer wieder auf Menschen übertragen.

Bis Ende 2008 trat die durch A/H5N1 ausgelöste Influenzaerkrankung beim Menschen weltweit in 15 Ländern auf (11 in Asien – einschließlich Türkei, drei in Afrika, eines in Europa – in Aserbaidschan), und die WHO registrierte über die ca. vier Jahre von 2003/04 bis 2008 insgesamt 395 Erkrankungsfälle mit 250 Todesopfern (WHO 9.2.2009). Zudem ist von einer nennenswerten Dunkelziffer auszugehen, da vermutlich vorwiegend die schweren Fälle einer differenzierteren Diagnostik unterzogen wurden. Bislang wurden nur sporadische Fälle einer Mensch-zu-Mensch-Weiterverbreitung von A/H5N1 dokumentiert, da sich das ursprünglich aviäre Virus, trotz des erfolg-reichen ersten Schritts einer Infektion vom Vogel auf den Menschen, nicht ohne Weiteres an den Menschen anpassen kann. Wenn A/H5N1 jedoch auch diese evolutionäre Hürde überspringt, was zumindest nach Ansicht der WHO immer wahrscheinlicher wird, droht unmittelbar eine Pandemie mit A/H5N1. Neben dem derzeit im Fokus stehenden A/H5N1 gibt es jedoch noch weitere aviäre Influenza-A-Subtypen – H2, H7, H9 –, die bereits zu Infektionen beim Menschen geführt haben und daher ebenfalls Kandidaten für eine Pandemie sind.

Pandemische Influenza

Die geschilderte Anpassung der aviären Influenzaviren an den Menschen kann schließlich zur Entwicklung eines pandemischen Influenzavirus führen. Anstelle des geringfügigen saisonalen „antigenic drift" kommt es in den zirkulierenden Influenzaviren in unregelmäßigen zeitlichen Abständen auch zu stärkeren genetischen Veränderungen, dem sog. „antigenic shift". Dabei handelt es sich um einen ausgeprägten Subtypenwechsel bei den Influenza-A-Viren, der durch zwei verschiedene Mechanismen eintreten kann: entweder durch einen direkten Speziessprung eines primär aviären Subtyps auf den Menschen, wie 1918, oder durch ein „Reassortment" von humanen und aviären Influenzaviren, wie 1957 und 1968. Beim Reassortment kommt es, bei gleichzeitiger Infektion eines Menschen durch einen humanen und einen aviären A-Subtyp, zu einer Vermischung des jeweiligen viralen Erbmaterials mit dem Resultat eines neuen Subtyps. Wenn sich auf diese Weise die Eigenschaften eines hochpathogenen (eine schwere Krankheit auslösenden) aviären mit einem zwar nur gering pathogenen, aber von Mensch zu Mensch leicht übertragbaren humanen Virus verbinden, kann ein pandemisches Virus entstehen.

Breitet sich ein solches neues Virus wie die „gewöhnliche" saisonale Grippe über weite Teile der Welt aus und werden somit viele Menschen schwer betroffen, spricht man von einer „Influenza-" bzw. „Grippepandemie".

Box 6: Neue Grippe / Mexikogrippe / Schweinegrippe A/H1N1 2009

Seit dem Auftreten der Neuen Grippe A/H1N1 im April 2009, inzwischen von der WHO als Pandemie eingestuft, erhielt die bis dato „theoretische" Pandemieplanung eine „praktische" Aktualität. Ein neues Influenzavirus A/H1N1, im Sinne eines „antigenic shift" mit Genen von Vorläufer-Viren aus Mensch, Schwein und Vogel, breitete sich von Nordamerika ausgehend rasch über die Welt aus. Nach aktuellem Stand Anfang Oktober 2009 sind bisher weltweit ca. 350.000, in Europa ca. 60.000 und in Deutschland ca. 20.000 Menschen erkrankt. Die Morbidität der Neuen Grippe war bisher überwiegend gering, und ihre Letalität bewegt sich mit durchschnittlich um 0,1-0,2% im Bereich der saisonalen Grippe. Die dennoch unverändert hohe Aufmerksamkeit gegenüber der Neuen Grippe begründet sich vor allem wegen ihres Potenzials zu einer höheren Morbidität und Letalität angesichts der nun anstehenden millionenfachen Replikation des Virus in menschlichen Wirten weltweit und der daraus resultierenden Möglichkeit weiterer Mutationen, aber auch wegen der hohen Verbreitungsraten und der zu befürchtenden hohen Krankheitslast auf Bevölkerungsebene über die kommende Saison.

Was bedeutet das für die in diesem Kapitel – unmittelbar vor Auftreten der Neuen Grippe – getroffenen Aussagen? Hinsichtlich der als am effektivsten angesehenen pharmakologischen Intervention (PI), der Impfung, hat sich trotz der aktuellen Bedrohung kaum etwas geändert. Die Entwicklungs- und Produktionszeiten für einen „pandemischen" Impfstoff dauern weiterhin etwa fünf Monate (im Oktober 2009 werden die ersten Dosen ausgeliefert), seine klinische Schutzwirkung ist zum heutigen Zeitpunkt noch offen. Wenig Neues kann auch zur PI der antiviralen Medikation gesagt werden: Zwar haben sich die Neuraminidasehemmer als wirksam erwiesen, dies jedoch bei einer weit überwiegend blande verlaufenden Erkrankung. Für die Einschätzung der Effektivität von nichtpharmakologischen Interventionen (NPI) – etwa Kontrollen von Reisenden, sozialen Distanzierungsmaßnahmen oder Masken – erscheint es ebenfalls noch zu früh. In Deutschland beispielsweise gab es erst vereinzelte Schulschließungen, und Masken kamen außerhalb des medizinischen Sektors kaum zum Einsatz.

Speziell mit Blick auf den öffentlichen Gesundheitssektor in Deutschland lässt sich sagen, dass die vorliegenden Pandemiepläne zumindest gegenüber der derzeitigen Situation angemessen erscheinen. Die wahre Bewährungsprobe gegenüber einem aggressiveren Virus mit dem Ausbreitungspotenzial der früheren Pandemien steht jedoch noch aus. Die derzeit gemachten Erfahrungen bieten eine gute Chance, die bisherigen Pläne weiter zu verbessern.

Folgende Quellen bieten umfangreiches aktuelles Informationsmaterial zur Neuen Grippe:

Quellen:
ECDC, www.ecdc.europa.eu/ > Pandemic (H1N1) 2009
RKI, www.rki.de > Infektionskrankheiten von A - Z > Neue Influenza A/H1N1
WHO, Pandemic (H1N1) 2009, www.who.int/csr/disease/swineflu/en/index.html

Besondere Merkmale von Influenzapandemien können der Verlauf in mehreren Wellen und – bezogen auf Europa und Nordamerika – die Unabhängigkeit des Auftretens von der kalten Jahreszeit sein. Im 20. Jahrhundert traten drei solcher Pandemien auf. Die mit Abstand am schwersten wütende Influenzapandemie war diejenige von 1918/19, der nach aktuellen Schätzungen weltweit bis zu 50 Millionen Menschen zum Opfer fielen (also rund dreimal so viele wie insgesamt im 1. Weltkrieg). Die beiden weiteren Pandemien von 1957 und 1968 verliefen mit je ca. ein bis zwei Millionen Todesopfern demgegenüber zwar deutlich moderater, waren aber immer noch schwerwiegender als die sog. „interpandemischen" bzw. saisonalen Grippewellen, mit jährlich weltweit bis zu einigen 100.000 Toten.

Schätzungen über zu erwartende Todesfälle bei einer befürchteten neuerlichen Pandemie hängen auch von der Letalitätsrate ab – 1918 lag diese bei ca. 2,5% der Erkrankten, 1957 und

1968 hingegen bei nur ca. 0,1%. Die bisher beobachtete Letalität von ca. 60% der A/H5N1-Fälle bei Menschen ist dabei vermutlich kein valider Maßstab, da sie auf einer Selektion der schweren Verläufe basiert. Aktuelle Schätzungen rechnen vielmehr mit 14-33% Letalität, falls es zu einer A/H5N1-Pandemie kommen sollte (Li et al. 2008). Hochgerechnet auf Deutschland bedeutete dies allerdings, unter der zusätzlichen Annahme einer „nur" 20prozentigen Erkrankungsrate, ca. 2,5-5 Mio. Todesfälle, mit entsprechender begleitender Morbidität der nicht tödlich verlaufenden Fälle sowie zusätzlicher Morbidität und Mortalität durch die zu erwartende schwerwiegende Beeinträchtigung der gesundheitlichen und sozialen Versorgung.

Bisherige Influenza-pandemieplanungen

Bei dieser Ausgangssituation schätzt die WHO die Bedrohung durch eine neue Influenza-Pandemie als sehr hoch ein und ruft dazu auf, umfangreiche Planungen in Angriff zu nehmen (WHO 14.11.2008). Neben den bereits eingeleiteten Aktivitäten seitens der WHO (Update Okt. 2007) entstand vor allem ab 2005 eine Vielzahl weiterer Planungen auf europäischer, nationaler oder innerstaatlicher Ebene. In Deutschland kommt hierbei dem Robert Koch-Institut (RKI), als zentraler Einrichtung der Bundesregierung auf dem Gebiet der Krankheitsüberwachung und -prävention, die Verantwortung für eine nationale Pandemieplanung zu. Grundlegendes Ziel der Bekämpfung übertragbarer Krankheiten ist die Verhütung bzw. Unterbrechung von Infektionsketten durch Identifizierung, Behandlung und/oder Isolierung von Erkrankungsfällen, die Ermittlung von Kontaktpersonen (das so genannte „contact tracing") sowie deren Beobachtung, Belehrung und gegebenenfalls Quarantäne (RKI, Nationaler Pandemieplan Stand Mai 2007).

Neben dem Nationalen Pandemieplan gibt es Pandemiepläne für fast alle Bundesländer (RKI: Pandemiepläne der Bundesländer), Pläne auf kommunaler Ebene (z.B. Frankfurt am Main

2008), Pläne von Organisationen (Kassenärztliche Bundesvereinigung/KBV 26.11.08), schließlich Pläne einzelner Institutionen wie beispielsweise von Krankenhäusern oder von Unternehmen, um nur einige wichtige Ebenen zu nennen. Wie schon dargelegt, kann man diese Pläne grundsätzlich in diejenigen seitens des ÖGD und diejenigen anderer gesundheitlicher, sozialer, wirtschaftlicher und administrativer Einheiten unterteilen. In dieser Ausarbeitung soll der Kontext des ÖGD stärker fokussiert werden.

Es liegt nahe, dass all diese Pläne auf unterschiedlichen Ausgangslagen, Zielsetzungen und Ressourcen basieren und sich daher nur schwer systematisch beschreiben lassen. Auf europäischer Ebene wurden nationale Pläne innerhalb der EU miteinander verglichen (Nicoll et al. 2007), auf nationaler Ebene Bundes- und Landespläne (Bornemann 2006). Dabei wurden bisher vor allem organisatorische Aspekte verglichen; ein Vergleich der jeweiligen Priorisierungen und der zu ihrer Erreichung zugrunde liegenden Evidenzen steht nach Ansicht des Verfassers noch aus.

5.1.2 Pandemieplanung – EbPH inside?

Evidenzbasierte Medizin (EbM) bzw. evidenzbasierte Public Health (EbPH) gründen ihre Sonderstellung zum einen aus der – bereits im Namen erkennbaren – „Evidenz", zum anderen aus der „Patientenpräferenz". Bedeutsam ist jeweils die Darstellung und Bewertung von „Evidenz", als wissenschaftliche Grundlage des jeweiligen Handelns eines Arztes gegenüber einem individuellen Patienten beziehungsweise des ÖGD gegenüber der Bevölkerung als „Patienten". Ebenso wichtig ist aber auch die Darstellung und Gewichtung der jeweiligen Patienten- beziehungsweise Bevölkerungspräferenz. In den folgenden Abschnitten wird versucht, die Methodik der EBM beziehungsweise der EbPH auf die Influenzapandemieplanung anzulegen, jeweils unter besonderer Beachtung der Rolle des ÖGD.

Externe Evidenz:
Systematische Literaturrecherche

Eine Evidenz im herkömmlichen Sinne ist bei einer Influenzapandemie als „Krankheitsentität" nicht gegeben. Zunächst entzieht sich eine Pandemie naturgemäß aufgrund ihres Ausmaßes und ihrer Dynamik einem systematischen Studienzugang. Des Weiteren liegt die letzte Pandemie von 1968 mehr als 40 Jahre zurück; bis dato liegt relativ wenig Evidenz vor. Allerdings liefern unter anderem Reanalysen der großen Influenzapandemie von 1918 zumindest Ansätze für heutige Planungen.

Zur Erhebung der externen Evidenz wurde eine systematische Literaturrecherche durchgeführt. Zum Suchdatum am 17.10.2008 wurden jeweils durchsucht:

- MEDLINE (Ovid) 1950 to October Week 2 2008
- EMBASE (Ovid) 1980 to 2008 Week 41

Dabei wurden u.a. folgende Suchbegriffe verwandt: „orthomyxoviridae", „influenzavirus a", „disease outbreaks", „epidemic", „pandemic", „public health", „planning", „evidence-based medicine". Der jeweilige Suchlauf ergab am Ende bei Medline 467 und bei Embase 391 Treffer: nach Entfernung von Dubletten verblieben 778 Treffer (die genauen Suchalgorithmen bzw. die Ergebnislisten können beim Verfasser angefragt werden). Diese Fundstellen wurden noch durch weitere Quellen aus dem eigenen Fundus ergänzt. Die gefundenen Artikel wurden insgesamt durchgesehen, wobei einige für diesen Beitrag relevant erscheinende Artikel exemplarisch verwandt wurden. Eine systematische Aufarbeitung der gefundenen Literatur hätte den Rahmen dieser Expertise gesprengt und steht noch aus.

Interne Evidenz:
Eigene Planungserfahrungen

Der Verfasser ist seit 2005 in Bielefeld intensiv in der Influenzapandemieplanung aktiv und

nahm dabei an verschiedenen Planungsgruppen Teil: innerhalb des eigenen Krankenhauses (an dem der Verfasser bis 2007 tätig war), zwischen den Krankenhäusern, auf kommunaler Ebene sowie im wissenschaftlichen Bereich, insbesondere mit Blick auf die Modellierung einer Pandemie. Dabei ist die seit 2005 tätige kommunale Arbeitsgruppe hervorzuheben, die unter der Federführung des Gesundheitsamtes alle lokalen Planungsträger interdisziplinär vereint. Dazu gehören die Krankenhäuser der Stadt, die niedergelassenen Ärzte (Kassenärztliche Vereinigung, KV) und Apotheker, die mikrobiologischen Labore sowie Rettungsdienste, Altenheime und Sozialdienste.

An dieser Stelle wird auch die Abgrenzung der Vorbereitungen zwischen dem „kurativen" Gesundheitssystem einerseits und dem ÖGD beziehungsweise der interdisziplinären kommunalen Organisationsebene andererseits deutlich.

Während sich die Planung innerhalb des eigenen Krankenhauses naturgemäß vor allem auf die Bereitstellung geeigneter Bettenkapazitäten, die Diagnostik und Behandlung von Fällen sowie den Infektionsschutz der Mitpatienten und des medizinischen Personals bezog, stellten sich im interdisziplinären Bielefelder Arbeitskreis andere Herausforderungen, zum Beispiel:

- Welche Informationswege greifen im unmittelbar drohenden bzw. eingetretenen Pandemiefall, sowohl zwischen den Dienstleistern als auch in der Kommunikation mit der Öffentlichkeit?
- Wie sind die zu erwartenden Patientenströme sinnvoll untereinander zu kanalisieren, in Abstimmung der Arztpraxen und Krankenhäuser, jeweils individuell und gemeinsam, auch unter Einbeziehung von „Fieberambulanzen"?
- Wie kann die sonstige „nichtpandemische" Gesundheitsversorgung der Bevölkerung aufrechterhalten werden unter den erschwerten Bedingungen einer zu erwartenden höheren Nachfrage und eines sowohl durch die erhöhte „pandemische" Nachfrage stärker belasteten als auch durch Krank-

heitsfälle innerhalb der Dienstleister ausgedünnten Versorgungssystems?

- Wie kann die darüber hinausgehende pflegerische und soziale Versorgung der alten, behinderten oder chronisch kranken Menschen, sowohl ambulant als auch in Pflegeheimen, zumindest für Grundbedürfnisse aufrechterhalten werden?

- Wie können die Versorgung mit Nahrungsmitteln, Wasser, Energie, weiterer Infrastruktur, das Funktionieren der lokalen Wirtschaft sowie das soziale Gefüge und die öffentliche Ordnung aufrechterhalten werden?

Nachdem in einer ersten Arbeitsphase die im Vordergrund stehende medizinische und pflegerische Versorgung der Bevölkerung planungsmäßig abgearbeitet worden waren, traten in der derzeit laufenden „zweiten" Arbeitsphase vor allem die Fragen der Aufrechterhaltung der Versorgung, Infrastruktur und Ordnung in den Vordergrund. Es wird angenommen, dass es durch eine mehrere Wochen andauernde Pandemie nicht nur durch die Pandemie selbst zu einer erhöhten Morbidität und Mortalität kommt, sondern auch durch die begleitenden Ausfälle in der Gesundheits-, Pflege- und Sozialversorgung. Deren Ausmaß kann kaum abgeschätzt werden; als Beispiel sei jedoch auf die Hitzewelle in Frankreich 2003 verwiesen, wo während des Monats August eine Übersterblichkeit von rund 15.000 Menschen (entsprechend 60%) auftrat, die auf die inadäquate Versorgung vor allem älterer Menschen zurückzuführen war (Hémon et al. 2003).

Patienten- bzw. Bevölkerungspräferenz

Die Patientenpräferenz im Sinne der EBM ist am individuellen Patienten gut beschreibbar: Welche persönlichen Ansprüche an die medizinische Behandlung hat er – akute Beschwerdelinderung, Vermeidung künftiger Komplikationen, Lebenszeitverlängerung? Diese „patientenorientierten" Zielereignisse sind abzugrenzen von den so genannten „Surrogatparametern", auf die der Arzt zum Teil sein primäres Augenmerk richtet, wie beispielsweise gut messbare apparative Befunde, die aber keinen „direkten Patientenbezug" haben.

„Bevölkerungspräferenzen" sind im Rahmen einer Pandemieplanung hingegen schwierig abzugrenzen, da sie gleichzeitig eine Vielzahl von Individuen auf einer Vielzahl von Ebenen betreffen. Im Vordergrund steht sicherlich die Reduktion von Morbidität und Mortalität der an Influenza Erkrankten. Dies beansprucht jedoch unmittelbar umfangreiche Ressourcen, etwa im Krankenhausbereich an Betten-, Personal- und Materialkapazitäten, die an anderer Stelle, beispielsweise in der Versorgung anderer Patienten, abgezogen werden müssen. Vergleichbares gilt in der Versorgung versorgungsbedürftiger Menschen sowie im größeren sozialen und wirtschaftlichen Umkreis.

Ein weiterer Gesichtspunkt in diesem Kontext sind „Risiken und Nebenwirkungen". Auch hier ist die Situation beim individuellen Patienten meist übersichtlich: Einer gewünschten therapeutischen oder präventiven Wirkung durch eine Intervention steht eine unerwünschte Nebenwirkung gegenüber, was jeweils mit der „number needed to treat" / NNT bzw. der „number needed to harm" / NNH orientierend quantifiziert werden kann. Bereits beim breiteren Einsatz pharmakologischer oder medizintechnischer Innovationen zeigt sich ein komplexes „Nebenwirkungsspektrum", dessen Erfassung bereits der speziellen Methodik des „Health Technology Assessment" / HTA (etwa: Technikfolgenabschätzung) bedarf. Gleiches gilt für Public-Health-Interventionen wie z.B. die Einführung neuer Screeningverfahren oder Impfungen.

Problemstellungen einer evidenzbasierten Pandemieplanung

In der Gesamtschau führt eine Influenzapandemieplanung mit ihren vielschichtigen Interventionsmöglichkeiten zu einer Komplexität mit nur zum Teil vorhersehbaren Komplikationen. Einige Beispiele:

- Bereits die Pandemieplanung selbst beansprucht personelle und materielle Ressourcen, die für die gleichzeitige Bewältigung anderer Public-Health-Probleme fehlen.
- Die Bereitstellung von Betten- und insbesondere Beatmungskontingenten in Krankenhäusern muss, angesichts bereits jetzt zu beobachtender maximal ausgeschöpfter Kapazitäten, zu einer Nichtaufnahme bzw. Entlassung „leichterer" Fälle führen, unter denen eine erhöhte Morbidität und Mortalität zu erwarten ist.
- Die Herstellung und Distribution von „pandemischen" Medikamenten und Impfstoffen sowie von weiterem Material verbraucht bereits jetzt große Ressourcen und wird im Pandemiefall, zumindest kurzfristig, enorme Ressourcen fordern.
- Maßnahmen zur Reduktion der Ausbreitung wie beispielsweise Schulschließungen, Beschränkungen des öffentlichen Nahverkehrs haben unmittelbar Einfluss auf die Aufrechterhaltung der Infrastruktur und des sozialen Funktionierens an anderer Stelle.

Die „evidenzbasierte" Betrachtung einer Pandemieplanung erscheint daher nicht komplett abbildbar, sondern muss vielmehr Schritt für Schritt auf verschiedenen Wegen erfolgen. Der erste gangbar erscheinende Weg ist die Analyse der Effektivität von Maßnahmen im Rahmen der saisonalen Influenza. Unter der a-priori-Annahme, dass sich ein pandemisches Influenzavirus grundsätzlich wie ein saisonales Virus verhält, gäbe es eine breite Vielfalt von aktueller Evidenz. Daraus sind möglicherweise Analogien abzuleiten.

Der zweite Weg ist die Betrachtung einer Beinahe-Pandemie, die 2003 durch das SARS-Virus ausgelöst wurde (SARS: severe acute respiratory syndrome; schweres akutes respiratorisches Syndrom). Zwar verhält sich das SARS-Coronavirus zumindest in Teilbereichen anders als das Influenzavirus. Jedoch stellen der bronchopulmonale Befall, die respiratorische Übertragbarkeit, der Ursprung in Fernost, und nicht zuletzt die seinerzeitige intensive Befassung mit SARS als potenzieller Pandemiequelle jeweils relevante Parallelen zu einer möglichen Influenzapandemie dar, aus deren Erfahrungsschatz wertvolle Hinweise abgeleitet werden können.

Der dritte Weg eröffnet sich durch die Anwendung der mathematischen Modellierung, mit der – auf der Grundlage von bekannten Evidenzen oder von „realistischen Annahmen" – verschiedene Szenarien durchgespielt werden können.

Zielkriterien der Pandemieplanung

Erstes Zielkriterium der Pandemieplanung ist die Frage nach den Wegen der Ausbreitung der Influenza in der Bevölkerung und deren Vorbeugung. Dabei sind jedoch bestimmte für das Verständnis der Vermeidung der Übertragungsvorgänge des Influenzavirus wichtige Faktoren auffallend wenig erforscht. Dies gilt gleichermaßen für ein die „gewöhnliche" saisonale Grippe hervorrufendes Influenzavirus wie für ein potenziell pandemisches Influenzavirus. Unzureichend geklärt ist beispielsweise, welche Rolle die Übertragungswege Tröpfcheninfektion, Aerosol- und Schmierinfektion jeweils spielen – mit entsprechenden Konsequenzen für Präventionsmaßnahmen (siehe unten). Entsprechende offene Fragen bestehen für die Dynamik der Übertragung innerhalb der Gesellschaft. Daher fördern das Bundesministerium für Forschung sowie das Bundesministerium für Gesundheit ein Sonderforschungsprogramm des RKI, um zum einen mehr über die bei der Übertragung der Influenza grundlegenden Faktoren zu erfahren, zum anderen aber auch, um den Wert von verschiedenen Präventionsmaßnahmen abzuschätzen zu können.

Vor allem stellen die bisherigen Pandemieplanungen die medizinische Behandlung der an Influenza Erkrankten in den Vordergrund, sodann die Schutzvorkehrungen für das medizinische und pflegerische Personal, schließlich die hierfür notwendigen organisatorischen, rechtlichen, strukturellen und finanziellen Ressourcen. Demgegenüber noch nicht in gleichem Maße berücksichtigt erscheint der bevölkerungsbezogene Blick:

- Wie kann man die Bevölkerung vor Ansteckungen schützen?
- Darf man Verdachtsfälle zwangsisolieren?
- Wie kann die Infrastruktur und Versorgung aufrechterhalten werden?
- Wie kann die soziale Ordnung aufrechterhalten werden?

Dabei ist auch vorab zu klären, wer für die Beantwortung dieser Fragen zuständig ist – in vielen Fällen vermutlich der ÖGD.

Will man die Zielsetzungen der verschiedenen Pläne miteinander vergleichen, muss man die Auswirkungen einer Pandemie operationalisieren bzw. parametrisieren. Dabei könnte differenziert werden in „unmittelbare" und „mittelbare" Auswirkungen bzw. davon abgeleitete Ziele einer Pandemieplanung:

- Unmittelbare Auswirkungen: betreffend die direkte Krankheitslast, das bedeutet insbesondere krankheitsspezifische Morbidität und Mortalität, und als Ziele deren Beeinflussung durch effektive Behandlung oder durch Infektionsvermeidung.
- Mittelbare Auswirkungen: betreffend die „indirekte" Krankheitslast durch allgemeine Morbidität und Mortalität infolge der Beeinträchtigung der Versorgungsstrukturen; und als Ziele deren Abmilderung durch Aufrechterhaltung der Versorgungsstrukturen.

Hinzu kommen außerhalb des vorgenannten Public-Health-Bereichs liegende Ziele wie ethische Betrachtungen, Stabilisierung der sozialen und sozioökonomischen Bedingungen etc.

5.1.3 Aktuelle Evidenz zu Maßnahmen bei einer Influenzapandemie

Grundsätzlich kann unterteilt werden in pharmakologische Interventionen (PI) und nichtpharmakologische Interventionen (NPI).

Pharmakologische Interventionen

Pharmakologische Interventionen (PI) lassen sich unterteilen in die Anwendung antiviraler Medikamente und in Schutzimpfungen.

Antivirale Medikamente

Zur Behandlung der Influenza stehen bestimmte Virustatika zur Verfügung, wobei die neue Stoffklasse der Neuraminidasehemmer (NI) wie Oseltamivir (Tamiflu®) größere Beachtung fand. Oseltamivir beispielsweise kann Krankenhauseinweisungen bzw. komplizierte Behandlungsverläufe deutlich senken (Kaiser et al. 2003, weitere Evidenz im Nat. Pandemieplan, Kap. 7.1.3, S. 74). Die Pandemieplanung setzte daher 2005/06 große Erwartungen in die präpandemische Vorratshaltung und pandemische Versorgung mit NI. Dies erscheint naheliegend, da eine Behandlungsmöglichkeit Erkrankter grundsätzlich eine gute Option wäre, die Krankheitslast zu mindern.

Diese Planung birgt aber Schwachstellen: So stammen die Daten, die eine Reduktion der Krankheitslast durch NI bei einer Pandemie „belegen" und die insbesondere eine Reduktion der Letalität erhoffen lassen, von Anwendungen bei der saisonalen Influenza. Und dort werden die Schätzungen zur Letalitätsreduktion nicht „direkt" abgeleitet, sondern indirekt, anhand beobachteter verkürzter Krankheitsdauer und -intensität, was dann auf verringerte Letalität extrapoliert wird.

Die bisher in Asien gewonnenen Erfahrungen in der Behandlung von H5N1-Fällen mit solchen NI können ebenfalls als Ansatz dienen, erscheinen aber unzureichend für verlässliche Hochrechnungen ihrer potenziellen pandemischen Wirksamkeit.

In einem Cochrane-Review wird festgehalten, dass Neuraminidasehemmer aufgrund ihrer geringen „effectiveness" nicht zur Kontrolle der saisonalen Influenza benutzt werden sollten, bei einer Pandemie jedoch zusammen mit anderen Public-Health-Maßnahmen „eingesetzt werden sollten" – jedoch mit dem Vorbehalt, dass die Autoren „unsicher über die Verallgemeinerbarkeit ihrer Schlussfolgerungen von der saisonalen auf die pandemische oder aviäre Grippe" seien (Jefferson et al. 2008).

Die „Evidenzbasierung" einer breiten Bevorratung mit NI erscheint daher schon jetzt unbefriedigend. Die angestrebten „Abdeckungsraten" von 15 oder 25% einer Bevölkerung sind daher nicht ohne Weiteres zu begründen.

Neben den heute im Fokus stehenden NI sind seit den 1960er-Jahren auch die Virustatika Amantadin (AMT) und Rimantadin (RMT) in Gebrauch. In einem Cochrane-Review werden zwar prophylaktische Effekte einer Einnahme von AMT bei Kindern gefunden, die Autoren mahnen jedoch zur Vorsicht gegenüber einer breiteren Gabe wegen noch offener Fragen (Alves Galvão et al. 2008).

Der Anwendung von Virustatika kommt aber neben der therapeutischen Wirkung potenziell noch ein präventiver Effekt dadurch zu, dass ein behandeltes Individuum unter Virustatika möglicherweise weniger Viren ausscheidet und damit geringer ansteckend für seine Umgebung ist.

Umgekehrt wird angenommen, dass Personen, die prophylaktisch Virustatika einnehmen, weniger anfällig für eine Infektion mit Influenza sind.

Diese zusätzlichen „präventiven" Effekte sind noch geringer „evidenzbasiert" als die unmittelbare therapeutische Wirksamkeit bei einer pandemischen Influenza. Immerhin wären die psychischen Effekte des Vorhandenseins von Medikamenten zu bedenken: Diese lassen eine pandemische Bedrohung „kontrollierbarer" erscheinen. Vor allem dürften sie wichtige Effekte in der Motivation von medizinischem und pflegerischem Personal haben, sich einer Exposition bei Erkrankten oder einem Ansteckungsrisiko in der Öffentlichkeit auszusetzen.

Offen im Zusammenhang mit einer breiten oder länger andauernden Anwendung von Virustatika im Rahmen einer Pandemie ist noch die Frage einer Resistenzentwicklung. Hinweise darauf gibt es sowohl bei den saisonalen Stämmen A/H1N1 als auch bei den in Asien behandelten H5N1-Fällen, breitere Erfahrungen fehlen aber naturgemäß (WHO 15.11.08).

Influenza-Schutzimpfung

Eine Impfung gegen die saisonale Influenza ist seit Langem etabliert. In Deutschland beispielsweise wird die Impfung alljährlich im Herbst breit empfohlen, zumindest regelhaft für alle Personen ab 60 Jahren (STIKO 2008). Die Impfung wird von den Kostenträgern erstattet. Die Entwicklung und Produktion eines für jede Saison aufs Neue „maßgeschneiderten" Impfstoffes benötigt derzeit mehrere Monate.

Derzeit ist nicht klar, ob auch gegen ein neues pandemisches Virus eine wirksame Impfung entwickelt werden kann. Ferner ist unklar, ob dieser Entwicklungs- oder Produktionsprozess auch so kurzfristig erfolgen kann, dass bei einer vermuteten raschen Ausbreitung der Pandemie dieser Impfstoff überhaupt rechtzeitig zur Verfügung steht. Immerhin gibt es erste Ansätze, die zeigen, dass auch gegen H5N1-Subtypen sogenannte „candidate vaccines" herstellbar sind, die nebenwirkungsarm zu sein scheinen (Rümke et al. 2008). Zu nennen sind auch weitere aktuelle Entwicklungen z.B. im Adjuvantienbereich (Wirkverstärker).

Doch selbst bei der als etabliert erachteten saisonalen Influenza-Impfung, die als Blaupause für eine pandemische Impfung herangezogen wird, gibt es Zweifel: Jefferson 2006 zitiert die WHO damit, dass „eine Impfung der Älteren das Risiko ernster Komplikationen um 70-85% reduziere". Daran anschließend hinterfragt er die zugrunde liegende Evidenz und findet eine große Variabilität von epidemiologischen Ausgangssituationen, von Studienqualitäten und von möglichen Confoundern (Störgrößen). Anschließend allerdings nahmen im BMJ namhafte Experten zu Jefferson Stellung und relativierten seine Einschätzungen.

In einem anschließenden Cochrane-Review, ebenfalls unter Beteiligung von Jefferson, wird resümiert, dass Influenza-Impfungen tatsächlich bei der Reduktion von Influenzafällen bei gesunden Erwachsenen effektiv sein können. Das gilt insbesondere, wenn die vorausgesagten zirkulierenden Varianten „passen" und die Zirkulation ausgeprägt ist. Die Impfungen seien hingegen weniger effektiv in der Reduktion von influenzaähnlichen Krankheitsbildern („influenza-like illness", ILI) und hätten nur einen geringen Effekt auf verlorene Arbeitstage (Demicheli et al. 2007).

Bezogen auf ältere Menschen wird in einem anderen Cochrane-Review zumindest für Pflegeeinrichtungen konstatiert, dass hier die Bedingungen für Impfkampagnen erfüllt seien. Impfungen hätten einen Effekt auf die Vermeidung von Komplikationen, der Effekt auf die Gesamtbevölkerung sei jedoch beschränkt. Auch sei eine beobachtete hohe „effectiveness" in der Vermeidung der allgemeinen Mortalität möglicherweise das Ergebnis eines Selektionsbias in den beobachteten Gruppen (Rivetti et al. 2008).

Rationierung von Impfstoff

Auch wenn eine Beschleunigung des Entwicklungsvorgangs in kurzer Zeit gelänge, wäre zu befürchten, dass der Herstellungsprozess eines neuen Impfstoffes in der akut weltweit erforderlichen großen Stückzahl weitere kostbare Zeit dauert. Im Falle einer solchen frühen Verfügbarkeit von Impfstoff in beschränkten Mengen wird es gezwungenermaßen zu Priorisierungen kommen. Dies birgt ethische Probleme.

Diskutiert werden hierzu die unterschiedlichen Ansätze des „Utilitarismus" vs. des „Egalitarismus".

„Utilitarismus" bedeutet, dass im Rahmen einer Knappheit von Impfstoff bestimmte Personengruppen prioritär behandelt würden,

- die für die Gesellschaft „wertvoll" wären, also beispielsweise akut benötigte Leistungsträger im Gesundheitswesen sowie
- Personen, bei denen eine Impfung einen möglichst großen Effekt bringen würde, gemessen beispielsweise an potenziell verlierbaren Lebensjahren (PYLL).

Der „Egalitarismus" hingegen befürwortet Gleichbehandlung aller Bedürftigen, etwa mittels Losverfahren. Die Autoren geben keiner der beiden Varianten den Vorzug, sondern schlagen vielmehr einen Rahmen vor, der beide Ansätze verbindet (Zimmerman et al. 2007; eine deutsche Quelle zu Utilitarismus versus Kommunitarismus allgemein bietet Rauprich (2008). Ethische Erwägungen dieser Art müssten auch Variationsmöglichkeiten einbeziehen, wie unvorhergesehene Pandemieverläufe oder internationale Politik (Wynia 2006).

Umgekehrt könnte auch eine Situation entstehen, in der man seitens des Gesundheitswesens oder der Gesellschaft wünschte, dass sich bestimmte Mitarbeiter im Gesundheitswesen impfen ließen (Wynia 2007). Eine solche „verpflichtende" Impfung, ob für den Gesundheitsdienst oder andere im Pandemiefall besonders exponierte Gruppen wirft ihrerseits ethische Probleme auf, etwa mit Blick auf speziell bei neu entwickelten Impfungen unklaren Nebenwirkungen.

Angenommen schließlich, es stünde rechtzeitig und ausreichend Impfstoff zur Verfügung, dann muss dieser auch in einer entsprechenden Impfkampagne verteilt werden. Dies kann hinsichtlich Transport, Lagerung und Anwendung bei jeweils eingeschränkten Ressourcen zusätzliche Einschränkungen der potenziellen Effektivität mit sich bringen.

Ferner muss auch der umgekehrte Fall bedacht werden: Es steht genug Impfstoff zur Verfügung und die Impfkampagne wird „zu früh" durchgeführt. In der Influenza-Geschichte gibt es ein entsprechendes Beispiel mit der sogenannten „swine flu affair" von 1976, als – nach 1957 und 1968 – vermeintlich eine erneute Pandemie drohte. Auf der Basis von insuffizienten Grundlagen und Kompetenzstrukturen wurde eine groß angelegte Impfkampagne durchgeführt, die letztlich zu mehr Schaden als Nutzen führte. Die unnötigen Kosten angesichts einer ausgebliebenen Pandemie außer Acht gelassen, wurden nach der Impfkampagne mehrere Tausend Klagen gegen die Regierung auf Schadensersatz wegen vermeintlicher Impfkomplikationen eingereicht, was seinerseits zu einer Diskreditierung des Gesundheitssystems führte (Fineberg 2008; gute deutsche, allerdings populärwissenschaftliche Übersicht bei Kolata 2003).

Nichtpharmakologische Interventionen I: Soziale Distanzierungsmaßnahmen

Nichtpharmakologische Interventionen zur Kontrolle einer Influenzapandemie umfassen soziale Distanzierungsmaßnahmen und Maßnahmen des persönlichen Kontaktschutzes. Damit soll zum einen die Anzahl potenziell infektiöser Kontakte verringert werden, zum anderen die Infektiosität einzelner Kontakte.

Unter die sozialen Distanzierungsmaßnahmen fällt ein ganzes Bündel von Maßnahmen, darunter:

- Isolierung erkrankter Personen, gegebenenfalls auch Kohortenisolierung,
- Quarantäne exponierter oder potenziell infizierter Personen,
- Erfassung von Kontaktpersonen zu Erkrankten bzw. Infizierten („contact tracing"),
- Reisebeschränkungen, etwa im internationalen Flugverkehr oder durch Grenzschließungen sowie
- Verringerung der Kontaktmöglichkeiten im öffentlichen Raum (Schulschließungen, Unterbindung von Kinovorführungen, Aufruf zur Vermeidung von Ansammlungen allgemein).

Aus diesen Maßnahmen werden Schulschließungen exemplarisch hervorgehoben.

Schulschließungen

Kindern wird bei der Verbreitung der saisonalen Influenza eine wesentliche Rolle zugeschrieben. Die viel diskutierte Möglichkeit von Schulschließungen als pandemiepräventive Maßnahme wird hier an einem aktuellen Literaturbeispiel gezeigt (Cauchemez et al. 2008):

Kinder und Jugendliche machen nur gut ein Viertel der französischen Bevölkerung aus, tragen aber zu fast 50% zur Influenzamorbidität bei. Bei einem saisonalen Ausbruch wird deshalb oft über Schulschließungen diskutiert, um die Verbreitung der Erkrankung zu verlangsamen. Die Autoren berechneten dabei den tatsächlichen Effekt einer Schulschließung bei einer Influenzapandemie. Als Grundlage nutzten sie die täglichen Inzidenzzahlen für Influenza in Frankreich zwischen 1985 und 2006 und glichen diese mit den Schulzeiten ab. Daraus wurde ein Modell entwickelt, das die Infektionsraten während der Schul- und der Ferienzeit schätzt. Über weitere Annahmen, wie zum Beispiel über Ansteckungswahrscheinlichkeiten und Immunitätsraten, wurde anhand des Modells der Verlauf von Influenza-Ausbrüchen simuliert und der Effekt von Schulschließungen berechnet.

Nach den Daten der Studie generierte ein an Influenza Erkrankter im Durchschnitt 1,7 Sekundärfälle (auch als R_0 bezeichnet; vgl. Abschnitt zur „Modellierung", S. 203f.). In der schulfreien Zeit sank R_0 auf 1,4. Betrachtete man nur die Kinder, sank R_0 von 2,2 zur Schulzeit auf 1,7 in den Ferien. In der Hochphase der saisonalen Influenza lag der Anteil der Neuerkrankungen in der Schulzeit bei ca. 13%, in der schulfreien Zeit bei ca. 11%. Schulen bei Ausbrüchen zu schließen, würde somit die Zahl der Neuinfektionen um ca. 17% senken (Cauchemez et al. 2008; vgl. auch Hinweise zur Pandemie 1968).

Weitere Hinweise gehen in diese Richtung. Auch wenn der Effekt nicht sehr groß scheint, könnte die Senkung der Basisreproduktionszahl „R_0" von über zwei auf unter zwei (ein Erkrankter verursacht mehr oder weniger als zwei Neuinfektionen) anhand bisheriger Modellrechnungen (siehe unten) einen wesentlichen Ausschlag in einer Pandemiekontrolle geben. Bislang wird solchen Erwägungen entgegengehalten, dass bei Schließungen von Schulen oder Kindertagesstätten Eltern zu Hause bleiben müssten, um dort ihre Kinder zu versorgen. Durch Fernbleiben von wichtigen beruflichen Positionen könnten Nachteile für die Bewältigung der Pandemie entstehen. Dies wurde in USA bereits analysiert (siehe unten), wäre für Deutschland aber noch zu prüfen.

Compliance mit sozialen Distanzierungsmaßnahmen

In einer aktuellen Studie aus USA wurden Menschen befragt, inwieweit sie beeinträchtigt würden, wenn ihre Kinder durch Schulschließungen zu Hause bleiben müssten, und inwieweit sie es sich in diesem Fall „leisten" könnten, von der Arbeit fernzubleiben. Hierbei, wie auch bei anderen „community mitigation measures", zeigten sich die meisten Befragten bereit zu kooperieren. Sie gaben jedoch auch an, nur bis zu einem gewissen Maß zu kooperieren, etwa im Sinne einer „Schmerzgrenze", ab welcher die eigene Beeinträchtigung durch die Kooperation zu groß würde (Blendon et al. 2008). Die dort beschriebenen Verhältnisse sind schwerlich auf Deutschland übertragbar, die Methodik jedoch könnte für entsprechende hiesige Untersuchungen adaptierbar sein. Praktische „Evidenz" ließe sich zumindest prinzipiell aus einer USA-Studie ableiten, in der die Auswirkungen von Schulschließungen im Rahmen eines saisonalen Influenza-B-Ausbruchs untersucht wurden (Johnson et al. 2008).

Nichtpharmakologische Interventionen II: Persönliche Kontaktschutzmaßnahmen

Unter persönlichen Kontaktschutzmaßnahmen werden zusammengefasst:

- Einsatz von Masken, um eine Infektion nicht auf aerogenem Weg (via Tröpfchen oder Aerosol) weiterzugeben oder um keine Infektion zu akquirieren.
- Maßnahmen der Händehygiene, beispielsweise mehrmaliges tägliches Händewaschen oder Händedesinfektion, um Schmierinfektionen zu unterbinden.

Masken

Masken dienen als mechanische Barriere des Luftstroms zwischen der Umgebung und den Atemwegen. Grundsätzlich kann man unterscheiden zwischen einer Barrierefunktion „von außen nach innen" und „von innen nach außen". Ersteres beschreibt die Schutzfunktion für das Individuum vor Infektionen durch in der Umgebungsluft befindliche Keime (ein Nichtinfizierter trägt eine Maske, um keine Infektion zu akquirieren). Letzteres beschreibt die Schutzfunktion für die Umgebung vor der Absonderung von Keimen aus den Atemwegen eines ansteckenden Individuums (der Ansteckende, in der Regel ein Erkrankter, trägt eine Maske, um seine Infektion nicht weiterzugeben).

Der Begriff „Maske" bezeichnet im medizinischen Sinne eine große Vielfalt an Atemfiltern, die vor dem Gesicht getragen werden und als Barriere der Atemwege dienen. Die in der deutschen, anglophonen und frankophonen Literatur gebrauchten Begriffe für die einzelnen Maskentypen werden nicht immer einheitlich benutzt; einen allgemeingültigen Kodex gibt es nicht. Insbesondere bei der Übertragung von internationalem Schrifttum mit Bezug zu „Masken" muss daher genau spezifiziert werden, worum es sich im Einzelnen handelt. Allein im Nationalen Pandemieplan (Stand: Mai 2007) werden mehrere verschiedene Begriffe verwendet, beispielsweise Atemmasken, Atemschutz, Mund-Nasen-Schutz. Im englischsprachigen Raum verhält es sich ähnlich; dort ist die Rede von masks, surgical masks, respirators usw.

2005 veröffentlichte die WHO eine knappe „Klarstellung" zum Einsatz von Masken während einer Influenzapandemie: Für medizinisches Personal, das sich Patienten mit bewiesener oder vermuteter pandemischer Influenza auf bis zu einem Meter nähert oder ein Krankenzimmer betritt, ist die Anwendung von OP-Masken empfohlen. In besonderen Situationen mit erhöhter Expositionsgefahr gegenüber aerosolisierten Erregern sollen jedoch FFP2-Masken getragen werden (WHO Clarification 2005).

In einer umfangreichen deutschen Analyse zum Thema Masken wurde gezeigt, dass bestimmte OP-Masken (Mund-Nasenschutz) das Rückhaltevermögen von partikelfiltrierenden Halbmasken des Typs FFP1 und eine sogar des Typs FFP2 (ein Fabrikat) erfüllen können (Dreller 2006). So viel zur „laborbasierten efficacy".

Ihre „effectiveness im Feld" konnten Masken während der SARS-Epidemie zeigen. Eine umfangreiche Literaturübersicht lieferten Jefferson et al. 2008, die unter anderem die SARS-Literatur nach 2003 daraufhin durchsahen, welche Effekte Masken und Hygiene gebracht hatten. In ihrer Metaanalyse zeigten Masken in Bezug auf eine Infektionsvermeidung eine „protektive" Odds Ratio (OR) von 0,32 (95%-Konfidenzintervall 0,25-0,40). Vereinfacht gesagt hatten Maskennutzer ein um zwei Drittel niedrigeres Risiko einer Infektion, verglichen mit Personen ohne Masken. Einschränkend muss gesagt werden, dass die zugrunde liegenden Daten vornehmlich bei Gesundheitsmitarbeitern erhoben worden waren, die zum einen berufsbedingt eine höhere Bereitschaft aufwiesen, Masken zu tragen, andererseits eine höhere Fertigkeit in deren sachgerechter Anwendung. Eine Übertragbarkeit der Effekte auf eine ungeübte Allgemeinbevölkerung erscheint daher nicht zulässig.

Händehygiene und weitere Hygienemaßnahmen

Unter Händehygiene versteht man zunächst das regelmäßige, mehrfache Händewaschen über den Tag sowie nach eigener Kontamination durch Niesen etc. Das Waschen könnte optimiert werden durch die Anwendung bestimmter „viruzider" Seifen, die Hygiene könnte optimiert werden durch den Einsatz viruzider Händedesinfektionsmittel, entweder regelmäßig oder nach festzulegenden Expositionen.

In derselben Metaanalyse werden die Effekte von regelmäßigem Händewaschen auf die Vermeidung der SARS-Ansteckung untersucht. Diese Intervention hatte eine „protek-

tive" OR von 0,45 (95%-KI 0,36-0,57) ergeben, d.h. solche Händehygiene verringerte Ansteckungen um etwa die Hälfte.

Neben den umschriebenen Ansätzen „Masken" und „Händehygiene" kann der Hygienebegriff noch weiter gefasst werden, etwa in Form der „respiratorischen Hygiene", mit Vermeidung von Umherhusten und -niesen, beispielsweise durch Hand-vor-den-Mund-Halten oder Taschentücher und deren rasche Entsorgung. Auch die sachgerechte Reinigung von Kontaktflächen wie Türklinken ist in diesem Zusammenhang zu nennen.

Noch weiter gefasst kann der Begriff „Hygiene" auch „Klimahygiene" bedeuten. So ist bekannt, dass bestimmte Temperaturen oder Luftfeuchtigkeiten die Viruskonzentrationen beeinflussen können, was sich ebenfalls in „evidenzbasierten" Empfehlungen niederschlagen könnte, hier aber den Rahmen sprengte.

Kombinierte Ansätze

2007/08 wurde eine Reihe von Studien zu kombinierten nicht-pharmakologischen Ansätzen durchgeführt, die sich noch in Auswertung befinden und auf die an dieser Stelle nur orientierend eingegangen werden kann:

- die „M-Flu-Studie" in Michigan, USA, eine Interventionsstudie in Studentenwohnheimen mit Maskennutzung und Hygienemaßnahmen zur Unterbrechung von beginnenden Influenzaausbrüchen (Monto et al. 2007),
- die „NPI-Studie" in Hongkong, eine Interventionsstudie mit Anwendung von Masken und Händehygiene zur Vermeidung von Influenzaübertragungen in Haushalten (Cowling et al. 2008) sowie
- die „Shedding-Studie" des RKI in Berlin, ebenfalls zur Frage der Übertragbarkeit von Influenza in Haushalten (Braun et al. 2008). Aus Deutschland sind weitere Studien, insbesondere seitens des RKI, zu erwarten.

5.1.4 Historische Evidenz aus respiratorischen Epidemien seit 1918

Influenzapandemie 1918/19

Die Bedrohung durch eine Pandemie rückte in den letzten Jahren die Betrachtung der Pandemie von 1918 wieder in den Vordergrund. So wurden die vorhandenen Daten einer erneuten Analyse unterzogen, um verschiedene pandemiebestimmende Faktoren zu beschreiben, darunter Faktoren der Ausbreitungsdynamik (Andreasen et al. 2008 zu R_0-Schätzungen in Kopenhagen) und die Effekte von – damals ausschließlich verfügbaren – nichtpharmakologischen Interventionen (NPI).

Die Analyse des potenziellen Einflusses von NPI auf den Pandemieverlauf in 43 Städten der USA führte zu der Schlussfolgerung, dass diese NPI, die sich damals weitgehend auf Einschränkungen des öffentlichen Lebens und individuelle Isolierungsmaßnahmen erstreckten, einen messbaren Effekt hatten (Markel 2007). In einer weiteren Studie zur Influenzapandemie von 1918 in 17 Städten in den USA fand sich, dass Anzahl und Frühzeitigkeit verschiedener NPI – vor allem Unterbindungen öffentlicher Ansammlungen – erkennbar mit einer niedrigeren Mortalität zum Höhepunkt der Pandemie assoziiert waren (Hatchett 2007). Eine ähnliche Studie zu 16 US-Städten fand in Ergänzung zu Hatchett 2007 heraus, dass der positive Effekt von NPI dadurch eingeschränkt war, dass diese Maßnahmen oft zu spät eingesetzt oder zu früh wieder aufgehoben wurden (Bootsma 2007). Masken – wie sie damals verfügbar waren – trugen nicht zur Protektion ihrer Benutzer bei (Markel 2006 sowie die anderen vorgenannten Quellen).

Influenzapandemien 1957 und 1968

Die beiden Pandemien von 1957 („Asiatische Grippe") und 1968 („Hongkong-Grippe") fie-

len, mit je ein bis zwei Millionen Todesopfern weltweit, vergleichsweise mild aus. Zwar war 1957, im Gegensatz zu 1918, bereits eine Grippeschutzimpfung verfügbar, und 1968 auch mit Amantadin bereits ein Virustatikum. Jedoch erscheinen die beiden Pandemien, im Vergleich zu 1918, nicht so gut aufgearbeitet bezüglich der Erfahrungen hinsichtlich PI/NPI, wie dies mit Blick auf künftige Pandemien wünschenswert wäre. Immerhin gibt es wichtige Daten zur Ausbreitung in Haushalten. In 90% der in einer Studie beobachteten Haushalte trat Influenza auf, die sekundäre Haushaltserkrankungsrate wurde mit 37% bestimmt (Jordan 1958; ohne Autor 1961; weitere Übersichten bei HHS 2008 – siehe unten – und AG Infektionsepidemiologie der DGEpi 2008).

Interessant scheint noch die Bemerkung des United States Department of Health and Human Service (HHS) zur Influenzapandemie von 1968, dass damals in den USA die Schulferien während der Pandemie eine größere Welle verhindert haben könnten (vergleiche die Ausführungen zu Schulschließungen, S. 199f.).

SARS-Epidemie 2003

Die vor allem aus Hongkong und Kanada publizierten Erfahrungen mit der SARS-Epidemie 2003 bieten wertvolle Anhaltspunkte für pandemische Planungen. Einerseits wies SARS ähnliche Krankheitszeichen wie Influenza auf, und das SARS-Coronavirus wurde, ähnlich wie Influenzaviren, vorwiegend aerogen durch Tröpfchen, vermutlich aber auch durch Schmierinfektion übertragen. Auf der anderen Seite war die Inkubationszeit länger, die Infektiosität bestand erst mit dem Einsetzen von Symptomen und der Gipfelpunkt der Virusausscheidung wurde erst mehrere Tage nach Symptombeginn erreicht. Daher können die Erfahrungen mit SARS nur eingeschränkt für die Vorbereitung auf eine Influenzapandemie genutzt werden. Durchaus vergleichbar sind jedoch der Einfluss moderner Lebens- und Transportformen, der Einsatz verfügbarer Ressourcen und die Reaktion der Bevölkerung.

Bei SARS hatten besonders Patienten und medizinisches Personal im Rahmen von Hauskontakten ein erhöhtes Risiko für eine Infektion (Booth 2003; Donnelly 2003; Wilson-Clark 2006). Eine Fall-Kontroll-Studie zu Übertragungen von SARS in der Allgemeinbevölkerung in Peking ergab, dass Fälle häufiger außer Haus gegessen hatten oder Transportmittel – Taxis, Busse oder die U-Bahn – häufiger als einmal in der Woche benutzt hatten (Wu 2004). In der multivariaten Analyse waren Bus- und U-Bahn-Benutzung nicht mehr signifikant, Taxibenutzung blieb jedoch grenzwertig statistisch signifikant.

Eine gute Übersicht über die Akzeptanz von persönlichen Hygienemaßnahmen liefert Leung 2003. So hatten während der Hochphase der SARS-Ausbreitung jeweils etwa drei Viertel der Befragten „immer oder überwiegend" beim Husten oder Niesen ihr Gesicht bedeckt, die Hände danach gewaschen sowie die Hände generell mit Seife gewaschen; zwei Drittel hatten Gesichtsmasken benutzt (Leung 2003).

Die Befolgung von Kontrollmaßnahmen bleibt vermutlich nicht konstant über die Zeit ihrer Anordnung wirksam. Vielmehr sei es „äußerst wahrscheinlich, dass im Laufe der Zeit die Compliance gegenüber einigen Maßnahmen, beispielsweise dem Maskentragen auf Anordnung, nachließe" (Bootsma et al. 2007).

Die SARS-Epidemie liefert auch eine gute Ausgangsbasis für den Umgang der Öffentlichkeit mit einer pandemischen Bedrohung, wenngleich anzunehmen ist, dass dies damals noch gar nicht in das öffentliche Bewusstsein eingedrungen war, zumindest nicht mit einem Bedrohungsszenario, das dem heutigen gegenüber einer aviären Influenzapandemie gleichkäme. Aus Kanada liegt ein sehr umfangreicher Bericht vor, der die große Vielfalt von Aspekten während der dortigen SARS-Epidemie aufzeigt (Health Canada 2003). Auch in Deutschland wurde 2004 Bilanz gezogen. Wichtige Erkenntnisse waren dabei z.B. der enorm hohe personelle und finanzielle Aufwand bei der Betreuung von Verdachtsfällen und Kontaktpersonen sowie Erfahrungen im organisatorischen Management mit einer beginnenden Pandemie (RKI 2004).

Eine intensive Auswertung der SARS-Epidemie erfolgt derzeit im Rahmen des SARS-Control-Projektes. Dessen Ergebnisse sollen künftige Ausbrüche von SARS oder vergleichbaren Infektionskrankheiten kontrollieren helfen. Die Auswertung erfolgt in mehreren „work packages" wie „Economic Analysis" und „Policy Evaluation" (SARSControl Project 2009).

5.1.5 Rolle der Modellierung

Aus den vorgenannten Erwägungen wird klar, dass im Rahmen einer Pandemie insgesamt evidenzbasierte Public-Health-Entscheidungen nur schwer herzuleiten sind und auch angesichts einer raschen Problemausweitung kaum schrittweise Anpassungen einzelner Handlungsoptionen erlauben. Diese Anpassungen müssen daher möglichst vorgezogen werden – im Rahmen mathematischer Modellierungen. Der Effekt einzelner oder gebündelter Optionen kann, unter verschiedenen Grundannahmen, modelliert werden. Speziell angesichts einer „Gleichung mit so vielen Unbekannten" wie einer Pandemie könnte eine vorherige mathematische Modellierung verschiedener Szenarien hilfreich sein.

In den vergangenen Jahren hat es mehrere viel beachtete Modellansätze gegeben (beispielsweise Longini 2005; Ferguson 2006). Diese Modelle beschreiben ein angenommenes Ausbruchsszenario und legen daran Kontrollmaßnahmen wie die Behandlung von Fällen mit Virustatika oder Kontaktbeschränkungen an. Danach wird in einer Anzahl von Testdurchläufen ermittelt, welche Szenarien sich mit welcher Wahrscheinlichkeit ergeben könnten, abzulesen etwa an der Anzahl Infizierter, Erkrankter, Krankenhauspflichtiger oder Verstorbener. Eine aktuelle Modellstudie analysiert einen fiktiven Influenzaausbruch in Chicago und demonstriert dabei sogar verschiedene Modellansätze (Halloran et al. 2008).

Neben einer „methodischen" Verbesserung verschiedener Modelle gibt es auch „inhaltliche" Ansätze, die es praktisch jedermann erlauben, eigene Szenarien zu entwerfen und durchzuspielen, indem Simulationsprogramme zur Verfügung gestellt werden. Das deutsche Programm InfluSim® erlaubt die Simulation eines Influenza-Ausbruchs in einer eingangs völlig suszeptiblen Bevölkerung, wie dies bei einer pandemischen Influenza der Fall sein könnte.

Als Ausgangsparameter können Alters- und Risikoverteilung in der Bevölkerung sowie Infektiosität des potenziellen Virus variabel eingestellt werden.

Als Interventionen können die Behandlung von Erkrankten, deren Isolation und Veränderungen des Kontaktverhaltens in der Bevölkerung (etwa durch Verhaltensänderungen, Schulschließungen oder Absagen von Veranstaltungen) berücksichtigt werden.

Als Ergebnisse werden – dargestellt über den zeitlichen Verlauf der Pandemie – beispielsweise die Anzahl Infizierter, von Hospitalisierungen, der Bedarf an antiviralen Medikamenten sowie die damit verbundenen Kosten ausgegeben (Dürr et al. 2007; Eichner et al. 2007; Programm „InfluSim").

Ein maßgeblicher Zielparameter von Modellierungen ist die Basisreproduktionszahl R_0 (R null). Sie gibt an, wie viele sekundäre Erkrankungsfälle durch einen Indexfall ausgelöst werden. R_0 errechnet sich aus der Kontaktrate des Indexfalls, der Wahrscheinlichkeit einer Übertragung pro Kontakt und der Dauer der Infektiosität. Eine neue Modellierungsstudie (Krumkamp et al. 2009) stellt die potenzielle Wirksamkeit verschiedener Public-Health-Interventionen am Beispiel der SARS-Epidemie von 2003 dar. Trotz der geschilderten Unterschiede zwischen Influenza und SARS ist dies eine gut lesbare Grundlagenarbeit, die gleichermaßen das Konzept von R_0 und von aktuellen Modellierungsansätzen beschreibt.

Für SARS wurden von der WHO empirisch ermittelte Werte von durchschnittlich $R_0=3$ angegeben. Im ersten Szenario – Isolation von neu aufgetretenen Fällen drei Tage nach Symptombeginn sowie 90-prozentige Unterbindung von potenziellen Übertragungen im Krankenhaus (diese hatten damals eine wichtige Rolle gespielt) durch entsprechende Schutzmaßnahmen – ließ sich R_0 (bzw. R_e – „effektives R") auf 0,88 senken. Im zweiten Szenario – Anwendung der beiden erstgenannten Maßnahmen und Hinzufügung von Kontaktverfolgung von exponierten Gesundheitsdienstmitarbeitern – fiel das R_e weiter auf 0,68. In drei weiteren Szenarien, jeweils unter schrittweiser Hinzufügung von zusätzlichem „contact tracing" und sozialen Distanzierungsmaßnahmen, pendelte sich R_e schließlich bei ca. 0,4 ein (Krumkamp et al. 2009).

5.1.6 Außerklinische Aspekte einer Pandemieplanung

Neben den aufgezeigten „klinischen" Aspekten einer Pandemieplanung, mit pharmakologischen und nichtpharmakologischen Interventionen (PI/NPI), gibt es bei der Vorbereitung auf eine Pandemie noch eine Vielzahl weiterer Aspekte zu bedenken: Organisationsstruktur, rechtliche Verankerung, Ethik, Ökonomie, Soziales, kulturelle Aspekte, Gesundheitspsychologie, Kommunikation, um nur die wichtigsten zu nennen.

All diese Aspekte fanden in bisherigen Planungen in Deutschland mehr oder weniger Berücksichtigung, wobei sich zwischen den Plänen durchaus große Unterschiede ergeben. Nota bene sind solche Aspekte nicht ohne Weiteres einer „harten" Evidenzbasierung wie bei den PI/NPI zugänglich. Dennoch sollte ihre Existenz und Relevanz im Rahmen dieses Beitrags aufgezeigt werden, um zumindest Ansätze zur weiteren Bearbeitung in „evidenzbasierter" Hinsicht zu bieten.

In einer orientierenden Übersicht wurde anhand von ca. 40 Items bereits gezeigt, dass innerdeutsche Pandemiepläne recht unterschiedliche Planungsteilbereiche abdecken (Bornemann 2006). Ein umfassender Vergleich mit Blick auf die vorgenannten „außerklinischen" Planungsaspekte würde den Rahmen dieses Beitrags übersteigen. Daher beschränkt sich die folgende Darstellung auf die Aspekte Ethik, Gesundheitspsychologie und Kosten.

Ethik

Im Vorfeld einer Pandemie ist, neben den genannten epidemiologischen, organisatorischen und „medizinischen" Fragen, auch eine Reihe ethischer Fragen zu behandeln, darunter:

- Wer bekommt Virustatika und Impfdosen bei allgemeiner Knappheit prioritär zugeteilt (vergleiche die ausführliche Diskussion im Abschnitt „Influenzaschutzimpfung", S. 197f.)?
- Wer bekommt eines der knappen Krankenhaus- oder gar Intensivbetten zugewiesen?
- Wer muss dafür sein Krankenhaus- oder Pflegebett räumen?
- Welche Isolations- und Abgrenzungsmaßnahmen können eingesetzt werden?
- Sind Arbeitsverpflichtungen, insbesondere für Gesundheitspersonal oder im Versorgungssektor, möglich?
- Welche Beschränkungen von weiteren individuellen Rechten können zur Anwendung kommen?
- Wie verläuft die Verteilung der verknappten Ressourcen des allgemeinen Lebens wie beispielsweise von Nahrungsmitteln?

Unser in Deutschland etabliertes Gesundheits- und Sozialsystem kennt bislang kaum die Auseinandersetzung mit solchen Fragen. Rationierungen von Leistungen sind zwar öffentlicher Diskussionspunkt, jedoch auf einem Niveau, das bisher gravierende Auswirkungen nicht erkennen lässt. Beschränkungen im Rahmen von Infektionskrankheiten spielen im medizinischen Alltag auch nur eine marginale Rolle. Im Falle einer Pandemie müssen daher solche Entscheidungen entweder sehr rasch getroffen und zur breiten Akzeptanz gebracht werden, oder man muss sich auf ungeordnete bzw. dem heutigen Rechts- und Gerechtigkeitsempfinden

inadäquate Situationen einrichten. Daher erscheint es sinnvoll, die vorgenannten Gesichtspunkte in Pandemieplanungen mit einzubeziehen.

Eine aktuelle und umfassende Analyse solcher ethischer Überlegungen im Rahmen einer Pandemie liefern Thompson et al. (2006). Am Beispiel der Zuteilung von Intensivbetten wird dies aufgezeigt: Zwar könne wissenschaftliche Evidenz helfen, den „Benefit" knapper Intensivbetten durch Zuweisung zu bestimmten Kranken zu optimieren, unklar sei aber, ob diese Entscheidung auch als „gerecht" empfunden würde. Die Autoren schlagen eine Herangehensweise („ethical framework") vor, die zum einen den Planungsprozess selbst ethischen Gesichtspunkten unterwirft und zum anderen „ethische Werte" als Richtschnur fordert. Als Lehr- und zum Teil Negativbeispiel wird auf die SARS-Epidemie 2003 in Kanada verwiesen, wo zeitweise ein öffentlicher Vertrauensverlust, eine niedrige Motivation des Krankenhauspersonals und Stigmatisierungen bestimmter Gruppen zu beobachten waren.

Zu Details der thompsonschen Ausführungen muss aus Platzgründen auf den Artikel verwiesen werden. An dieser Stelle soll jedoch eruiert werden, inwieweit aktuelle deutsche Pläne diesen Ansprüchen gerecht werden. Der deutsche Nationale Pandemieplan in der Version von Mai 2007 weist zwar rechtliche und Kommunikationsaspekte auf, nicht aber solche, die explizit als „ethisch" eingestuft wurden.

Der Schweizerische Nationale Pandemieplan vom November 2007 (BAG Schweiz 2007) hingegen enthält einen ganzen Abschnitt „Ethische Fragen" mit Stichpunkten wie „Schutz des Lebens", „gerechte Verteilung" usw. Zwei Punkte seien als Beispiel hervorgehoben:

- 10.4.2: „Wenn die Ressourcen fehlen, um alle Kranken so zu behandeln, wie es erforderlich wäre, ist eine wirklich ‚gerechte' Entscheidung nicht möglich, denn gerecht würde bedeuten, alle nach ihren Bedürfnissen zu behandeln. Es muss daher nach der Lösung gesucht werden, die am wenigsten ungerecht ist. Entscheidungen orientieren sich an folgenden Zielen: die Eindämmung der Infektion (möglichst wenige Menschen sind betroffen) und die Rettung möglichst vieler lebensbedrohlich erkrankter Menschen."

- 10.4.3: „Die an Influenza Erkrankten und die anderen Patienten, die intensive Pflege benötigen, sollen auf die gleiche Stufe gestellt und nach den gleichen Kriterien beurteilt werden. Influenza-Patienten sollen anderen akut pflegebedürftigen Kranken in der Behandlung nicht vorgezogen, aber auch nicht schlechter als diese behandelt werden".

Speziell diesen Abschnitt könnte man wegen der Vergleichbarkeit des schweizerischen und des deutschen Gesundheitssystems sowie aufgrund der deutschen Sprachfassung gut als Anhaltspunkt für künftige Überlegungen heranziehen. Schließlich weist auch die WHO in ihrem aktuellen „Interim Protocol" zur pandemischen Influenza vom Oktober 2007 einen speziellen Anhang zu „Ethical issues …" auf, in dem beispielsweise auf die „moralische, professionelle und gesetzliche Verpflichtung" des Gesundheitspersonals zur Mitwirkung bei der Pandemiebekämpfung hingewiesen wird oder darauf, dass Zwangsmaßnahmen wie Isolierungen nur als „letzte Option" der freiwilligen Kooperation nachgeschaltet werden sollten.

Schröder-Bäck et al. (2008) schließlich führen in einem aktuellen umfangreichen Beitrag die ethischen Aspekte eines Influenzapandemiemanagements auf. Sie sehen die ethischen Herausforderungen bei einer Influenzapandemie zunächst darin, „dass mögliche Public-Health-Maßnahmen zum Schutz der Bevölkerung individuelle Freiheiten einschränken können". Hierzu gehören im Prinzip auch Zwangsimpfungen, die gemäß §20 IfSG (Infektionsschutzgesetz) in Pandemiefällen rechtlich legitimierbar sein können. Hinzu kommen bei einer Influenzapandemie noch Verteilungsprobleme – wie bereits geschildert. Für „harte Rationierungen" seien klare und transparente

Kriterien vorzuhalten, die keinen großen Spielraum für „individuelle Interpretationen" – sprich: willkürliche Entscheidungen – lassen dürften. Die dafür zu entwickelnden Priorisierungsschemata müssen vor Eintritt der Krise bekannt sein, von der Öffentlichkeit mitgetragen werden sowie im Vorhinein „ethisch vertretbar" sein.

Priorisierung sei dabei eine „situativ bedingte Sonderform": Wie in einer Triage müssten im Sinne des Allgemeinwohls die primär zu rettenden und zu schützenden Personengruppen bestimmt werden. Das sollten die „in der Krise essenziellen Leistungserbringer" sein, wie Mitarbeiter in Strom- und Wasserwerken oder im Transport- und Lebensmittelbereich, Sicherheits- und Ordnungskräfte, Mitarbeiter in Krankenhäusern, Drogerien, Apotheken und auch niedergelassene Ärzte.

Auch die Beschreibung der Rechte und Pflichten der Ärzte und Apotheker im Pandemiefall sei eine „große Herausforderung". Neben individuellen Konflikten, beispielsweise bei der Zuteilung von verfügbaren Ressourcen wie Virustatika, sei es eine „zentrale gesundheitspolitische Frage, wie weit die Versorgungsverpflichtung der Ärzte und weiterer im Gesundheitswesen Beschäftigter geht, sobald sie sich selbst einer erhöhten Ansteckungsgefahr aussetzen". Ferner wird auch noch auf das Erfordernis von Transparenz der eingeschlagenen Maßnahmen hingewiesen.

Die Autoren schlussfolgern, dass sich der Deutsche Ethikrat mit ethischen Fragen der Pandemievorsorge und des Pandemiemanagements beschäftigen sollte, um die Ausgangsbasis für einen breiteren öffentlichen Diskurs zu schaffen (Schröder-Bäck et al. 2008).

Ein interessanter Gesichtspunkt, die Bereitschaft von medizinischem Personal, während einer Pandemie trotz eigener Gefährdung weiterzuarbeiten, wäre bei pandemischen Planungen besonders zu berücksichtigen, da die alleinige Verfügbarkeit von Krankenhausbetten noch keine adäquate Behandlung sichert. Während der SARS-Epidemie wurde teilweise eine höhere Abwesenheit von medizinischem Personal berichtet, ohne hierfür genaue Gründe zu nennen. Eine aktuelle Studie aus Großbritannien weist aus (Barr et al. 2008), dass 79% des befragten medizinischen Personals ihre Arbeit fortsetzen würden – bei allerdings nur 40% Response; wie sich die nicht antwortenden 60% sowie im Ernstfall die „theoretisch" Bereiten verhalten, bleibt offen.

Als weiterer Punkt, und hiermit ist das Ethikkapitel sicherlich noch nicht abgeschlossen, wäre noch auf den Sonderfall der Versorgung von sozial Schwächeren bzw. Migranten hinzuweisen. Auch hier gibt es eine aktuelle Arbeit aus USA, die zumindest von ihrer Betrachtungsweise her auf Deutschland übertragbar wäre (Blumenshine et al. 2008).

Gesundheitspsychologie

Das individuelle und das gesellschaftliche Verhalten während einer Pandemie sind von allen Einflussvariablen wohl mit am schwierigsten vorauszusagen. Die hier vorliegende Evidenz vergangener Influenzapandemien und der SARS-Epidemie liefert nur grobe Anhaltspunkte, die insbesondere für Deutschland nur schwer interpolierbar sind. Wilfried Witte hat sich intensiver mit den gesellschaftlichen Auswirkungen der Pandemie Ende 1918 in Deutschland auseinandergesetzt, die allerdings stark vom gerade zu Ende gegangenen Ersten Weltkrieg überlagert war (Witte 2007).

Die Pandemien von 1957 und 1968 scheinen im medizinischen Gedächtnis in Deutschland nur wenige Spuren hinterlassen zu haben – eigene Befragungen altgedienter Ärzte ließen nachträglich keine besonderen gesundheitspsychologischen Situationen während der damaligen Pandemien erkennen. Alleine SARS liefert hier Beispiele, wenngleich vornehmlich aus Asien und aus Kanada. Aus der eigenen Erinnerung an das Jahr 2003 wurde SARS in Deutschland wegen der wenigen Erkrankungsfälle in der breiten Öffentlichkeit nicht als Bedrohung mit pandemischem Potenzial empfunden.

Sadique et al. (2007) erhoben im Untersuchungsjahr 2005, noch unter dem Eindruck von SARS, die Risikokenntnisse und das potenzielle Risikoverhalten von Menschen in verschiedenen Ländern, darunter auch in den Niederlanden. Als Detail sei hervorgehoben, dass die Befragten beispielsweise ihre Reisetätigkeit einschränken würden (oder während SARS eingeschränkt hatten). Kenntnisse über entsprechende Verhaltensweisen erscheinen den Autoren wichtig, um gesundheitliche und ökonomische Effekte in verschiedenen Pandemieszenarien vorausschätzen zu können.

Eine spezielle Rolle in diesem Kontext könnte die Stigmatisierung von Erkrankten oder krankheitsverdächtigen Subgruppen spielen. Barrett et al. (2008) zeigen dies an einem Pestausbruch in Indien 1994. Einer Verwendung dieser Erkenntnisse stehen einerseits die gravierenden gesellschaftlichen Unterschiede zwischen beiden Ländern entgegen; andererseits wären solche Stigmatisierungen auch für Deutschland keinesfalls auszuschließen. Eine Pandemieplanung sollte also frühzeitig auch solche Überlegungen einbeziehen.

Kosten

Eine – auch nur drohende – Influenzapandemie ist mit erheblichen Kosten verbunden. Zu nennen sind hier „unmittelbare" Kosten der Pandemievorbereitung bzw. Pandemie wie Planungskosten, Entwicklungskosten für Impfstoffe, Kosten der Anschaffung von Material (Medikamente, Masken etc.), Kosten der Lagerung und weiterer Logistik, der medizinischen Versorgung der Erkrankten. Hinzu kommen „mittelbare" Kosten wie zusätzlicher Aufwand in der Aufrechterhaltung der öffentlichen Versorgung und Ordnung, vor allem auch Kosten des zu erwartenden Wirtschaftseinbruchs. Eine differenzierte Analyse wurde in einer Studie der Weltbank zu den SARS-Kosten vorgenommen (Brahmblatt et al. 2008).

Als ein kleines Beispiel für Kalkulationsansätze soll auf eine Studie aus Großbritannien hingewiesen werden, in welcher in verschiedenen Szenarien die Kosten und Kosteneffektivität einer Postexpositionsprophylaxe (PEP) in Haushalten mit Influenzafällen berechnet werden (Sander et al. 2006). Dabei wurden mittels eines Simulationsmodells zwei Szenarien miteinander verglichen:

- Ausgangslage war ein Influenza-Erkrankungsfall innerhalb einer Familie (Indexfall).
- Dann wurden zunächst zwei Gruppen von Familien gebildet: In den einen Familien erhielten Familienmitglieder des Indexfalls eine Oseltamivir-PEP, in den anderen Familien nicht.
- Anschließend wurden beide Gruppen im ersten Szenario nicht mit Oseltamivir behandelt, falls sie sich – mit oder ohne PEP – mit Influenza infizierten.
- Im zweiten Szenario wurden sie entsprechend doch mit Oseltamivir behandelt.

Dabei zeigten sich unter der PEP primär geringere Ansteckungsraten, entsprechend weniger Hospitalisierungen, Komplikationen und Mortalität. Die finanziellen Auswirkungen lagen, je nach simulierter Ansteckungsrate zwischen 8% und 30%, bei Kosten pro QALY zwischen ca. 30.000 £ (bei 8%) und ca. 5.000 £ (bei 30%) im ersten „Nicht-Behandlungsszenario" und bei ca. 50.000 £ (8%) und 10.000 £ (30%) im „Behandlungsszenario". Die Autoren schlossen daraus, dass zumindest im gewählten familiären Setting eine Oseltamivir-PEP eine kosteneffektive Strategie darstellen kann.

5.1.7 Fazit

Die Bedrohung durch eine Influenzapandemie, z.B. durch das aviäre Influenzavirus A/H5N1 oder die Neue Grippe, wird ein wichtiges Thema bleiben. Pandemieplanungen existieren auf vielen verschiedenen Ebenen – medizinischen, gesundheitswissenschaftlichen und gesundheitsdienstlichen, politischen, ökonomischen, um nur die wichtigsten zu nennen. Naturgemäß kommt der Interventionsebene seitens des ÖGD hierbei eine zentrale Rolle zu. Die Vorbereitung auf eine Pandemie muss eine Vielfalt von infektiologischen, logistischen, psycholo-

gischen, ethischen, gesellschaftlichen und ökonomischen Gesichtspunkten berücksichtigen. Naturgemäß kann eine Übersicht, wie die hier vorgelegte, nur ansatzweise die Komplexität solcher Planungen wiedergeben.

Grundgedanke dieses Beitrags war es, trotz dieser Komplexität zu versuchen, die Methodik der EbM bzw. EbPH auch auf die Pandemieplanung anzulegen. Dazu wurden externe und interne Evidenz generiert, die entsprechende Literatur ausgewertet und die Patienten- bzw. Bevölkerungspräferenzen beachtet, um wichtige Prinzipien von EbM/EbPH abzubilden.

Die vorhandenen Pandemiepläne sind bereits sehr umfangreich, sowohl, was die verschiedenen Ebenen als auch was die Detailtiefe angeht. Allerdings sind die Pläne überwiegend nicht homogen bzw. an einem gemeinsamen Standard ausgerichtet entstanden. Entsprechend finden sich unterschiedliche Pläne mit teilweise sehr unterschiedlichen Akzentuierungen. Diese sind einerseits notwendig, um damit den einzelnen Planungsbereichen – beispielsweise innerhalb einer Kommune – gerecht zu werden. Andererseits wäre innerhalb bestimmter Planungsebenen noch viel an Synchronisierung notwendig, um aus solchen „Standardlösungen" einigermaßen verbindliche Handlungsanweisungen an größere Bevölkerungsgruppen abzuleiten und auch die Compliance ihnen gegenüber zu stärken.

Die bisherigen Pandemiepläne in Deutschland bauen stark auf organisatorischen Maßnahmen auf, gefolgt von pharmakologischen und nichtpharmakologischen Maßnahmen. Unter den pharmakologischen Maßnahmen steht, mangels verfügbarer beziehungsweise im Pandemiefall rasch verfügbarer Impfungen, die Versorgung mit antiviralen Medikamenten im Vordergrund. Deren Effekt ist allerdings bisher im Wesentlichen nur aus Erfahrungen mit der saisonalen Influenza hergeleitet. Von dort werden Effekte in möglicherweise zu großer Form auf schwerere Verläufe im Rahmen einer Pandemie extrapoliert. Hinzu kommen Befürchtungen über Resistenzen. Insgesamt erscheinen die medikamentösen Maßnahmen derzeit alleine nicht geeignet, eine Pandemie in erforderlichem Umfang aufzuhalten oder abzumildern.

Folglich sollten die nichtpharmakologischen Maßnahmen weiter ausgebaut werden. Hierunter sind zum einen soziale Distanzierungsmaßnahmen, zum anderen persönliche Kontaktschutzmaßnahmen zu rechnen. Distanzierungsmaßnahmen sind bereits theoretischer Bestandteil vieler Planungen, oft fehlt es jedoch noch an detaillierterer Planung auch der „Nebeneffekte", etwa von Schulschließungen. Bei den Kontaktschutzmaßnahmen stehen Atemmasken und Händehygiene im Vordergrund. Hier gibt es zwar Evidenz aus den Bereichen der saisonalen Influenza und von SARS, jedoch bestehen noch große Lücken hinsichtlich der Einsetzbarkeit im Umfeld einer Pandemie.

Evidenz als Grundlage angemessener und Effektivität versprechender Pandemieplanung lässt sich noch einigermaßen aus den pharmakologischen und nichtpharmakologischen Maßnahmen ableiten, wenngleich die Übertragbarkeit von der „normalen" auf die pandemische Influenza, von anderen Ländern auf Deutschland, von anderen Zeiten auf heute, nicht ohne Weiteres möglich ist. Schwieriger ist es, bei den außerklinischen Aspekten einer Pandemieplanung zu „Evidenz" im herkömmlichen Sinne zu gelangen. Hier wurden die Bereiche Ethik, Gesundheitspsychologie und, kurz, Kosten angesprochen. Evidenzbasierte Medizin und Public Health beinhalten ja auch die Berücksichtigung der Patientenperspektive und der Perspektive der Bevölkerung, über die geplant wird.

Weitere Pandemieplanungen in Deutschland sollten versuchen, sich untereinander zumindest in den wichtigen Punkten anzunähern. Sodann sollten die bislang möglicherweise noch zu kurz gekommenen nichtpharmakologischen Interventionen weiter erforscht und in die Planungen aufgenommen werden. Auch sollten die außerklinischen Belange, wie beispielsweise ethische Aspekte, stärker berücksichtigt werden. Das Funktionieren von Pandemieplänen wird nicht nur durch ihre Schlüssigkeit und Effektivität bestimmt werden, sondern auch durch ihre Verankerung und Akzeptanz in der Bevölkerung.

Schließlich liegt ein großes Potenzial für Pandemieplanungen in der mathematischen Modellierung. Dadurch können sowohl unterschiedliche Ausbruchsverläufe, je nach Eintreten „natürlicher" Parameter, vorausberechnet werden als auch der potenzielle Einfluss von Interventionsmaßnahmen. Dies könnte man gewissermaßen auch als „prospektive Evidenz" bezeichnen. Die hierdurch ermittelten Effekte beruhen zwar nicht auf „tatsächlichen Realisierungen", jedoch können sie durch die Variationsbreite der einbezogenen Parameter beziehungsweise durch die beliebig wiederholbaren Rechendurchläufe einen möglicherweise vergleichbar realistischen Korridor von Erwartungen generieren, wie dies durch ja ebenfalls „biasbehaftete" retrospektive Evidenzen der Fall ist.

Zusammenfassend erscheint die evidenzbasierte Betrachtung auch einer komplexen Public-Health-Situation, wie der Influenzapandemieplanung, möglich. Viele methodische Aspekte von EbM/EbPH sind anwendbar. Sicher lässt sich bei einem solch „chaotischen" Ereignis wie einer Pandemie kein „durchschnittlicher Verlauf" vorhersagen, wie dies bei einem „EBM-typischen" Fall der Anwendung bestimmter Interventionen auf bestimmte Krankheiten der Fall wäre. Dennoch kann der evidenzbasierte Ansatz die Pandemieplanung zumindest in Teilbereichen fördern und Lücken schließen helfen.

Danksagung

Mein herzlicher Dank gilt Michael Barth, Bielefeld, für die Entwicklung und Durchführung einer systematischen Literaturrecherche am Dt. Cochrane-Zentrum in Freiburg sowie Dr. med. Udo Buchholz, RKI, und Dr. med. Udo Götsch, Gesundheitsamt Frankfurt am Main, für ihre kritische Durchsicht.

Literatur

AG Infektionsepidemiologie der DGEpi (2008) zum Thema „Influenza", Internet: http://www.uni-bielefeld.de/gesundhw/ag2/infepi/influenza.html.

Alves Galvão MG, Rocha Crispino Santos MA, Alves da Cunha AJL (2008) Amantadine and rimantadine for influenza A in children and the elderly. Cochrane Database of Systematic Reviews, Issue 1.

Andreasen V, Viboud C, Simonsen L (2008) Epidemiologic characterization of the 1918 influenza pandemic summer wave in Copenhagen: implications for pandemic control strategies. J Infect Dis 197: 270-278.

Arbeitsgemeinschaft Influenza (AGI), Bericht 2007/08, Internet: http://influenza.rki.de/.

Barr HL, Macfarlane JT, Macgregor O et al. (2008) Ethical planning for an influenza pandemic. Clin Med 8: 49-52.

Barrett R, Brown PJ (2008) Stigma in the time of influenza: Social and institutional responses to pandemic emergencies. Journal of Infectious Diseases 197: S34-S37.

Blendon RJ, Koonin LM, Benson JM et al. (2008) Public response to community mitigation measures for pandemic influenza. Emerg Infect Dis 14: 778-786.

Blumenshine P, Reingold A, Egerter S et al. (2008) Pandemic influenza planning in the United States from a health disparities perspective. Emerg Infect Dis 14: 709-715.

Booth CM, Matukas LM, Tomlinson GA et al. (2003) Clinical features and short-term outcomes of 144 patients with SARS in the greater Toronto area. JAMA 289: 2801-2809.

Bootsma MCJ, Ferguson NM (2007) The effect of public health measures on the 1918 influenza pandemic in U.S. cities. Proc Natl Acad Sci U S A 104: 7588-7593.

Bornemann R (2006) Grundlagen einer rationalen Influenza-Pandemieplanung. 1. Jahrestagung der Dt. Ges. für Epidemiologie (DGEpi) 21.-23.9.06, Greifswald.

Brahmbhatt M, Dutta A (2008) On SARS type economic effects during infectious disease outbreaks. Policy research working paper 4466, World Bank. http://www.worldbank.org.

Braun C, Schweiger B, Heider A et al. (2008) Viral shedding of seasonal influenza virus (2007/2008) in a non-experimental setting. Berlin: RKI.

Cauchemez S, Valleron A-J, Boelle P-Y, Flahault A, Ferguson NM (2008) Estimating the impact of school closure on influenza transmission from Sentinel data. Nature 452: 750-754.

Cowling BJ, Fung RO, Cheng CK et al. (2008) Preliminary findings of a randomized trial of non-pharmaceutical interventions to prevent influenza transmission in households. PLoS ONE 3: e2101.

Demicheli V, Di Pietrantonj C, Jefferson T, Rivetti A, Rivetti D (2007) Vaccines for preventing influenza in healthy adults. Cochrane Database of Systematic Reviews, Issue 2.

Donnelly CA, Ghani AC, Leung GM et al. (2003) Epidemiological determinants of spread of causal agent of severe acute respiratory syndrome in Hong Kong. The Lancet 361: 1761-1766.

Dreller S, Jatzwauk L, Nassauer P et al. (2006): Zur Frage des geeigneten Atemschutzes vor luftübertragenen Infektionserregern. Gefahrstoffe – Reinhaltung der Luft 66: 14-24.

Duerr HP, Brockmann SO, Piechotowski I, Schwehm M, Eichner M (2007) Influenza pandemic intervention planning using InfluSim: pharmaceutical and non-pharmaceutical interventions. BMC Infect Dis 7: 76.

Eichner M, Schwehm M, Duerr HP, Brockmann SO (2007) The influenza pandemic preparedness planning tool InfluSim. BMC Infect Dis 7: 17.

Ferguson NM, Cummings DA, Fraser C et al. (2006) Strategies for mitigating an influenza pandemic. Nature 442: 448-452.

Fineberg HV (2008) Preparing for avian influenza: lessons from the „swine flu affair". Journal of Infectious Diseases 197 Suppl 1: S14-S18.

Halloran ME, Ferguson NM, Eubank S et al. (2008) Modeling targeted layered containment of an influenza pandemic in the United States. Proc Natl Acad Sci U S A 105: 4639-4644.

Hatchett RJ, Mecher CE, Lipsitch M (2007) Public health interventions and epidemic intensity during the 1918 influenza pandemic. Proc Natl Acad Sci U S A 104: 7582-7587.

Health Canada (2003) Learning from SARS. Internet: http://www.phac-aspc.gc.ca/sars-sras-gen/index-eng.php.

Hémon D, Jougla E (2003) Surmortalité liée à la canicule d'août 2003 – Rapport d'étape: Estimation de la surmortalité et principales caractéristiques épidémiologiques. Paris: INSERM.

„InfluSim", Internet: www.influsim.de.

Jefferson T (2006) Influenza vaccination: policy versus evidence. [see comment]. BMJ 333: 912-915.

Jefferson T, Demicheli V, Di Pietrantonj C, Jones M, Rivetti D (2006) Neuraminidase inhibitors for preventing and treating influenza in healthy adults. Cochrane Database of Systematic Reviews, Issue 3.

Jefferson T, Foxlee R, Del Mar C et al. (2008) Physical interventions to interrupt or reduce the spread of respiratory viruses: systematic review. BMJ 336: 77-80.

Johnson AJ, Moore ZS, Edelson PJ et al. (2008) Household responses to school closure resulting from outbreak of influenza B, North Carolina. Emerg Infect Dis 14: 1024-1030.

Jordan WS, Jr., Denny FW, Jr., Badger GF et al. (1958) A study of illness in a group of Cleveland families. XVII. The occurrence of Asian influenza. Am J Hyg 68: 190-212.

Kaiser L, Wat C, Mills T et al. (2003) Impact of oseltamivir treatment on influenza-related lower respiratory tract complications and hospitalizations. Arch Intern Med 163: 1667-1672.

Kolata G (2003) Influenza. Frankfurt a.M.: Fischer.

Krumkamp R, Duerr HP, Reintjes R et al. (2009): Impact of public health interventions in controlling the spread of SARS: modelling of intervention scenarios. Int J Hyg Environ Health 212: 67-75.

Leung GM, Lam TH, Ho LM et al. (2003) The impact of community psychological responses on outbreak control for severe acute respiratory syndrome in Hong Kong. J Epidemiol Community Health 57: 857-863.

Li FCK, Choi BCK, Sly T, Pak AWP (2008) Finding the real case-fatality rate of H5N1 avian influenza. J Epidemiol Community Health 62: 555-559.

Longini IM, Jr., Nizam A, Xu S et al. (2005) Containing pandemic influenza at the source. Science 309: 1083-1087.

Markel H, Lipman HB, Navarro JA et al. (2007) Non-pharmaceutical interventions implemented by US cities during the 1918-1919 influenza pandemic. JAMA 298: 644-654.

Markel H, Stern AM, Navarro JA et al. (2006): Non-pharmaceutical influenza mitigation strategies, US communities, 1918-1920 pandemic. Emerg Infect Dis 12: 1961-1964.

Monto AS, Aiello AE (2007) Intervention study of face mask and hand sanitizer to reduce Influenza transmission (M-FLU), Internet: http://www.sph.umich.edu/mflu.

Nicoll A, Kreidl P, Influenza Project T (2007) Preparing the European Union for the next pandemic – half way there. Euro Surveillance 12: E071220.071225.

ohne Autor (1961) International conference on Asian Influenza, Bethesda, Maryland, Feb. 17-19 1960. Am Rev Respir Dis 83(2 suppl.).

ohne Autor (2004) SARS-Epidemie im Jahr 2003: Ein Rückblick auf die Aktivitäten des RKI (Teil 1). Epidemiol Bull; 8: 61-64.

ohne Autor (2004) Zur SARS-Epidemie im Jahr 2003: Begleitende epidemiologische Studien (Teil 2). Epidemiol Bull 9: 69-72.

ohne Autor (2007) Influenza-Pandemieplan Schweiz – Strategien und Maßnahmen in Vorbereitung auf eine Influenza-Pandemie (Version November 2007). Bern: Bundesamt für Gesundheit (BAG).

ohne Autor (2007) Nationaler Pandemieplan (Teile I-III, Anhang). Berlin: RKI et al.

ohne Autor (2008) Kommunaler Influenzapandemieplan (Juni 2008). Frankfurt a.M.: Stadtgesundheitsamt.

Rauprich O (2008) Utilitarismus oder Kommunitarismus als Grundlage einer Public-Health-Ethik? Bundesgesundheitsblatt Gesundheitsforschung Gesundheitsschutz 51: 137-150.

Rivetti D, Jefferson T, Thomas RE et al. (2006) Vaccines for preventing influenza in the elderly. Cochrane Database of Systematic Reviews (3).

RKI. Pandemiepläne der Bundesländer, Internet: www.rki.de > Infektionskrankheiten A-Z > Für Experten > Pandemiepläne > Pandemiepläne der Bundesländer.

Rumke HC, Bayas JM, de Juanes JR et al. (2008) Safety and reactogenicity profile of an adjuvanted H5N1 pandemic candidate vaccine in adults within a phase III safety trial. Vaccine 26: 2378-2388.

Sadique MZ, Edmunds WJ, Smith RD et al. (2007) Precautionary behavior in response to perceived threat of pandemic influenza. Emerg Infect Dis 13: 1307-1313.

Sander B, Hayden FG, Gyldmark M, Garrison Jr LP (2006) Post-exposure influenza prophylaxis with oseltamivir: Cost effectiveness and cost utility in families in the UK. PharmacoEconomics 24: 373-386.

SARSControl Project (2009) Internet: http://survey.erasmusmc.nl/SARSControlproject/.

Schröder-Back P, Sass HM, Brand H, Winter SF (2008) Ethische Aspekte eines Influenzapandemiemanagements und Schlussfolgerungen für die Gesundheitspolitik. Ein Überblick. Bundesgesundheitsbl, Gesundheitsforsch, Gesundheitsschutz 51: 191-199.

STIKO (2008) Empfehlungen der Ständigen Impfkommission (STIKO) am Robert Koch-Institut, Stand: Juli 2008. Epidemiol Bull 30: 235-254.

Thompson AK, Faith K, Gibson JL, Upshur REG (2006) Pandemic influenza preparedness: an ethical framework to guide decision-making. BMC Med Ethics 7: E12.

United States Department of Health and Human Service (HHS). Internet: http://www.hhs.gov/nvpo/pandemics/flu3.htm#10.

WHO (2005) Clarification – Use of masks by health-care workers in pandemic settings, Internet: www.who.int/csr/resources/publications/influenza/Mask%20Clarification10_11.pdf.

WHO (2007) Interim Protocol (updated oct. 2007): Rapid operations to contain the initial emergence of pandemic influenza Internet http://www.who.int/csr/disease/avian_influenza/guidelines/draftprotocol/en/index.html.

WHO (o.J.) Internet 14.11.2008: http://www.who.int/csr/disease/avian_influenza/phase/en/index.html.

WHO (o.J.) Internet 15.11.08: http://www.who.int/csr/disease/influenza/oseltamivir_faqs/en.

WHO (o.J.) Internet 9.2.2009: http://www.who.int/csr/disease/avian_influenza/country/cases_table_2009_02_09/en/index.html.

Wilson-Clark SD, Deeks SL, Gournis E et al. (2006) Household transmission of SARS, 2003. Cmaj 175: 1219-1223.

Witte W (2007) Erklärungsnotstand: Die Grippe-Epidemie 1918-1920 in Deutschland unter besonderer Berücksichtigung Badens. Herbolzheim: Centaurus.

Wu J, Xu F, Zhou W et al. (2004) Risk factors for SARS among persons without known contact with SARS patients, Beijing, China. Emerg Infect Dis 10: 210-216.

Wynia MK (2006) Ethics and public health emergencies: rationing vaccines. Am J Bioethics 6: 4-7.

Wynia MK (2007) Mandating vaccination: what counts as a „mandate" in public health and when should they be used? Am J Bioethics 7: 2-6.

Zimmerman RK (2007) Rationing of influenza vaccine during a pandemic: Ethical analyses. Vaccine 25: 2019-2026.

5.2 Screening in der gesetzlichen Krankenversicherung: Zervixkarzinom

Klaus Koch

„Doing more good than harm"
UK National Screening Committee

Die Früherkennung von Gebärmutterhalskrebs ist seit 1971 Bestandteil der „Krebsvorsorge" der gesetzlichen Krankenversicherungen. Frauen ab 20 können einmal im Jahr kostenlos einen so genannten Pap-Abstrich in Anspruch nehmen (Bundesausschuss der Ärzte und Krankenkassen 2005). In diesem Kapitel werden am Beispiel der Früherkennung des Zervixkarzinoms zentrale Aspekte beleuchtet, die bei der Bewertung von Früherkennungsmaßnahmen von Bedeutung sind.

5.2.1 Trennung von Wissen und Werturteilen

Der Einsatz medizinischer Interventionen ist immer mit einem Risiko unerwünschter Wirkungen oder Komplikationen verbunden. Eine Intervention kommt deshalb nur dann infrage, wenn die Abwägung zwischen Nutzen und Risiken positiv ausfällt. Wenn ein Patient wegen Beschwerden einen Arzt aufsucht, rechtfertigt schon alleine der Leidensdruck den Einsatz von Maßnahmen, die ein gewisses Komplikationsrisiko haben. Und je größer der Leidensdruck, desto schwerwiegendere Risiken sind akzeptabel.

Diese Abwägung ist bei Untersuchungen zur Früherkennung von Krankheiten besonders heikel. Der Grund liegt darin, dass Früherkennung per Definition die Untersuchung symptomfreier Gesunder bedeutet. Anlass der Untersuchung ist ein in der Regel kleines statistisches Risiko für eine Erkrankung. Die große Mehrzahl derjenigen, an die sich Früherkennungsmaßnahmen richten, wird in absehbarer Zeit jedoch nicht von der Krankheit betroffen sein, die früh erkannt werden soll. Diese Personen können also a priori nicht von der Teilnahme profitieren. Sie können aber Schäden erleiden. Daraus erwächst ein fundamentales Dilemma: Früherkennung zielt auf wenige, deren Leiden sie verringern und Leben sie verlängern soll. Dafür müssen aber viele etwas tun, was für sie schädlich sein kann. Ein wesentliches Ziel der Früherkennung muss deshalb sein, die Gesundheit derer nicht zu gefährden, die nicht profitieren können (UK National Screening Committee 2002).

Das erfordert eine sorgfältige Abwägung, bei der unter anderem die Häufigkeit von Vor- und Nachteilen und deren Schwere betrachtet werden müssen. In diese Abwägung fließen unvermeidlich immer auch Werturteile ein (Strech 2007, 2008). In dieser Situation kommt es darauf an, diese Werturteile transparent und explizit zu beschreiben und sie nicht hinter scheinbar medizinischen Argumenten zu verstecken.

Hilfreich ist es deshalb, die Entscheidung über die Einführung von Maßnahmen zur Früherkennung von Krankheiten systematisch in vier Schritte zu zerlegen:

1. Schritt: die *medizinisch-wissenschaftliche Analyse*. Hier geht es darum, systematisch das Wissen über die Erkrankung, ihre Therapien und infrage kommende Screening-Tests zu sammeln. Außerdem werden der gesundheitliche Nutzen und Schaden zusammengetragen. Wichtig ist, dass Unsicherheiten und Wissenslücken klar beschrieben werden.

2. Schritt: *Abwägung von gesundheitlichem Nutzen und Schaden*. Hier geht es um die Bewertung, ob ein Nutzen groß genug und sicher genug belegt ist, sodass er den gefundenen Schaden überwiegt. Von einer positiven Antwort hängt es ab, ob der nächste Schritt folgt.

3. Schritt: *Prüfung, ob und wie sich Früherkennung umsetzen lässt*. Hier geht es darum, die Einpassung einer Methode in das Gesundheitswesen, so zu bewerkstelligen, dass sie ihre positive Bilanz behält. So müssen für Früherkennungsmaßnahmen wesentlich strengere Anforderungen an Qualität und Evaluation gestellt werden, als sie in der medizinischen Routineversorgung üblich sind, um Fehler und Nachteile so gut es geht zu minimieren (Cochrane/Holland 1971; WHO 2002). Wichtig ist auch, dass sich die Kosten inklusive der Opportunitätskosten in einem angemessenen Rahmen halten. Und schließlich macht die Etablierung eines Programms nur Sinn, wenn die Maßnahme dann auch von Personal und Bevölkerung akzeptiert wird (UK National Screening Committee 2002).

4. Schritt: *Erstellung evidenzbasierter Informationen für die Teilnehmer*. Auch wenn aus einer Public-Health-Perspektive die Bilanz zwischen Nutzen und Schaden einer Methode positiv ausfällt, bleibt es immer noch dem Einzelnen überlassen, Nutzen und Risiken aus seiner Perspektive zu bewerten (Koch/Mühlhauser 2008). Evidenzbasierte Informationen, die die Konsequenzen des Tests, der weiteren Untersuchungen und der Behandlung erklären, sollten für potenzielle Teilnehmer zur Verfügung stehen, um ihnen eine informierte Entscheidung zu ermöglichen. Da die meisten Teilnehmer gesund sind, sind die Anforderungen an die Aufklärung über Nachteile sogar strenger als im Krankheitsfall. Die Information muss ergebnisoffen sein (General Medical Council 1998). Oft gibt es jedoch starken Widerstand gegen Aufklärung, weil die Sorge besteht, dass Aufklärung die Teilnahmebereitschaft reduziert. Dies kann aber kein Grund sein, Informationen vorzuenthalten (ebd.).

Jeder dieser Schritte lässt sich in weitere Teilaspekte zerlegen. Im Folgenden werden Detailfragen angesprochen, die beim ersten Schritt der Analyse helfen, das Wissen über grundlegende medizinisch-wissenschaftliche Voraussetzungen zusammenzutragen. Bei dieser Analyse hilft ein Kriterienkatalog, dessen Basis Wilson und Jungner bereits 1968 für die Weltgesundheitsorganisation formuliert haben (WHO 1968).

Diese Kriterien sind heute zum Beispiel in die Verfahrensordnung des *Gemeinsamen Bundesausschusses zur Bewertung von Screening-Untersuchungen* eingeflossen. Eine ergänzte Liste ist auch die Grundlage für Entscheidungen des UK-National Screening-Committee (UK National Screening Committee 2002).

Tabelle 4: Anforderungen an Früherkennungsmaßnahmen (WHO 1968, Reihenfolge der Kriterien modifiziert)

Die Krankheit

Die Krankheit verursacht eine erhebliche Morbidität und Mortalität.

Der klinische Verlauf der Erkrankung ist gut definiert.

Die Krankheit muss sich langsam entwickeln, sodass es eine heilbare Phase gibt.

Die Prävalenz ist bekannt.

Therapien

Es gibt wirksame Therapien.

Test

Die Untersuchungsmethoden sollten einfach, akzeptabel und ungefährlich sein.

Screening

Der Nutzen der Suche sollte den Schaden überwiegen.

5.2.2 Die Krankheit

Der Gebärmutterhals (Zervix) ist der Muskelschlauch, der Gebärmutter und Scheide verbindet. Dieser Kanal ist mit einer eigenen Schleimhaut ausgekleidet, die am Muttermund (Portio vaginalis) auf die Schleimhaut der Scheide trifft. Gebärmutterhalskrebs (Zervixkarzinom) entsteht meist in der Übergangszone, in der diese beiden Schleimhautzonen aneinandergrenzen.

Morbidität und Mortalität

Heute erkranken in Deutschland jährlich etwa 6.200 Frauen an Gebärmutterhalskrebs (Arbeitsgemeinschaft Bevölkerungsbezogener Krebsregister 2008), im Jahr 2006 sind etwa 1.500 an dem Tumor gestorben (Statistisches Bundesamt 2008). Zum Vergleich: Die Erkrankungs- und Sterbezahlen von Brustkrebs liegen neun- bis elffach höher. In den 1970er-Jahren, als die Früherkennungsuntersuchung in den Katalog der Gesetzlichen Krankenkassen aufgenommen wurde, war Gebärmutterhalskrebs wesentlich häufiger. Die altersstandardisierten Raten sind seitdem rückläufig. 1980 erkrankten altersstandardisiert 20,4 von 100.000 Frauen, die Mortalität lag bei 6,6 pro 100.000. Im Jahr 2004 betrugen die Raten 12,4 und 2,8. Gebärmutterhalskrebs stand 1970 auf Platz 3 der Krebserkrankungen der Frauen, heute steht er auf Platz 11. Einiges spricht dafür, dass dieser Rückgang auf die Einführung der Früherkennung zurückgeht (s.u.).

Klinischer Verlauf

Gebärmutterhalskrebs ist eine seltene Spätfolge einer Infektion mit bestimmten Warzenviren, die sexuell übertragen werden (zur Hausen 2002). Kaum eine Frau wird nicht irgendwann im Laufe des Lebens mit diesen so genannten humanen Papillomaviren (HPV) infiziert. Im Normalfall bemerken weder Mann noch Frau die Ansteckung, und in etwa 98 von

100 Fällen werden die Viren vom Immunsystem der Frau erfolgreich bekämpft, sodass die Infektion ohne weitere Folgen wieder abklingt. Bestimmte Virusvarianten, so genannte Hochrisikotypen (z.B. HPV-16 und -18), können sich jedoch bei manchen Frauen dauerhaft festsetzen. Diese andauernden Infektionen lösen sichtbare Schleimhautveränderungen aus, so genannte Dysplasien. In seltenen Fällen entwickelt sich aus einer Dysplasie dann im Laufe von Jahrzehnten ein bösartiger Tumor, weil bestimmte Gene der Viren anhaltend die Zellteilung stören und die betroffenen Schleimhautzellen außerdem Erbgutschäden ansammeln. HPV ist in etwa 97 von 100 Zervixkarzinomen nachweisbar.

Gebärmutterhalskrebs verursacht in der Regel keine Frühsymptome. Manchmal fällt ein Tumor durch ungewöhnliche Blutungen auf, etwa nach Geschlechtsverkehr oder erneute Blutungen nach Eintritt der Wechseljahre.

Ungefähr 85% bis 90% der Zervixkarzinome sind Karzinome der äußeren Epithelzellen der Schleimhaut (Plattenepithelkarzinome), die übrigen 10% bis 15% sind vor allem Adenokarzinome, die sich aus tiefer in der Schleimhaut liegenden Drüsenzellen entwickeln. Adenokarzinome und andere seltenere Tumorarten der Zervix sind wesentlich schlechter durch Früherkennung zu entdecken und haben oft eine schlechtere Prognose (Mühlhauser/Filz 2008).

Heilbare Vorstufen

Der Prozess von einer frischen HPV-Infektion bis zum Krebs dauert meist Jahrzehnte und verläuft über sichtbare Vorstufen. Mit zunehmender Dauer der Infektion verändern betroffene Schleimhautzellen ihr Aussehen, sodass noch gutartige, aber chronisch mit HPV infizierte Zellen im Prinzip unter einem Mikroskop von gesunden Zellen unterschieden werden können. Wegen dieser Eigenschaft bestehen eigentlich günstige Voraussetzungen für eine Früherkennung des Zervixkarzinoms. Es besteht sogar die Möglichkeit, einem Karzinom vorzubeugen, indem Vorstufen gesucht und entfernt werden.

5.2.3 Therapien

Zervixkarzinom

Die Behandlung von Gebärmutterhalskrebs setzt vor allem auf Operationen bis hin zur Gebärmutterentfernung (Hysterektomie). Die Eingriffe sind mit den üblichen Risiken von größeren Operationen verbunden. Dazu gehören Blutungen, Verletzungen von angrenzenden Organen, Nerven und Blutgefäßen sowie Infektionen.

Auch eine Bestrahlung kommt als Therapie infrage, bei bestimmten Patientinnen kann sie mit einer Chemotherapie kombiniert werden. Bestrahlungen können auch dann noch eingesetzt werden, wenn ein Tumor nicht mehr operabel ist. Wenn ein Zervixkarzinom in benachbarte Organe wie Scheide und Gebärmutter eingewuchert ist, sind oft auch bereits Metastasen in den Lymphknoten zu finden. Sobald ein Krebs außerhalb der Gebärmutter wächst, ist er kaum noch durch eine Operation zu heilen. Die relative 5-Jahres-Überlebensrate nach Diagnose eines invasiven Zervixkarzinoms liegt in Deutschland bei 61% (Arbeitsgemeinschaft Bevölkerungsbezogener Krebsregister 2008).

Dysplasien

Fortgeschrittene Schleimhautveränderungen können entweder durch einen lokalen Eingriff aus dem Muttermund herausgeschnitten oder durch verschiedene Verfahren der Hitzeanwendung (elektrische Schlinge, Laser) zerstört werden. Das häufigste Verfahren zur Entfernung ist die so genannte Konisation, bei der ein Gewebekegel aus dem Muttermund herausgeschnitten wird. Konisation und Destruktionen sind keine risikolosen Eingriffe. Akute Probleme sind Nachblutungen, langfristig können Vernarbungen des Gebärmutterkanals und des Muttermundes bei jungen Frauen zu Unfruchtbarkeit führen oder bei einer Schwangerschaft den Gebärmutterhals schwächen. Schwangerschaftskomplikationen wie vorzeitiger Blasensprung und Frühgeburten sind bei Frauen mit Konisation häufiger als bei Frauen ohne Konisation (Mühlhauser/Filz 2008).

5.2.4 Die Prävalenz

Die Prävalenz bezeichnet den Anteil der erkannten und unerkannten Erkrankten in einer Bevölkerung. Diese Angabe erlaubt eine Abschätzung, bei wie vielen Personen beim Start eines Früherkennungsprogramms mit einer Diagnose gerechnet werden muss.

Früherkennungsuntersuchungen verursachen bei ihrer Einführung in der Regel einen Anstieg der Neuerkrankungszahlen. Im weiteren Verlauf sind dann drei Varianten möglich:

1. Die Neuerkrankungsrate sinkt auf Ausgangsniveau: Durch die Früherkennung werden Personen gefunden, bei denen die Krankheit noch keine Symptome macht, die aber später ernsthaft erkrankt wären. Diese *Vorverlegung der Diagnose* ist gewünscht, weil ja gerade durch die frühere Entdeckung die Heilungschancen verbessert werden sollen. Wenn eine Untersuchung jedoch einige Jahre eingeführt ist, sollte die Neuerkrankungsrate wieder auf den Wert vor der Einführung abfallen (Davidov/Zelen 2004; Moller/Davies 2006).

2. Die Neuerkrankungsrate bleibt erhöht: Brust-, Prostata- und Hautkrebs sind Beispiele, in denen während der Verbreitung einer Früherkennungsmethode die Neuerkrankungsrate angestiegen ist und dauerhaft erhöht blieb. Dieser Überschuss („excess") (Moller/Davies 2006) ist ein Hinweis, dass durch Früherkennung Erkrankungen gefunden werden, die ohne Früherkennung nie aufgefallen wären. Tumore können sich biologisch sehr unterschiedlich verhalten: Bekannt ist zum Beispiel, dass es Tumorvarianten gibt, die ohne Symptome so langsam wachsen, dass sie keine

klinische Bedeutung haben. Wenn Früherkennung auch solche Tumore findet, sind das Überdiagnosen. Sie stellen einen Schaden dar. Dieses Phänomen ist dafür verantwortlich, dass eine hohe Entdeckungsrate einer Früherkennungsmaßnahme nicht automatisch als Erfolg angesehen werden kann.

3. Die Neuerkrankungsrate sinkt unter das Ausgangsniveau: Wenn gutartige Vorstufen eines Tumors identifiziert werden können, hat Früherkennung das Potenzial, auch die Rate der Neuerkrankungen zu verringern. Gebärmutterhalskrebs gilt dafür als Beispiel.

Nach Schätzungen läge die jährliche Neuerkrankungsrate für das Zervixkarzinom in Deutschland ohne Screening bei 46 von 100.000 Frauen (0,0046%) (Siebert et al. 2006). Die Prävalenz von fortgeschrittenen Vorstufen (CIN 2 und 3) wird auf 2.600 von 100.000 geschätzt (2,6 %; ebd.). Damit wären Vorstufen etwa 60-mal häufiger als Karzinome.

5.2.5 Der Pap-Test

Ablauf und Beurteilung

Die Basismethode zur Früherkennung des Gebärmutterhalskrebses ist der so genannte „Pap-Test" oder -Abstrich. Dazu werden durch einen Abstrich vom Muttermund Zellproben entnommen und auf einen Objektträger übertragen. Die Entnahme ist harmlos. Form und Struktur der Schleimhautzellen werden dann mit einer Färbemethode sichtbar gemacht, die der US-Arzt George Papanicolaou 1928 entwickelt hat. Ärzte oder speziell ausgebildete Assistenten durchsuchen die eingefärbten Zellproben dann unter dem Mikroskop nach auffälligen Zellen.

In Deutschland wird der Befund je nach Aussehen der Zellen in fünf zytologische (Haupt-) Stufen eingeteilt; meist sind Entzündungen der Grund für Zellveränderungen: „Pap I" bedeutet einen normalen Befund, „Pap II" bezeichnet kleine, ungefährliche Zellveränderungen. Pap-I- und Pap-II-Befunde sind unauffällig und haben keine weitere Konsequenz.

„Pap III" sammelt leichtere und mittelschwere Zellveränderungen, deren Prognose unklar ist. „Pap IV" umfasst schwere Veränderungen, bei denen ein relativ hohes Risiko besteht, dass sie sich zu Krebs weiterentwickeln, und so genannte In-Situ-Karzinome. Das ist ein Gebärmutterhalskrebs, der noch nicht in tiefere Gewebeschichten eingewachsen ist, sodass er durch eine Operation komplett entfernt werden kann.

„Pap V" ist die Bezeichnung für Zellveränderungen, die auf ein bereits außerhalb der Schleimhaut wachsendes Zervixkarzinom hindeuten.

Ziel der Früherkennung sind vor allem die Stufen Pap III bis Pap V. Diese Befunde führen bei betroffenen Frauen zu weiteren Untersuchungen – in der Regel eine Scheidenspiegelung (Kolposkopie) –, eventuell zur Entnahme einer Gewebeprobe (Biopsie), die dann histologisch beurteilt wird.

Was dann geschieht, hängt von der Beurteilung der Gewebeprobe durch den Pathologen ab. Mittelschwere Dysplasien werden in der Regel nicht behandelt, nach einigen Monaten wird aber kontrolliert, ob sie sich zurückgebildet haben. Weiter fortgeschrittene Veränderungen werden oft durch eine Konisation entfernt. Es gibt in Deutschland keine einheitlich befolgte Strategie (Mühlhauser/Filz 2008). Wird ein invasiver Gebärmutterhalskrebs entdeckt, folgen weitere Untersuchungen, um Größe und Ausbreitung des Tumors festzustellen und über die Therapie zu entscheiden.

Probleme des Pap-Tests

Screening ist ein Sonderfall des Einsatzes diagnostischer Tests. Der ideale Test würde ausschließlich diejenigen Dysplasien erkennen, die sich wirklich zu Gebärmutterkrebs weiterentwickeln werden. Bei allen anderen Frauen bliebe der Test unauffällig. Außerdem sollte ein Test einfach anzuwenden, ungefährlich und preiswert sein.

In der Realität macht der Pap-Test wie alle Diagnosemethoden zwei grundsätzliche Fehler: Zum einen übersieht er einen Teil der Veränderungen, die er finden soll, es kommt zu falsch-negativen Befunden. Kenngröße ist die „Sensitivität": Sie bezeichnet in Prozent den Anteil der Krebsvorstufen und -erkrankungen, den eine Untersuchung zutreffend entdeckt. Den zweiten Fehler stellen falsch-positive Befunde dar: Die Untersuchungen liefern bei einer in Wirklichkeit gesunden Person einen auffälligen Befund. Die zugehörige Kenngröße ist die „Spezifität". Sie bezeichnet in Prozent, wie oft ein Test Gesunde zutreffend als gesund kennzeichnet.

Die Treffsicherheit des Pap-Tests ist schon dadurch eingeschränkt, dass es bei Entnahme des Abstrichs immer wieder zu Fehlern kommt. Entnahmefehler führen dazu, dass der Abstrich nicht den gesamten Muttermund erfasst. Hinzu kommen Fehler bei der zytologischen Auswertung. Hier liegt eine Schwierigkeit darin, unter Hunderttausenden von Zellen relativ wenige veränderte Zellen zu finden und diese dann von harmlosen Zellveränderungen aufgrund von Entzündungen abzugrenzen. Die Einschätzung ist sehr subjektiv, sodass verschiedene Bewerter bei der zytologischen Einstufung desselben Präparates oft zu unterschiedlichen Einschätzungen kommen.

Der Pap-Test zielt vor allem auf die Entdeckung der Veränderungen Pap III bis IV. Literaturangaben zur Treffsicherheit variieren stark, unter anderem, weil der Test von Land zu Land in unterschiedlichen Intervallen eingesetzt wird und zudem unterschiedlich strengen Qualitätsvorschriften unterliegt. Die Schwächen des Tests führen nach Abschätzung dazu, dass ein einmaliger Pap-Test etwa 20 bis 40% dieser Schleimhautveränderungen übersieht (Sensitivität 60 bis 80%; US Preventive Services Task Force 2003). Gleichzeitig führt er in 5% der Fälle zu einem falsch-positiven Befund (Spezifität 95%).

1.000 Frauen, von denen 26 eine schwere Dysplasie haben (gefüllte Kästchen), nehmen am Screening teil. Bei 48 Frauen ist der Test positiv (abgesetzter Teil), aber nur 16 von

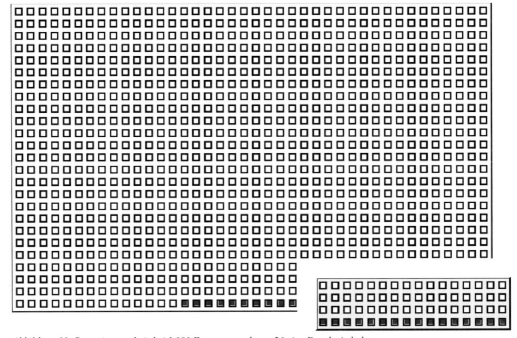

Abbildung 10: Screeningergebnis bei 1.000 Frauen, von denen 26 eine Dysplasie haben

Tabelle 5: Vierfeldertafel der Ergebnisse eines einmaligen Pap-Tests bei 1.000 Frauen (weitere Erläuterungen s. Text)

Pap-Test	Krankheit		Summe
	vorhanden	nicht vorhanden	
positiv	16	48	64
negativ	10	926	936
Summe	26	974	1.000

ihnen haben eine schwere Dysplasie (grafische Darstellung der Vierfeldertafel in Tabelle 5).

Die Bedeutung von Spezifität und Sensitivität lässt sich am besten an einer Beispielrechnung verdeutlichen (Tabelle 5 und Abbildung 10). Angenommen, von 1.000 symptomfreien Frauen haben 26 eine fortgeschrittene Dysplasie (2,6%, s.o.). Wenn der Pap-Test eine Sensitivität von 60% hat, bedeutet das, dass der Test bei 16 dieser 26 Frauen ein positives Ergebnis liefert, 10 aber als falsch-negativ übersieht. Wenn seine Spezifität 95% beträgt, wird er von 974 „Gesunden" bei 925 zutreffend „negativ" ausgehen. Die klein wirkende Fehlerrate von 5% führt aufgrund der großen Überzahl dysplasiefreier Frauen dazu, dass der Test bei 49 Frauen einen „falsch-positiven" Befund liefert.

Insgesamt ist das Ergebnis, dass aus der vor der Untersuchung einheitlichen Gruppe von 1.000 Frauen nach dem Screening zwei Gruppen geworden sind:

– 64 Frauen haben einen positiven Befund, der bei 48 falsch ist.
– 936 Frauen haben einen negativen Befund, der bei 10 falsch ist.

Die Fehler sind ein Grund, warum Befunde von Screening-Untersuchungen nur in Ausnahmefällen als definitive Diagnose anzusehen sind. Sie sind in der Regel lediglich eine Vorselektion. Weitere Untersuchungen sind danach nötig, um unter den Positiven die Richtig-Positiven zu identifizieren.

5.2.6 Screening auf Zervixkarzinom

Der Nutzen

Generell ist die Entdeckung von Krebs oder dessen Vorstufen kein Selbstzweck, sondern geschieht, um die tumorbedingte Mortalität und Morbidität zu verringern. Aus Sicht der Teilnehmer steht dahinter die Hoffnung, die Heilungschancen zu verbessern. Der Nutzen einer Früherkennungsmethode muss sich also in erster Linie daran messen lassen, wie sie sich auf die tumorspezifische Mortalität und die Gesamtmortalität auswirkt (Holland 2006).

Die Bewertung von Früherkennungsuntersuchungen ist für eine Reihe von Verzerrungen anfällig, die leicht zu einer Überschätzung führen. Oft werden zwei Arten von Studien als „Belege" für den Nutzen eines Früherkennungstests angeführt:

- Vergleiche von (5-Jahres-)Überlebensraten: Studien, die zeigen, dass Teilnehmer an einer Früherkennung nach Diagnose länger leben als Nicht-Teilnehmer.
- Stadienshift: Studien, die zeigen, dass durch Früherkennung entdeckte Tumoren kleiner sind und sich in einem früheren Stadium befinden als Tumoren, die ohne Früherkennung klinisch auffallen.

Die Ergebnisse solcher Studien können jedoch durch auf den ersten Blick nicht zu sehende Einflüsse so stark verzerrt sein, dass sie in die Irre führen. Wichtig sind insbesondere folgende Ursachen von Verzerrungen (Bias) (Fletcher 1999):

1. Selektionsbias: Personen, die sich freiwillig für die Teilnahme an Früherkennung entscheiden, unterscheiden sich auch in anderen Eigenschaften von Menschen, die auf Früherkennung verzichten. So sind Früherkennungsnutzer oft generell gesundheitsbewusster: Wenn diese Personen seltener

oder später an Krebs sterben, kann das also auch an diesen Unterschieden liegen.

2. Lead-Time-Bias: Ziel der Früherkennung ist die Vorverlegung der Diagnose. Doch das ist nur dann ein Nutzen, wenn sich daraus eine Verschiebung des Todeszeitpunkts ergibt. Durch die Vorverlegung wird die Zeit zwischen Diagnose und Tod aber selbst dann verlängert, wenn die Früherkennung das Leben eines Teilnehmers um keinen Tag verlängert.

3. Length-Time-Bias: Im Rahmen von Früherkennungs-Untersuchungen werden bevorzugt langsam wachsende Tumoren gefunden. Aggressive Tumoren fallen häufiger zwischen zwei Untersuchungen auf. Durch Früherkennung entdeckte Tumoren haben deshalb oft aufgrund ihrer Biologie eine bessere Prognose.

4. Überdiagnose-Bias: Zugespitzt wird der Length-Time-Bias, wenn durch Früherkennung als gefährlich klassifizierte Gewebeveränderungen gefunden werden, die nicht weiter wachsen oder sich sogar von selbst zurückbilden (Davidov/Zelen 2004). Diese Befunde würden also nie eine gesundheitliche Bedeutung erlangen. Werden sie jedoch durch Früherkennung gefunden, muss sich der Betroffene mit der Diagnose auseinandersetzen. Das alleine ist schon ein Schaden. Kommen dann noch Therapien hinzu, wächst das Schadenspotenzial. Patienten werden behandelt, ohne auch nur einen Tag länger zu leben. Besonders tückisch ist, dass Überdiagnosen sogar als Heilungserfolg wahrgenommen werden, weil die Betroffenen ja nicht an dem Tumor sterben.

Diese Verzerrungen werden durch Studien vermieden, in denen die Teilnehmer vor Einsatz der Früherkennungsmaßnahme eingeschlossen werden und dann weitgehend ohne Verzerrung auf zwei Gruppen verteilt werden. Das geschieht am einfachsten durch randomisierte, kontrollierte Studien. Außerdem müssen die Studien genügend Teilnehmer über eine ausreichend lange Laufzeit beobachten, um tatsächliche eventuelle Auswirkungen auf die tumorspezifische Mortalität und im Idealfall auch Gesamtmortalität messen zu können. Studien dieser Art benötigen oft mehrere 10.000 Teilnehmer, die über Jahre hinweg beobachtet werden müssen, bevor sich verlässliche Schlussfolgerungen ableiten lassen.

Ein Manko der Früherkennung von Gebärmutterhalskrebs ist, dass es solche großen randomisierten Studien nicht gibt (Mühlhauser/Filz 2008). Der Pap-Test wurde in den 1960er- und 1970er-Jahren ohne solche Studien in vielen Ländern eingeführt. Abschätzungen des Nutzens ergeben jedoch ein übereinstimmendes Bild: Je häufiger der Pap-Test in einem Land eingesetzt worden war, desto deutlicher sanken in den folgenden Jahrzehnten sowohl die Zahl der Gebärmutterhalskrebs-Erkrankungen als auch die Zahl der Todesfälle. In Deutschland ist nach Einführung des Pap-Tests die Rate der Gebärmutterhalskrebs-Opfer von 11 pro 100.000 Frauen im Jahr 1971 bis auf heute etwa 3 pro 100.000 Frauen gesunken (Arbeitsgemeinschaft Bevölkerungsbezogener Krebsregister 2008). Diese Rückgänge sind der Grund, warum weltweit fast alle Expertengremien auch ohne randomisierte, kontrollierte Studien den Nutzen des Pap-Tests als erwiesen ansehen.

Der Schaden

Prinzipiell lassen sich zwei Arten von Schäden durch den Einsatz von Früherkennungs-Untersuchungen unterscheiden. Eine Gruppe umfasst **mit der unmittelbaren Anwendung verbundene Schäden und Risiken,** etwa beim Einsatz von Röntgenstrahlung oder bei endoskopischen Untersuchungen. Die Entnahme eines Pap-Abstrichs ist in dieser Hinsicht jedoch harmlos.

Die zweite und meist wesentlich gewichtigere Gruppe umfasst Konsequenzen, die sich aus den (falschen) Befunden einer Untersuchung ergeben können. Sie werden oft vernachlässigt, weil sie schwerer zu entdecken sind.

Risiken durch falsch-negative Befunde: Da Früherkennungstests immer wieder einen Krebs übersehen, können Teilnehmer auch nach einer Untersuchung, die keinen Verdacht ergeben hat, nicht sicher sein, dass sie gesund sind. Problematisch sind falsch-negative Befunde, wenn aus falscher Sicherheit danach Symptome nicht ernst genommen werden. Bei fehlender Aufklärung über die Schwächen der Früherkennung können falsch-negative Befunde zudem zu einem juristischen Risiko für den Arzt werden (Petticrew et al. 2000, 2001).

Bis zu 50% der Zervixkarzinome treten bei Frauen auf, bei denen in den Jahren vorher ein Pap-Test abgenommen worden war (Mühlhauser/Filz 2008).

Falsch-positive Befunde: Positive Befunde versetzen Betroffene immer erst einmal in Sorge. Wie schwer die Auswirkungen eines falsch-positiven Befundes wiegen, hängt sehr von den Einzelheiten ab: Manche Frauen müssen monatelang bis zu einer Wiederholung der Untersuchung warten, mit der ein Befund widerlegt werden kann. Oft gibt es weitere Untersuchungen, die zumindest Zeit kosten oder, wenn zum Beispiel Gewebeentnahmen stattfinden, auch mit konkreten Gesundheitsrisiken verbunden sind. Wie oben beschrieben, müssen von 100 Frauen etwa 5 damit rechnen, dass der Pap-Test einen auffälligen Befund ergibt, ohne dass anschließend eine Dysplasie gefunden werden kann. Bei Frauen, die, wie in Deutschland vorgesehen, jährlich einen Abstrich machen lassen, kumuliert das Risiko für einen falsch-positiven Befund. Nach verschiedenen Abschätzungen muss dann etwa die Hälfte der Frauen im Laufe ihres Lebens mit mindestens einem falsch-positiven Befund rechnen (ebd.).

Folgen der biologischen Variabilität

Auch wenn eine Dysplasie oder ein Zervixkarzinom erfolgreich durch einen Pap-Test identifiziert wurde, ergibt sich daraus nicht zwangsläufig ein Nutzen für die Frau. Früherkennung kann nur dann erfolgreich sein, wenn ein Krebs entdeckt wird, solange er nur lokal wächst. Nach Metastasierung ist Krebs meist unheilbar. Hier führt Früherkennung zu einer Vorverlegung der Diagnose, aber nicht

zur Heilung. Dann gibt es Malignome, die erst so spät metastasieren, dass sie auch noch heilbar sind, wenn sie durch Symptome auffallen. Auch hier steigen die Heilungschancen nicht, möglicherweise sind aber weniger invasive Therapien nötig. Der vierte Typ sind Veränderungen, die keine klinische Bedeutung entwickelt hätten: Das ist bei den durch einen Pap-Test entdeckten Dysplasien sogar die Regel. Die Mehrzahl der entdeckten Zellveränderungen wäre ohne den Test nie aufgefallen, weil sie sich von selbst wieder zurückgebildet hätte. Selbst aus einer bereits weit fortgeschrittenen Pap-IV-Dysplasie, bei deren Auftreten eine Entfernung angeraten wird, würde sich nur in etwa einem von acht Fällen ein Karzinom entwickeln. Weil sich dieser eine Fall nicht vorhersagen lässt, werden alle Frauen operiert, auch wenn klar ist, dass die Mehrzahl von der Operation keinen Nutzen hat.

5.2.7 Bilanz

Der Nutzen des Pap-Tests besteht darin, dass er das Risiko von Erkrankungen und Todesfällen durch Zervixkarzinome wirksam verringern kann. Mangels randomisierter Studien kann der Nutzen jedoch nur abgeschätzt werden. Optimistische Schätzungen gehen davon aus, dass bei einer lebenslangen Beteiligung (20 bis 85) 100% alle Todesfälle durch Zervixkarzinome und 70% der Erkrankungsfälle vermieden werden könnten (Siebert et al. 2006; siehe Tabelle 6).

Tabelle 6: Nutzen und Aufwand eines lebenslangen Zervixkarzinom-Screenings

Pro 1.000 Frauen	Ohne Screening	Mit Screening
Erkrankungsfälle	30	10
Todesfälle	10	0
Pap-Tests	0	65.000
Positive Befunde	0	800
Konisationen	0	400

Schätzung nach Mühlhauser/ Filz 2008; Siebert et al. 2006.

Dazu müsste jede Frau 65 Pap-Tests absolvieren, 800 von 1.000 Frauen würden mit einem positiven Befund konfrontiert und bei 400 würde eine Konisation stattfinden. Bezogen auf die Erkrankungsfälle wären 370 dieser 400 Konisationen eine Übertherapie.

Raffle et al. (2003) stellen für das britische Screeningprogramm folgende Bilanz auf: 1.000 Frauen müssen 35 Jahre gescreent werden, damit ein Todesfall verhindert werden kann. Während dieses Zeitraums werden 150 Frauen mit einem auffälligen Befund konfrontiert, 80 Befunde weiter abgeklärt und 50 Frauen behandelt. Eine Frau wird trotz Screenings am Zervixkarzinom sterben.

5.2.8 Bedeutung der Qualitätssicherung

Diese Abschätzungen verdeutlichen, warum Qualitätssicherung essenziell wichtig ist. Raffle et al. weisen darauf hin, dass diese Zahlen nur erreicht werden konnten, weil in England seit 1988 große Anstrengungen unternommen wurden, die Qualität des Programms zu erhöhen. Vorher mussten, damit eine Frau nicht am Zervixkarzinom starb, 8.000 Frauen 35 Jahre lang gescreent werden, und sich knapp 2.000 Frauen mit einem auffälligen Befund auseinandersetzen (Raffle et al. 2003). Da der Pap-Test in Deutschland nicht in ein qualitätskontrolliertes Screeningprogramm eingebunden ist, ist zu befürchten, dass die Bilanz hier eher ungünstig ausfällt (Mühlhauser/Filz 2008).

Die Qualitätssicherung sollte die gesamte Screeningkette umfassen (Holland et al. 2006; WHO 2002): Dazu gehört nicht nur Ausbildung und Fortbildung des Personals und Kontrolle der Zytologie. Eine frühere Diagnose kann nur dann die Mortalität verringern, wenn eine als gefährlich eingestufte Veränderung konsequent, aber gleichzeitig auch so schonend wie möglich behandelt wird. Wenn bei der Therapie Fehler gemacht werden, wird entweder die Chance auf Heilung verspielt oder es

gibt zu viele Komplikationen und Nebenwirkungen – was ebenfalls den Vorteil durch Früherkennung zunichte machen würde. Besondere Anforderungen gelten auch an die Zusammenarbeit der Ärzte. Typischerweise sollen sich die beteiligten Experten verschiedener Fachrichtungen regelmäßig austauschen. Eine wichtige Voraussetzung ist zudem, dass die Daten in einem Register erfasst werden, um Verlauf der Krankheit und Heilungserfolge vergleichen zu können.

Tatsächlich könnte in diesen Qualitätsverbesserungen, die um Früherkennungsprogramme herum einzuführen wären, sogar ein Teil des Nutzens der Früherkennung liegen. Wenn Früherkennung dazu führt, dass in einem Land beispielsweise Ärzte und medizinisches Personal besser ausgebildet werden, profitieren davon alle Betroffenen, auch die, die nicht an der Früherkennung teilnehmen.

5.2.9 Kosten

Früherkennung spart insgesamt keine Kosten. Das liegt daran, dass die Reihenuntersuchungen selbst, aber auch die Abklärung falschpositiver Befunde und die Qualitätssicherung teuer sind. Meistens müssen mehr als 1.000 Teilnehmer untersucht werden, damit ein einziger einen Nutzen haben kann – die Zahlen können zwischen 800 und 8.000 Teilnehmern liegen (Rembold 1998). Die Kosten der deutschen Zervixfrüherkennung werden auf 335 und 700 Millionen Euro pro Jahr geschätzt (Mühlhauser/Filz 2008). Bei der Einführung von Maßnahmen zur Früherkennung müssen auch Opportunitätskosten betrachtet werden. Bei knappen Finanzmitteln bedeutet eine Investition in eine Technologie, dass andere Dinge nicht finanziert werden können.

Die Abwägung der Kosten kann auch durch neue Technologien verändert werden. Sollte sich die HPV-Impfung tatsächlich als wirksamer Schutz vor Zervixkarzinomen herausstellen, müsste auch der Stellenwert der Früherkennung neu bewertet werden.

5.2.10 Soziale und kulturelle Aspekte

Gerade in Deutschland hat der Appell zur Teilnahme an der Krebsfrüherkennung eine über 100 Jahre alte Geschichte und ist im öffentlichen Bewusstsein tief verankert. Erste nationale und regionale Kampagnen gab es bereits vor dem Ersten Weltkrieg. Der Appell zur Krebsfrüherkennung steht zwischen zwei Polen: Sie ist zum einen ein Angebot an den Einzelnen, etwas für seine Gesundheit zu tun. Sie gilt aber immer auch als eine Pflicht des Bürgers gegenüber dem Staat. Der Tonfall der Aufforderungen zu Krebsfrüherkennung schwankte dementsprechend zwischen einem Appell an die Vernunft einerseits und dem mit handfesten Drohungen verbundenen Versuch der Disziplinierung andererseits. Welche dieser beiden Tonlagen die Oberhand gewann, war während der letzten 100 Jahre auch immer abhängig vom Menschenbild der Zeit – und der politischen Situation.

Kein Wunder ist es deshalb, dass die Teilnahme an Krebsfrüherkennung während der Diktatur der Nationalsozialisten zur nationalen Pflicht wurde. Bereits in den 1930er-Jahren, also 30 Jahre, bevor in den USA mit vergleichbaren Kampagnen begonnen wurde, gab es in Deutschland ein Programm zum Brustkrebs-Screening in großem Maßstab. Ärzte wurden in Flugblättern auf den Sinn der Früherkennung hingewiesen. Wer sich nicht an der Suche beteiligte, wurde beschuldigt, am Tod von Tausenden Frauen pro Jahr mitschuldig zu sein (Proctor 1999).

Nach dem Zweiten Weltkrieg änderten sich Ton und Motivation der Früherkennungskampagnen, aber die zentrale Botschaft blieb. Die Deutschen waren die Ersten, die Krebsfrüherkennung zum Grundelement ihres Gesundheitswesens machten: 1971 schufen Ärzte und Krankenkassen die gesetzlichen Früherkennungsprogramme, die jedem, der alt genug war, die kostenlose Suche nach Krebs anboten.

Diese Historie prägt das Umfeld, in dem Krebsfrüherkennung diskutiert wird. Früherkennung wird in der Öffentlichkeit als grundsätzlich positiv gesehen, die Nachteile werden oft nicht wahrgenommen. Hinzu kommt, dass oft auch Industrie- und Ärztegruppen selbst dann von Früherkennung finanziell profitieren, wenn die Untersuchung für die Teilnehmer selbst keinerlei Nutzen hat. Deshalb sollte mit öffentlichem Druck gerechnet werden, der darauf zielt, die Gruppe der potenziellen Teilnehmer auszuweiten, das Screeningintervall zu verringern und die Sensitivität der Untersuchung zu erhöhen.

Auch in der Politik ist die Wahrnehmung der Früherkennung so positiv, dass die Bundesregierung durch Änderungen des Paragrafen 62 SGB V im GKV-Wirtschaftlichkeitsstärkungsgesetz die Möglichkeit geschaffen hat, Nichtteilnehmer finanziell zu sanktionieren. Danach können diejenigen, die sich an definierten Untersuchungen nicht beteiligen und dann später erkranken, mit bis zu zwei Prozent ihres Bruttoeinkommens an den Behandlungskosten beteiligt werden. Für Teilnehmer liegt die Grenze bei einem Prozent.

Diese Absicht stieß allerdings beim Gemeinsamen Bundesausschuss (G-BA), der die Regelung umzusetzen hat, wegen ethischer und rechtlicher Bedenken auf Widerstand. Der G-BA milderte den Druck, indem er statt der Teilnahme an den Untersuchungen eine Teilnahme an einer Beratung zur Pflicht machen will (Gemeinsamer Bundesausschuss 2007). Wer diese Beratung verweigert, würde dann später im Krankheitsfall finanziell bestraft. Wer die Beratung wahrnimmt, sich dann aber gegen eine Untersuchung entscheidet, wäre jedoch nicht von einer höheren Belastung bedroht. Auslöser für die gesetzliche Initiative ist, dass nach Zahlen des Zentralinstituts für die Kassenärztliche Versorgung im Jahr 2004 die Männer zu weniger als einem Viertel und die Frauen etwa zur Hälfte das Angebot der Gesetzlichen Krankenkassen nutzen.

Auch das Beispiel der Zervixkarzinom-Früherkennung zeigt, dass der Glaubenssatz „Prävention ist immer gut" bei der für EbPH nötigen Betrachtung relativiert werden muss. Auch Krebsfrüherkennung (als Instrument der

Sekundärprävention) hat ein Schadenspotenzial. In die umfassende Abwägung, ob eine Methode sinnvoll ist, müssen außer medizinischen Aspekten auch viele weitere Aspekte einfließen. Da in der Realität oft nur unvollständige Informationen vorliegen, gehören Entscheidungen über die Einführung von Früherkennungsmaßnahmen sicherlich zu den schwierigsten Abwägungen im GKV-System.

Literatur

Arbeitsgemeinschaft Bevölkerungsbezogener Krebsregister in Deutschland (2008) Krebs in Deutschland 2003-2004. Häufigkeiten und Trends. Saarbrücken. URL: http://www.rki.de/cln_100/nn_204124/DE/Content/GBE/DachdokKrebs/Broschuere/broschuere__node.html?__nnn=true.

Bundesausschuss der Ärzte und Krankenkassen (2005) Richtlinien des Bundesausschusses der Ärzte und Krankenkassen über die Früherkennung von Krebserkrankungen. Bundesanzeiger 192: 14983.

Cochrane AL, Holland WW (1971) Validation of Screening procedures. BMJ 27: 3-8.

Davidov O, Zelen M (2004) Overdiagnosis in early detection programs. Biostatistics 5 : 603-613.

Fletcher RH, Fletcher SW, Wagner EH (1999) Klinische Epidemiologie: Grundlagen und Anwendung. Wiesbaden: Ullstein.

General Medical Council (1998) Seeking patients' consent: the ethical considerations. URL: http://www.gmc-uk.org.

zur Hausen H (2002) Papillomaviruses and cancer: from basic studies to clinical application. Nat Rev Cancer 2 : 342-350.

Holland WW, Stewart S, Masseria C (2006) Screening in Europe. World Health Organisation.

Koch K, Mühlhauser I (2008) Kriterien zur Erstellung von Patienteninformationen zu Krebsfrüherkennungsuntersuchungen [Online]. URL: http://www.ebm-netzwerk.de/netzwerkarbeit/stellung nahme_dnebm_080630, abgerufen am 27.10.2008.

Moller H, Davies E (2006) Over-diagnosis in breast cancer screening. BMJ 332: 691-692.

Mühlhauser I, Filz M (2008) Screening auf Zervixkarzinom. arznei-telegramm 39: 29-38.

Petticrew M, Sowden A, Lister-Sharp D (2001) False-negative results in screening programs. Medical, psychological, and other implications. Int J Technol Assess Health Care 17: 164-170.

Petticrew MP, Sowden AJ, Lister-Sharp D, Wright K (2000) False-negative results in screening programmes: systematic review of impact and implications. Health Technol Assess 4 : 1-120.

Proctor R (1999) The Nazi War on Cancer. Princeton: Princeton University Press.

Raffle AE, Alden B, Quinn M, Babb PJ, Brett MT (2003) Outcomes of screening to prevent cancer: analysis of cumulative incidence of cervical abnormality and modelling of cases and deaths prevented. BMJ 326: 901.

Rembold CM (1998) Number needed to screen: development of a statistic for disease screening. BMJ 317: 307-312.

Siebert U, Sroczynski G, Hillemanns P et al. (2006) The German cervical cancer screening model: development and validation of a decision-analytic model for cervical cancer screening in Germany. Eur J Public Health 16: 185-192.

Statistisches Bundesamt (2008) Todesursachen in Deutschland 2006. URL: https://www-ec.destatis.de/csp/shop/sfg/bpm.html. cms.cBroker.cls?cmspath=struktur,voll anzeige.csp&ID=1021019, abgerufen am 12.10.2008.

Strech D (2007) Vier Ebenen von Werturteilen in der medizinischen Nutzenevaluation. Eine Systematik zur impliziten Normativität der Evidenz-basierten Medizin. Z Arztl Fortbild Qualitatssich 101: 473-480.

Strech D, Tilburt J (2008) Value judgments in the analysis and synthesis of evidence. J Clin Epidemiol 61: 521-524.

UK National Screening Committee (2002) The UK National Screening Committee's Criteria for appraising the viability, effectiveness and appropriateness of a screening programme.

US Preventive Services Task Force (2003) Screening for cervical cancer: recommendations and rationale. Am Fam Physician 67: 1759-1766.

Weymayr C, Koch K (2003) Mythos Krebsvorsorge. Frankfurt a.M.: Eichborn. URL: www.mythos-krebsvorsorge.de.

World Health Organization (1968) Screening for Inborn Errors of Metabolism. WHO (Technical Report Series No 401). URL: http://www. who.int/bookorders/francais/detart2.jsp?sesslan=2&codlan=1&codcol=10&codcch=401.

World Health Organization (2002) National cancer control programmes: policies and managerial guidelines.

5.3 Prävention von chronischen Rückenschmerzen

Dagmar Lühmann

„For any of us to live a single year without a backache is abnormal. That is true throughout adult life. And that has, no doubt, always been true".

Nortin M. Hadler, 1998

Die Prävention von „chronischen Rückenschmerzen" gehört, trotz vielfältiger Bemühungen, bisher nicht zu den Erfolgsgeschichten von Public Health – zu dieser Feststellung genügt ein Blick in die einschlägigen Statistiken. Nur etwa jeder Fünfte bleibt verschont – wenn man nach den aktuellsten bevölkerungsbezogenen Umfragen geht, haben über 80% der erwachsenen Bevölkerung mindestens einmal in ihrem Leben an Rückenschmerzen gelitten. Zu jedem beliebigen Zeitpunkt sind es etwa 35% der Bevölkerung, 5% sind von schweren Schmerzen und schweren Funktionsbeeinträchtigungen betroffen, wobei Alter (hoch) und vor allem Schulbildung (niedrig) die stärksten Prädiktoren für einen schweren Verlauf sind (Schmidt et al. 2007). Aber nicht nur ihre Häufigkeit machen Rückenschmerzen zum „Public-Health-Problem", sondern vor allem ihre Konsequenzen für die betroffen Individuen, die Sozialversicherungssysteme und damit die Gesellschaft. In Deutschland nehmen Rückenschmerzen unter den Ursachen für Arbeitsunfähigkeiten und medizinische Rehabilitationsmaßnahmen jeweils den ersten Rang ein, bei den Anlässen für vorzeitige Berentungen wegen Erwerbsunfähigkeit stehen sie an zweiter Stelle (Schmidt/Kohlmann

2005). Dabei gibt es gute Gründe anzunehmen, dass die Häufigkeit von Rückenschmerzen über die Zeit und über die Kulturen hinweg relativ konstant geblieben ist, erst die Verfügbarkeit von medizinischen Versorgungsmöglichkeiten geht einher mit der bemerkenswerten „Behinderungsepidemie" (Waddell 2004a).

Prävention und Gesundheitsförderung sind zentrale Arbeitsgebiete von Public Health, und was läge da näher, als sich um die Prävention der „Volkskrankheit" Rückenschmerzen zu kümmern. Allerdings soll dies „evidenzbasiert", d.h. auf der Grundlage der besten verfügbaren wissenschaftlichen Daten geschehen. Um die verfügbare Evidenz zur Prävention von Rückenschmerzen verständlich zu machen, ist es allerdings unabdingbar, zunächst einige Charakteristika des Störungsbildes „Rückenschmerz" darzustellen und anschließend auf die Datenlage zur Prävention von chronischen Rückenschmerzen einzugehen. Dabei wird schnell klar, dass es mehr um die Prävention eines sozialen Problems als um die Prävention einer Erkrankung geht.

5.3.1 Das Problem

Rückenschmerzen – Definition, Verläufe und Folgen

Unter „Rückenschmerzen" werden in den meisten Untersuchungen Schmerzen zwischen dem 7. Halswirbel und der Steißregion verstanden; Nackenschmerzen bleiben bei diesen Betrachtungen ausgespart. Am häufigsten treten Rückenschmerzen in der Umgebung der Lendenwirbelsäule auf, im angloamerikanischen Sprachraum auch als „low back" bezeichnet. Rückenschmerzen beginnen meistens „akut", manchmal sind Auslöser wie schweres Heben oder Rückenbelastung in verdrehter Haltung erinnerlich, oft aber können sich Patienten an keinen konkreten Auslöser erinnern. Evidenzbasierte klinische Leitlinien zur Versorgung von Patienten mit akuten Rückenschmerzen sehen als erste Maßnahmen eine Triage vor – es gilt, solche Patienten zu identifizieren, bei denen die Rückenschmerzen auf ernste Ursachen zurückzuführen sind, die unmittelbar therapeutische Konsequenzen erfordern. Die Durchführung der Triage erfolgt mittels Anamnese und klinischer Untersuchung – es wird nach Warnzeichen („roten Flaggen") gesucht, die andeuten, dass die Rückenschmerzen eine traumatische, entzündliche oder tumorbedingte Ursache haben, bzw. dass eine behandlungspflichtige neurologische Symptomatik, ausgelöst durch Nervenwurzelläsionen (z.B. durch einen massiven Bandscheibenvorfall oder eine Spinalkanalstenose), vorliegt (Becker et al. 2003). Wird eine auslösende Ursache gefunden, spricht man von spezifischen Rückenschmerzen, wird keine auslösende Ursache gefunden, werden die Rückenschmerzen als „unspezifisch" klassifiziert (ICD 10: M54). Mindestens 85% aller Rückenschmerzfälle sind der unspezifischen Gruppe zuzuordnen. Unter den spezifischen Ursachen wiederum werden am häufigsten Bandscheibenverlagerungen diagnostiziert, wodurch ein Druck auf Nervenwurzeln entsteht. Dabei sind dramatische, unmittelbar behandlungsbedürftige Verläufe mit einer Häufigkeit von unter 1% fast eine Rarität (Hildebrandt et al. 2005). Die folgenden Ausführungen befassen sich mit der großen Gruppe der unspezifischen Rückenschmerzen.

Unspezifische Rückenschmerzen lassen sich beschreiben nach Schweregrad und Dauer. Gebräuchliche Schemata (v. Korff et al. 1992; Kohlmann/Raspe 1994) verwenden sowohl Schmerzstärke als auch Funktionsbeeinträchtigungen zur Charakterisierung des Schweregrades von unspezifischen Rückenschmerzen. Statistiken sprechen zumeist von hochgradigen Beschwerden, wenn eine hohe Schmerzstärke und/oder eine starke Funktionsbeeinträchtigung angegeben wird. Nach ihrer Dauer werden bei unspezifischen Rückenschmerzen akute, subakute und chronische Beschwerden unterschieden, wobei die Bezeichnungen uneinheitlich verwendet werden. Als akut werden Beschwerden bis zu einer Dauer von ca. sechs Wochen bezeichnet, als chronisch, wenn sie länger als drei Monate andauern (Merskey/Bogduk 1994), im Zeitraum dazwischen ist von subakuten Beschwerden die Rede. Einige Autoren sprechen von einem chronischen Schmerzsyndrom, wenn zu den andauernden Rückenschmerzen Schmerzen in anderen Körperregionen, eine beeinträchtigte psychische Befindlichkeit und Teilhabestörungen hinzukommen (Hüppe/Raspe 2009). In den meisten Fällen treten Rückenschmerzen rezidivierend auf. Während die akute Episode weitgehend selbstlimitierend ist – Kohortenstudien an Patienten mit neu aufgetretenen Rückenschmerzen zeigen, dass nach 2-3 Wochen über 80% der Patienten wieder arbeitsfähig sind (z.B. Coste et al. 2004) – weist eine systematische Literaturübersicht von 36 prospektiven Studien darauf hin, dass durchschnittlich 60% der Betroffenen bei Befragung nach 12 Monaten bereits ein Rezidiv erlitten hatten, 33% der Betroffenen mit erneuter Krankschreibung. Im Mittel waren 16% der Betroffenen nach 6 Monaten noch oder wieder wegen Rückenschmerzen krankgeschrieben (Hestbaek et al. 2003).

Die sozioökonomischen Konsequenzen unspezifischer Rückenschmerzen sind erheblich. Eine neuere Schätzung auf der Basis bevölkerungsbezogener Daten beziffert die volkswirtschaftlichen Gesamtkosten für die Bundesrepublik Deutschland auf ca. 40 Milliarden Euro pro Jahr, die zu 46% auf direkte, zu 54% auf indirekte Kosten entfallen. Dabei verursacht ein Rückenschmerzpatient im Durchschnitt Kosten von 1.322 Euro pro Jahr (Schmidt/Kohlmann 2005).

Wer entwickelt chronische Rückenschmerzen?

Bis in die 1980er-Jahre wurde angenommen, dass die Hauptrisikofaktoren für Rückenprobleme unter den biomechanischen Einflussgrößen zu suchen sind (Fehlbelastungen durch schweres Heben und Tragen, langes Sitzen, „krumme" Haltung) (Nachemson 1975). Zur Erklärung des Phänomens Rückenschmerz wurde ein stark biophysikalisch definiertes Krankheitsmodell herangezogen: Schmerz ist ein Zeichen für Schädigung – Schädigung bewirkt Funktionseinschränkung und Behinderung – wenn Schädigung (und Schmerz) beseitigt werden können, verschwinden auch Funktionseinschränkung und Behinderung. Das Problem ist, dass dieses Krankheitsmodell auf den unspezifischen Rückenschmerz nicht passt: Es gibt in der Regel keine „Schädigung", und Schmerz bewirkt nicht bei allen Personen Funktionsbeeinträchtigung und Behinderung. Die meisten Menschen mit Rückenschmerzen leiden fortgesetzt oder wiederholt unter Schmerzen, adaptieren aber und kehren zu ihren gewohnten Aktivitäten zurück (Waddell 2004b).

Neuere Forschungsergebnisse (s. unten) legen dagegen nahe, dass die Entstehung bzw. Chronifizierung von Rückenschmerzen mit den nachfolgenden Beeinträchtigungen einem biopsychosozialen Modell folgt, in welchem psychischen und sozialen Faktoren eine größere Bedeutung zukommt als den biomechanischen Einflussgrößen. G. Waddell stellt die Zusammenhänge in seinem Buch „The Back Pain Revolution" wie folgt dar: Die Entwicklung von „chronischem Schmerz" ist begleitet von psychischen Beeinträchtigungen und typischen Verhaltensmustern, die sich bereits innerhalb der ersten drei bis sechs Wochen der „Schmerzkarriere" nachweisen lassen, die oben genannten Adaptationsvorgänge treten nicht ein. Eine entscheidende Rolle spielen dabei tief verwurzelte Überzeugungen („Beliefs"). Sie entwickeln sich von Kindheit an und sind ein Produkt von Lernen, Erfahrung und kulturellen Einflüssen. Im Zusammenhang mit Rücken-

schmerzen werden vor allem folgende Überzeugungen angetroffen:

Die Befürchtung, dass eine ernsthafte Schädigung besteht, bzw. sich eine solche entwickeln wird, in Kombination mit der Vorstellung, dass die Wirbelsäule eine empfindliche Struktur ist. Die reflexartige Reaktion auf Schmerz ist, die auslösende Situation zu vermeiden (wie ein Kind, welches sich an der heißen Herdplatte verbrannt hat). Diese kann allerdings in Kombination mit falschen Vorstellungen zu Auslösern und Folgen in einen sich selbstverstärkenden Kreislauf münden, das so genannte Furcht-Vermeidungs-Verhalten (Fear-Avoidance-Behaviour). Dieses kann auch abgekoppelt vom eigentlichen Schmerzgeschehen persistieren und das weitere Verhalten determinieren.

Als weitere wichtige, das Schmerzgeschehen und die mögliche Chronifizierung bestimmende Faktoren gelten Eigenverantwortung und Kontrollbestreben. Das Selbstvertrauen einer Person wird in hohem Maße von dem Grad bestimmt, zu dem die Person in der Lage ist, die eigene Situation zu kontrollieren. Dabei ist die Toleranzschwelle für Kontrollverlust individuell unterschiedlich, die Spannweite reicht von absolutem Fatalismus bis zur empfundenen Notwendigkeit, auch die kleinste Kleinigkeit im eigenen Leben zu kontrollieren. Auch diese Einstellungen werden durch Erfahrung und kulturelle Einflüsse geformt. Das Erleben von chronischen Rückenschmerzpatienten ist häufig von Kontrollverlust geprägt und wird auch als „Katastrophisieren" bezeichnet.

Weiterhin sind Einflüsse des sozialen Umfelds von entscheidender Bedeutung: Zur Entwicklung einer chronischen Beeinträchtigung durch Rückenschmerzen braucht es soziale Unterstützung, einen „Partner in Pain" im familiären Umfeld. Auch die Arbeitssituation trägt bei: Arbeitslose und Menschen, die ihre Arbeit aufgrund der Beschwerden verlieren, haben deutlich mehr Schwierigkeiten, wieder zu normalen Funktionen zurückzufinden. Das gilt auch für Personen, die Lohnersatzleistungen erhalten oder bei denen ein Rentenbegehren besteht.

Zusammenfassend lässt sich feststellen (Waddell 2004b):

- Das Symptom Rückenschmerz entsteht aus einem physischen Prozess und einer Nozizeption (Schmerzempfindung) im Rückenbereich.
- Der Schlüssel zur Chronifizierung ist vermutlich in der fehlenden Genesung zu sehen, nicht in der Entwicklung eines spezifischen Syndroms.
- Bei der Chronifizierung (schon innerhalb der ersten 3-8 Wochen) spielen Einstellungen, psychische Belastungen und Krankheitsverhalten eine entscheidende Rolle.
- Das ganze Geschehen spielt sich in einem sozialen Kontext ab und führt zu sozialen Interaktionen in der Familie, am Arbeitsplatz und im Gesundheitssystem.

Empirische Daten zu Risikofaktoren für chronifizierende Rückenschmerzen

Hinweise auf das biopsychosoziale Erklärungsmodell für chronifizierende Rückenschmerzen lassen sich auch aus einer Vielzahl von Risikofaktorstudien ableiten. Dabei sind vor allem die Ergebnisse von Längsschnittuntersuchungen aussagekräftig. Nur sie erlauben die Feststellung, dass die Exposition gegenüber einem Risikofaktor vor Beschwerdebeginn stattgefunden hat – und damit eine ursächliche Beteiligung des Risikofaktors an der Schmerzentstehung im Bereich des Möglichen liegt. Querschnittsstudien hingegen stellen fest, ob bei Patienten mit einem definierten Beschwerdebild gleichzeitig auch spezielle Risikofaktoren vorliegen, über den zeitlichen Ablauf (was war zuerst da – der Risikofaktor oder die Beschwerden?) geben sie keinen Aufschluss. Die Ergebnisse von Querschnittsstudien sind jedoch gut geeignet, Hypothesen zu potenziellen Risikofaktoren aufzustellen, die dann in Längsschnittstudien zu prüfen sind. Tabelle 7 zeigt die Zusammenfassung der Ergebnisse

einer 2003 veröffentlichten systematischen Literaturübersicht, in welche die Ergebnisse von weit über 100 Längs- und Querschnittsstudien eingegangen sind (Lühmann et al. 2003). Ein Merkmal wurde dann unter „Risikofaktorstatus wahrscheinlich" eingetragen, wenn die Literaturanalyse zeigen konnte, dass bei Personen mit diesem Merkmal das Rückenschmerzrisiko mindestens doppelt so hoch war (relatives Risiko≥2) wie bei Personen ohne das bezeichnete Merkmal. „Risikofaktorstatus unwahrscheinlich" wurde dann eingetragen, wenn Längsschnittstudien keinen Zusammenhang mit Rückenschmerzen belegen konnten oder wenn die Studien widersprüchliche Ergebnisse lieferten.

Der eindeutig stärkste Risikofaktor ist „Rückenschmerzen in der Anamnese". Das Risiko für Personen, die in der Vergangenheit bereits an Rückenschmerzen litten, eine erneute Rückenschmerzepisode zu erleiden, ist mindestens viermal so hoch wie für Personen, die zuvor keine Rückenschmerzen aufwiesen (Relatives Risiko > 4). Weiterhin stellten sich psychische Beeinträchtigungen (depressive Verstimmungen, Katastrophisieren, Furcht-Vermeidungsdenken) sowie körperliche und soziale Belastungen in der Arbeitsplatzumgebung als relevante Risikofaktoren heraus (relative Risiken 2-4). Bemerkenswert ist, dass der Risikofaktorstatus für Merkmale wie „Rumpfmuskelkraft" oder „Arbeit in sitzender Haltung" mit belastbaren wissenschaftlichen Daten nicht belegt werden konnte (z.B. Lis et al. 2007). Gerade sie bilden aber den Ansatzpunkt für viele klassische Präventionskonzepte.

5.3.2 Präventionsansätze

Rückenschmerzen sind häufig und haben schwerwiegende individuelle und sozioökonomische Konsequenzen. Ihre Behandlung ist aufwendig und nur sehr eingeschränkt wirksam (Renker et al. 2009). Daher liegt es nahe, zur Vermeidung oder Verringerung des Problems einen präventiven Ansatz zu wählen. Da sich keine konkrete Ursache als Ansatzpunkt für Präventionsmaßnahmen anbietet, wird zumeist

Tabelle 7: Risikofaktoren für unspezifische Rückenschmerzen (nach Lühmann et al. 2003)

Risikofaktorstatus wahrscheinlich	Risikofaktorstatus unwahrscheinlich
Soziale Einflussfaktoren	
	kultureller Hintergrund (Status unklar)
	familiärer und sozialer Rückhalt (widersprüchliche Studienergebnisse)
Schichtzugehörigkeit: Zusammenhang zu Ausfallzeiten am Arbeitsplatz wegen Rückenschmerzen	
Ausbildungsniveau (geht in Schichtindex ein)	
	Arbeitslosigkeit (ggf. Zusammenhang mit Leistungsinanspruchnahme)
Psychische Einflussfaktoren	
	Intelligenz und Persönlichkeitsmerkmale („pain personality")
Depression	
Psychische Beeinträchtigung („Distress")	
Furcht-Vermeidungsdenken, Katastrophisieren	
Sexueller und körperlicher Missbrauch	
Individuelle biologische und verhaltensabhängige Merkmale	
	Alter, Geschlecht, Körpergröße (widersprüchliche Studienergebnisse)
Vorangegangene Episode von Rückenschmerzen	
Beeinträchtigende Komorbidität	
Rauchen	
Arbeitsplatzbezogene Risikofaktoren	
Ganzkörpervibration	
Bücken und Drehen	
Material- und Patientenbewegung: Heben, Tragen, Schieben, Ziehen	
Psychosoziale Arbeitsplatzbelastungen (fehlende Arbeitszufriedenheit, fehlende soziale Unterstützung am Arbeitsplatz)	
Physiologische Einflussgrößen: Muskelkraft, Haltung, Topografie	
	körperliche Fitness (inkonsistente Ergebnisse)
	Rumpfmuskelstärke (inkonsistente Ergebnisse)
	Beweglichkeit der Wirbelsäule (inkonsistente Ergebnisse)
	Ausdauer der Rumpfmuskulatur (inkonsistente Ergebnisse)
	Sitzende Körperhaltung während der Berufsausübung
	Auffälligkeiten in der 3D-Darstellung der Rückenoberfläche

auf die Beseitigung von Risikofaktoren fokussiert. Dabei ist bei der Art der Präventionsmaßnahmen ein zeitlicher Trend zu erkennen, der in etwa parallel geht mit der Ablösung des biophysikalischen Krankheitsmodells durch das biopsychosoziale Erklärungsmodell für das Problem chronifizierender Rückenschmerzen. Deutlich erkennbar wird dies zum Beispiel an der Entwicklung von Rückenschulkonzepten. Die klassische Rückenschule der 1970er- und 1980er-Jahre führt Rückenprobleme auf ein biophysikalisches Problem zurück, eine „falsche" Druckverteilung in der Wirbelsäule. Ihre Schulungs- und Übungsinterventionen fokussieren dementsprechend auf das Erlernen von „rückenentlastenden" Bewegungsmustern (Lühmann et al. 1997). Moderne Rückenschulkonzepte dagegen berücksichtigen zumindest auch psychische Befindlichkeiten und enthalten neben bewegungsbezogenen Interventionen auch Entspannungselemente und gegebenenfalls verhaltenstherapeutische Ansätze (z.B. www.kddr.de). Eine ähnliche Entwicklung ist bei arbeitsplatzbezogenen Präventionsprogrammen zu beobachten: Während ältere Programme vor allem auf das Ausschalten von biophysikalisch belastenden Noxen ausgerichtet waren, finden in modernen Konzepten psychosoziale Belastungen am Arbeitsplatz zunehmend Beachtung.

Präventionsprogramme unterscheiden sich weiterhin in ihrem Ansatz. Es werden verhaltenspräventive Ansätze, die auf Verhaltensänderungen des Individuums zielen, von verhältnispräventiven Ansätzen unterschieden, die Veränderungen im Lebens- und Arbeitsumfeld von Individuen bewirken sollen. Gerade in der arbeitsplatzbezogenen Prävention kommen aber auch Kombinationen von beiden Ansätzen zum Einsatz.

Um eine verlässliche Aussage zur Wirksamkeit von Maßnahmen zur Prävention von Rückenschmerzen zu erhalten, sind die Ergebnisse von (randomisierten) kontrollierten Studien mit patientennahen Zielgrößen heranzuziehen. Studien ohne Kontrollgruppen erlauben angesichts der hohen Variabilität der Rückenschmerzverläufe keinen Rückschluss, ob beobachtete Erfolge tatsächlich auf eine Intervention zurückzuführen sind oder lediglich den natürlichen Verlauf in einer Gruppe abbilden. Ersatzzielgrößen (Surrogate) wie „Muskelkraft", „körperliche Fitness" oder „Kenntnisse zu Hebe- und Tragetechnik" erlauben wegen ihrer unsicheren Assoziation mit den interessierenden Zielgrößen „Rückenschmerzrezidiv" oder „Arbeitsunfähigkeit wegen Rückenschmerz" ebenfalls keine Aussage zur Wirksamkeit von Präventionsmaßnahmen.

Verhaltensprävention

In der Rückenschmerzprävention haben verhaltenspräventive Ansätze die längste Tradition – damit liegen auch für diese Interventionen die meisten wissenschaftlichen Untersuchungen vor. Eine orientierende Recherche in der Literaturdatenbank PubMed unter den Stichworten „back pain" und „prevention", mit Einschränkung auf randomisierte, kontrollierte Studien und systematische Literaturübersichten, liefert 312 Treffer, davon 75 systematische Literaturübersichten. Unterzieht man jedoch diese Studien bzw. Literaturübersichten einer genaueren Betrachtung, wird schnell klar, dass die „Evidenzlage" zur Wirksamkeit der Rückenschmerzprävention weit davon entfernt ist, eindeutig zu sein. Dies liegt vor allem in der extremen Heterogenität der zugrunde liegenden Studien begründet. Dabei bezieht sich die Heterogenität auf die eingeschlossenen Studienpopulationen, die untersuchten Interventionen und die Kontrollbedingungen, die betrachteten Zielgrößen, Studiendauern und die sehr heterogene methodische Studienqualität. Das vielleicht größte Problem der Literaturübersichten ist, dass versucht wird, übergreifende Aussagen zur Wirksamkeit einer Interventionsgruppe (z.B. „edukative Maßnahmen", „Training" oder „Rückenschulen") zu machen, ohne dass es einheitliche Definitionen gibt, welcher Kategorie eine Intervention zuzuordnen ist. Rückenschulen beispielsweise enthalten regelmäßig edukative und trainierende Komponenten, eventuell ergänzt um verhaltenstherapeutische oder entspannende Maßnahmen. Je nach Gewichtung – oder Perspektive des Reviewautors – kann nun eine Untersuchung der Wirksamkeit einer Rückenschule bei den trainierenden, den edukativen oder den multimodalen Konzepten eingeordnet werden. Einige Reviews führen eine separate Kategorie „Rückenschule", in der die Ergebnisse der heterogenen Rückenschulstudien zusammenfassend referiert werden. Trotz aller Heterogenität scheint sich aber in den letzten Jahren die grundlegende Erkenntnis zu verfestigen, dass unter allen untersuchten, auf das Individuum zielenden Präventionsmaßnahmen allein für Interventionen, die körperliches Training („Exercise") beinhalten, konsistent positive Effekte gefunden werden. Dabei kann keine Aussage gemacht werden, welche Art oder Intensität von Training erforderlich ist, um günstige Wirkungen zu erzielen – einzig die kontinuierliche Weiterführung der Trainingsmaßnahmen scheint ein notwendiges Element zu sein (Lühmann et al. 2006). Diese Wahrnehmung wird deutlich bestätigt durch Ergebnisse der aktuellsten systematischen Literaturübersicht von Bigos et al. (2009). Zielsetzung dieser Übersichtsarbeit war die Bewertung von Maßnahmen zur Rückenschmerzprävention bei Personen im arbeitsfähigen Alter auf der Basis von qualitativ hochwertigen prospektiven kontrollierten Studien. Einschlusskriterien waren zusätzlich die adäquate Beschreibung der untersuchten Intervention, die methodisch adäquate Erhebung der relevanten Zielgrößen (objektive sozialmedizinische Zielgrößen, subjektive patientenberichtete Zielgrößen), Drop-out-Raten von weniger als 30% für Langzeitoutcomes und eine adäquate Auswertung der Ergebnisse. Die methodische Qualität der eingeschlossenen Materialien wurde weiterhin nach den gängigen Kriterien der klinischen Epidemiologie (Randomisierung, Verblindung, Intention-to-treat-Analyse etc.) bewertet. Um die Ergebnisse von Studien zu unterschiedlichen Interventionen vergleichbar zu machen, wurden aus den in der Publikation berichteten Ergebnissen Effektstärken berechnet.

Insgesamt wurden 20 Studien in die Übersichtsarbeit eingeschlossen: acht zu unterschiedlichen Trainingsprogrammen, vier zu Schulungsmaßnahmen (inkl. Rückenschulen und ergonomische Schulungen am Arbeitsplatz), eine Studie zum Stressmanagement, vier zu lumbalen Stützgürteln, zwei zu Schuheinlagen und vier Studien zur Reduktion von Hebe- und Tragelasten (in der Kranken- und Altenpflege). Die methodische Qualität aller Studien wurde als „hoch" bewertet. Die Ergebnisse zur Wirksamkeit der Interventionen im Hinblick auf die Reduktion der Inzidenz von Rückenschmerzepisoden waren relativ eindeutig: Sieben von acht Studien, in denen Trainingsprogramme (mit oder ohne edukative Komponente) gegen alleinige Schulungsmaß-

nahmen oder „keine Intervention" geprüft wurden, erzielten statistisch signifikante positive Effekte, wobei die erzielten Effektstärken allerdings nur im mittleren Bereich lagen. Vier Studien konnten signifikant positive Effekte auf Fehlzeiten vom Arbeitsplatz (n=3) bzw. Disability Scores (n=1) nachweisen. Keine der Studien zu den übrigen Interventionen kam zu positiven Ergebnissen.

Verhältnisprävention

Maßnahmen der Verhältnisprävention zielen auf die Beseitigung krankmachender „Verhältnisse" durch Modifikationen in den Lebenswelten von Individuen. Für den Kontext der Prävention von rezidivierenden und chronifizierenden Rückenschmerzen hat sich insbesondere die Arbeitswelt als geeignetes Setting für verhältnispräventive Interventionen herausgestellt. Zum einen kann als belegt gelten, dass körperliche, psychische und soziale Arbeitsbedingungen wichtige Moderatorvariablen bei der Entstehung und Chronifizierung von Rückenbeschwerden sind (Lühmann 2003). Zum anderen sind die meisten Erwachsenen eines Landes werktätig – über arbeitsplatzbezogene Maßnahmen kann somit ein überwiegender Anteil dieser Personengruppe erreicht werden (Tveito et al. 2004). Außerdem entspricht die Durchführung von Maßnahmen der Rückenschmerzprävention im Arbeitsumfeld der Intention zur Prävention und Gesundheitsförderung in Lebenswelten (Gesetzentwurf Präventionsgesetz vom Februar 2005, §17 (BT 15/4833)).

Ansätze zur Rückenschmerzprävention in der Arbeitsplatzumgebung entstammen der Ergonomie, der Wissenschaft, die sich mit Menschen am Arbeitsplatz beschäftigt. Es wird untersucht, wie Menschen mit den Belastungen in ihrer Arbeitsplatzumgebung zurechtkommen. Hierbei ist „Arbeitsplatzbelastung" definiert als „die Gesamtheit der äußeren Bedingungen und Anforderungen im Arbeitssystem, die den physischen und psychischen Zustand einer Person ändern kann" (ISO 6385 nach Schneider 2005). Verhältnispräventive ergono-

mische Interventionen zur Rückenschmerzprävention sind darauf ausgerichtet, Arbeitsplatzumgebung und -abläufe an die arbeitenden
Individuen anzupassen und damit Risikofaktoren für Rückenschmerzen zu beseitigen. Hierzu
gehören einerseits technische Änderungen und
Hilfsmittel („engineering interventions") wie
Veränderungen an Mobiliar, Beleuchtung,
Fußbodenbelägen oder Arbeitsgeräten, die vor
allem körperliche Risikofaktoren wie Zwangs-
haltungen, Vibrationsexpositionen, repetitiv-
monotone Belastungsmuster oder schweres
Heben reduzieren sollen. Organisatorische
oder administrative Maßnahmen wie ange-
passte Pausenzeiten, Rotationsmaßnahmen innerhalb von Arbeitsteams, aber auch Maßnahmen zur Förderung des Betriebsklimas (flache
Hierarchien, Gratifikationssysteme, partizipative Einbindung der Beschäftigten in die Prä-
ventionsplanung sowie eine gesundheitsför-
dernde Unternehmenskultur) zielen neben der
Beseitigung von körperlichen Risikofaktoren
vor allem auf den Abbau von psychosozialen
arbeitsabhängigen Belastungen. Technische und
organisatorische Verhältnisprävention werden
aber auch häufig mit so genannten personalen
ergonomischen Interventionen verzahnt, die
wiederum auf Verhaltensänderungen des Individuums zielen. Solche Maßnahmen umfassen zumeist tätigkeitsspezifische Trainings und
Schulungen.

Die Beurteilung der Evidenz zur Wirksamkeit von ergonomischen Interventionen in
der Arbeitsplatzumgebung gestaltet sich ausgesprochen schwierig. Besonders für die set-
tingorientierten ergonomischen Präventions-
(sub)kategorien „Isolierte Veränderungen der
physikalischen Arbeitsumgebung" und „Ratio-
nalisierung von Produktionssystemen" existieren keine kontrollierten Studien, die ihre präventive Wirksamkeit abschätzen lassen. Vermutlich liegt diese Tatsache in der Wissen-
schaftstradition begründet, die sich in dem
Kernbereich der Ergonomie grundlegend von
klinischer oder gesundheitswissenschaftlicher
Forschung unterscheidet. Wirksamkeitsunter-
suchungen im Kernbereich der ergonomischen
Wissenschaften orientieren sich an einem

stringenten Ursache-Wirkungs-Prinzip – die
Gestaltung der Arbeitsumgebung wird daraufhin untersucht, ob und in welchem Bereich
während der Arbeitstätigkeit unphysiologische
Belastungen entstehen, die ihrerseits als Risikofaktoren für die Auslösung von Gesundheitsstörungen gelten. In Laborstudien wird
dann ermittelt, ob Modifikationen der Arbeitsumgebung die Reduktion von Belastungen
bewirken. Zielgrößen für diese Untersuchungen sind in der Regel mit physikalischen,
„objektiven" Verfahren wie Druckaufnehmern
oder elektromyografischen Elektroden messbare Be- und Entlastungen. Die Prüfung von
klinischen Effekten von Arbeitsplatzmodifika-
tionen erfolgt häufig in unkontrollierten Kohortenstudien oder über Zeitreihenuntersu-
chungen, die darüber hinaus noch durch kleine
Teilnehmerzahlen, kurze Beobachtungszeiträume und fehlende Berücksichtigung von
Confoundern in den Analysen gekennzeichnet
sind (Westgaard/Winkel 1997). In der Literatur
ist das Phänomen zu beobachten, dass die
Laborstudien zumeist deutlich positive Effekte
auf die genannten physiologischen Parameter
berichten – die sich in klinischen Untersuchungen aber nicht in patientenrelevante Effekte
umzusetzen scheinen (Cole et al. 2003).

In der Subkategorie „Organisationskultur",
in die nach der Übersichtsarbeit von Westgaard
und Winkel (1997) Interventionen einzuordnen
sind, die sich mit der Organisation und Implementation ergonomischer Arbeitsabläufe befassen, berichten drei kontrollierte Studien
(tendenziell) positive Ergebnisse. Die Interpretation dieser Ergebnisse ist nicht unproblematisch, da nicht bekannt ist, was in den Studien eigentlich das „wirksame Agens" ist.
Nach Westgaard und Winkel (1997) kommt in
dieser Kategorie einer verbesserten Arbeitsatmosphäre durch Kommunikation und Engagement der Mitarbeiter eine größere Bedeutung zu als den tatsächlichen physischen Entlastungen durch ergonomische Änderungen in
der Arbeitsplatzumgebung. Für die Bedeutung
der Arbeitsatmosphäre sprechen z.B. auch die
Auswertungen von Wergeland et al. (2003),
die durch die Reduktion der täglichen Arbeits-

zeit von acht auf sechs Stunden die Inzidenz und Folgen von Rückenschmerzen bei Pflegepersonal nicht beeinflussen konnten.

Mehrere systematische Übersichtsarbeiten (Westgaard und Winkel 1997; Tveito et al. 2004; Lühmann et al. 2006) haben Literaturanalysen zur Wirksamkeit von arbeitsplatzbezogenen Programmen zur Prävention von Rückenbeschwerden vorgenommen. Übereinstimmend kommen alle drei Reviews zu der Schlussfolgerung, dass am ehesten positive Effekte von multidimensionalen Programmen zu erwarten sind, die, zusätzlich zu einem Settingansatz mit Anpassung der Arbeitsumgebung und der Arbeitsbedingungen, das Individuum mit Training und Schulung adressieren. Die deutlichsten Erfolge sind in Populationen mit hohem Rückenschmerzrisiko oder vorbestehenden Beschwerden zu verzeichnen.

Die methodische Qualität fast aller im Bereich „ergonomische Interventionen" angeführten Studien entspricht nicht den gängigen klinisch-epidemiologischen Qualitätsstandards. Probleme entstehen durch kleine Studienpopulationen, fehlende Kontrolle von Confoundern, unklare oder fehlende Angaben zur Compliance, kurze Nachbeobachtungszeiten sowie unklare Erhebung der Zielgrößen. Bereits 1997 formulierten Westgaard und Winkel Vorschläge für die methodische Gestaltung künftiger Evaluationen von ergonomischen Interventionen zur Prävention von muskuloskeletalen Erkrankungen. Diese Vorschläge führen die diskrepanten Validitätskriterien aus Ergonomie, Gesundheitswissenschaften und klinischer Epidemiologie zusammen. Sie fordern

- die Integration der in der Ergonomie üblichen Risikomessung und Erfassung,
- die Berücksichtigung und Dokumentation der für Evaluationen von komplexen Interventionen relevanten Kontextfaktoren und
- die Beachtung der für klinisch-epidemiologische Interventionsstudien relevanten Validitätskriterien.

Bevölkerungsbezogene Prävention

Auch wenn die inzwischen verfügbaren wissenschaftlichen Daten nahelegen, dass mit ausgewählten Präventionsmaßnahmen chronische Rückenschmerzen und ihre Folgen abgemildert werden können, bleibt jedoch ein weiteres Problem bestehen: Die adäquate Zielgruppe, d.h. der Personenkreis mit einem hohen Risiko für schwere und chronische Rückenschmerzen, muss erreicht werden. Wie oben bereits ausgeführt, gehören zu den relevanten Risikofaktoren vorangegangene Rückenbeschwerden, ein niedriges Bildungsniveau und ein negatives Krankheits- und Copingverhalten. Internationale und nationale bevölkerungsbezogene Untersuchungen zeigen jedoch, dass gerade Personen mit diesen Merkmalen schwer durch Gesundheitsförderungsmaßnahmen zu erreichen sind. Schneider und Schiltenwolf (2005) berichteten eine Auswertung von Daten des Bundesgesundheitssurveys für die Inanspruchnahme von Rückenschulkursen. Sie fanden, dass die Programme typischerweise von teilzeitbeschäftigten, der höheren Sozialschicht zugehörigen Frauen besucht werden, die im Übrigen einen gesunden Lebensstil mit ausgewogener Ernährung und sportlichen Aktivitäten pflegen. Von Männern, Personen mit Vollzeitbeschäftigung, ungünstigem Lebens- und Konsumstil sowie niedriger Sozialschichtzugehörigkeit werden Rückenschulkurse weniger häufig angenommen. Dieses Phänomen ist aus der internationalen Literatur als „Preaching to the Converted" (Predigen zu den Bekehrten) bekannt. Dabei bestimmt nicht der Bedarf die Inanspruchnahme von Angeboten, diese wird vielmehr von einer ganzen Reihe von Kontextfaktoren bestimmt. Es wird vermutet, dass z.B. die typische Teilnehmerstruktur bei Bewegungsprogrammen (sportliche, jugendorientierte, mehrheitlich weibliche Teilnehmerschaft) eine Konkurrenzsituation impliziert und dadurch die Risikoklientel von der Teilnahme abhält (Marstedt et al. 1993). Bei Personen mit Rückenschmerzerfahrung und Chronifizierungstendenz wird vermutet, dass weiterhin die von Furchtvermeidungsdenken, negativen Co-pingstrategien und wenig Selbstwirksamkeit gekennzeichnete Krankheitseinstellung die Teilnahmebereitschaft an Präventionsmaßnahmen behindert (Schneider/Schiltenwolf 2005).

Settingorientierte Ansätze wie arbeitsplatzbezogene Maßnahmen lösen die Problematik nur teilweise auf. Einerseits wird auch hier die bereits aus dem Arbeitsleben ausgeschiedene Hochrisikoklientel nicht erreicht und andererseits bleiben die komplexen, partizipativen betrieblichen Präventionsprogramme zumeist großen Unternehmen vorbehalten. In kleinen und mittelgroßen Unternehmen sind in der Regel weder die personellen noch die finanziellen Ressourcen für derartige Programme vorhanden.

Diese offensichtliche Fehlallokation, aber auch die Diskrepanz zwischen Wahrnehmung und Einstellungen zum Störungsbild „Rückenschmerz" in der Öffentlichkeit und den wissenschaftlichen Erkenntnissen zu Ursachen, Verlauf und Behandlungsmöglichkeiten gaben den Anlass für die Konzeption von massenmedialen Kampagnen zur Rückenschmerzprävention. Im Prinzip zielen diese Kampagnen darauf ab, bei einem großen Teil der Bevölkerung Ein-

Tabelle 8: Massenmedienkampagnen zur Prävention von Rückenschmerzfolgen (nach Buchbinder et al. 2008)

	Australien (1997-1999) „Back Pain: Don't take it lying down"	Schottland (2000-2003) „Working Backs Scotland"
Primäres Medium	Fernsehen	Radio
Weitere Medien	Radio, Anzeigen und Anzeigetafeln, Poster, Seminare, Arbeitsplatzbegehungen, Zeitschriftenartikel	Internetseite, Anzeigen und Anzeigetafeln, Poster, Seminare, Arbeitsplatzbegehungen, Zeitschriftenartikel
Häufigkeit und Intensität	Intensive Kampagne über die ersten 12 und letzten 3 Monate	Intensive Kampagne über alle privaten Radiosender für 4 Wochen; 5 kurze „Booster" 2001-2003
Kosten	6,6 Millionen US$	Unbekannt
Zentrale Botschaften	◆ Rückenschmerzen sind meist kein ernsthaftes (Gesundheits-)problem; ◆ in Bewegung bleiben ist wichtig; ◆ eine positive Einstellung und Eigeninitiative begünstigen den Verlauf; ◆ Röntgenaufnahmen sind meist nicht sinnvoll; ◆ operative Eingriffe bieten meist keine Lösung des Problems; ◆ Arbeitnehmer in der Arbeitstätigkeit halten.	◆ aktiv bleiben; ◆ bei Bedarf einfache Schmerzmedikamente einnehmen; ◆ bei Bedarf Beratung suchen; ◆ keine Bettruhe; ◆ die Prognose ist in der Regel gut; ◆ Sie können viel für sich selber tun.
Weitere Interventionen	Leitlinien an Ärzte	Broschüren an Arbeitgeber und Gesundheitsprofessionen; Informationspakete an Ärzte
Evaluation	Quasi-experimentell; benachbarter Bundesstaat als Kontrolle; Vorher-Nachher-Befragungen von Bevölkerung und Ärzten; AU-Datenanalyse	Vorher-Nachher-Befragung der Bevölkerung; AU-Daten- und Sozialversicherungsdatenanalyse (Schottland im Vergleich zu GB)
Ergebnisse	Signifikante Änderung der Einstellung bei Bevölkerung und Medizinern; keine Änderungen im Vergleichsstaat, signifikanter Rückgang von AU-Fällen, AU-Tagen und Ausgaben für Rückenschmerzen.	Signifikante Veränderung der Einstellung zu Aktivität in der Bevölkerung; auf Aktivität ausgerichtete Veränderung der Beratungsaktivitäten durch Ärzte (Selbstangabe); keine Veränderung von AU-Zeiten oder Inanspruchnahme von Lohnersatzleistungen.

Legende: AU – Arbeitsunfähigkeit; GB – Großbritannien.

stellungsänderungen zur erreichen und damit soziale Unterstützung für Verhaltensänderungen vorzubereiten. Dabei hat sich gezeigt, dass die Public-Health-Effekte (und auch die Kosteneffektivität) größer sind, wenn eine kleine Einstellungsänderung in einem großen Bevölkerungsanteil mit intermediärer Ausgangseinstellung erreicht wird – anstatt in einem kleinen Anteil mit ausgesprochen adverser Ausgangseinstellung (Rose 1993 nach Buchbinder 2008a). Im Gegensatz zu gezielten Interventionen in spezifischen Settings sollen auch schwer zu identifizieren Hochrisikogruppen

und die Klientel, die für medizinnahe Disseminationswege eher nicht zugänglich ist, erreicht werden. Die erste Kampagne dieser Art wurde Ende der 1990er-Jahre im Bundesstaat Victoria in Australien durchgeführt und evaluiert, weitere folgten in Schottland, Norwegen und Kanada (vgl. Tabelle 8).

Mehrere Gründe gaben den Anlass für die Konzeption der australischen Kampagne:

- Die Arbeitsausfallzeiten aufgrund von Rückenproblemen hatten sich in der vergangenen Dekade verdreifacht.

Tabelle 8 (Forts.)

	Norwegen (2002-2005) „Active Back"	Kanada (2005-2008) „Back@it"
Primäres Medium	Lokales Radio, Fernsehen, Kino	Radio
Weitere Medien	Internetseite, Poster in Arztpraxen	Internetseite, Poster, Broschüren, Anzeigen in Verkehrsmitteln und Nachrichtenmagazinen, Fernsehspots
Häufigkeit und Intensität	4x 1 Monat	Während der Spitzeneinschaltzeiten
Kosten	531.000 US$	930.000 US$
Zentrale Botschaften	◆ tiefe Rückenschmerzen sind nicht gefährlich; ◆ Aktivität begünstigt den Verlauf; ◆ operative Eingriffe sind nur selten erforderlich.	◆ keine (Bett-)Ruhe; ◆ der Schlüssel zur Besserung heißt „aktiv bleiben".
Weitere Interventionen	Informationsbroschüren an alle Haushalte, Hausärzte, Physiotherapeuten, Chiropraktiker und Sozialversicherungsangestellte.	keine
Evaluation	Quasi-experimentell; benachbarte Provinz als Kontrolle. Vorher-Nachher-Befragungen von Bevölkerung und Ärzten; AU-Datenanalyse. Inanspruchnahme von Bandscheibenoperationen und Röntgenuntersuchungen.	Quasi-experimentell; benachbarte Provinz als Kontrolle. Vorher-Nachher-Auswertung von Inanspruchnahmeindikatoren und AU-Daten.
Ergebnisse	Signifikante Veränderung der Einstellung zu Aktivität und Arbeitstätigkeit in der Bevölkerung; bessere Fähigkeiten zum Selbstmanagement; weniger Röntgenaufnahmen; keine Veränderungen von Krankheitsverhalten oder AU-Zeiten; keine Einstellungsänderungen bei Medizinern.	liegen noch nicht vor

- Aufgrund komplexer Steuerungsmechanismen im Gesundheitswesen war es nicht gelungen, evidenzbasierte Leitlinien zum Umgang mit dem Problem Rückenschmerz bei den Gesundheitsprofessionen zu implementieren. Als Grund hierfür wurden auch die von den Patienten an den Arzt herangetragenen Einstellungen, Erklärungsmodelle und Erwartungen sowie gesellschaftliche Einstellungen und rechtliche Rahmenbedingungen für z.B. Krankschreibungen und Kompensationszahlungen gesehen.
- Arbeitsplätze sind durch fehlende Integrationsmöglichkeiten und unflexible Bedingungen für Personen mit Rückenschmerzen gekennzeichnet – was vermutlich zum Anstieg der Inanspruchnahmen von Kompensationszahlungen beigetragen hat.

Somit werden die sozioökonomischen Folgen von Rückenschmerzen auf ein komplexes Ursachengeflecht von allgemeinen gesellschaftlichen Einstellungen, individueller Krankheitswahrnehmung, Versorgungscharakteristika und Arbeitsbedingungen zurückgeführt. Vor diesem Hintergrund sollte mit einigen wenigen zentralen Botschaften zur Wahrnehmung und dem Umgang mit Rückenschmerzen bei der Bevölkerung, den Professionen und den Arbeitgebern eine Einstellungsänderung und die Änderung von Inanspruchnahmemustern erreicht werden. Die Inhalte der Kampagne wurden von einem international besetzten multidisziplinären Expertenteam unter Einbindung aller relevanten Interessengruppen erarbeitet und von den involvierten (nationalen) Professionen mitgetragen. Hauptadressaten waren Bevölkerung, Mediziner und Arbeitgeber, die Verbreitung der Botschaft erfolgte über die in Tabelle 8 genannten Massenmedien unter Verwendung von „Botschaftern" wie (betroffenen) Sportlern, Schauspielern, Rückenschmerzexperten und Gesundheitspolitikern. Zielgrößen für die Evaluation der Wirksamkeit der Kampagne waren in Befragungen erfasste Veränderungen der Einstellungen von Bevölkerung und Primärärzten zum Problem Rückenschmerz sowie rückenschmerzassoziierte Arbeitsausfallzeiten

und Inanspruchnahme von Lohnersatzleistungen. Als Kontrolle für die quasi-experimentelle Studie dienten die Daten des benachbarten australischen Bundesstaates New South Wales. Im Jahr nach der Kampagne waren im Vergleich zum Kontrollstaat ein signifikanter Rückgang der Inanspruchnahmeparameter sowie in beiden Zielgruppen deutliche Einstellungsänderungen im intendierten Sinne zu verzeichnen. Die Einstellungsänderungen waren auch 4,5 Jahre nach Abschluss der Kampagne noch nachweisbar (Buchbinder und Jolley 2007).

Die Kampagnen in Schottland und Norwegen konnten ebenfalls Einstellungsänderungen im intendierten Sinne in den Zielgruppen nachweisen, allerdings keine Effekte auf Inanspruchnahmeparameter. Die Autoren vermuten, dass der Verzicht auf eine an Arbeitgeber gerichtete Botschaft hierfür verantwortlich sein könnte (Buchbinder et al. 2008).

In der Zusammenschau schlagen die Autoren aller vier massenmedialen Rückenschmerzkampagnen ein Rahmengerüst für die Planung zukünftiger Präventionskampagnen vor. Dieses besteht aus fünf aufeinander folgenden Schritten (Buchbinder et al. 2008):

1. Ist-Analyse bestehender Einstellungen, Verhaltensweisen und Versorgungsmodalitäten.
2. Einschätzung der Veränderbarkeit von Einstellungen und Verhalten: Gibt es spezifische Barrieren?
3. Welches sind die zentralen Botschaften und wer sollte sie überbringen?
4. Welches ist der beste Weg, die Botschaften an die Zielgruppe zu überbringen?
5. Wie sollen die Effekte der Kampagne gemessen werden (Design, Zielgrößen)?

5.3.3 Zusammenschau

Es fällt schwer, das Problem Rückenschmerzen und den Handlungsbedarf für Public Health nach dem klassischen Raster medizinische – psychologische – soziale Aspekte zu betrachten. Möglicherweise hat gerade die „sezierende" Betrachtung aus den verschiedenen Perspektiven verhindert, dass es nicht schon lange effektive Präventionskonzepte gibt. Daher wird auch in der Zusammenschau nicht versucht, diese Aspekte zu trennen.

Inzwischen gilt es als unbestritten, dass das klassische Krankheitsmodell (mit seiner Abfolge Schädigung – Funktionseinschränkung – Behinderung und Heilung durch Beseitigung der Schädigung) auf das Phänomen „unspezifischer Rückenschmerz" nicht übertragbar ist. Diese Erkenntnis beruht auf uneindeutigen diagnostischen Befunden, frustranen Behandlungs- und Präventionsversuchen (z.B. durch „klassische" Rückenschulen) und einer Vielzahl von empirischen Erkenntnissen, die belegen, dass Prädiktoren für chronische und wiederkehrende Rückenschmerzen sowohl biophysischer, als auch psychischer und sozialer Natur sind. Dabei wurden für psychosoziale Einflüsse stärkere Vorhersagewerte gefunden als für biophysische. Theoretische Überlegungen verknüpfen diese Beobachtungen zum biopsychosozialen Entstehungsmodell. Dieser Hintergrund lässt die Ergebnisse der verfügbaren Interventionsstudien plausibel erscheinen: Ausschließlich solche Präventionsmaßnahmen, die in irgendeiner Form Aktivierung, Bewegung, Training oder Sport beinhalten, erzielen positive Effekte, alle übrigen nicht. Für trainierende Aktivitäten wird angenommen, dass sie nicht nur im körperlichen Bereich (Kraft, Ausdauer, Geschicklichkeit), sondern auch im psychischen Befinden (Steigerung des Selbstwertgefühls und der Selbstwirksamkeit) sowie in sozialen Interaktionen (direkt, aber auch indirekt über die psychischen Effekte) wirksam werden. Diese Theorie wird beispielsweise gestützt durch eine Nebenauswertung der University of California, Los Angeles (UCLA) Back Pain Study (Hurwitz et al. 2005), eine randomisierte, kontrollierte Studie zur Wirksamkeit von chiropraktischen Rückenschmerzbehandlungen. In der für multiple Störgrößen korrigierten Nebenauswertung zeigen die Autoren, dass körperliche Freizeitaktivitäten sowohl mit der Verringerung von Rückenschmerzen und assoziierten Beeinträchtigungen als auch der Verbesserung der psychischen Befindlichkeit einhergehen. Die Teilnahme an rückenspezifischen Übungsprogrammen dagegen schien Rückenschmerzen und Behinderungen eher zu fördern.

Inwieweit die unter Studienbedingungen beobachteten Effekte in der Praxis erzielbar sind, hängt unter anderem davon ab, ob die relevante Zielgruppe erreicht wird, ob die Motivation der Zielgruppe für eine hohe Compliance und längerfristige Fortführung der Aktivitäten ausreichend ist und nicht zuletzt von den verfügbaren personellen, organisatorischen und finanziellen Ressourcen.

Ein noch grundlegenderes Problem scheint aber die Wahrnehmung des Phänomens „Rückenschmerz" als (gefährliche) Krankheit zu sein. Im Zusammenwirken mit tief verwurzelten Überzeugungen (Beliefs) und einem komplexen Versorgungssystem wird auch hierin inzwischen eine Ursache für die immense, durch Rückenschmerzen verursachte Krankheitslast gesehen. Das Ziel von Präventionsmaßnahmen, die an dieser Stelle ansetzen, heißt „Demedikalisierung" – d.h., es wird versucht, die Wahrnehmung von Rückenschmerzen als Krankheit zu beeinflussen. Die Episode soll als schmerzhaftes und vorübergehend einschränkendes, aber selbstlimitierendes Alltagsphänomen akzeptiert, die Verstärkung durch negative Einstellungen und versorgerische Maßnahmen dagegen durchbrochen werden. Die oben dargestellten massenmedialen Kampagnen zielen in diese Richtung – wobei sie als Zielgruppe nicht nur die Bevölkerung und Arbeitgeber adressieren, sondern insbesondere die medizinischen und medizinnahen Professionen. Die bisher berichteten Ergebnisse scheinen, wie oben dargestellt, vielversprechend. Darüber hinaus umgeht der gesamtgesellschaftliche, über Massenmedien verbreitete Ansatz ein weiteres Problem: Über die Wahl der Kommunikationsmedien und -mediatoren scheint es zumindest plausibel, dass auch die am stärksten für chronische Rückenprobleme empfängliche Gruppe – Personen mit niedrigem Bildungs- und sozioökonomischem Status – erreicht wird. Differenzierte empirische Auswertungen zu dieser Fragestellung liegen derzeit noch nicht vor.

Eine weitere Frage, die bisher noch nicht diskutiert wurde, ist die Legitimation von massenmedialen Kampagnen, die auf die Änderung von Einstellungen einer ganzen Gesellschaft zielen – und der sich die Einzelperson kaum entziehen kann. Die Autoren der bisherigen Kampagnen wählen den Weg der Legitimation durch Partizipation – bei der Konzeption der Intervention wurden alle professionellen Gruppen, im Fall der australischen Kampagne auch Arbeitgeber und Arbeitnehmer einbezogen (Buchbinder et al. 2008).

Die Kosten der Rückenschmerzprävention wurden im vorliegenden Kapitel bisher weitgehend ausgespart. Lahiri et al. 2005 modellieren die Kosteneffektivität von Trainingsmaßnahmen, technisch-ergonomischen Interventionen und komplexen partizipativen Programmen zur Verhinderung von arbeitsplatzassoziierten Rückenschmerzen im Auftrag der WHO. Dabei werden die Effekte als „healthy year equivalents" (HYE) ausgedrückt, modelliert aus der in Studien nachgewiesenen Wirksamkeit der Interventionen zur Verhinderung von Rückenschmerzepisoden. Auf der Kostenseite werden nur direkte Kosten für die Umsetzung der Interventionen betrachtet. Die Kosteneffektivität wird ausgedrückt als Ressourcenverbrauch pro HYE. Die WHO bezeichnet eine Intervention als kosteneffektiv, wenn die finanziellen Aufwendungen weniger als das Dreifache des Bruttoinlandsprodukts pro Kopf (per capita GDP) für ein HYE betragen (WHO 2002 nach Lahiri et al. 2005). Die Autoren schlussfolgern, dass alle drei Interventionen im Sinne der WHO kosteneffektiv sind. Während die unsichere Datenlage, insbesondere zur Effektivität der ergonomischen Interventionen, die Schätzung eher zu optimistisch erscheinen lässt, ist andererseits zu bemerken, dass Lahiri et al. (2005) indirekte Kosten im Sinne von Produktivitätsausfällen bzw. gesparten Aufwendungen für Lohnersatzleistungen und medizinische Versorgung nicht betrachten. Gerade diese Kosten führen aber in westlichen industrialisierten Gesellschaften zu

den größeren, durch Rückenschmerzen verursachten sozioökonomischen Problemen.

Buchbinder et al. (2008) prognostizieren auch für die Kosteneffektivität der massenmedialen Kampagnen, dass derartige Interventionen zwar teuer, aber „highly cost-effective" sind – eine formale Analyse wurde bisher allerdings nicht publiziert.

Unspezifische Rückenschmerzen und ihre Folgen sind ein Public-Health-Problem, aber wahrscheinlich keines, was sich mit den traditionellen Präventionskonzepten, vermittelt über medizinnahe Disseminationswege, begrenzen lässt. Die inzwischen verfügbaren, qualitativ hochwertigen empirischen Daten zeigen alternative Wege auf. Es ist jedoch fraglich, inwieweit Gesellschaft und Versorgungssysteme bereit sind, diese zu beschreiten.

Literatur

Becker A, Niebling W, Chenot JF, Kochen M (2003) DEGAM-Leitlinie Nr. 3: Kreuzschmerzen. Düsseldorf: omikron Publishing.

Bigos SJ, Holland J, Holland C et al. (2009) High-quality controlled trials on preventing episodes of back problems: systematic literature review in working-age adults. The Spine Journal 9: 147-168.

Buchbinder R (2008) Self-management education en masse: effectiveness of the Back Pain: Don't Take It Lying Down mass media campaign. MJA 189: S29-S32.

Buchbinder R, Gross DP, Werner EL, Hayden JA (2008) Understanding the characteristics of effective mass media campaigns for back pain and methodological challenges in evaluating their effects. Spine 33: 74-80.

Buchbinder R, Jolley D (2007) Improvements in general practitioner beliefs and stated management of back pain persist 4.5 years after the cessation of a public health media campaign. Spine 32: E156-E162.

Cole DC, Wells RP, Frazer MB et al. (2003) Methodological issues in evaluating workplace interventions to reduce work-related musculoskeletal disorders through mechanical exposure reduction. Scandinavian Journal of Work, Environment & Health 29: 396-405.

Coste J, Lefrancois GA, Guillemin F, Pouchot J (2004) Prognosis and quality of life in patients with acute low back pain: insights from a comprehensive inception cohort study. Arthritis and Rheumatism 51: 168-176.

Hadler NM, Carey TS (1998) Low back pain: an intermittent and remittent predicament of life. Ann Rheum Dis 57: 1-2.

Hestbaek L, Leboeuf-Yde C, Manniche C (2003) Low back pain: what is the long-term course? A review of studies of general patient populations. European Spine Journal 12: 149-165.

Hildebrandt J, Müller G, Pfingsten M (2005) Kapitel 9: Gesamtmanagement. In Hildebrandt J, Müller G, & Pfingsten M (Hg.), Lendenwirbelsäule. München: Urban und Fischer: 691-709.

Hüppe A, Raspe H (2009) Amplifizierter Rückenschmerz und Komorbidität in der Bevölkerung. Schmerz 23: 275-280.

Hurwitz EL, Morgenstern H, Chiao C (2005) Effects of Recreational Physical Activity and Back Exercises on Low Back Pain and Psychological Distress: Findings from the UCLA Low Back Pain Study. Public Health 95: 1817-1824.

Kohlmann T, Raspe HH (1994) Zur Graduierung von Rückenschmerzen. Therapeutische Umschau. 51: 375-380.

Korff M v., Ormel J, Keefe FJ, Dworkin SF (1992) Grading the severity of chronic pain. Pain 50: 133-149.

Lahiri S, Markkanen P, Levenstein C (2005) The cost effectiveness of occupational health interventions: preventing occupational back pain. Am J Ind Med 48: 515-529.

Lis AM, Black KM, Korn H, Nordin M (2007) Association between sitting and occupational LBP. European Spine Journal 16: 283-298.

Lühmann D, Burkhardt-Hammer T, Stoll S, Raspe H (2006) Prävention rezidivierender Rückenschmerzen – Präventionsmaßnahmen am Arbeitsplatz. Schriftenreihe Health Technology Assessment (HTA) in der Bundesrepublik. Köln: DIMDI.

Lühmann D, Kohlmann T, Raspe H (1997) Die Evaluation von Rückenschulprogrammen als medizinische Technologie. Schriftenreihe Health Technology Assessment (HTA) in der Bundesrepublik. Baden-Baden: Nomos.

Lühmann D, Müller V, Raspe H (2003) Prävention von Rückenschmerzen. Expertise im Auftrag der Bertelsmann-Stiftung. Lübeck. http://www.bertelsmann-stiftung.de/cps/rde/xbcr/SID-0536A0CE-C71CB5E0/bst/xcms_bst_dms_15515__2.pdf, eingesehen am 25.8.2009).

Marstedt G, Last R, Wahl WB, Müller R (1993) Gesundheit und Lebensqualität. Ergebnisbericht zu einer Untersuchung des Zentrums für Sozialpolitik über Arbeit, Freizeit, Gesundheit und Krankheit im Land Bremen. Bremen: Angestelltenkammer Bremen.

Merskey H, Boduk N (1994) Classification of Chronic Pain Syndromes and Definitions of Pain Terms. International Association for the Study of Pain. 2nd ed.

Nachemson A (1975) Towards a better understanding of low-back pain: a review of the mechanics of the lumbar disc. Rheumatology and Rehabilitation 14: 129-143.

Renker EK, Schlüter J, Neubauer E, Schiltenwolf M (2009) Therapie bei Patienten mit Rückenschmerzen. Verordnungsverhalten – subjective Zufriedenheit – Effekte. Schmerz 23: 284-291.

Rose G (1985) The strategy of preventive medicine. Oxford: Oxford University Press.

Schmidt CO, Kohlmann T (2005) Was wissen wir über das Symptom Rückenschmerz? Epidemiologische Ergebnisse zu Prävalenz, Inzidenz, Verlauf, Risikofaktoren. Zeitschrift für Orthopädie und Ihre Grenzgebiete 143: 292-298.

Schmidt CO, Raspe H, Pfingsten M et al. (2007) Back pain in the German adult population: prevalence, severity, and sociodemographic correlates in a multiregional survey. Spine 32: 2005-2011.

Schneider S, Schiltenwolf M (2005) Preaching to the converted: Über- und Unterversorgung in der Schmerzprävention am Beispiel bundesdeutscher Rückenschulen. Schmerz 19: 477-482, 484.

Schneider W (2005) Rückenschmerz und Arbeitsplatz. In Hildebrandt J, Müller G, Pfingsten M (Hg.), Lendenwirbelsäule (pp. 40-55). München: Urban und Fischer.

Tveito TH, Hysing M, Eriksen HR (2004) Low back pain interventions at the workplace: a systematic literature review. Occupational Medicine (Oxford, England) 54: 3-13.

Waddell G (2004a) Chapter 1: The Problem. In Waddell G: The Backpain Revolution 2nd ed. Edinburgh: Churchill Livingstone: 1-7.

Waddell G (2004b) Chapter 14: The biopsychosocial model. In Waddell G: The Backpain Revolution 2nd ed. Edinburgh: Churchill Livingstone: 265-282.

Wergeland EL, Veiersted B, Ingre M et al. (2003) A shorter workday as a means of reducing the occurrence of musculoskeletal disorders. Scandinavian Journal of Work, Environment & Health 29: 27-34.

Westgaard RH, Winkel J (1997) Ergonomic intervention research for improved musculosceletal health: A critical review. Int J Ind Ergon 20: 463-500.

World Health Organisation (WHO) (2002) The World Health Report 2002. Reducing risks, promoting healthy life.

5.4 Evidence-based Public Health – handlungsleitend im Umgang mit Feinstaub?

Thomas Claßen und Claudia Hornberg

5.4.1 Einführung

In den vergangenen Jahrzehnten wurde eine Vielzahl von Schritten unternommen, um die Luftqualität in Deutschland zu verbessern. Die Zeiten, in denen die Agglomerationsräume im Winter vom sogenannten *Winter-/London*-Smog (primär bedingt durch Staub und Schwefeldioxid) und im Sommerhalbjahr durch den *Sommer-/Los Angeles*-Smog (primär durch Stickoxide, Kohlenwasserstoffe und Ozon ausgelöst) belastet waren, scheinen der Vergangenheit anzugehören. Grund hierfür ist vor allem die Einführung von Filteranlagen, der Rauchgasentschwefelung oder des Drei-Wege-Katalysators in den 1980er- und frühen 1990er-Jahren, wodurch die Schadstoffkonzentrationen im Mittel und in ihren Spitzen deutlich gesenkt werden konnten. Dieser umweltpolitische Erfolg hatte deutliche Auswirkungen auf das Krankheitsgeschehen in Deutschland. So ging die Inzidenz von Atemwegserkrankungen (besonders bei Kindern) und von akuten Atemwegsbeschwerden in vormals hochbelasteten Räumen wie dem Ruhrgebiet stark zurück (vgl. LUA NRW 2005).

Dennoch blieben die Erfolge in Bezug auf die Reduktion der Krankheitslast hinter den Erwartungen zurück. Hatte man wichtige weitere Umweltrisikofaktoren bislang übersehen? In der Tat wurde bald ein „Schuldiger" identifiziert: der für das menschliche Auge unsichtbare Feinstaub, vor allem die lungengängige Fraktion, die entweder selbst gesundheitsschä-

digend wirkt (z.B. Asbest, Rußpartikel) oder als Vehikel für zahlreiche andere Luftschadstoffe (z.B. polyzyklische aromatische Kohlenwasserstoffe, PAK) dient. Heute gehen Wissenschaft und Politik davon aus, dass Feinstaub in der Außen- wie in der Innenraumluft die prioritäre Schadstoffgruppe darstellt und dass dessen Verbreitung zum Schutz von Umwelt und Gesundheit stark beschränkt werden muss.

Seit Mitte der 1990er-Jahre sind auf EU- und Bundesebene verschiedene politische Maßnahmen – primär gesetzliche Regelungen – eingeleitet worden, um die Feinstaubbelastung flächendeckend zu reduzieren. Es stellt sich die Frage, inwieweit diese Interventionen evidenzbasiert sind und auf welche Weise neuere Erkenntnisse (z.B. durch Erfolgskontrollen) in den Prozess eingeflossen sind. Dieser Beitrag widmet sich der Klärung dieser Fragen.

5.4.2 Gesundheitliche Bedeutung von Feinstaub

Was ist Feinstaub und wo kommt er her?

Feinstaub (englisch: particulate matter, PM) lässt sich sowohl als Partikelanzahl pro Luftvolumen („Anzahlkonzentration", meist in „parts per million, ppm") als auch als Partikelmasse pro Luftvolumen („Massenkonzentration" in µg/m³) quantifizieren. Die Charakterisierung von Feinstaubeigenschaften erfolgt nach der Partikelgröße (dem sogenannten „aerodynamischen Durchmesser" in μm), der Oberflächenbeladung der Partikel, der Deposition im menschlichen Atemtrakt sowie der Alveolengängigkeit. Hier unterscheidet man (vgl. Kappos et al. 2003):

– Feinstaub mit einem aerodynamischen Durchmesser bis 10μm (PM_{10}): PM_{10} wird zu einem Großteil im thorakalen Atemtrakt abgeschieden und deshalb auch als „inhalierbarer Feinstaub" bezeichnet. Allerdings verbleibt ein Teil der groben Fraktion zwischen 5 und 10μm Durchmesser in den Bronchien, da der Hustenreflex sowie das mukociliäre Flimmerepithel der Luftröhre nur einen Teil des deponierten Feinstaubes entfernt. Der Anteil < 5μm ist als potenziell lungengängig einzustufen.
– Feinstaub mit einem aerodynamischen Durchmesser bis zu 2,5μm ($PM_{2,5}$): $PM_{2,5}$ stellt nach der Anzahl- wie in der Massenkonzentration den größten Teil des atmosphärischen Feinstaubs (PM_{10}) dar. In städtischen Räumen können über 80% der Masse auf $PM_{2,5}$ entfallen. $PM_{2,5}$ ist alveolengängig, wird zu ungefähr 50% in der Lunge abgeschieden und gelangt zum Teil in die Blutbahn.
– Ultrafeine Partikel mit einem Durchmesser von 0,001-0,1μm (oftmals auch als *Nanopartikel* bezeichnet): Sie haben im Feinstaub einen Anteil an der Gesamtpartikelzahl von 80-90%. Ihr Anteil an der Gesamtmasse liegt in der Regel jedoch unter 5%. Ultrafeine Partikel sind alveolengängig, werden zu mehr als 50% in der Lunge abgeschieden und gelangen zu einem Großteil in die Blutbahn.

Staub mit einer Partikelgröße von mehr als 10μm bis maximal 50μm wird als Grobstaub bezeichnet und wird in den Bronchien abgefangen. Stäube, inklusive der Grobstaubfraktion, werden auch als Total Suspended Particulates (TSP) oder Gesamtstaub bezeichnet. Ultrafeine Partikel, $PM_{2,5}$ und PM_{10} haben Aufenthaltszeiten in der Schwebe von Wochen bis Tagen,

Großstaub sedimentiert hingegen in Stunden bis wenigen Minuten.

Feinstaub in der Außenluft hat neben anthropogenen Quellen wie Verkehr (dieselbetriebene Kraftwagen, Reifen-, Straßen- und Bremsenabrieb), Industrieanlagen, Kraftwerken, Heizungsanlagen, Schüttgutumschlägen etc. auch natürliche Quellen (Kappos et al. 2003). Feinstäube aus *natürlichen Quellen* sind vor allem anorganischer Natur (z.B. Saharastaub), werden durch Luftströmungen aufgewirbelt, bei Vulkanausbrüchen in die Atmosphäre entlassen oder gelangen aus den Meeren (Meersalz) in die Luft. Weitere natürliche Quellen von Fein- und Grobstaub sind Bakterien, Pollen, Sporen von Pilzen oder feinste Tier- und Pflanzenreste (von Haaren, Fasern etc.). Feinstaub aus natürlichen Quellen ist nicht vermeidbar; die ihnen entstammenden Partikel bilden den so genannten „unvermeidlichen Basiswert" der Feinstaubbelastung.

Feine (<2,5μm) und ultrafeine (<0,1μm) Schwebstäube werden hauptsächlich durch Verbrennungsprozesse fossiler Treibstoffe gebildet. Die gröberen Staubpartikel (mit einem aerodynamischen Durchmesser von 2,5-10μm) bestehen hingegen überwiegend aus aufgewirbeltem Erdmaterial, Straßenabrieb und Aggregaten kleinerer Partikel. Insbesondere Dieselrußpartikel, die in Deutschland zu mehr als 90% durch Diesel-Pkw und Lkw emittiert werden (entspricht einer zusätzlichen Feinstaubbelastung von ca. 3μg/m³ $PM_{2,5}$), stellen eine der bedeutendsten Luftkontaminanten in urbanen Ballungsräumen dar (Wichmann 2005). Mehr als 85% der emittierten Partikel haben einen aerodynamischen Durchmesser unter 0,1μm, lagern sich an der Luft jedoch schnell zu größeren Agglomeraten zusammen, die aber noch in die Feinstaubfraktion fallen (Schober/ Behrendt 2008). Aufgrund ihrer Größe werden partikuläre Dieselemissionen, inklusive adhäsiv gebundener weiterer Schadfaktoren (z.B. PAKs, Schwermetalle, Allergene) in den oberen und unteren Atemwegen deponiert (vgl. Schober/ Behrendt 2008; Künzli/Perez 2009).

Betrachtet man die Gesamtemissionsbilanz von Feinstaub in Deutschland, so tragen Emissionen aus Industrie und Gewerbe den größten Anteil bei (ca. 23%), dicht gefolgt vom Verkehr (ca. 20%) sowie Heizungsanlagen aus Privathaushalten (13%). Die höchsten gesundheitsrelevanten Konzentrationsspitzen treten jedoch an Hauptverkehrsstraßen auf, weshalb diesen besondere Aufmerksamkeit gewidmet werden muss (BMU 2008; vgl. Wichmann 2008).

Feinstaub kommt nicht nur in der Außenluft vor, sondern tritt auch in der Innenraumluft auf. Allerdings ist der Anteil der anorganischen Bestandteile dort insgesamt geringer, es ergibt sich also eine Verschiebung zugunsten des organischen Anteils (s.u.). Die Feinstaubbelastung in Innenräumen korrespondiert zu ca. 50% mit dem atmosphärischen Feinstaub, der beim Luftaustausch mit der Außenluft in den Innenraum transportiert wird. Die andere Hälfte wird erst im Innenraum gebildet und speist sich aus Koch- und Verbrennungsaktivitäten, aus Tabakrauch und kondensierten Emissionen schwerflüchtiger Chemikalien, aus Haar- und Hautschuppenbruchstücken sowie aus Bau- und Einrichtungsmaterialien. Insbesondere der Nebenstromtabakrauch, der den Großteil der Passivrauchbelastung ausmacht, enthält zahlreiche kanzerogene organische Bestandteile in der Feinstaubfraktion. In Büroräumen können überdies Emissionen von Kopierern oder Druckern bedeutende Feinstaubquellen sein (vgl. Krug 2003; Wichmann 2005).

Gesundheitliche Effekte

Die gesundheitliche Bedeutung von Feinstaub ist je nach Größenfraktion und chemischer Zusammensetzung unterschiedlich (Hornberg et al. 1997, 1998). Beispielsweise können größere Kornfraktionen abgehustet werden und bedingen deshalb nur bei erhöhten Konzentrationen mit kurzfristigen Spitzen akute Gesundheitseffekte. Deren Bedeutung sollte dennoch nicht unterschätzt werden (vgl. Brunekreef/ Forsberg 2005). Insbesondere bei der alveolengängigen Kornfraktion ist die biologische und chemische Zusammensetzung entscheidend (vgl. Möller 2008; Schober/Behrendt 2008).

Feinstaub wird mit einer Vielzahl kardiorespiratorischer Erkrankungen in Verbindung gebracht. Aufgrund der unterschiedlichen Wirksamkeit und Dauer bis zur Generierung eines gesundheitlichen Effektes (akut oder chronisch, auch „Gesundheitsendpunkte" oder „Health-Outcomes" genannt) der verschiedenen Feinstaubfraktionen und Zusammensetzungen werden in der Literatur gesundheitliche Effekte durch kurz- wie langfristige Exposition beschrieben (Heinrich et al. 2002; Peters et al. 2002; Kappos et al. 2003; Andersen et al. 2004; WHO 2004; Wichmann 2005).

Kurzzeiteffekte

Eine Vielzahl von Studien (s.u.) konnte nachweisen, dass an Tagen und vor allem in Episoden mit hoher Außenluftbelastung (z.B. Smog-Situationen) bei gleichzeitig hohen Feinstaub-Frachten akute Gesundheitsstörungen insbesondere bei vulnerablen Personengruppen (Kinder, Personen mit vorbestehenden kardiovaskulären Erkrankungen sowie Atemwegserkrankungen, z.B. *Asthma bronchiale, chronisch obstruktive Atemwegserkrankung* [COPD]) auftreten. Studien zu kurzfristiger Exposition beruhen vor allem auf Zeitreihen, die tägliche Änderungen der Feinstaubbelastung mit täglichen Sterbezahlen in Beziehung setzen (unter Kontrolle von Kovariaten wie z.B. klimatische Bedingungen, Außenluftverunreinigungen durch andere Stoffe etc.). Die von der WHO (2004) in ihrer Anleitung zur Durchführung von Abschätzungen des Environmental Burden of Disease (EBD, s.u.) als repräsentativ und evidenzbasiert klassifizierten Studien (Schwartz et al. 1996; Schwartz 2000; Burnett et al. 2000; Katsouyanni et al. 2001; Dominici et al. 2002) zeigten bei einer Erhöhung der Außenluftverschmutzung von 10 µg/m³ eine Erhöhung der täglichen Mortalität um 0,6%-1% (Andersen et al. 2004). Zu beachten ist hier jedoch, dass dieser Schätzer zu einem gewissen Grad die Mortalität durch Langzeitexposition (s.u.) mit einschließt.

Ein weiterer Gesundheitsendpunkt für Kurzzeitexposition gegenüber Feinstaub ist die

Sterblichkeit bei Kindern unter fünf Jahren aufgrund akuter Atemwegserkrankungen. Die von der WHO (2004) berücksichtigten Studien (Saldiva et al. 1994; Ostro et al. 1998; Loomis et al. 1999; Gouveia/Fletcher 2000; Conceição et al. 2001) zeigten hier bei einer Erhöhung der Außenluftverschmutzung um 10 µg/m³ eine Erhöhung der täglichen Kindersterblichkeit um 0,6%-1,5% (Andersen et al. 2004).

Langzeiteffekte

Die Effekte langfristiger Feinstaubexposition reichen von allgemeiner Schwächung und Müdigkeit bis hin zu chronischen Erkrankungen und Krebs (Heinrich et al. 2002; Peters et al. 2002; Wichmann 2005). Studien zur Feinstaub-Langzeitexposition verfolgen als longitudinale Studien eine Stichprobe von Personen über mehrere Jahre. Dieses individuenbasierte Design erlaubt eine gute Kontrolle anderer, die Mortalität beeinflussender Faktoren. Studien zur Langzeitwirkung von Feinstaub erfassen jedoch gleichzeitig einen Großteil der Effekte kurzfristiger Feinstaubexposition (Künzli et al. 2001), sodass die Ergebnisse im Regelfall nicht zu den Effekten kurzzeitiger Exposition addiert werden können (Andersen et al. 2004). Alle in einer Metaanalyse von der WHO (2004) als repräsentativ und evidenzbasiert angesehenen Studien (u.a. Dockery et al. 1993; Pope et al. 1995) zeigten, unabhängig von anderen Einflussgrößen, einen signifikanten Zusammenhang zwischen Langzeitexposition und kardiopulmonalen Erkrankungen sowie Lungenkrebs. Zu beachten ist jedoch, dass viele Langzeiteffekte nur für Erwachsene über 30 Jahren untersucht wurden und zudem Bildung und sozioökonomischer Status einen Einfluss auf den Effekt der Langzeitexposition ausüben, sodass z.B. eine Übertragbarkeit der in den USA und Europa identifizierten Effekte speziell auf Entwicklungsländer problematisch ist. Neuere Studien zeigen über die oben genannten Effekte hinaus einen signifikanten Zusammenhang zwischen der Feinstaubkonzentration und dem Auftreten von *Otitis media* (Mittel-

ohrentzündung) bei Kleinkindern unter zwei Jahren (Brauer et al. 2006) sowie bezüglich der Exazerbation von allergischer Rhinitis und Asthma (vgl. Schober/Behrendt 2008).

Dosis-Wirkungs-Beziehungen

Neben der rein qualitativen Erkenntnis, welche kurz- wie langfristigen gesundheitlichen Effekte Feinstaub überhaupt hat, ist insbesondere im Rahmen von EbPH und dem hier integrierten Health Impact Assessment (HIA) von großem Interesse, in welcher Größenordnung die Effekte liegen und vor allem, welche Abhängigkeit zur anliegenden Exposition besteht. Diese Abhängigkeit wird getrennt für kurz- und langfristige Effekte als Expositions-Wirkungs-Beziehung bzw. -Funktion und – sofern eine lineare Abhängigkeit besteht – als Relatives Risiko (RR) oder Odds Ratio (OR) dargestellt.

Über die Gestalt der Risikofunktion bei Langzeitexposition besteht jedoch einige Unsicherheit. In einer Studie von Pope et al. (2002) bildeten lineare Dosis-Wirkungsfunktionen die Daten ähnlich gut ab wie loglineare Funktionen. Daher stellte die WHO für die Gesundheitsendpunkte „Mortalität aufgrund von Atemwegs- und Herz-Kreislauf-Erkrankungen" und „Lungenkrebsmortalität" zusätzlich alternative lineare Expositions-Wirkungsfunktionen zur Verfügung. Die empfohlenen loglinearen Expositions-Wirkungs-Funktionen schätzen das Relative Risiko für untere und mittlere Feinstaubbelastung höher, für hohe Feinstaubbelastung dagegen geringer ein als die alternativen linearen Expositions-Wirkungs-Funktionen.

Sowohl die empfohlenen als auch die alternativen Dosis-Wirkungs-Beziehungen waren ursprünglich ausschließlich mortalitätsbezogen, da epidemiologisch gesicherte Expositions-Wirkungs-Funktionen für morbiditätsbezogene Gesundheitsendpunkte nicht abgeleitet werden konnten (vgl. Wichmann 2005). Inzwischen liegen allerdings neuere Studien vor, die auch entsprechende Funktionen für den Langzeiteinfluss von Feinstaub auf die COPD-Morbidität (Hurley et al. 2005; Schikowski et al. 2005) sowie für kurzzeitige Feinstaub-Spitzen und respiratorische Symptome allgemein (LRS) anbieten (Hurley et al. 2005). Diese sind inzwischen in die „Clean Air for Europe (CAFE)"-Berechnungen eingeflossen (Hurley et al. 2005).

Expositionsverteilung

Im Rahmen von EbPH ist die Ableitung bevölkerungsbezogener Schätzungen der Krankheitslast durch Umweltrisikofaktoren (in diesem Falle durch Feinstaub) entscheidend, um neben einer *Status-quo*-Analyse auch potenzielle Effekte von Interventionen darstellen und bewerten zu können (vgl. den Abschnitt „Was ist Feinstaub", S. 241). Eine möglichst genaue Kenntnis der gesundheitlichen Effekte, des allgemeinen Krankheitsgeschehens in der Bevölkerung sowie der bestehenden (vermeidbaren) Exposition ist hierfür essenziell.

Die Exposition gegenüber Feinstaub stellt kein vollständig vermeidbares Umweltrisiko dar, da dieser auch natürlichen, nicht beeinflussbaren Quellen entstammt (vgl. S. 241). Die von Feinstaub verursachte Krankheitslast darf daher nicht relativ zu einer völlig feinstaubfreien Umwelt betrachtet werden, sondern nur relativ zu einem unvermeidlichen Basiswert der Feinstaubbelastung („Grundbelastung"). Die gewählte Basiskonzentration für Feinstaub ist die Grundlage für Berechnungen zur Krankheitslast durch Feinstaub und legt fest, welcher Feinstaubanteil vermeidbar ist und zur attributablen Krankheitslast beiträgt (Abbildung 11). Je höher die als unvermeidbar angenommene Basiskonzentration gewählt

wird, desto geringer ist der dem Feinstaub zuzuschreibende Anteil an der Krankheitslast.

Der weltweit niedrigste, bislang gemessene Wert liegt bei einem als unvermeidbar erachteten Basisexpositionsniveau von 7,5µg/m³ für PM_{10} (WHO 2004). In Mitteleuropa liegt dieser Wert jedoch höher, in Deutschland bei ungefähr 10µg/m³ im Landesinnern, an den Küsten durch Meersalz sogar noch darüber. Dieser Wert ist jedoch kein Grenzwert, unterhalb dessen Feinstaub keine gesundheitlichen Wirkungen mehr entfaltet.

In Tabelle 9 sind die unterschiedlichen Konzentrationsbereiche von Feinstaub-Immissionen für verschiedene Messstellenkategorien sowie Spitzenlasten dargestellt.

Detaillierte individualisierte Daten zur Feinstaubexposition der Bevölkerung in Deutschland sind nicht direkt verfügbar. Dies liegt vor allem daran, dass die jeweilige Exposition individuelle, verhältnis- und verhaltensbedingte Komponenten aufweist, die für das Problemfeld Feinstaub nur mit erheblichem Aufwand zu modellieren wären. So müssten z.B. Angaben über die Dauer des Aufenthaltes im Freien (differenziert nach stark verkehrs- oder indus-

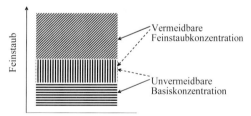

Abbildung 11: Einfluss der gewählten unvermeidbaren Basiskonzentration von Feinstaub für die Berechnung der Feinstaub zuzuschreibenden Krankheitslast (eigene Darstellung)

Tabelle 9: Konzentrationsbereiche von Feinstaub (PM_{10}) an deutschen Messstationen (verändert n. Kappos et al. 2003)

Stationskategorie	ländlich	städtischer Hintergrund	verkehrsnah	Nähe Schwerindustrie (mit diffusen Quellen)
Jahresmittel [µg/m³]	10-18	20-30	30-45	30-40
Anzahl der Tage mit Tagesmittel > 50 µg/m³	0-5	5-20	15-100	50-90
Spitzenwerte, Tagesmittel [µg/m³]	50-70	60-100	70-150	100-200

triell belasteten Gebieten, weniger belasteten städtischen Gebieten, gering belasteten ländlichen Gebieten etc.), spezifische Risiken im Innenraum, die körperliche Aktivität sowie Alter und Geschlecht in das Modell einfließen. Daher wird im Allgemeinen die Feinstaubimmission am Wohnort als Indikator für die gesamte Feinstaubexposition verwendet. Allerdings sind auch bevölkerungsbezogene Immissionsdaten für Deutschland nicht flächendeckend verfügbar, sondern nur an den von Bund und Ländern eingerichteten Messstationen. Diese konzentrieren sich stark in belasteten, urbanen Räumen und sind in anderen, vor allem ländlich geprägten Gebieten, eher sporadisch verteilt.

Im Jahr 2005 gab es in Deutschland 403 Messstationen für Feinstaub (als PM_{10}), für die aufgrund kontinuierlicher Messungen ein Jahresmittelwert berechnet werden konnte. Die Messstationen werden unterschieden nach Emissionsquelltypen (Hintergrund, Industrie und Verkehr, siehe Tabelle 9) und Umgebungstypen (z.B. Kreis oder kreisfreie Stadt). Diese Daten werden beim Umweltbundesamt über räumlich-statistische Interpolationen mit geografischen Informationssystemen aufbereitet und können dann mit Bevölkerungsdichtekarten abgeglichen (verschnitten) werden. Allerdings bestehen große Unsicherheiten hinsichtlich des Ausbreitungsverhaltens von Feinstaub und der sozialräumlichen Verteilung verschiedener Erkrankungen auf lokaler Ebene, weshalb Darstellungen bevölkerungsgewichteter Expositionsverteilungen bislang nur in Ausnahmefällen existieren. Sie liegen z.B. für einige Großstädte mit bereits eingerichteten Umweltzonen wie Berlin vor, für die aus Modellierungen bevölkerungsbezogene Immissionen näherungsweise abgeleitet werden können.

Eine weitere Problematik ergibt sich bei der Berechnung der $PM_{2,5}$-Exposition der Bevölkerung. Messwerte für die Immissionen von $PM_{2,5}$ stehen bislang für Deutschland nicht flächendeckend zur Verfügung. Aus diesem Grund werden $PM_{2,5}$-Immissionen meist mithilfe eines konstanten Faktors aus den PM_{10}-Immissionen berechnet. De Leeuw und Horá-

lek (2009) haben im Auftrag der Europäischen Umweltagentur ein detailliertes Umrechnungsverfahren für die Europäischen Staaten entwickelt, welches den Anteil von $PM_{2,5}$ an PM_{10} in Abhängigkeit vom betrachteten Großraum (z.B. West-, Zentral- oder Südeuropa) und von den Umweltbedingungen (ländlich, urban etc.) zwischen 0,5 und 0,8 ansetzt. Dieses Verfahren spiegelt den aktuellen Standard wider und erfährt inzwischen allgemeine Anwendung.

Krankheitslast: Bevölkerungsbezogene Berechnungen

Eine Möglichkeit zu bevölkerungsbezogenen Berechnungen der Krankheitslast besteht in der Berechnung von vorzeitigen Todesfällen durch eine Erkrankung oder durch einen Umweltrisikofaktor (z.B. Feinstaub). Das Problem dieser Berechnungen liegt in der fehlenden Quantifizierung und Vergleichbarkeit in Bezug auf die Morbidität. Dies gilt vor allem für Erkrankungen, die nicht ursächlich zum Tode führen, allerdings eine chronische Einschränkung der Lebensqualität bedeuten. Aus diesem Grund wurde in den 1990er-Jahren von der WHO und der Weltbank in Kooperation mit der Harvard School of Public Health die Methodik des Burden of Disease (BoD)-Ansatzes für das „Global Burden of Disease"-Projekt entwickelt. Um Vergleichbarkeit der Krankheitslasten verschiedener Krankheiten in unterschiedlichen Regionen herzustellen, wird die Krankheitslast mit einem Maß beschrieben, das sowohl die durch die Krankheit verursachte Mortalität als auch die Morbidität quantifiziert. Das von der WHO verwendete Summenmaß „Disability Adjusted Life Years" (DALY) gehört zur Gruppe der negativ bilanzierenden Summenmaße. Relativ zu einer idealen Überlebenskurve der Bevölkerung werden die aus vorzeitigen Todesfällen resultierenden verlorenen Lebensjahre (Years of Life Lost, YLL) berechnet. Dies gilt ebenso für die mit einer Krankheit/gesundheitlichen Beeinträchtigung gelebten Lebensjahre (Years Lived with Disability, YLD), die hierzu mit einem krankheitsspezifischen Faktor gewichtet werden („Disability Weight"). Der Faktor gibt an, wie sich ein mit einer spezifischen Krankheit gelebtes Lebensjahr und ein durch die gleiche Krankheit vorzeitig verlorenes Lebensjahr zueinander verhalten. Die Summe von YLL und YLD bildet schließlich die der Krankheit zuzuschreibende Last in DALYs (vgl. hierzu Malsch et al. 2006).

Ist die gesamte Krankheitslast eines für den zu untersuchenden Risikofaktor relevanten Gesundheitsendpunktes bekannt, kann darauf aufbauend die dem Risikofaktor zuzuschreibende Krankheitslast bestimmt werden. Diese kann im Rahmen eines „Comparative Risk Assessment (CRA)" verglichen werden mit der Krankheitslast anderer Risikofaktoren. Voraussetzung dafür sind zum einen Expositionsdaten für die Gesamtbevölkerung, die angeben, welche Bevölkerungsanteile wie stark dem Risikofaktor ausgesetzt sind. Zum anderen muss eine epidemiologisch fundierte Dosis-Wirkungs-Beziehung festgestellt werden, die es ermöglicht, bei gegebener Exposition das Relative Risiko zu bestimmen, an der zu untersuchenden Krankheit zu erkranken (WHO 2003). Auf diese Weise lässt sich die Krankheitslast durch Risikofaktoren (wie z.B. Übergewicht) ebenso bestimmen wie die umweltbedingte Krankheitslast (englisch: Environmental Burden of Disease, EBD) durch Feinstaub.

Der Risikofaktor Feinstaub ist ein für alle Bevölkerungsgruppen relevanter Risikofaktor mit erwartbar hoher zuschreibbarer Krankheitslast in Deutschland (z.B. verglichen mit Mangelernährung), weshalb seitens der Politik ein Interesse an Abschätzungen der Krankheitslast durch Feinstaub besteht. Während Immissionsdaten zu diesem Risikofaktor in den Bundesländern kontinuierlich gemessen und veröffentlicht werden und somit leicht zugänglich sind, bereitet die Schätzung der bevölkerungsbezogenen Exposition einige Schwierigkeiten (s.o.).

Bevölkerungsbezogene gesundheitliche Folgenabschätzungen (Health Impact Assessments, HIAs) benötigen – nicht zuletzt auf- grund der gesundheitlich relevanten Langzeit-Folgen – $PM_{2,5}$-Fraktionen als Eingabedaten. Da die Gesetzgebung bis 2008 maßgeblich auf die Überwachung und Reduktion von PM_{10} abzielte (siehe S. 249), müssen die an den Luftqualitätsmessstationen ermittelten PM_{10}-Immissionen derzeit weitgehend nach oben beschriebenem Verfahren auf $PM_{2,5}$-Immissionen umgerechnet werden.

In der Zwischenzeit sind in verschiedenen Studien auch für Deutschland Berechnungen zur Abschätzung der Public-Health-Relevanz des Faktors Feinstaub durchgeführt worden. Pye und Watkiss (2005) ermittelten anhand von Expositions-Wirkungs-Funktionen (u.a. WHO 2004) eine durchschnittliche Verminderung der Lebenserwartung in der EU durch Feinstaub um 8,6 Monate, in Deutschland sogar um 10,2 Monate (Basisjahr: 2000). Unter der Maßgabe gegenwärtiger Maßnahmen zur Minderung der Feinstaubemissionen (z.B. durch Filteranlagen und Katalysatoren) wurde schließlich im Zieljahr 2010 für die EU eine um 2,3 und für Deutschland um 2,7 Monate verlängerte Lebenserwartung prognostiziert, was einer Verhinderung von 17.000 vorzeitigen Todesfällen im Jahr 2010 alleine in Deutschland gleichkommt.

Weitere Studien ermittelten die umweltbedingte Krankheitslast von Feinstaub für Nordrhein-Westfalen (NRW) und für Deutschland insgesamt (Samson et al. 2007; Claßen et al. 2009). Das Reduktionsszenario auf eine PM_{10}-Immission von maximal 20 µg/m^3 bzw. 14,6 µg/m^3 $PM_{2,5}$ im Jahresmittel ergab für NRW, je nach betrachtetem Gesundheitsendpunkt, eine Minderung der zuzuschreibenden Krankheitslast zwischen 16,0% und 23,6% (Samson et al. 2007), für Deutschland eine solche Verminderung um insgesamt ca. 12% (Claßen et al. 2009). Das große Minderungspotenzial für NRW lässt sich vor allem mit der hohen Bevölkerungsdichte und der damit assoziierten erhöhten Feinstaubimmission erklären.

5.4.3 Ökonomisierung adverser gesundheitlicher Effekte von Feinstaub

Sowohl DALYs und potenzielle Gesundheitsgewinne als Ergebnis von EBD-Abschätzungen als auch Zahlen zur verminderten Lebenserwartung stellen eine gute Basis für die Ökonomisierung von adversen gesundheitlichen Effekten eines Umweltrisikofaktors wie Feinstaub dar. Im Rahmen des CAFE-Programms der WHO-Europa und der Europäischen Kommission haben Pye und Watkiss (2005) überschlägig für die EU sowie für Deutschland potenzielle finanzielle Einsparungen durch verminderte Feinstaubkonzentrationen und eine damit assoziierte verminderte Sterblichkeit berechnet. Hierzu wurden auch die vorläufigen Mehrausgaben durch emissionsmindernde Maßnahmen berücksichtigt. Allein der erwartete finanzielle Gewinn liegt für die EU jährlich zwischen 58 und 161 Milliarden Euro, mit krankheitsbezogenen Ersparnissen in Höhe von ca. 29 Milliarden Euro. Für Deutschland wurden 13 bis 34 Milliarden bzw. 6 Milliarden Euro erwartet. Diese Zahlen wurden kritisch reflektiert, lösten u.a. die Debatte um „Feinstaubtote" aus, bedeuteten allerdings auch einen mächtigen Impuls bei der Novellierung der Luftqualitätsrichtlinie im Jahr 2008 (s.u.).

5.4.4 Interventionsebene: Regulierung/Gesetzgebung

Eine effektive Strategie zur Minderung oder gar Vermeidung identifizierter gesundheitlicher Risiken stellt der verhältnispräventive Ansatz durch gesetzliche Regelungen dar. In der Europäischen Union wurden im Bereich der Umweltgesetzgebung bereits früh wesentliche Kompetenzen auf die Europäische Kommission und den Rat übertragen. Folglich wird der rechtliche Rahmen durch Richtlinien und Verordnungen der EU vorgegeben und anschließend mit Übergangsfristen in nationales

Recht (in Deutschland auch noch in Landesrecht) umgesetzt. Davon unberührt bleiben weitergehende gesetzliche Initiativen, sofern sie nicht den Wettbewerb innerhalb der EU signifikant verzerren (wie dies z.B. bei Katalysatorregelungen und Fahrverboten geschehen könnte). Gesetzliche Regelungen können über zwei unterschiedliche Ansätze greifen: zum einen dem Verursacherprinzip folgend über die Reduktion von Emissionen, zum anderen dem Vorsorgeprinzip folgend über Monitoringmaßnahmen und die Minderung von Immissionen.

Emissionsorientierte Ansätze

Emissionsbezogene Maßnahmen zur Reduktion von Umweltbelastungen besitzen im umweltbezogenen Gesundheitsschutz eine lange Tradition, blieben allerdings oftmals auf die Verbesserung der Wasserqualität beschränkt. Außenluftbezogene emissionsmindernde Maßnahmen hingegen wurden erst im Zeitalter der Industrialisierung erforderlich. Galt bis weit in das 20. Jahrhundert hinein die Politik der hohen Schornsteine zur Staubminimierung durch Verteilung als legitim, so änderte sich diese Vorstellung dramatisch im Lauf der 1970er-Jahre vor dem Hintergrund von Smog-Ereignissen und schwerwiegenden Unfällen (Seveso etc.). Seitdem sind – oftmals angestoßen durch die sehr erfolgreiche Luftschadstoff-Minderungspolitik in Kalifornien – zahlreiche emissionsseitige Regelungen zur Verbesserung der Luftqualität in der EU und in Deutschland implementiert worden. Als Beispiele seien hier die verbindliche Einführung der Rauchgasentschwefelung, des Drei-Wege-Katalysators für Ottomotoren und von Oxidationskatalysatoren für Diesel-Kfz und -Lkw oder die schrittweise Verschärfung der EU-Abgasgrenzwerte für Pkw und Lkw (die so genannten „Euronormen") genannt. Eine weitere Verschärfung („Euro 5") ist für die nahe Zukunft geplant, um im Tandem mit steuerlichen Vergünstigungen den Einsatz emissionsarmer Fahrzeuge und neuer Antriebssysteme (z.B. Hybridmodelle) zu fördern (vgl.

Hentrich/Salomon 2005; Welge 2006). Spätestens seit Inkrafttreten der 22. Bundesimmissionsschutzverordnung (BImSchV) (s.u.) werden weitere Maßnahmen kontrovers diskutiert, wie z.B. die Einführung von Umweltzonen in deutschen Agglomerationsräumen, Citymautsysteme und zeitweise geltende Fahrverbote (Welge 2006; BMU 2008). Vorausgegangen war die Einführung der Kennzeichnungsverordnung (Verordnung zur Kennzeichnung der Kraftfahrzeuge mit geringem Beitrag zur Schadstoffbelastung vom 10.10.2006 – 35. BImSchV) als Voraussetzung zur Einrichtung von Umweltzonen (BMU 2008).

Darüber hinaus werden weitere Maßnahmen wie der Ausbau des Öffentlichen Personennahverkehrs (ÖPNV), die Staubminderung bei Baustellen, die energetische Sanierung von (öffentlichen) Gebäuden, die Reduzierung des Streumitteleinsatzes im Winter sowie die Einschränkung der Nutzung fester Brennstoffe in Heizungsanlagen propagiert (vgl. Hentrich/Salomon 2005; BMU 2008).

Immissionsorientierte Ansätze

Zunächst fast unbemerkt von der Öffentlichkeit traf die Europäische Kommission 1996 eine richtungsweisende Entscheidung, als sie die EU-Rahmenrichtlinie Luftqualität (96/62/EG) verabschiedete. Diese Richtlinie hatte erhebliche langfristige Auswirkungen, da sie nicht länger emissionsorientiert singuläre Minderungs- oder Vermeidungsstrategien forderte, die mittels technologischen Fortschritts erzielt werden konnten. Sie strebt vielmehr eine Minderung der Exposition von Mensch und Umwelt insgesamt gegenüber Luftschadstoffen an (vgl. Bruckmann 2009), die Beurteilung der Luftqualität anhand einheitlicher Methoden und Kriterien sowie die ständige Unterrichtung der Öffentlichkeit über die Luftqualität (Art. 1).

In den nachfolgenden Jahren wurde die Rahmenrichtlinie über vier Tochterrichtlinien konkretisiert. Besonders relevant in Bezug auf die Feinstaubproblematik ist die EU-Richtlinie 1999/30/EG vom 22. April 1999 über Grenz-

werte für Schwefeldioxid, Stickstoffdioxid und Stickstoffoxide, Partikel und Blei in der Luft. Hierin wurde geregelt, dass mit einer Übergangsfrist bis zum 1. Januar 2005 die festgelegten Partikel-Grenzwerte in der Außenluft einzuhalten seien (d.h. sie besitzt keine Gültigkeit für Innenräume). Diese wurden in der 22. Bundesimmissionsschutzverordnung (22. BImSchV) vom 11.09.2002 wie folgt festgeschrieben: Der Jahresmittelwert für PM_{10} darf 40 µg/m³ nicht überschreiten, ein Tagesmittelwert von 50 µg/m³ darf an maximal 35 Tagen überschritten werden (wobei eine Obergrenze der Überschreitung nicht benannt wurde, vgl. Möller 2008). Vor 2005 galt noch eine in jährlichen Schritten verringerte „Toleranzmarge", d.h. ein Zuschlag auf die Grenzwerte. Darüber hinaus wird in §47 Bundesimmissionsschutzgesetz (BImSchG) für den Fall regelmäßiger Grenzwertüberschreitungen die Erstellung von Luftreinhalte- und Aktionsplänen gefordert, die eine zukünftige Überschreitung von Grenzwerten verhindern sollen.

Am 11. Juni 2008 ist schließlich die neu gefasste EU-Richtlinie 2008/50/EG vom 21.05.2008 „über Luftqualität und saubere Luft für Europa" in Kraft getreten, in der zwar die geltenden Feinstaubgrenzwerte bestätigt werden, darüber hinaus jedoch ein generelles Minderungsgebot (sogenanntes „gap closure", siehe Bruckmann 2009) und zusätzliche Luftqualitätsstandards für $PM_{2,5}$ festgelegt wurden, die schrittweise ab 2010 in Kraft gesetzt werden sollen (BMU 2008). Der Grund für die Neufassung lag vor allem in der veränderten Evidenz bezüglich der gesundheitlichen Effekte von Feinstaub (siehe S. 250).

Auswirkungen der EU-Luftqualitätsrichtlinien

Die Auswirkungen der EU-Richtlinie zur Luftqualität inklusive ihrer Tochterrichtlinien, häufig unter der Sammelbezeichnung „EU-Luftqualitätsrichtlinien" geführt, waren sowohl auf der politischen als auch der gesellschaftlichen Ebene erheblich. Bereits während der Übergangszeit zur Implementierung der Richtlinie

1999/30/EG zeichnete sich ab, dass die Grenzwerte für Partikel in der Luft auch 2005 an vielen Messstellen in Deutschland und in anderen europäischen Regionen nicht eingehalten werden konnten. Die Zahl der Grenzwertüberschreitungen lag und liegt auch heute oft noch deutlich über den zulässigen 35 Tagen pro Jahr (vgl. Hentrich/Salomon 2005; Englert 2007; BMU 2008).

Um die ständigen Grenzwertüberschreitungen zu verhindern und eine dauerhafte Verminderung der Feinstaublasten zu erreichen, sind verschiedene emissions- wie immissionsseitige Maßnahmen erforderlich. Im föderalen Deutschland liegen die Umsetzungskompetenzen bei den Ländern und die Zuständigkeit für die Aufstellung von Luftreinhalte- und Aktionsplänen bei den Kommunen. Verschiedene Maßnahmen wurden eingeführt: von der beschleunigten Umsetzung von Umgehungsstraßenprojekten über Straßenreinigungen oder zeitlich beschränkter Fahrverbote bis hin zur bekanntesten Maßnahme, der Einführung von Umweltzonen (vgl. Welge 2006). In der Zwischenzeit wurden in allen größeren Agglomerationsräumen (z.B. Berlin, Ruhrgebiet) Umweltzonen eingerichtet. Darüber hinaus werden auch weiterhin emissionsbezogene Ansätze verfolgt (siehe S. 248).

Auch die novellierte Luftqualitätsrichtlinie 2008/50/EG wirft bereits ihre Schatten voraus, da sie die Umstellung der Bewertung von Interventionserfordernissen auf Grundlage von $PM_{2,5}$-Messungen anstelle von PM_{10} fordert.

Evidenzbezug

Sowohl die Europäische Kommission als auch die Bundesregierung betonen stets die Evidenzbasierung, wenn es darum geht, potenzielle Risiken und Gefahren abzuwenden oder zu mindern. Das Vorsorgeprinzip bildet hier keine Ausnahme, da dieses auch im Falle ungenügender Evidenz greift, d.h., wenn eine bevölkerungsrelevante Gesundheitsgefährdung nicht ausgeschlossen werden kann. Allerdings steht das Vorsorgeprinzip zunehmend in der Rechtfertigungspflicht, sodass eine nachträgliche

Legitimation von (gesetzlichen) Maßnahmen als „richtig" über eine verbesserte Evidenz (oft in Verbindung mit Erfolgskontrollen) angestrebt wird (vgl. Eikmann et al. 2005). Ein Beispiel hierfür stellt die Luftqualitätsrahmenrichtlinie dar. Ende der 1990er-Jahre verdichteten sich in der Wissenschaft die Anzeichen dafür, dass Feinstaub (als PM_{10}) ein bislang stark unterschätzter Umweltrisikofaktor ist (Hentrich/Salomon 2005; Wichmann 2005). Der Indikator PM_{10} wurde jedoch äußerst unspezifisch gewählt. Dies betrifft vor allem die Qualität bzw. Zusammensetzung sowie die toxikologische Relevanz verschiedener Anteile des Feinstaubs. Die toxikologische Relevanz ist an stark befahrenen Straßen ganz anders zu bewerten als beispielsweise an der Nordsee mit hohem natürlichen Feinstaubgehalt durch Meersalz, das bei der Behandlung von Atemwegserkrankungen positive Wirkungen zeigt, dort aber einen Anstieg der Jahresmittelwerte von ca. 5 µg/m³ verursacht (Möller 2008). An Hauptverkehrsstraßen sind Feinstäube u.a. angereichert mit alveolengängigen kanzerogenen Kohlenwasserstoffen (Wichmann 2008; siehe S. 241). Sedimentierter Staub hingegen kann auch an Hauptverkehrsstraßen relativ gering belastet sein und ist zudem recht grob, weshalb die oft als Maßnahme zur Feinstaubreduktion durchgeführten Straßennassreinigungen hinsichtlich ihrer Wirksamkeit kritisch betrachtet werden (Wichmann 2008).

Darüber hinaus zeigten neuere Studien, dass, abgesehen von Kurzzeiteffekten, vor allem die Langzeitfolgen der Inhalation der alveolengängigen $PM_{2,5}$-Fraktion relevant sind (vgl. Pope et al. 2002; Andersen et al. 2004). Diese wird allerdings nicht regelhaft gesondert gemessen. Da sich PM_{10} somit als nur bedingt geeignet zur gesundheitlichen Folgenabschätzung erwies, erfolgte eine Nachjustierung über die EU-Richtlinie 2008/50/EG für „Luftqualität und saubere Luft für Europa" (vgl. Bruckmann 2009). In Absatz 3 werden als Erwägungsgründe dargelegt, dass die bestehenden Richtlinien „grundlegend geändert werden [müssten], damit den neuesten wissenschaftlichen Erkenntnissen und Entwicklungen im Bereich der Gesundheit und den Erfahrungen der Mitgliedstaaten Rechnung getragen werden kann." Ferner wurden Umrechnungsfaktoren von PM_{10} auf $PM_{2,5}$ abgeleitet (vgl. de Leeuw/Horálek 2009).

Um die Aussagekraft des Parameters Feinstaub zu erhöhen, wird deshalb zukünftig eine stärkere räumliche und qualitativ inhaltliche Differenzierung der Feinstaublasten sowie von Risikobereichen und Risikogruppen in Deutschland wie in Europa erforderlich sein. Auf diese Weise würde man auch der Tatsache Rechnung tragen, dass Umweltbelastungen wie der Feinstaub ungleichmäßig auf verschiedene Bevölkerungsgruppen verteilt sind (Schikowski et al. 2005; Gehring et al. 2006; Salam et al. 2008).

5.4.5 Kulturelle und gesellschaftliche Einflussfaktoren/ Ethikansätze

Es ist zunächst anzunehmen, dass bei Umsetzung der Vorgaben durch die EU in den einzelnen Mitgliedstaaten vergleichbare gesetzliche Regelungen greifen sollten. In der Tat gehen die Mitgliedstaaten jedoch zum Teil sehr unterschiedlich mit den Vorgaben aus Brüssel um, vor allem dort, wo Handlungsspielraum besteht. So bestand bei Inkrafttreten der Grenzwerte für Feinstaub im Jahr 2005 in Deutschland und auch in anderen EU-Staaten großes Rätselraten z.B. bei der Maßnahmenplanung zur Feinstaubreduktion, da es oftmals versäumt worden war, eine detaillierte Übersicht möglicher Interventionsmaßnahmen im Fall von Grenzwertüberschreitungen zusammenzustellen. Speziell in Deutschland lag ein wesentliches Hemmnis Anfang 2005 insbesondere bei den Kommunen, die aufgrund des Fehlens einer Durchführungsverordnung bei Inkrafttreten der 22. BImSchV mit der stetigen Grenzwertüberschreitung weitgehend allein gelassen waren. Zu kurz gedachte Maßnahmen zur vermeintlichen Emissions- und Immissionsminderung waren vielfach die Folge.

Neben Hemmnissen und Widerständen existieren aber auch Motivationen für Maßnahmen im Kontext der Umsetzung der Luftqualitätsrichtlinie. Während Deutschland heute auf Umweltzonen setzt, stützt sich Schweden z.B. in Stockholm auf die City-Maut. In Südeuropa hingegen liegt ein großer Schwerpunkt auf der in Deutschland sehr kritisch betrachteten Straßenreinigung (vgl. Wichmann 2008).

Hinsichtlich der tatsächlichen gesundheitlichen Bedeutung von Feinstaub wurde und wird die Kommunikation oftmals erschwert durch unterschiedliche und zum Teil verwirrende Zahlen sowie die Tatsache, über etwas „Unsichtbares" zu sprechen. So gab der ADAC 2008 an, dass der Anteil von Pkws an der Erzeugung der Feinstaubkonzentration lediglich 5% betrage und deshalb Umweltzonen, wie in Berlin und im Ruhrgebiet, unwirksam seien. Dass die beschriebenen 5% jedoch besonders stark mit gesundheitlich relevanten Schadstoffen in der $PM_{2,5}$-Fraktion angereichert sind, blieb unerwähnt (siehe S. 243; Wichmann 2008).

Grundsätzlich bestand in der Vergangenheit jedoch stets eine große Aufgeschlossenheit gegenüber Maßnahmen zur Verbesserung der Luftqualität. Die Ergebnisse früherer Interventionsstudien und erste Erfolge in der Feinstaubreduktion lassen eine weiterhin positive Entwicklung erwarten (s.u., vgl. Wichmann 2008). Zudem bieten die Maßnahmen zur Feinstaubreduktion die Möglichkeit, verschiedene Aspekte der Umwelt- und Gesundheitskommunikation sowie der Nachhaltigkeitsdiskussion (Beitrag zur Minderung des Klimawandels, Steigerung der Lebensqualität insbesondere in urbanen Räumen etc.) einzubinden.

Mehrere Studien geben auch in Deutschland Hinweise darauf, dass insbesondere sozial schwächere Gruppen von Luftqualitätsbeeinträchtigungen betroffen sind (vgl. LUA NRW 2005; Hornberg/Pauli 2007). Darüber hinaus ist zu beobachten, dass unabhängig von der tatsächlich messbaren Exposition gegenüber Feinstaub (und vergleichbaren Belastungsfaktoren wie Verkehrslärm) das subjektive Belastungsempfinden in oberen Statusgruppen weitaus höher ist als bei Personen mit niedrigem sozioökonomischem Status. Diese sind jedoch aufgrund ihrer zumeist schlechteren Wohnsituation objektiv in deutlich höherem Maße Umweltbelastungen in ihrem Wohnumfeld ausgesetzt (Mielck 2004; Swart/Hoffmann 2004). Diese Evidenz, die auch im Kontext der Environmental-Justice-Debatte zu sehen ist, findet bislang allerdings im Politikbereich kaum Resonanz (Hornberg/Pauli 2007).

5.4.6 Erfolgskontrollen

Erfolgskontrollen oder Wirksamkeitsanalysen hinsichtlich der durchgeführten politischen Interventionen (auch als „Accountability Studies" bezeichnet, vgl. Künzli/Perez 2009) sind gerade bei einem Thema, welches stark mit unserem Mobilitätsbedürfnis verknüpft und damit stets in den Medien präsent ist, dringend erforderlich (van Erp et al. 2008). Allerdings sind die ersten Umweltzonen erst Anfang 2008 eingeführt worden, sodass derzeit keine belastbaren Ergebnisse vorliegen. Dennoch sind aufgrund der epidemiologischen Begleitung früherer Interventionen Rückschlüsse auf die Wirksamkeit von Umweltzonen, Fahrverboten, City-Maut (wie in London oder Stockholm) und insbesondere allgemeine Schadstoffreduktionen aus Verbrennungsprozessen (sei es aus Kfz, Heizungsanlagen oder Kraftwerken) möglich. Während mehrerer Olympischer Sommerspiele (1996 Atlanta, 2004 Athen, 2008 Peking) und ebenso bei den Asienspielen in Korea (2002) wurde zur Reduktion der starken Luftverschmutzung in den Städten der Straßenverkehr zum Teil erheblich beschränkt. Stets konnte beobachtet werden, dass diese Phasen geringerer Luftverschmutzung einhergingen mit einem signifikanten Rückgang beispielsweise von Krankenhausaufnahmen von Kindern mit Asthma (Friedman et al. 2001; Lee et al. 2007).

5.4.7 Fazit

Die Kenntnisse zur Herkunft, Immission, gesundheitlichen Bedeutung und Public-Health-

Relevanz des Umweltrisikofaktors Feinstaub mit seinen verschiedenen Größenfraktionen und seinen unterschiedlichen Oberflächenbeladungen sind mittlerweile sehr gut. Folglich kann die umweltbezogene Krankheitslast durch Feinstaub in der Außenluft – trotz einiger Schwächen in der Expositionsschätzung – anhand der vorhandenen Daten aus den Luftqualitätsmessnetzen der Länder hinreichend gut geschätzt werden.

Die gesetzlichen Interventionen zur Feinstaubminimierung erfolgten seit den 1990er-Jahren evidenzbasiert und waren mit der Luftqualitätsrahmenrichtlinie 1996 richtungsweisend. Wie die Novellierung von 2008 zeigt, sind neuere Erkenntnisse, beispielsweise hinsichtlich der notwendigen Differenzierung zwischen PM_{10} und $PM_{2,5}$-Wirkungen, stets zeitnah in den Prozess der Aushandlung einer neuen Rechtsnorm eingeflossen, ohne jedoch eine pragmatische Linie zu verlassen (Bruckmann 2009).

Trotz oder vielleicht auch wegen der großen Zahl an klinischen, toxikologischen und epidemiologischen Studien zur gesundheitlichen Bedeutung von Feinstaub gibt es weiterhin Unsicherheiten bezüglich der Expositions-Wirkungsfunktionen in Abhängigkeit von unterschiedlichen Raumtypen (z.B. urban, ländlich, meeresnah). Metaanalysen sind nur mit erheblichem Aufwand möglich, wie das Review-Draft des Integrated Science Assessment for Particulate Matter der U.S. Environmental Protection Agency (EPA) von 2008 mit allein fast 1.000 Seiten ohne Anhänge zeigt. Aufgrund der hohen Public-Health-Relevanz von Feinstaub erscheint es sinnvoll und notwendig, die Datenlage in den kommenden Jahren weiter zu verbessern.

Die Bundesregierung strebt eine Reduktion der PM_{10}-Emissionen im Zeitraum von 2000 bis 2020 um 30% an. Dem 6. Umweltaktionsprogramm der EU zufolge sollen die gesundheitlichen Auswirkungen von $PM_{2,5}$ im Rahmen der so genannten „thematischen Luftreinhaltestrategie" (CAFE-Prozess) in einem ersten Schritt bis 2020 um 15% gesenkt werden (dies entspricht einer Senkung der $PM_{2,5}$-Emissionen und Immissionen im kommenden Jahrzehnt um fast 50% gegenüber 2000). Die Zukunft wird zeigen, ob dieses Ziel erreichbar gewesen ist, zumal es von zahlreichen wirtschaftlichen und gesellschaftlichen Faktoren, Konventionen und Vereinbarungen abhängig ist (vgl. Künzli/ Perez 2009). Ziel aller regulatorischen Prozesse muss sein, dass die Reduktion der umweltbedingten Krankheitslast durch Feinstaub sich auch in einer Reduktion der realen Inzidenzen und Sterberaten widerspiegelt.

Literatur

Anderson HR, Atkinson RW, Peacock JL Marston L, Konstantinou K (2004) Meta-analysis of time-series studies and panel studies of Particulate Matter (PM) and Ozone (O₃). World Health Organization. http://www.euro.who.int/document/e82792.pdf.

Brauer M, Gehring U, Brunekreef B et al. (2006) Traffic-related air pollution and otitis media. Environ Health Perspect 114: 1414-1418.

Bruckmann P (2009) Umsetzung wissenschaftlicher Erkenntnisse in die Politik am Beispiel der EU-Luftqualitäts-Richtlinien. Umweltmed Forsch Praxis 14: 268-269.

Brunekreef B, Forsberg B (2005) Epidemiological evidence of effects of coarse airborne particles on health. Eur Respir J 26: 309-318.

Bundesministerium für Umwelt, Naturschutz und Reaktorsicherheit (BMU) (2008) Handeln gegen Feinstaub. Berlin: BMU.

Burnett RT, Brook J, Dann T et al. (2000) Association between particulate and gas phase components of urban air pollution and daily mortality in eight Canadian cities. Inhalation Toxicology 12: 15-39.

Claßen T, Samson R, Hagemann S, Hornberg C (2009) Umweltbedingte Krankheitslast (Environmental Burden of Disease – EBD) in Deutschland – erste Abschätzungen für den Umweltrisikofaktor Feinstaub. Umweltmed Forsch Praxis 14: 293.

Conceição GM, Miraglia SG, Kishi HS, Saldiva PH, Singer JM (2001) Air pollution and child mortality: a time-series study in Sao Paulo, Brazil. Environmental Health Perspect 109: 347-350.

Dockery DW, Pope CA 3rd, Xu X et al. (1993) An Association between Air Pollution and Mortality in Six US Cities. N Eng J Med 329: 1753-1759.

Eikmann T, Seitz H, Herr C (2005) Feinstaub – ein Menetekel für Umweltpolitiker und Umweltverwaltung? Umweltmed Forsch Prax 10: 153-154.

Englert N (2007) Auswirkungen der Feinstaubbelastung auf Mortalität und Lebenserwartung. Bundesgesundheitsbl – Gesundheitsforsch – Gesundheitsschutz 50: 112-118.

Erp AM van, O'Keefe R, Cohen AJ, Warren J (2008) Evaluating the effectiveness of air quality interventions. J Toxicol Environ Health A 71: 583-587.

Friedman MS, Powell KE, Hutwagner L, Graham LM, Teague WG (2001) Impact of changes in transportation and commuting behaviors during the 1996 Summer Olympic Games in Atlanta on air quality and childhood asthma. JAMA 285: 897-905.

Gehring U, Heinrich J, Krämer U et al. (2006) Long-term exposure to ambient air pollution and cardiopulmonary mortality in women. Epidemiology 17: 545-551.

Gouveia N, Fletcher T (2000) Respiratory diseases in children and outdoor air pollution in Sao Paulo, Brazil: a time series analysis. Occup Environ Med 57: 477-483.

Heinrich J, Grote V, Peters A, Wichmann HE (2002) Gesundheitliche Wirkungen von Feinstaub: Epidemiologie der Langzeiteffekte. Umweltmed Forsch Prax 7: 91-99.

Hentrich S, Salomon M (2005) Feinstaub als Herausforderung für die Verkehrsumweltpolitik – der Sachverständigenrat für Umweltfragen nimmt Stellung zur aktuellen Feinstaubdiskussion. Umweltmed Forsch Prax 10: 163-166.

Hornberg C, Maciuleviciute L, Seemayer NH (1997) Comparative analysis of cyto- and genotoxic effects of airborne particulates on human and rodent respiratory cells in vitro. Toxicology in vitro 11: 711-715.

Hornberg C, Maciuleviciute L, Seemayer NH, Kainka E (1998) Induction of sister chromatid exchanges (SCE) in human tracheaepithelial cells by the fractions PM-10 and PM-2.5 of airborne particulates. Toxicology Letters 96/ 97: 215-220.

Hornberg C, Pauli A (2007) Child poverty and environmental justice. Int J Hyg Environ Health 210: 571-580.

Hurley F, Hunt A, Cowie H et al. (2005) Methodology for the Cost-Benefit analysis for CAFE. Volume 2: Health Impact Assessment (AEAT/ED51014/Methodology Volume 2 Issue 1. http://ec.europa.eu/environment/ archives/air/cafe/pdf /cba_methodology_vol2.pdf, abgerufen am 10. September 2009).

Institut De Veille Sanitaire (2005) Health Impact Assessment of Air Pollution and Communication Strategy. APHEIS Third Year Report. Saint-Maurice.

Kappos A, Bruckmann P, Eikmann T et al. (2003) Bewertung des aktuellen wissenschaftlichen Kenntnisstandes zur gesundheitlichen Wirkung von Partikeln in der Luft. Umweltmed Forsch Prax 8: 257-278.

Katsouyanni K, Touloumi G, Samoli E et al. (2001) Confounding and effect modification in the short-term effects of ambient particles on total mortality: results from 29 European cities within the APHEA2 project. Epidemiology 12: 521-531.

Krug HF (2003) Nanopartikel: Gesundheitsrisiko, Therapiechance? Nachrichten aus der Chemie 51: 1241-1246.

Künzli N, Perez L (2009) Evidence based public health – the example of air pollution. Swiss Med Weekly 139: 242-250.

Künzli N, Medina S, Kaiser R et al. (2001) Assessment of Deaths Attributable to Air Pollution: Should We Use Risk Estimates based on Time Series or on Cohort Studies? Am J Epidemiol 153: 1050-1055.

Landesumweltamt Nordrhein-Westfalen (LUA NRW) (2005) Feinstaubkohortenstudie Frauen in NRW. Langfristige gesundheitliche Wirkungen von Feinstaub in Nordrhein-Westfalen 2002-2005. Fachbericht 7/2005.

Lee JT, Son JY, Cho YS (2007) Benefits of mitigated ambient air quality due to transportation control on childhood asthma hospitalization during the summer Asian games in Busan, Korea. J Air Waste Manag Assoc. 57: 968-973.

Leeuw F de, Horálek J (2009) Assessment of the health impacts of exposure to $PM_{2,5}$ at a European level. ETC/ACC Technical Paper 2009/1. Bilthoven.

Malsch A, Pinheiro P, Hornberg C, Krämer A (2006) Zur Bestimmung von „Environmental Burden of Disease" (BoD/EBD) in Deutschland. Reihe Materialien „Umwelt und Gesundheit", Nr. 65. Bielefeld: lögd NRW.

Mielck A (2004) Unterschiede bei Lärmbelastung und Luftverschmutzung nach Haushaltseinkommen. In: Mielck A, Bolte G (Hg.) Umweltgerechtigkeit. Die soziale Verteilung von Umweltbelastungen. Weinheim/München: Juventa: 139-153.

Möller D (2008) Wie gefährlich ist Feinstaub? Kommentar. UWSF – Z Umweltchem Ökotox 20: 90-91.

Murray CJL, Lopez, AD (Hg.) (1996) The global burden of disease: a comprehensive assessment of mortality and disability from diseases, injuries and risk factors in 1990 and projected to 2020. Global Burden of disease and Injury Series, Vol. 1. Cambridge: Harvard University Press.

Ostro BD, Chestnut L, Vichit-Vadakan N, Laixuthai A (1999) The impact of particulate matter on daily mortality in Bangkok, Thailand. J Air Waste Manag Assoc 49: 100-107.

Peters A, Heinrich J, Wichmann HE (2002) Gesundheitliche Wirkungen von Feinstaub – Epidemiologie der Kurzzeiteffekte. Umweltmed Forsch Prax 2002 7: 101-115.

Pope CA 3rd, Thun MJ, Namboodiri MM et al. (1995) Particulate air pollution as a predictor of mortality in a prospective study of U.S. adults. Am J Respir Crit Care Med 151: 669-674.

Pope CA 3rd, Burnett RT, Thun MJ et al. (2002) Lung cancer, cardiopulmonary mortality, and long-term exposure to fine particulate air pollution. JAMA 287: 1132-1141.

Pye S, Watkiss P (2005) CAFE CBA: baseline analysis 2000 to 2020. Vienna: International Institute for Applied Systems Analysis (AEAT/ED51014/Baseline Scenarios Issue 2; http://www.iiasa.ac.at/docs/HOTP/Mar05/cafe-cba-baseline-results.pdf, abgerufen am 8. Mai 2009).

Salam MT, Islam T, Gilliland FD (2008) Recent evidence for adverse effects of residential proximity to traffic sources on asthma. Curr Opin Pulm Med 14: 3-8.

Saldiva PHN, Lichtenfels AJFC, Paiva PSO et al. (1994) Association between air pollution and mortality due to respiratory diseases in children in São Paulo, Brazil: a preliminary report. Environmental Research 65: 218-225.

Samson R, Terschüren C, Mekel O et al. (2007) Durch Feinstaub verursachte Krankheitslast in Nordrhein-Westfalen: eine erste Abschätzung. Umweltmed Forsch Praxis 12: 253-254.

Schikowski T, Sugiri D, Ranft U et al. (2005) Long-term air pollution exposure and living close to busy roads are associated with COPD in women. Respir Res. 22: 152 (10S.).

Schober W, Behrendt H (2008) Einfluss von Umweltfaktoren auf die Allergieentstehung. HNO 56: 752-758.

Schwartz J (2000) Assessing confounding, effect modification, and thresholds in the association between ambient particles and daily deaths. Environ Health Perspect 108: 563-568.

Schwartz J, Dockery DW, Neas LM (1996) Is daily mortality associated specifically with fine particles? J Air Waste Manag Assoc 46: 927-939.

Swart E, Hoffmann B (2004) Modifiziert der Sozialstatus die gesundheitlichen Auswirkungen von Lärmexpositionen? In: Mielck A, Bolte G (Hg.) Umweltgerechtigkeit. Die soziale Verteilung von Umweltbelastungen. Weinheim/München: 199-220.

Welge A (2006) Arbeitshilfe: Reduzierung verkehrsbedingter Schadstoffbelastungen in den Städten (Umsetzung der EU-Luftqualitätsrichtlinie). In: Deutsches Institut für Normung (DIN), Kommission Reinhaltung der Luft im VDI und DIN (KRdL) (Hg.) Feinstaub und Stickstoffdioxid: Wirkung – Quellen – Luftreinhaltepläne – Minderungsmaßnahmen. Berlin: Beuth: 265-285.

WHO (2000) WHO air quality guidelines for Europe. Copenhagen: World Health Organization, Regional Office for Europe.

WHO (2003) Introduction and Methods. Assessing the environmental burden of disease at national and local levels. Environmental Burden of Disease Series, No. 1. Genf.

WHO (2004) Outdoor Air Pollution. Assessing the environmental burden of disease at national and local levels. Environmental Burden of Disease Series, No. 5. Genf.

Wichmann HE (2005) Feinstaub: Lufthygienisches Problem Nr. 1 – eine aktuelle Übersicht. Umweltmed Forsch Praxis 10: 157-162.

Wichmann HE (2008) Schützen Umweltzonen unsere Gesundheit oder sind sie unwirksam? Umweltmed Forsch Praxis 13: 7-10.

Fazit und Ausblick

Zurück von der Studienreise – neuen Aufgaben entgegen

Ansgar Gerhardus, Jürgen Breckenkamp, Oliver Razum, Norbert Schmacke und Helmut Wenzel

Wenn Sie hier angekommen sind, dann haben Sie die Studienreise durch Evidence-based Public Health hinter sich. Begonnen hat sie mit der Einordnung von EbPH in das Feld Public Health und in die (gesundheits-) politische Landschaft. An Bord des didaktischen Vehikels „Übergewicht" sind Sie in die EbPH-Welt eingefahren. Dort haben Ihnen die einheimischen Autorinnen und Autoren Aus- und Einblicke verschafft, die normalen Touristen verborgen bleiben. Es war eine Fahrt mit offenem Verdeck, bei der Sie Sonne und Hitze, Regen und eisigem Wind fast schutzlos ausgesetzt waren. Eine Fahrt hinter geschlossenen Fenstern, nur Evidenz ohne Konflikte, wäre Ihnen aber steril und künstlich vorgekommen – ihren Zweck hätte sie verfehlt.

Was haben wir gelernt und in welche Richtung sollte die Reise weitergehen?

EbPH: Was sie kann und was sie nicht kann

Diesen Untertitel der EbPH-Studienreise haben wir in Anlehnung an den bekannten Beitrag von David Sackett und Kollegen („Evidence based medicine – what it is and what it isn't"; Sackett et al. 1996) gewählt.

Die Liste dessen, was EbPH nicht kann, ist lang. Zusammenfassen lässt sie sich mit der Aussage, dass EbPH die gesellschaftlichen und politischen Gegebenheiten nicht außer Kraft setzt. Der Einfluss von Ressourcen, Werten

und Interessen – oder anders gesagt: von gesellschaftlichen Gruppierungen, wirtschaftlichen Interessen, Menschen und ihren unterschiedlich motivierten Entscheidungen – ist auch in der EbPH wirksam. Daran schließt sich aber auch an, was EbPH kann: Das Verhältnis von Evidenz, Ressourcen, Werten und Interessen innerhalb von Entscheidungsprozessen transparent machen, indem sie den Status der Evidenz strukturiert darlegt. EbPH erzwingt explizite, datengestützte Begründungen in Entscheidungssituationen. Das macht es schwerer – wenn auch nicht unmöglich – Maßnahmen zu empfehlen, die wirkungslos oder gar schädlich sind. In diesem Buch wird eine ganze Reihe von Maßnahmen und Praktiken beschrieben, die schon bei etwas genauerem Hinschauen kaum vertretbar sind und dennoch als üblich und „bewährt" gelten.

Über den Einzelfall hinaus kann EbPH zu einer Kultur beitragen, in der die Frage nach Gründen und Belegen – auch und gerade in kritischen Situationen – zur Routine wird. EbPH deckt auf, an welchen Stellen relevante Wissenslücken bestehen. Das führt im Idealfall zu Forschungsprojekten, die an diesen Lücken gezielt ansetzen.

Konzeptioneller und methodischer Entwicklungsbedarf

Im Buch wird deutlich, dass EbPH, wie andere Konzepte und Maßnahmen auch, Wirkungen und Nebenwirkungen haben kann. Zunächst sollen die strukturellen Stärken von EbPH hinsichtlich des methodischen Forschungsbedarfs betrachtet werden.

Zu den Stärken von EbPH gehört die Forderung, dass zunächst die Verlässlichkeit bzw. die Validität von Ergebnissen geprüft werden muss, bevor Empfehlungen oder gar Handlungen aus ihnen abgeleitet werden. Für den Bereich der Medizin und der Epidemiologie liegen vergleichsweise klare Regeln und Verfahren vor, die zur Prüfung der (internen!) Validität angewandt werden. Die zunehmende Akzeptanz der so geprüften Aussagen zur Validität hängt nicht zuletzt damit zusammen, dass die Verfahren (meist) empirisch begründet sind, eine relativ hohe Reliabilität aufweisen und transparent und strukturiert dokumentiert werden. Demgegenüber ist die Bewertung der Validität von Ergebnissen zu anderen Aspekten, z.B. soziokulturellen, weniger etabliert, obwohl auch dafür Prüfverfahren existieren (vgl. Kapitel 3.4). Diese Prüfverfahren werden jedoch bisher kaum diskutiert, verglichen oder empirisch getestet. Hier besteht Bedarf nach konzeptionellen Diskursen und methodischer Weiterentwicklung. Eine verbesserte Möglichkeit zur Einschätzung der Validität würde mittelbar auch das Gewicht der so gewonnenen Ergebnisse erhöhen. Ein Beispiel aus diesem Buch ist die Prävention von chronischen Rückenschmerzen (Kapitel 5.3). Deren Versorgung war lange Zeit von einem biophysikalischen Pathogenitätsmodell dominiert, wogegen psychosoziale Faktoren erst in jüngerer Zeit eine erklärende und handlungsleitende Rolle einnehmen.

In vielen Definitionen wird Public Health als ein Gebiet bezeichnet, auf dem Erkenntnisse aus unterschiedlichen Disziplinen zusammengeführt werden. Vor diesem Hintergrund ist bemerkenswert, dass Verfahren zur strukturierten Integration dieser Erkenntnisse kaum entwickelt sind. Dieses Manko wird erst dadurch offenkundig, dass bei EbPH jeder Schritt begründet sein muss (Erkenntnisse wie diese könnten schon für sich genommen für die Notwendigkeit von EbPH sprechen). In Kapitel

3.6 wurde ein Verfahren vorgeschlagen, das nun anhand unterschiedlicher Gesundheitsprobleme und Kontexte getestet und ggf. angepasst und weiterentwickelt werden muss. Die besondere Herausforderung besteht darin, auch komplexe Konstellationen, wie das Beispiel zur Feinstaubbelastung (Kapitel 5.4), adäquat abbilden zu können.

Eine mindestens ebenso große Forschungslücke tut sich in der Frage der systematischen Übertragung von Studienergebnissen auf die konkrete Anwendungssituation auf. Beim Thema Übergewicht gehört es z.B. inzwischen zum Allgemeinwissen, dass die Gewichtsabnahme, die in 3- bis 6-monatigen Studien erzielt wird, nicht unbedingt Prognosen über den Zustand nach einem Jahr zulässt. Grundsätzlich weisen Stakeholder wie Wissenschaftler sogar regelmäßig auf die Kontextabhängigkeit von Public-Health-Ergebnissen hin – die Bedeutung der Frage der Übertragbarkeit ist offensichtlich erkannt worden. Dennoch stehen auch für diesen hochrelevanten Schritt der Übertragung keine überzeugenden Instrumente zur Verfügung. Die Tatsache, dass der Bedarf nach einem strukturierten Verfahren bzw. einem Instrument bisher kaum artikuliert wird, kann als Hinweis darauf interpretiert werden, dass das Übertragen von Ergebnissen in die Praxis als Teil der „art", also der Kunst von Public Health, gesehen wird. Im Rahmen von EbPH werden diese Grenzen zugunsten von „science", also der Wissenschaft bzw. der Evidenz, verschoben. In Kapitel 3.6 werden die Vergleichbarkeit der Studienpopulation, der Infrastruktur und der ökonomischen Verhältnisse als mögliche Prüfparameter der Übertragbarkeit genannt. Die Entwicklung eines kohärenten, evaluierbaren Konzepts stellt eine weitere relevante methodische Herausforderung für EbPH dar.

Nihil nocere

Auch für EbPH gilt das Prinzip, zunächst keinen Schaden anzurichten (das ist die sinngemäße Übersetzung der lateinischen Überschrift). Hier soll es nicht um Situationen gehen, in denen EbPH grundsätzlich nützlich ist, aber noch besser sein könnte. Vielmehr stellen wir die unangenehme Frage, ob EbPH in bestimmten Situationen strukturell mehr Schaden als Nutzen anrichten kann. Diese Frage zu stellen, ist notwendig, um ggf. frühzeitig gegensteuern zu können.

In Kapitel 1.2 wurde mit Bezug auf einen Beitrag von Rychetnik et al. (2002) bereits auf die Problematik der Verknüpfung von hochwertiger Evidenz und hohem Ressourceneinsatz hingewiesen: EbPH bevorzugt Informationen aus gut gemachten Studien wie beispielsweise aus randomiserten kontrollierten Studien (RCTs). Selbst wenn sich durch Geschick und Engagement der beteiligten Wissenschaftler einiges wettmachen lässt, ist immer noch ein Zusammenhang zwischen der formalen Güte einer Studie und dem verfügbaren Budget gegeben. Das bedeutet, dass bevorzugt gewinnträchtige Interventionen ins Auge gefasst werden; die entsprechenden Studien werden von gewinnorientierten Institutionen durchgeführt mit dem Ziel, Produktversprechen durch Evidenz abzusichern. Naturgemäß liegen dabei Studien zu kostengünstigen Maßnahmen, z.B. zur Effektivität von Händewaschen, nicht im Focus. Gewinnträchtige Maßnahmen müssen nicht schlecht sein; auch können sie sich durchaus – aus gesellschaftlicher Sicht – als kosteneffizient erweisen. Die Gefahr besteht nun aber, dass EbPH tendenziell, durch die Forderung nach Wirksamkeitsbelegen aus hochwertigen, kostenintensiven Studien, (ungewollt) finanzielle Hürden für – aus Anbietersicht weniger attraktive – kosteneffiziente Innovationen errichtet.

Wie lässt sich konstruktiv mit dieser Herausforderung umgehen? Prinzipiell gäbe es die Möglichkeit, den Evidenzanspruch zu senken – was dem Gedanken von EbPH aber diametral entgegenlaufen würde. Die Alternative ist, dass Institutionen, die sowohl an kosteneffizienten Maßnahmen interessiert sein müssten, als auch über finanzielle Ressourcen verfügen, gezielt in Studien über vielversprechende Maßnahmen investieren. In Deutschland kommen dafür nur der Staat und die gesetzliche Krankenversicherung infrage. Mit der Gründung des Instituts für Qualität und Wirtschaftlichkeit im Gesundheitswesen (IQWiG) wurde dieser Gedanke umgesetzt (vgl. Kapitel 4.3). Allerdings bearbeitet das IQWiG vorwiegend Themen der klinischen Medizin, es führt nur Sekundäranalysen durch, und die Fragestellungen sind auf klinische und (inzwischen) gesundheitsökonomische Aspekte beschränkt. Das Bundesministerium für Bildung und Forschung hat ein Förderprogramm aufgelegt, um gezielt industrieunabhängige Forschung, darunter systematische Reviews, zu ermöglichen. Allerdings ist dieses Programm derzeit ebenfalls vorwiegend auf klinische Fragestellungen beschränkt (http://www.gesundheitsforschung-bmbf.de/de/1147.php). Einen Schritt weiter gehen die USA. Dort hat der Kongress Anfang 2009 entschieden, für vergleichende Studien zur Effektivität (Comparative Effectiveness Research; CER) insgesamt 1,1 Milliarden US-Dollar zur Verfügung zu stellen. Die Themen umfassen Public-Health- und klinische Fragestellungen und wurden in einem expliziten Priorisierungsprozess nach ähnlichen Kriterien ausgewählt wie unter 2.2.1 beschrieben (Institute of Medicine 2009).

Ein anderer kritischer Punkt von EbPH ist die Tendenz, quantifizierbare Informationen gegenüber anderen zu bevorzugen. Ein Grund dafür liegt sicher in den weiterhin starken Einflüssen der klinischen Epidemiologie, aus der Evidence-based Medicine (EbM) und damit mittelbar auch EbPH hervorgegangen ist. Mit der Präferenz für quantifizierbare Informationen sind zwei potenzielle Probleme verbunden. Zum einen können Aspekte, die schlechter „zählbar" sind als andere, weniger Gewicht bekommen – unabhängig von ihrer tatsächlichen Relevanz. Gesundheitliche und ökonomische Aspekte werden inzwischen fast ausschließlich quantitativ dargestellt und rücken daher in den Mittelpunkt des Interesses. Eine ethische Argumentation wird zwar durchaus auch auf Zahlen zurückgreifen. Aber das Ergebnis dieser Argumentation wird in der Regel ein qualitatives sein und damit weniger Aufmerksamkeit genießen. Das andere Problem besteht darin, dass vor diesem Hintergrund auch solche Phänomene in zählbare Einheiten „zerlegt" werden, die dafür ungeeignet sind. Der Preis ist ein erheblicher Verlust an Aussagekraft. So kann der Grad der Zuwendung, den das Pflegepersonal den Patienten zukommen lässt, durch teilnehmende Beobachtung oder durch differenzierte Interviews der Patienten erhoben werden. Als einfacher, quantifizierbarer Indikator könnte aber auch die Zeit in Minuten gemessen werden, die eine Pflegekraft beim Patienten verbringt. Für die Intensität der Zuwendung dürfte dieses Maß allerdings kaum geeignet sein.

In diesem Buch haben wir versucht, einigen dieser Gefahren aktiv entgegenzuwirken, indem wir die Bewertung der verschiedenen Aspekte prinzipiell als gleichberechtigt ansehen. Weiterhin ist es uns wichtig, dass die Abstimmung über die relative Bedeutung der Fragestellungen von vornherein explizit und mit allen Beteiligten erfolgt. Sonst kann es passieren, dass *ex post* quantitativen Ergebnissen unbewusst eine zu hohe Gewichtung eingeräumt wird.

Eine dritte Gefahr besteht darin, dass das Prinzip der Zweckrationalität von EbPH aufgrund der großen Bedeutung des Effizienzgedankens zu einer unkritischen Anwendung der Philosophie des Utilitarismus führt: Mit möglichst geringem Einsatz an Ressourcen soll möglichst viel Gesundheit für möglichst viele Menschen erzeugt werden. Zugespitzt würde das in einer unkritischen und alleinigen Anwendung des Effizienzkriteriums „Kosten pro QALY" resultieren (zur Erläuterung der QALYs vgl. Kapitel 3.2). In die Berechnung gehen nur die qualitätsadjustierten Lebensjahre und die Kosten ein. Durch eine ausschließliche Fokussierung auf die effiziente Verwendung von Ressourcen käme der auch in der Gesundheitsökonomie gleichermaßen wichtige Gedanke der Fairness (Verteilungsgerechtigkeit) zu kurz.

Eine allgemeingültige, operationale Definition von Verteilungsgerechtigkeit ist nicht einfach. Dies mag zusätzlich dazu beitragen,

dass Effizienzüberlegungen dominieren. Verteilungsgerechtigkeit bedeutet, dass die Qualität der Versorgung nicht von persönlichen Charakteristika wie Alter und Geschlecht, geografischer Lage des Wohnorts und sozioökonomischem Status abhängen sollte (Mayberry 2006). Geht man ausschließlich von Kosteneffizienz und nicht von zusätzlichen Zielen wie z.B. Verteilungsgerechtigkeit aus, könnte dies dazu führen, dass nach Alter diskriminiert wird oder die gesundheitliche Versorgung für schwer zugängliche Gruppen eingestellt wird. Oft sind es aber gerade diese Gruppen, die den höchsten Bedarf an Interventionen haben. Daraus wird deutlich, dass EbPH nicht auf das Erreichen von Kosteneffizienz reduziert werden darf, sondern eine integrierte, durchaus wertbasierte Herangehensweise verfolgen muss. Andere relevante Aspekte zu adressieren, zu operationalisieren und in Fragestellungen zu berücksichtigen, ist eine wichtige Aufgabe von EbPH.

Ausblick: Was steht jetzt an?

Institutionell betrachtet hängt EbPH in Deutschland noch weitgehend in der Luft. Das geplante Präventionsgesetz, in welches das Konzept EbPH zwingend hineingehören würde, ist so oft verschoben worden, dass sein Inkrafttreten nicht mehr zu erwarten ist.

Bei den Präventionsprogrammen der Krankenkassen und des Staates sind evidenzbasierte Prüfungen prozedural nicht zwangsläufig vorgesehen – die Befunde in Kapitel 4.2 unterstreichen diese Einschätzung. Ein Beispiel, dass eine solche Vorgabe umsetzbar wäre, findet sich auf internationaler Ebene in der einflussreichen „WHO Framework Convention on Tobacco Control" (2003), die in ihrer Einleitung explizit als „evidenzbasiert" bezeichnet wird.

EbPH muss auf unterschiedlichen Ebenen und in allen ihren Dimensionen gestärkt werden. Skizziert wurden bereits Teile des methodischen Entwicklungspotenzials. Die Gefahren, die von EbPH ausgehen können, machen noch einmal sehr deutlich, dass EbPH mehr sein muss als ein Werkzeugkasten, aus dem einzelne Arbeitsgeräte je nach Ressourcen und Vorlieben hervorgeholt werden können. Der Kern von EbPH ist das transparente, strukturierte und begründende Vorgehen über den gesamten Prozess der Evidenzfindung und -umsetzung hinweg. Weiterhin gehört zu diesem Kern, dass alle Aspekte von Public-Health-Entscheidungen gleich ernst genommen werden. In einigen dieser Elemente entspricht der Charakter von EbPH also eher einer Kultur als einem Werkzeugkasten. Diese Kultur zu stärken, erfordert gemeinsame Anstrengungen aller Stakeholder – die Wissenschaftler eingeschlossen – und wird eher einem Marathon als einem Sprint gleichen.

Literatur

Institute of Medicine (2009) Initial National Priorities for Comparative Effectiveness Research. The National Academies Press. Washington D.C. http://www.nap.edu/catalog.php?record_id=12648, abgerufen am 26. August 2009.

Mayberry RM, Nicewander DA, Qin H, Ballard DJ (2006) Improving quality and reducing inequities: a challenge in achieving best care. World Hosp Health Serv 44: 103-118.

Rychetnik L, Frommer M, Hawe P, Shiell A (2002) Criteria for evaluating evidence on public health interventions. J Epidemiol Community Health 56: 119-127.

Sackett D Rosenberg WM, Gray JA, Haynes RB, Richardson WS (1996) Evidence based medicine: what it is and what it isn't. BMJ 312: 71-72.

WHO (2003) WHO Framework Convention on Tobacco Control. World Health Organization, Genf. http://whqlibdoc.who.int/publications/2003/9241591013.pdf, abgerufen am 29.10.2009.

Autorinnen und Autoren

PD Dr. med. Dr. PH Reinhard Bornemann
Vertretungsprof. für Sozialmedizin
Fachbereich Sozialwesen
Fachhochschule Bielefeld
Kurt-Schumacher-Straße 6
33615 Bielefeld
E-Mail: reinhard.bornemann@fh-bielefeld.de

Dr. Jürgen Breckenkamp, MPH, MSc
AG Epidemiologie & International Public
Health
Fakultät für Gesundheitswissenschaften
Universität Bielefeld
Postfach 100 131
33501 Bielefeld
E-Mail: juergen.breckenkamp@uni-
bielefeld.de

Prof. Dr. Benedikt Buchner, LL.M. (UCLA)
Institut für Gesundheits- und Medizinrecht
Fachbereich Rechtswissenschaft
Universität Bremen
28353 Bremen
E-Mail: bbuchner@uni-bremen.de

Dr. rer. nat. Thomas Claßen, Dipl.-Geogr.
AG Umwelt & Gesundheit
Fakultät für Gesundheitswissenschaften
Universität Bielefeld
Postfach 100 131
33501 Bielefeld
E-Mail: thomas.classen@uni-bielefeld.de

Susanne Donath, MSc
Institut für Medizinische Biometrie,
Epidemiologie und Informatik
Universitätsmedizin der Johannes-Gutenberg-
Universität Mainz
Obere Zahlbacher Str. 69
D-55131 Mainz
E-Mail: Susanne.Donath@gmx.de

Dr. med. Ansgar Gerhardus, M.A., MPH
AG Epidemiologie & International Public
Health
Fakultät für Gesundheitswissenschaften
Universität Bielefeld
Postfach 100 131
33501 Bielefeld
E-Mail: ansgar.gerhardus@uni-bielefeld.de

Prof. Dr. rer. pol. Wolfgang Greiner
AG Gesundheitsökonomie und
Gesundheitsmanagement
Fakultät für Gesundheitswissenschaften
Universität Bielefeld
Postfach 100 131
33501 Bielefeld
E-Mail: wolfgang.greiner@uni-bielefeld.de

Prof. Dr. med. Claudia Hornberg, Dipl.-Biol.,
Dipl.-Ökol.
AG Umwelt & Gesundheit
Fakultät für Gesundheitswissenschaften
Universität Bielefeld
Postfach 100 131
33501 Bielefeld
E-Mail: claudia.hornberg@uni-bielefeld.de

Prof. Dr. med. David Klemperer
Fakultät für Sozialwissenschaften
Hochschule Regensburg
Seybothstraße 2
93053 Regensburg
E-Mail: david.klemperer@hs-regensburg.de

Dr. rer. medic. Klaus Koch, Dipl.-Biol.
Institut für Qualität und Wirtschaftlichkeit im
Gesundheitswesen
Dillenburger Str. 27
51105 Köln
E-Mail: koch@iqwig.de

Prof. Dr. habil. Christoph Klotter, Dipl. Psych.,
Psychologischer Psychotherapeut
Fachbereich Oecotrophologie
Hochschule Fulda
Marquardstr. 35
36039 Fulda
E-Mail: Christoph.Klotter@he.hs-fulda.de

Dr. Bernd Kowall
Institut für Biometrie und Epidemiologie
Deutsches Diabetes Zentrum
Auf'm Hennekamp 65
40225 Düsseldorf
E-Mail: bernd.kowall@ddz.uni-duesseldorf.de

Dr. med. Dagmar Lühmann
Institut für Sozialmedizin
Universitätsklinikum Schleswig-Holstein
Campus Lübeck
Ratzeburger Allee 160
23538 Lübeck
Email: dagmar.luehmann@uk-sh.de

Prof. Dr. med. Oliver Razum, MSc
AG Epidemiologie & International Public
Health
Fakultät für Gesundheitswissenschaften
Universität Bielefeld
Postfach 100 131
33501 Bielefeld
E-Mail: oliver.razum@uni-bielefeld.de

Dr. phil. Liane Schenk
Institut für Medizinische Soziologie, CC1
Charité-Universitätsmedizin Berlin
Thielallee 47
14195 Berlin
E-Mail: liane.schenk@charite.de

Prof. Dr. med. Norbert Schmacke
Arbeits- und Koordinierungsstelle
Gesundheitsversorgungsforschung
Fachbereich Human- und
Gesundheitswissenschaften
Universität Bremen
Wilhelm Herbst Straße 7
28359 Bremen
E-Mail: norbert.schmacke@uni-bremen.de

Prof. Dr. phil. Henning Schmidt-Semisch,
M.A.
Fachbereich Human- und
Gesundheitswissenschaften
Universität Bremen
Grazer Str. 4
28359 Bremen
E-Mail: schmidt-semisch@uni-bremen.de

Friedrich Schorb, M.A.
Fachbereich Human- und
Gesundheitswissenschaften
Universität Bremen
Grazer Str. 4
28359 Bremen
E-Mail: fschorb@zes.uni-bremen.de

Dr. phil. Peter Schröder-Bäck
Department of International Health
Faculty of Health, Medicine & Life Sciences
Maastricht University
P.O. Box 616
NL-6200 MD Maastricht
E-Mail: peter.schroder@inthealth.unimaas.nl

Anne Kathrin Stich, Dipl. Soz.-päd., MPH
Institut für Qualität und Wirtschaftlichkeit im
Gesundheitswesen
Dillenburger Str. 27
51105 Köln
E-mail: anne.stich@iqwig.de

Helmut Wenzel, M.A.S.
78464 Konstanz
E-Mail: HKWen@aol.com

Prof. Dr. med. Hajo Zeeb, MSc
Institut für Medizinische Biometrie,
Epidemiologie und Informatik (IMBEI)
Universitätsmedizin der Johannes-Gutenberg-
Universität Mainz

Seit 2010:
Bremer Institut für Präventionsforschung und
Sozialmedizin
Linzer Str. 10
28359 Bremen
E-Mail: zeeb@bips.uni-bremen.de

Abkürzungen

AG	Arbeitsgruppe, Arbeitsgemeinschaft
AGI	Arbeitsgemeinschaft Influenza
AMT	Amantadin
Anm. d. Verf.	Anmerkung des Verfassers
AOK	Allgemeine Ortskrankenkasse
ÄKWL	Ärztekammer Westfalen-Lippe
AU	Arbeitsunfähigkeit
AWMF	Arbeitsgemeinschaft der Wissenschaftlichen Medizinischen Fachgesellschaften
BAG	Bundesamt für Gesundheit
BMELV	Bundesministerium für Ernährung, Landwirtschaft und Verbraucherschutz
BMG	Bundesministerium für Gesundheit
BMI	Body-Mass-Index
BMJ	Bundesministerium der Justiz
BoD	Burden of Disease (Krankheitslast)
BT	Bundestag
BZgA	Bundeszentrale für gesundheitliche Aufklärung
bzgl.	bezüglich
bzw.	beziehungsweise
CAFE	Clean Air for Europe
CDC	Centers for Disease Control and Prevention
COPD	Chronic obstructive Pulmonary Disease (Chronisch obstruktive Atemwegserkrankung)
DALY	Disability Adjusted Life Year (um Einschränkungen korrigiertes Lebensjahr)
DEGAM	Deutsche Gesellschaft für Allgemeinmedizin und Familienmedizin
DGE	Deutsche Gesellschaft für Ernährung
DGEpi	Deutsche Gesellschaft für Epidemiologie
DGK	Deutsches Grünes Kreuz
d.h.	das heißt
DIMDI	Deutsches Institut für Medizinische Dokumentation und Information
DNEbM	Deutsches Netzwerk Evidenzbasierte Medizin
EbM	Evidence-based Medicine (Evidenzbasierte Medizin)
EbPH	Evidence-based Public Health (Evidenzbasierte Public Health)
ebd.	ebenda
ECDC	European Centre for Disease Prevention and Control
EG	Europäische Gemeinschaft
engl.	Englisch
EPHPP	Effective Public Health Practice Project

EPPI-Centre	Evidence for Policy and Practice Information and Coordinating Centre
etc.	et cetera
et al.	et alii (und andere)
EU	Europäische Union
EuGH	Europäischer Gerichtshof
f., ff.	folgende, fortfolgende
Forts.	Fortsetzung
GB	Großbritannien
G-BA	Gemeinsamer Bundesausschuss
GBE	Gesundheitsberichterstattung
GDP	Gross domestic product (Bruttoinlandsprodukt)
ggf.	gegebenenfalls
GKV	Gesetzliche Krankenversicherung
GRADE	Grading of Recommendations Assessment, Development and Evaluation
H	Hämagglutinin
Hg.	Herausgeber
HHS	United States Department of Health and Human Services
HIP	Health Impact Assessment
HPV	Humanes Papillomvirus
HR	Hazard Ratio (berücksichtigt im Gegensatz zum Relativen Risiko auch unterschiedliche Beobachtungszeiten)
HTA	Health Technology Assessment (Gesundheitstechnologie-Bewertung)
HYE	Healthy year equivalents (gesunden Lebensjahren entsprechend)
IASO	International Association for the Study of Obesity
ICD	International Classification of Diseases (Internationale Klassifikation von Krankheiten)
i.E.	im Erscheinen
IfSG	Infektionsschutzgesetz
ILI	Influenza-like illness (Influenza-ähnliche Krankheit)
InfluSim	The influenza pandemic simulation tool
INSERM	Institut National de la Santé et de la Recherche Médicale, Nationales Institut für Gesundheit und medizinische Forschung (Frankreich)
IOTF	International Obesity Taskforce
IQWiG	Institut für Qualität und Wirtschaftlichkeit im Gesundheitswesen

ISO	International Organization of Standardization (Internationale Organisation für Normung)	SARS	Severe Acute Respiratory Syndrome (schweres akutes respiratorisches Syndrom)
Kap.	Kapitel	SGB	Sozialgesetzbuch
KBV	Kassenärztliche Bundesvereinigung	SGB V	5. Buch des Sozialgesetzbuchs
KI	Konfidenzintervall	SIGN	Scottish Intercollegiate Guidelines Network
KiGGS	Kinder- und Jugendgesundheitssurvey (des RKI)	s.o.	siehe oben
		sog.	so genannt
KVWL	Kassenärztliche Vereinigung Westfalen-Lippe	SpiBu	Spitzenverband Bund der Krankenkassen
lt.	laut	STIKO	Ständige Impfkommission am Robert Koch-Institut
m.a.W.	mit anderen Worten	s.u.	siehe unten
MEZIS	Mein Essen zahl ich selbst	TK	Techniker Krankenkasse
MONICA-Projekt	Multinational MONItoring of trends and determinants in CArdiovascular disease - Projekt	TSP	Total Suspended Particulates (Gesamtstaub)
		u.a.	unter anderem
N	Neuraminidase	UCLA	University of California Los Angeles
NHANES	National Health and Nutrition Examination Survey	UK	United Kingdom (Vereinigtes Königsrich von Großbritannien und Nordirland)
NHS	National Health Service (Nationaler Gesundheitsdienst)	usw.	und so weiter
		v. Chr.	vor Christi Geburt
NHSEED	NHS Economic Evaluation Database	Verf.	Verfasser
NI	Neuraminidasehemmer	vgl.	vergleiche
NICE	National Institute for Health and Clinical Excellence	vs.	Versus (gegen)
		WHO	World Health Organization (Weltgesundheitsorganisation)
NIDDM	Non Insulin Dependent Diabetes Mellitus (nicht insulinabhängiger Diabetes mellitus)	WC	Waist Circumference (Hüftumfang)
NNH	Number needed to harm (Zahl der Personen, die behandelt werden, bis eine Person einen Schaden erleidet)	WHR	Waist-to-Hip-Ratio (Bauch-Hüftumfang-Verhältnis)
		YLD	Years Lived with Disability (Lebensjahre mit Einschränkungen)
NNT	Number needed to treat (Zahl der Personen die behandelt werden müssen, damit eine Person einen definierten Nutzen hat)	YLL	Years of Life Lost (vorzeitig verlorene Lebensjahre)
NPI	Nichtpharmakologische Intervention	z.B.	zum Beispiel
NRW	Nordrhein-Westfalen	zit.	zitiert
o.g.	oben genannt	z.T.	zum Teil
o.J.	ohne Jahresangabe		
ÖGD	Öffentlicher Gesundheitsdienst		
OLG	Oberlandesgericht		
ÖPNV	Öffentlicher Personennahverkehr		
OR	Odds Ratio (Chancenverhältnis)		
OWiG	Gesetz über Ordnungswidrigkeiten		
PEI	Paul-Ehrlich-Institut		
PEP	Postexpositionsprophylaxe		
PI	Pharmakologische Intervention		
PM	Particulate matter (Feinstaub)		
PSA	Prostataspezifisches Antigen		
PYLL	potential years of life lost (potenziell verlorene Lebensjahre)		
QALY	Quality adjusted life year (Qualitätskorrigiertes Lebensjahr)		
RCT	Randomised Controlled Trial (randomisierte, kontrollierte Studie)		
RKI	Robert Koch-Institut		
RMT	Rimantadin		
RR	Relatives Risiko		
S.	Seite		
s.	siehe		

Stichwortverzeichnis

Anzeigen

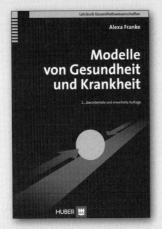
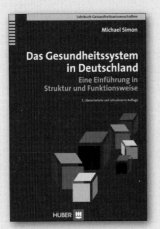
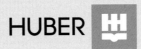

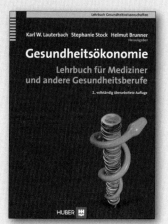
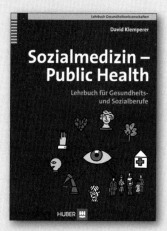
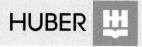